U0300684

眩晕和头晕
Vertigo and Dizziness

常见疾病
Common Complaints

第3版
Third Edition

原　著 Michael Strupp　Thomas Brandt
Marianne Dieterich

主　译 潘永惠

副主译 周珊珊　王娅楠

主　审 蒋子栋（北京协和医院）

译　者（以姓氏汉语拼音为序）

陈祺慧（哈尔滨医科大学附属第一医院）
陈世娇（哈尔滨医科大学附属第一医院）
黄亚楠（哈尔滨医科大学附属第一医院）
康佳璇（哈尔滨市第四医院）
李洪岩（哈尔滨医科大学附属第一医院）
林静涵（哈尔滨医科大学附属第一医院）
林亚可（哈尔滨医科大学附属第一医院）
潘永惠（哈尔滨医科大学附属第一医院）
孙婷婷（哈尔滨医科大学附属第一医院）
王　勋（哈尔滨医科大学附属第一医院）
王娅楠（哈尔滨医科大学附属第二医院）
应畅畅（哈尔滨医科大学附属第一医院）
俞玑君（哈尔滨医科大学附属第一医院）
翟庆龄（哈尔滨医科大学附属第一医院）
张　宁（山西白求恩医院）
赵婷婷（哈尔滨医科大学附属第一医院）
周珊珊（哈尔滨医科大学附属第一医院）

秘　书 朱志辉（哈尔滨医科大学附属第一医院）
张长曼（哈尔滨医科大学附属第一医院）

人民卫生出版社
·北　京·

First published in English under the title
Vertigo and Dizziness：Common Complaints（3rd Ed.）
by Michael Strupp，Thomas Brandt and Marianne Dieterich

图书在版编目（CIP）数据

眩晕和头晕：常见疾病 /（德）米夏埃尔·施特鲁普，（德）托马斯·布兰特，（德）玛丽安娜·迪特里希原著；潘永惠主译. -- 北京：人民卫生出版社，2025. 2. -- ISBN 978-7-117-36961-9

Ⅰ. R764. 34

中国国家版本馆 CIP 数据核字第 2024RX1700 号

图字：01-2023-4799 号

眩晕和头晕
常见疾病
Xuanyun he Touyun
Changjian Jibing

主　　译：潘永惠
出版发行：人民卫生出版社（中继线 010-59780011）
地　　址：北京市朝阳区潘家园南里 19 号
邮　　编：100021
E - mail：pmph @ pmph.com
购书热线：010-59787592　010-59787584　010-65264830
印　　刷：北京顶佳世纪印刷有限公司
经　　销：新华书店
开　　本：889 × 1194　1/16　　印张：16　　插页：8
字　　数：653 千字
版　　次：2025 年 2 月第 1 版
印　　次：2025 年 2 月第 1 次印刷
标准书号：ISBN 978-7-117-36961-9
定　　价：148.00 元
打击盗版举报电话：010-59787491　E-mail：WQ @ pmph.com
质量问题联系电话：010-59787234　E-mail：zhiliang @ pmph.com
数字融合服务电话：4001118166　E-mail：zengzhi @ pmph.com

中文版序言

眩晕和头晕是常见的临床症状，眩晕和头晕相关疾病的诊治涉及多个学科，包括神经内科、神经外科、耳鼻喉科、骨科、儿科、眼科、内科、心理科、康复科、老年科、精神科等，从单一学科的视角看眩晕和头晕具有局限性，多学科合作是必然趋势，需要将机械割裂的学科和专业知识有机地结合，推动诊疗规范化，提高诊疗水平。这本新版《眩晕和头晕：常见疾病》应运而生，将为广大读者系统学习和研究眩晕和头晕疾病诊疗提供帮助。

眩晕和头晕诊疗是一个复杂的过程，从病史采集，床旁检查，实验室检查，诊断和鉴别诊断，治疗及康复，每个环节都非常重要，随着临床经验的增加和科技水平的提高，相关疾病的诊断标准、检查手段、临床实践的理念不断更新，而且需要和国际接轨。近几十年，是国内外眩晕和头晕疾病研究领域飞速发展的时代，巴拉尼协会的国际前庭疾病分类委员会为最常见的前庭疾病制定了国际公认且面向临床的诊断标准，并不断进行更新。概述包括：前庭疾病国际分类、前庭症状国际分类；体征包括：眼震及眼震样运动分类；疾病包括：良性阵发性位置性眩晕、梅尼埃病、前庭性偏头痛、双侧前庭病、老年性前庭病、前庭阵发症、持续性姿势知觉性头晕、直立性头晕、登陆病综合征、前半规管裂综合征、血管性眩晕、颈性头晕和急性单侧前庭病 / 前庭神经炎等临床诊断标准，以及部分疾病的更新版临床诊断标准、临床实践指南。新版《眩晕和头晕：常见疾病》将最新进展融合到如何采集病史，正确诊断，合理治疗中，一步一步帮读者搭建规范化临床诊疗的框架，一定会成为大家的好帮手。

新版《眩晕和头晕：常见疾病》是第 1 版、第 2 版的加强版，从基础到临床，从症状、体征到诊治，不同于教科书流水线式的展开，而是在详细系统描述的基础上，结合大量精准的图示、纵向和横向表格对比，使读者更方便理解和掌握眩晕和头晕诊疗各个环节要点、重点，方便学习并提高学习效率。近年来，精神疾病与眩晕和头晕，前庭康复与眩晕和头晕成为热点，本书相关内容的专篇专论一定会让大家受益匪浅。

新版《眩晕和头晕：常见疾病》倾注了编译团队的心血，内容严谨求精、仔细雕琢；同时倾注了编译团队的期待，希望大家通过学习，收获满满、共同提高。

蒋子栋

2024 年 10 月

中文版前言

掩卷回味，收获良多。译者最大的心愿是能够将自己发现的优秀著作推荐给同行和同道们，自己从中亦能获得知识和技能的提高。很荣幸自己如愿地收获了这两点。

2015 年网上购得本书的原版第 2 版时便由衷赞叹其言简意赅而又内容丰富，通俗易懂且兼具专业性、全面性、实效性和权威性。本书的第 3 版更是延续了第 2 版的特色，于 2023 年 5 月出版。原版实际内容从 2013 年第 2 版的 189 页到十年后第 3 版的 405 页，说明眩晕和头晕相关疾病领域的飞速发展。新版图文并茂，里面的大量视频也增加了学习的直观性。同时亦进一步强调了如何区分急性外周性和急性中枢性前庭综合征对临床实践具有的重大影响；结构和功能磁共振断层扫描可以对应于相关的前庭综合征。但也有针对性地提出在相关慢性和发作性前庭疾病的治疗方面缺乏最新的随机、安慰剂对照治疗试验。希望此书能够成为所有诊治眩晕和头晕疾病的医师们的案头书。

三位原著作者是本领域全球耳熟能详的领军式人物，其研究领域涉及眩晕疾病的方方面面，其文章和著作均已成为我们学习研究的参考文献。在此谨代表中国读者对三位德国主编的辛勤工作表示由衷的敬意。

尽管我们的翻译团队已尽最大努力反复审校核对，但仍然会有瑕疵，希望得到各位读者的批评指正不吝赐教，亦衷心期望瑕不掩瑜，能够给各位同道带来更好的学习眩晕和头晕知识的阅读和观看享受。

谢谢大家。

潘永惠

2024 年 10 月

原著第3版前言

自2013年的上一版发行以来，我们对周围、中枢和功能性前庭综合征的病理生理学、病因、诊断、术语和治疗的理解不断提高。这对我们日常的临床实践产生了重大影响。

半规管功能的实验室测试可以通过视频头部脉冲试验轻松完成，它提供了有效且定量的数据。主观视觉垂直线的简单测量已成为一项重要的诊断程序，现在是临床常规检查的一部分。基因检测提高了我们对急性单侧前庭病/前庭神经炎、梅尼埃病和下跳性眼震病因学的认知。眩晕和头晕是急诊科常见的问题，现有的一些研究表明如何区分急性外周性和急性中枢性前庭综合征对临床实践具有重大影响。研究还表明，中枢性旋转性眩晕主要发生在急性的单侧脑干尾侧或小脑中影响相关中枢的前庭小脑区域的病变。影像学，特别是结构和功能磁共振断层扫描，有助于进一步阐明脑干、小脑、丘脑和皮质中前庭中枢网络的双侧支配，而这些成像结果可以与典型的前庭综合征以及影响空间定向的障碍性疾病相对应。更高级的中枢前庭障碍，例如损害空间定向或多感觉注意（忽视）的症状表明右侧半球的病变，与前庭系统中右侧丘脑皮质优势支配的特性一致。

自2009年以来，巴拉尼协会的国际前庭疾病分类委员会为最常见的前庭疾病制定了国际公认且面向临床的诊断标准，并不断进行更新。这些诊断标准对临床医生最有帮助，对临床研究也有很大帮助，特别是临床试验的设计方面。到目前为止，前庭疾病已经被重新分类为良性阵发性位置性眩晕、梅尼埃病、双侧前庭病、老年性前庭病（一种新的临床相关实体）、前庭阵发症、前庭性偏头痛、持续性姿势知觉性头晕（功能性眩晕的几种形式之一）、直立性头晕、登陆病综合征、儿童时期的不同类型眼震性眩晕和头晕、血管性眩晕以及急性单侧前庭病/前庭神经炎。

最后，介绍几项治疗各种前庭疾病的新临床试验，包括良性阵发性位置性眩晕、梅尼埃病、双侧前庭病、前庭阵发症、前庭性偏头痛和小脑性头晕。然而，我们想指出在这一领域，目前仍存在相当大的不足，特别是在前庭疾病的治疗方面缺乏最新的随机、安慰剂对照治疗试验，例如在梅尼埃病或功能性头晕方面。

我们要感谢慕尼黑大学神经病学系和德国眩晕与平衡障碍中心的所有医生和技术人员。特别感谢我们的神经眼科医师 Claudia Frenzel、Miriam Glaser、Cornelia Karch、Nicole Lehrer、Barbara Muschaweckh、Mona Klemm 和 Annika Aurbacher 对患者进行仔细的神经眼科检查、记载和视频记录。我们感谢 Dietmar Lauffer 和 Anna Huppert 为我们拍摄了展示前庭疾病的典型检查技术和治疗方案的照片。我们还要感谢 Sabine Esser 和 Amelie-Christine Strupp 为本书制作的插图；感谢慕尼黑大学神经放射学研究所的 Thomas Liebig 教授和 Robert Forbig 博士，以及 Valerie Kirsch 博士对中枢和外周前庭系统成像的贡献；同时还要感谢 Andreas Zwergal 教授对急性中枢性眩晕章节的贡献，以及 Julia Dlugaiczyk 教授对前庭诱发肌源性电位的贡献。

最后，我们还要感谢 Springer Nature 对本书的精心编辑。

Michael Strupp
德国慕尼黑

Thomas Brandt
德国慕尼黑

Marianne Dieterich
德国慕尼黑

2023年1月

（王娅楠 译）

原著第 2 版前言

过去 10 年里，随着我们书籍的第 1 版问世，在这之后见证了许多流行病学、诊断学、病理生理学等方面的新发现，尤其重要的是以头晕为主要症状的各种相关疾病病程和治疗。因此，有必要对原版书籍进行全面更新，原版书籍被认为是头晕和平衡疾病患者治疗策略的实用纲要。在这里，我们简要地强调一些最重要的新进展。

目前，关于各种以头晕为症状的疾病的流行病学研究是有效的。对于长病程的良性阵发性位置性眩晕、前庭神经炎、双侧前庭病、前庭阵发症、梅尼埃病和恐惧性姿势性眩晕现已进行了 10 多年的调查研究。此外，即使是非该专业领域的医生也逐渐认识到前庭性偏头痛、双侧前庭病、前庭阵发症和前半规管裂综合征的临床重要性。由于取得了丰硕的临床研究成果，相关疾病的诊断标准也变得更加准确。同时在外周和中枢性前庭功能障碍的病理生理学和中枢代偿方面有丰富的新发现，例如，通过功能性磁共振成像（fMRI）和正电子发射体层成像（PET）观察到大脑活动的可塑性改变。也有关于双侧前庭病中的更高级别的空间定向障碍和海马萎缩的新数据，以及前庭结构和功能的新发现。我们对此做了详尽的介绍以涵盖个人执业的综合性需求。

以下 4 个发现对治疗具有特殊的、重要的实践意义：

1. 一个重要的新的治疗原则是使用氨基吡啶成功治疗下跳性眼震、发作性共济失调 2 型和小脑性步态障碍。
2. 糖皮质激素可显著改善急性前庭神经炎患者外周迷路功能的恢复。
3. 梅尼埃病最有效的药物治疗显然是倍他司汀大剂量长期治疗。
4. 卡马西平可显著减少前庭阵发症长期病程中发作的次数。

作者们在多年来参与慕尼黑多地区的头晕门诊单位工作的过程中积累了丰富的个人经验。2010 年，BMBF 开始以新名称资助该单位，即德国眩晕和平衡障碍中心（IFB）。该中心的目标是发展成为一个国际转诊中心，包括跨学科的门诊部、独立的研究中心以及为从事神经耳科学和神经眼科学领域的外国临床科学家提供结构化课程学习。

在这第 2 版中，我们要特别感谢头晕门诊部的医务人员和非医务人员，尤其是 Sabine Esser 女士和 Ute Appendino 女士，他们高效地组织了慕尼黑年度"眩晕"研讨会。同时，还要感谢神经眼科医师 Nicole Rettinger、Miriam Glaser 和 Claudia Frenzel，他们仔细检查患者，记录每一个病例并汇编了视频。此外，我们还要对 Sabine Esser 的图形设计、Jenny Linn 对影像方面的出色贡献，以及 Erich Schneider 在"床旁"视频眼震摄影方面的开发工作表示感谢。同时，对 SpringerJoanna Bolesworth 愉快、可靠且非常耐心的合作表示感谢。最后，我们要感谢 Judy Benson 对书籍的英文版进行了仔细的校对工作。德文第 2 版书籍 *Vertigo-Leitsymptom Schwindel* 由 T. Brandt、M. Dieterich 和 M. Strupp 合著，由 Springer 于 2012 年出版。

Thomas Brandt
德国慕尼黑

Marianne Dieterich
德国慕尼黑

Michael Strupp
德国慕尼黑

（王娅楠 译）

原著第 1 版前言

有三个令人信服的论点表明，如何学习眩晕的管理是很重要的：

- 不仅在神经科和耳鼻喉科，眩晕是仅次于头痛的第二大主诉。
- 大多数眩晕综合征只有通过仔细的病史和对患者的体格检查才能被正确诊断。
- 这些病例大多数都有良性病因，自然病程良好，并能对治疗有积极的反应。

眩晕和头晕并不是实体疾病，而是由不同病因引起的各种疾病组成的非特异性综合征。因此，我们这本以临床为导向的书籍面向不同专业的治疗眩晕和头晕患者的医生，同时也适合医学生阅读。为了让本书易于使用，我们提供了眩晕和头晕最重要的综合征的概述，每种综合征都附有详细的临床描述和插图。

本书在总论章节介绍了前庭系统的功能、紊乱及其所涉及的病理生理机制、诊断征象、病史采集、检查程序、实验室诊断和治疗原则。眩晕最重要的综合征按以下章节的结构顺序进行阐述：患者病史、临床特征及自然病程、病理生理及治疗原则、实用治疗、无效治疗，以及鉴别诊断和临床问题。我们特别强调了现有的各种药物、物理疗法、手术或心理治疗方法。本书是基于多年来我们在多地区的转诊中心为头晕门诊患者工作积累的共同经验。正文、表格和图表的许多部分是在一本详细的关于眩晕临床和科学方面专著（Brandt T. *Vertigo：Its Multisensory Syndromes*，2nd ed. Springer，London，1999）的基础上的更新版本。随书附带的 DVD 呈现了典型病例的病史、典型个例的检查结果、体格检查和实验室诊断。本书面向日常医疗实践，我们希望它被证明是有帮助的，因为它提供了容易获得的信息。眩晕、头晕、失衡和眼动障碍的整体领域一直被认为非常棘手的，因为其表现形式多样，并且难以区分。我们希望通过使用明确的解剖学分类和临床分类，成功使这些综合征更易于理解。

我们特别要感谢神经眼科医师 Miriam Glaser、Cornelia Karch 和 Nicole Rettinger 为我们汇编视频。同时，感谢 Judy Benson 女士对文本进行校对，以及 Steven Russell 博士对手稿的仔细阅读。我们还要感谢 Sabine Esser 女士对图形的设计，以及 Springer 的 Melissa Morton 和 Eva Senior 在本书出版过程中提供的愉快高效的合作。*Vertigo-Leitsymptom Schwindel* 的德文版由 T. Brandt、M. Dieterich 和 M. Strupp 在 2004 年由 Steinkopff-Verlag 出版。

Thomas Brandt
德国慕尼黑

Marianne Dieterich
德国慕尼黑

Michael Strupp
德国慕尼黑

（王娅楠 译）

目录

增值服务使用方法

1. 扫描封底红标二维码，获取图书“使用说明”。
2. 揭开红标，扫描绿标激活码，注册 / 登录人卫账号获取数字资源。
3. 扫描书内二维码或封底绿标激活码随时查看数字资源。

第1章 眩晕和头晕：常见的多感觉症状

目录

1.1 引言

眩晕和头晕是各种不同病理生理、病因和基础疾病的各种感觉运动综合征的主要症状，有三种不同的表现形式：

1. 由外周前庭系统（迷路和/或前庭神经）或中枢前庭系统（主要是脑干或小脑）引起的眩晕和头晕。

2. 功能性头晕，以前也被称为躯体化或精神心理性头晕。（躯体性或心因性）

3. 其他形式及病因，如直立性头晕、多神经病变、视力下降、药物副作用、代谢紊乱，神经退行性疾病（如帕金森综合征、多系统萎缩或皮质下血管性脑病）。这些疾病通常会导致姿势失衡和步态障碍，并伴有较高的跌倒风险，但通常不会引起旋转性眩晕。

据报道，眩晕和头晕的年患病率在6.5%至11%之间（Hulse et al. 2019，Corrales and Bhattacharyya 2016），有眩晕和头晕的成年人在调整年龄、性别和其他疾病后的死亡率比无头晕者高出1.7倍（Corrales and Bhattacharyya 2016），中度至重度眩晕/头晕患者的终生患病率约为30%（Neuhauser 2016）。约65%的患者为女性（Hulse et al. 2019）。

尽管生理性眩晕和头晕（如在旋转木马上的旋转性眩晕）与病理性眩晕和头晕（如急性单侧前庭病/前庭神经炎）潜在的发病机制不同，但具有相似的症状和体征：眩晕/头晕、眼球震颤、姿势失衡以及有跌倒和/或恶心/呕吐的倾向（图1.1）。

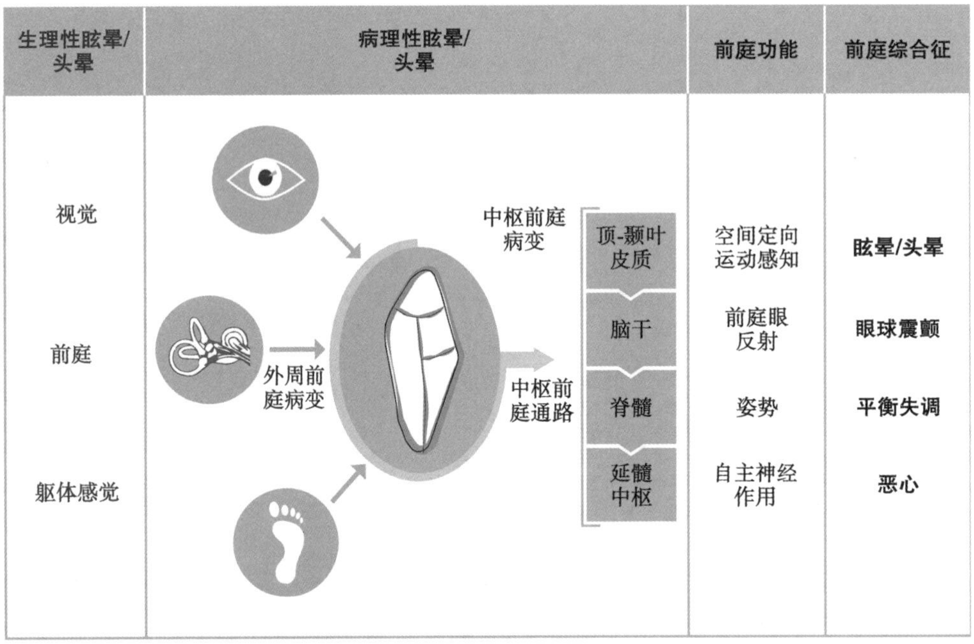

图1.1 生理性和病理性眩晕和头晕。两者都具有相似的症状和体征，这些症状和体征来自多感觉前庭系统的功能

这些知觉（眩晕/头晕）、凝视稳定（眼球震颤）、姿势和步态（平衡障碍）以及植物性神经系统（恶心/呕吐）的体征和症状与前庭系统的主要功能区相对应，归属于神经系统不同的解剖区域（图1.2 Brandt and Daroff 1980）。

1.2 前庭系统

前庭系统最重要的功能结构是前庭眼反射（vestibulo-ocular reflex，VOR）。VOR有三个作用平面：

- 头部围绕垂直 z 轴的水平旋转（水平面）。
- 头部围绕水平双耳 y 轴的伸展和屈曲（矢状面）。
- 头部围绕水平视线 x 轴的侧向倾斜（冠状面）。

这三个平面代表了三维（3D）空间，其中前庭和眼球运动系统负责空间定向、自体运动的感知、注视的稳定和姿势控制。外半规管和后半规管及耳石器的神经元回路是基于VOR内发生的感觉整合（图1.2）。VOR连接了一组眼外肌，这些眼肌按其主要牵拉方向与外半规管、前半规管或后半规管的同一特定空间平面对齐，两个半规管在水平和垂直工作平面上形成功能对。换句话说，半规管成对地受到刺激和抑制：

- 外半规管左右成对。
- 一侧垂直的前半规管与另一侧的后半规管成对，反之亦然。

矢状面和冠状面的垂直平面是由连接与头部矢状面成对角线的两个后半规管的连线组成的：

- 成对的半规管的作用是测量角加速度，并对头部在相应平面内的旋转运动作出反应。
- 耳石器的作用是测量重力和线性加速度。

半规管功能障碍的主要症状是旋转性眩晕，倾向于向一侧跌倒，伴或不伴有恶心/呕吐。临床检查根据基本的病理生理学显示以下体征：外周前庭自发眼震在受累的半规管平面内，即眼球运动平面与受累半规管平面相同（Ewald第一定律），如果存在功能缺陷，则在受累半规管平面内可观察到病理性头脉冲测试结果。

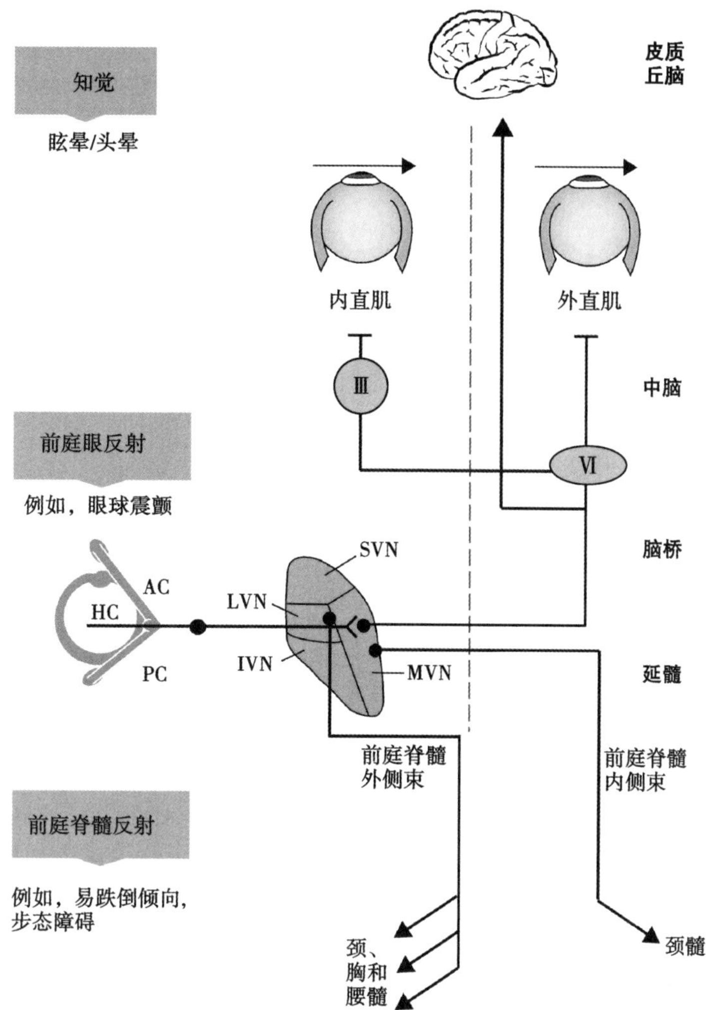

图 1.2　水平前庭眼反射（VOR）示意图。VOR 是一个复杂的感觉运动系统的一部分，它能够感知头部的位置和运动（通过丘脑到前庭皮质的连接）、凝视稳定性（到眼肌核团的三个神经元弧）以及头部和姿势的控制（前庭脊髓反射）。AC、HC 和 PC：前半规管、外半规管和后半规管，SVN、LVN、IVN 和 MVN：前庭上、外、下和内侧核，Ⅲ和Ⅵ：动眼神经核和展神经核）

耳石器官，即球囊和椭圆囊，作为线性加速度和重力的感受器。它们受累时主要症状是姿势不平衡、头晕和/或步态障碍。

1.3　外周和中枢性前庭综合征

外周前庭性眩晕六种最常见的表现形式如下：

- 良性阵发性位置性眩晕。
- 梅尼埃病。
- 急性单侧前庭病/前庭神经炎。
- 双侧前庭病。
- 前庭阵发症。
- 第三窗综合征（最常见是半规管裂，尤其是前半规管）。

一般来说，急性外周性前庭综合征的特点是急性发病，大多数患者呈旋转性眩晕，有外周前庭自发性眼震（即快相跳向相对兴奋的一侧，向相对较不兴奋的一侧回落）同时伴有恶心/呕吐。

中枢性前庭综合征是由脑干第八脑神经入口、前庭神经核、小脑、其他前庭和眼球运动核团以及脑干到丘脑和前庭皮质的通路的功能障碍/病变引起的（Brandt and Dieterich 2017）。

中枢性眩晕和头晕可表现为：

- 部分定义明确的幕下临床综合征，伴有其他症状或核上性/核性/传导束性眼球运动障碍和/或其他脑干神经性病变（如 Wallenberg 综合征或中脑病变）。
- 其他各种病因的临床综合征，如下跳或上跳性眼震综合征。

在小脑或脑干病变中出现典型的眼球运动表现也可以明确定位。

临床上，中枢性前庭综合征可表现为持续数秒或数分钟的反复发作（例如，阵发性脑干发作、前庭性偏头痛），持续数小时或数天（例如，前庭性偏头痛或发作性共济失调 2 型）或伴有永久性症状和体征（例如，下跳性眼震综合征或其他形式的小脑性头晕）（Feil et al. 2019；Brandt and Dieterich 2017）。

1

1.4 各种前庭疾病和前庭综合征的发生频率

以下是一个多地区跨学科门诊对头晕的个体诊断的相对频率报告（表1.1，图1.3）。功能性头晕，包括继发性功能性头晕，是最常见的原因，发生在17.2%的患者中。第二常见的诊断是良性阵发性位置性眩晕（benign paroxysmal positional vertigo，BPPV）（13.8%）。其次是中枢性前庭综合征，主要为血管性疾病（脑卒中）和炎症性疾病（多发性硬化）、小脑退行性疾病（小脑性头晕）或锥体外系疾病。前庭性偏头痛（vestibular migraine，VM）是自发性反复发作眩晕的最常见原因（12.5%）（Formeister et al. 2018）。VM的一个发作频率峰值在二十岁左右，另一个在六十岁左右。因此，它绝不仅仅是年轻女性的疾病。

就总频率而言，前庭性偏头痛目前排在第四位，其次是梅尼埃病和急性单侧前庭病/前庭神经炎。双侧前庭病的特点是运动依赖性姿势失衡，是老年人姿势失衡最常见的原因，但经常被漏诊。更罕见的是前庭阵发症和第三窗综合征，第三窗综合征中最常见的是上（前）半规管裂综合征。

由于“眩晕/头晕”这一术语和概念的定义差异很大，所以很难对不同医院和医学专科眩晕/头晕发病频率的数据进行比较。有的界定更广，有的界定更窄。眩晕/头晕要么被视为一种主观症状，要么作为可客观化的前庭疾病。这两种倾向都不能令人满意，因为眩晕/头晕的症状一方面出现在非前庭障碍中（如直立性头晕或运动障碍），另一方面，也出现在中枢性前庭障碍中（如Wallenberg综合征的侧倾、丘脑性站立不能或小脑性头晕）也可能在没有任何主观眩晕和头晕的情况下，有站立和步态的失衡和不稳。

表1.1　德国眩晕与平衡障碍中心和慕尼黑大学（LMU）神经科诊所多地区专科门诊中各种前庭综合征和前庭疾病的绝对数量和相对频率（2019—2021）

诊断	频率	
	n	相对频率/%
1. 功能性头晕	6 854	17.2
2. BPPV	5 518	13.8
3. 中枢前庭性眩晕	5 067	12.7
4. 前庭性偏头痛	5 012	12.5
5. 梅尼埃病	4 047	10.1
6. 单侧前庭病	3 659	9.2
7. 双侧前庭病	2 584	6.5
8. 前庭阵发症	1 234	3.1
9. 第三窗综合征	185	0.5
不明原因眩晕综合征	1 823	4.6
其他疾病	3 926	9.8
	39 918	

BPPV：良性阵发性位置性眩晕。

其他病因的头晕，如：多发神经病和代谢性疾病，非前庭性头晕，例如外周性眼肌麻痹或支配眼肌的神经麻痹。

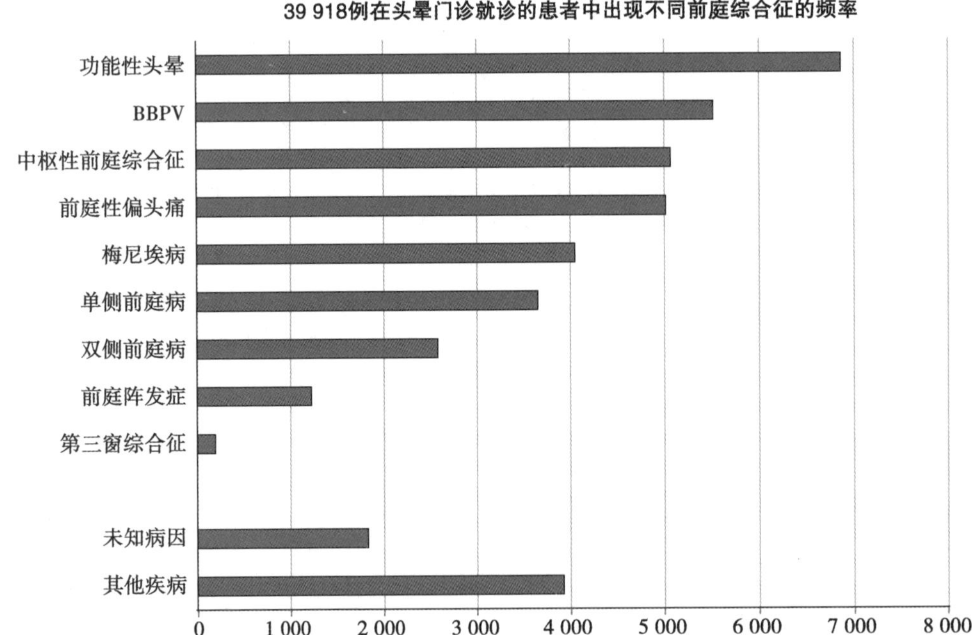

图1.3　德国眩晕与平衡障碍中心和慕尼黑大学（LMU）神经科诊所多地区专科门诊中各种前庭综合征和前庭疾病的绝对数量（1998—2021）。BPPV，良性阵发性位置性眩晕

眩晕/头晕也经常出现在急诊。一项对1年内超过4 000例连续急诊神经科会诊的回顾性研究显示，头痛（21%）是最常见的主要症状，其次是运动障碍（13%）、头晕（12%）和癫痫发作（11%）（Royl et al. 2010）。在急诊，首先必须迅速区分出中枢性和外周性病因（Cnyrim et al. 2008；Kattah et al. 2009），因为这具有直接诊断和治疗的意义。

在急诊室的所有病例中约有50%无法区分是急性外周性还是急性中枢性前庭综合征（Royl et al. 2010；Tarnutzer et al. 2011）。鉴别诊断的最佳方法是对患者进行系统的病史和神经系统综合检查，特别是前庭和眼球运动系统的检查，需要特别关注中枢体征，如明显的扭转偏斜或凝视诱发的眼震（Zwergal and Dieterich 2020）。值得注意的是，在急诊室收治的所有以眩晕和头晕为主要症状的患者中，约有 20% 患有危及生命的疾病。其中 4%～15% 是脑卒中，需要在急诊室作影像学检查，但在急性期，MRI 对 48 小时内的脑干小病变不是非常敏感，因此高达 50% 的因脑干小病变而表现为眩晕的患者会出现假阴性结果（Saber Tehrani et al. 2014）。

1.5　焦虑，恐惧与眩晕/头晕

对于各种前庭综合征的特征，除了典型的前庭和眼球运动症状外，还应考虑并仔细询问患者恐惧和焦虑的情况。基于对动物模型和人类的研究，越来越多的证据表明，前庭系统通过相互作用的通路与恐惧、焦虑、认知及情绪相关的功能区相连接（Hilber et al. 2019）。特别是丘脑皮质和小脑网络，与前庭功能相关区域和恐惧、焦虑相关区域之间的通路联系密切（Balaban and Thayer 2001）。各网络之间的功能调节是基于内耳、丘脑皮质和边缘通路的神经递质，以及来自蓝斑和中缝核的 5- 羟色胺能和非 5- 羟色胺能投射（Balaban 2016）。要了解这些前庭功能，包括内分泌和自主应激反应，需要了解不同的神经递质系统：例如，促肾上腺皮质激素释放因子——一种在下丘脑室旁核合成的神经肽——通过前庭外侧核导致压力、恐惧和焦虑（Wang et al. 2019）。这个例子清楚地显示了压力、恐惧、焦虑和平衡之间的密切功能联系，甚至是在尾侧脑干的桥髓前庭核水平上也是如此。

临床上，眩晕和头晕相关的恐惧和焦虑的程度与前庭功能损害的类型和程度相关：这种相关性在过度兴奋性引起的前庭性偏头痛中最强，在慢性单侧或双侧前庭病中最小（Brandt and Dieterich 2020）。在对德国眩晕与平衡障碍中心的 7 083 名患者进行的眩晕障碍问卷的回顾性分析中也发现了这一点（Decker et al. 2019）。眩晕和头晕相关的恐惧和焦虑也可以与其他共病性焦虑症区分开。慢性单侧或双侧前庭病变患者的相关焦虑减少或缺失提出了一个问题，即完整的前庭功能是否对恐惧和焦虑反应的发展起至关重要的作用（Brandt and Dieterich 2020）。

1.6　眩晕和头晕患者的精神疾病共病

几项临床研究一致发现，患有眩晕、头晕或其他平衡障碍的患者存在精神疾病共病，如焦虑症或抑郁症（Eckhardt-Henn et al. 2008，Lahmann et al. 2015，Bigelow et al. 2016），在恐高患者中也发现了这一点（Kapfhammer et al. 2015）。然而，精神疾病共病的患病率取决于潜在的疾病：前庭性偏头痛和前庭阵发症患者的患病率最高，而双侧前庭病患者的患病率最低（Best et al. 2009；Lahmann et al. 2015；Dieterich et al. 2016；Dieterich and Staab 2017）。精神疾病共病和精神疾病往往会使前庭功能障碍的诊断变得更加困难，同样，患者的病史对于区分不同的前庭综合征和合并症至关重要，包括精神疾病共病。

（周珊珊　译）

参考文献

Balaban CD (2016) Neurotransmitters in the vestibular system. Handb Clin Neurol 137:41–55

Balaban CD, Thayer JF (2001) Neurological bases for balance-anxiety links. J Anxiety Disord 15(1-2):53–79

Best C, Eckhardt-Henn A, Tschan R, Dieterich M (2009) Psychiatric morbidity and comorbidity in different vestibular vertigo syndromes. Results of a prospective longitudinal study over one year. J Neurol 256(1):58–65

Bigelow RT, Semenov YR, du Lac S, Hoffman HJ, Agrawal Y (2016) Vestibular vertigo and comorbid cognitive and psychiatric impairment: the 2008 National Health Interview Survey. J Neurol Neurosurg Psychiatry 87(4):367–372

Brandt T, Daroff RB (1980) The multisensory physiological and pathological vertigo syndromes. Ann Neurol 7:195–203

Brandt T, Dieterich M (2017) The dizzy patient: don't forget disorders of the central vestibular system. Nat Rev Neurol 13(6):352–362

Brandt T, Dieterich M (2020) ‘Excess anxiety’ and ‘less anxiety’: both depend on vestibular function. Curr Opin Neurol 33(1):136–141

Cnyrim CD, Newman-Toker D, Karch C, Brandt T, Strupp M (2008) Bedside differentiation of vestibular neuritis from central “vestibular pseudoneuritis”. J Neurol Neurosurg Psychiatry 79(4):458–460

Corrales CE, Bhattacharyya N (2016) Dizziness and death: an imbalance in mortality. Laryngoscope 126(9):2134–2136

Decker J, Limburg K, Henningsen P, Lahmann C, Brandt T, Dieterich M (2019) Intact vestibular function is relevant for anxiety related to vertigo. J Neurol 266(Suppl 1):89–92

Dieterich M, Staab JP (2017) Functional dizziness: from phobic postural vertigo and chronic subjective dizziness to persistent postural-perceptual dizziness. Curr Opin Neurol 30(1):107–113

Dieterich M, Staab JP, Brandt T (2016) Functional (psychogenic) dizziness. Handb Clin Neurol 139:447–468

Eckhardt-Henn A, Best C, Bense S, Breuer P, Diener G, Tschan R, Dieterich M (2008) Psychiatric comorbidity in different organic vertigo syndromes. J Neurol 255(3):420–428

Feil K, Strobl R, Schindler A, Krafczyk S, Goldschagg N, Frenzel C, Glaser M, Schoberl F, Zwergal A, Strupp M (2019) What is behind cerebellar vertigo and dizziness? Cerebellum 18(3):320–332

Formeister EJ, Rizk HG, Kohn MA, Sharon JD (2018) The epidemiology of vestibular migraine: a population-based survey study. Otol Neurotol 39(8):1037–1044

Hilber P, Cendelin J, Le GA, Machado ML, Tuma J, Besnard S (2019) Cooperation of the vestibular and cerebellar networks in anxiety disorders and depression. Prog Neuro-Psychopharmacol Biol Psychiatry 89:310–321

Hulse R, Biesdorf A, Hormann K, Stuck B, Erhart M, Hulse M, Wenzel A (2019) Peripheral vestibular disorders: an epidemiologic survey in 70 million individuals. Otol Neurotol 40(1):88–95

Kapfhammer HP, Huppert D, Grill E, Fitz W, Brandt T (2015) Visual height intolerance and acrophobia: clinical characteristics and comorbidity patterns.

Eur Arch Psychiatry Clin Neurosci 265(5):375–385
Kattah JC, Talkad AV, Wang DZ, Hsieh YH, Newman-Toker DE (2009) HINTS to diagnose stroke in the acute vestibular syndrome: three-step bedside oculomotor examination more sensitive than early MRI diffusion-weighted imaging. Stroke 40(11):3504–3510
Lahmann C, Henningsen P, Brandt T, Strupp M, Jahn K, Dieterich M, Eckhardt-Henn A, Feuerecker R, Dinkel A, Schmid G (2015) Psychiatric comorbidity and psychosocial impairment among patients with vertigo and dizziness. J Neurol Neurosurg Psychiatry 86(3):302–308
Neuhauser HK (2016) The epidemiology of dizziness and vertigo. Handb Clin Neurol 137:67–82
Royl G, Ploner CJ, Mockel M, Leithner C (2010) Neurological chief complaints in an emergency room. Nervenarzt 81(10):1226–1230
Saber Tehrani AS, Kattah JC, Mantokoudis G, Pula JH, Nair D, Blitz A, Ying S, Hanley DF, Zee DS, Newman-Toker DE (2014) Small strokes causing severe vertigo: frequency of false-negative MRIs and nonlacunar mechanisms. Neurology 83(2):169–173
Tarnutzer AA, Berkowitz AL, Robinson KA, Hsieh YH, Newman-Toker DE (2011) Does my dizzy patient have a stroke? A systematic review of bedside diagnosis in acute vestibular syndrome. CMAJ 183(9):E571–E592
Wang Y, Chen ZP, Yang ZQ, Zhang XY, Li JM, Wang JJ, Zhu JN (2019) Corticotropin-releasing factor depolarizes rat lateral vestibular nuclear neurons through activation of CRF receptors 1 and 2. Neuropeptides 76:101934
Zwergal A, Dieterich M (2020) Vertigo and dizziness in the emergency room. Curr Opin Neurol 33(1):117–125

第2章 病史

目录

2

除了前庭系统和眼球运动系统的联合检查（见第 3 章），当患者主诉眩晕、头晕或平衡障碍时，患者的病史对于得出正确诊断至关重要（Brandt et al.2014，Welgampola et al. 2019）。病理意义上的眩晕被认为是一种令人不愉快的空间定向障碍，或者是对身体运动（旋转和摇摆）和/或外周环境的错觉（Bisdorff et al. 2009）。由于患者对"眩晕"或"头晕"的主诉是含糊不清的，因此在记录患者的神经耳科病史时需要特别注意，通常预先准备好的眩晕调查问卷并不能取代病史采集。最新的国际前庭疾病分类诊断标准（International Classification of Vestibular Disorders，ICVD）也反映了患者病史（和床旁检查）对于鉴别各种头晕/眩晕综合征的重要性（https://www.jvr-web.org/ICVD.html）。具有典型患者病史的视频在特定疾病和综合征的章节中呈现，但在本章中没有，鉴别前庭综合征的四个最重要的标准是"3T1A"：

1. 症状的时间进程（time course of symptoms）。
2. 症状的类型（type of symptoms）。
3 症状的触发、加重、改善和调节因素（triggers，exacerbation，improvement and modulating factors of symptoms）。
4. 伴随症状（accompanying symptoms）。

2.1 症状的持续时间

2.1.1 发作性或阵发性

持续时间

- 数秒至数分钟：如 BPPV、前庭阵发症、第三窗综合征、阵发性脑干发作、直立性头晕、短暂性脑缺血发作（表 2.1）。
- 数分钟至数小时：如梅尼埃病、前庭性偏头痛和罕见的发作性共济失调。
- 眩晕发作通常由病理性单侧兴奋引起，很少由于双侧外周和中枢前庭系统抑制引起。

表 2.1 发作性眩晕和头晕：反复发作/阵发的疾病和功能障碍（按疾病英文名称的开头字母顺序）

外周前庭系统	中枢前庭系统	外周和/或中枢前庭神经系统
自身免疫性内耳疾病，如 Cogan 综合征 BPPV（由头部或身体位置相对于重力的变化引起的发作） 梅尼埃病 桥小脑角肿瘤（罕见） 第三窗综合征（由压力变化引起的症状，如打喷嚏、咳嗽、按压、举重物或由声音引起，即所谓的 Tullio 现象） 前庭阵发症	发作性共济失调，最常见的是发作性共济失调 2 型 阵发性眼倾斜反应 阵发性共济失调/构音障碍 （例如，多发性硬化或脑干或小脑梗死后） 房间倾斜错觉 短暂性椎基底动脉缺血 椎动脉压迫/闭塞综合征 前庭癫痫（非常罕见）	椎基底动脉系统短暂性缺血，特别是小脑下前动脉（anterior inferior cerebellar artery，AICA） 前庭性偏头痛

2.1.2 持续数小时至数周的急性症状发作：急性前庭综合征

症状或体征是由单侧外周或中枢性前庭病变引起（表 2.2），例如，由于急性单侧前庭病/前庭神经炎、迷路挫伤以及由于脑干或小脑梗死引起的中枢性病变。在病理生理学上，这些症状和体征是由急性前庭张力失衡引起的，这种失衡在数天至数周内得到代偿。

表 2.2 由外周或中枢性前庭疾病引起的急性前庭综合征（acute vestibular syndrome，AVS）

外周性前庭神经系统失调和疾病	
感染	急性单侧前庭病/前庭神经炎，最常由重新激活的单纯疱疹病毒 1 型感染引起 迷路炎：由于细菌或病毒（很少是真菌）感染 中耳炎（间接由毒素引起） 耳带状疱疹
自身免疫性内耳疾病	Cogan 综合征等
血管	迷路梗死（AICA/迷路动脉）
创伤	迷路挫伤 颞骨骨折（横向>纵向骨折） 创伤后耳石性头晕 第三窗综合征
医源性	氨基糖苷类药物（全身或局部应用） 其他耳毒性物质（如胺碘酮、阿司匹林、化疗药物） 内耳的外科手术
中枢性前庭疾病	
血管	AICA 梗死 小脑下后动脉（posterior inferior cerebellar artery，PICA）梗死/小脑上动脉（superior cerebellar artery，SCA）梗死（罕见）/脑干或小脑出血

续表

中枢性前庭疾病	
自身免疫性	多发性硬化 自身免疫性脑炎/小脑炎 血管炎
感染	小脑炎 脑干脑炎
创伤	脑干震荡 椎动脉夹层(间接引起缺血)

2.1.3 症状持续3个月以上:慢性眩晕或头晕

主要症状通常是持续性头晕、姿势失衡和步态障碍。例如双侧前庭病、功能性头晕、神经退行性疾病,如小脑性头晕,下视性眼球震颤综合征或多系统萎缩。头晕及姿势失衡,例如运动障碍,如帕金森病、进行性核上性麻痹或路易体痴呆或其他疾病,如正常压力脑积水。在外周性前庭疾病中,症状是由感觉缺陷引起的。在功能性头晕中,症状是由永久性的自我平衡检查引起的。在中枢性疾病中,症状是由协同运动、站立和步态的损害引起的。

2.2 症状的类型

1. 旋转性眩晕如坐旋转木马一样(如BPPV或急性单侧前庭病/前庭神经炎):孤立性旋转性眩晕通常是由于半规管功能障碍引起的,因为在生理条件下,它们可感知角加速度。同样的感觉可以由前庭神经的单侧病变引起,如急性单侧前庭病变,也可以由脑干的前庭核病变或小脑的前庭结构病变引起。

2. 头晕和姿势失衡,像乘船旅行时一样(如双侧前庭病、创伤后耳石性头晕或功能性头晕):感觉障碍表现为运动依赖性姿势失衡(如双侧前庭病或持续的单侧前庭功能障碍),在BPPV中,头晕、姿势失衡和步态障碍在所谓的创伤后耳石性头晕中也会出现,这是由于成功复位后耳石部分重新定位到椭圆囊,(Bremova et al. 2013)。这也被患者描述为因自我平衡检查而出现的功能性头晕。

3. 头昏(如功能性头晕或药物副作用)(表2.3)

表2.3 头昏

晕厥前头重脚轻感	功能性疾病	代谢紊乱或外源性毒物
心律失常或其他心脏疾病	恐高症	酒精
	广场恐惧症	电解质紊乱(如高钙血症、低钠血症、低血糖症)
颈动脉窦过度敏感	功能性头晕	
神经心源性晕厥(前兆)	过度换气综合征	中毒
直立性头晕	惊恐发作	药物(表17.1)
血管迷走神经发作	视觉性头晕	

2.3 症状的触发、加重、改善和调节因素

必须明确询问患者的以下特征:

1. 症状是在休息时出现还是自发出现?如急性单侧前庭病/前庭神经炎、脑干或小脑梗死、梅尼埃病、前庭阵发症、前庭性偏头痛或下跳性眼球震颤综合征。这些症状是由外周或中枢前庭张力失衡引起的,且可在运动过程中恶化。

2. 症状是否在站立、行走或跑步时出现,而在躺下或坐下保持静态时消失?如双侧前庭病或持续的单侧前庭功能障碍。这些症状是由感觉功能障碍引起的,通常在黑暗中和不平坦的地面上行走时恶化。以上都是鉴别诊断中非常重要的问题,尤其是感觉功能障碍。

3. 其他触发或调节因素。

- 头部运动(框2.1):
  - 当头部位置相对于重力方向变化时(如BPPV或中枢性位置性眩晕)。
  - 同时将头转向一侧时(如双侧前庭病、前庭阵发症或椎动脉压迫/闭塞综合征)。
- 情景依赖性头晕的强度在某些特定的社会或环境下会恶化,但在体育活动期间或少量饮酒后有所改善,如功能性头晕,尤其是恐惧性体位性头晕(Brandt et al. 2015)。
- 当咳嗽、压迫、举重、单耳按压或听到某一频率的巨大声响时——如Tullio现象(典型的第三窗综合征,经常与自听过响结合)。
- 过度换气(见于前庭阵发症和前庭神经鞘瘤)。
- 白天:典型的BPPV患者经常在清晨起床时出现第一个或最突出的症状,患有下跳性眼球震颤患者在早晨或卧床休息后也会出现更多的症状(Spiegel et al. 2010)。功能性头晕患者通常在一天的最初几分钟或几小时内症状较少。双侧前庭病的患者则在白天症状增加(Feuerecker et al. 2015)。

2

> **框 2.1 症状由头部运动引起或在头部运动时加重**
>
> - 双侧前庭病
> - BPPV（头部相对于重力的运动）
> - 中枢性位置性眩晕和眼球震颤（相对于重力）
> - 小脑共济失调
> - 颈动脉窦综合征
> - 中毒（酒精性位置性眼球震颤，头部相对于重力的运动）
> - 外周性或中枢性眼动障碍
> - 持续性单侧前庭病
> - 创伤后耳石性头晕
> - 第三窗综合征
> - 椎动脉压迫或闭塞综合征
> - 前庭阵发症（仅少部分患者）

2.4 伴随症状

任何更深入的询问都是为了明确可能伴随的症状，应排查每一种可能的症状：

1. 听力学症状（框 2.2） 如耳聋或耳鸣，可发生在典型的梅尼埃病，也可发生在脑干缺血，尤其是 AICA 梗死/TIA。自听增强，即患者听到自己身体发出的声音异常响亮，通常见于第三窗综合征（最常见的形式：前半规管裂综合征）。

> **框 2.2 前庭和听力学症状可能的组合**
>
> - 桥小脑角肿瘤
> - 胆脂瘤
> - Cogan 综合征或其他自身免疫性疾病
> - 耳部/头部外伤（迷路挫伤）
> - 内耳畸形
> - 迷路梗死（AICA，迷路动脉）
> - 梅尼埃病
> - 神经迷路炎
> - 耳硬化症
> - 脑桥延髓梗死或多发性硬化
> - 第三窗综合征
> - 前庭阵发症
> - 耳带状疱疹

2. 潜在的脑干和小脑症状 如复视、面部感觉障碍、吞咽和说话障碍、面瘫、单侧感觉受损、单侧无力或协调性受损（潜在病因，框 2.3）。旋转性眩晕主要发生于单侧延髓、脑桥和小脑病变。单侧上部脑干病变，即中脑和丘脑病变，可导致体位失衡、头晕和空间定向障碍，很少出现旋转性眩晕。

3. 头痛、对光或声音过敏、视觉先兆和/或已知偏头痛 这些症状通常见于前庭性偏头痛，但头痛也可能发生在脑干、小脑梗死或出血中（关于可能的病因总结，框 2.4）。

4. 外周环境的幻觉性运动（振动幻视） 头部和身体静止时，通常见于眼球震颤患者（除代偿性婴儿眼球震颤）。眼球震颤患者的振动幻视会在看向快相方向时加重。头部或身体移动或行走时，振动幻视通常发生在双侧和持续单侧前庭病患者身上，因为 VOR 缺陷在快速转头和行走过程中出现，但这些患者中只有不到 50% 的人有运动诱发的振动幻视（自发性振动幻视可能的病因，框 2.5）。

> **框 2.3 伴有脑干或小脑症状的眩晕和头晕，可能的病因如下：**
>
> - 自身免疫性疾病，如多发性硬化或脑干脑炎或小脑炎
> - 颅颈异常（如 Arnold-Chiari 畸形）
> - 发作性共济失调，特别是 2 型
> - 椎基底动脉系统的梗死
> - 头部外伤
> - 出血
> - 中毒
> - 压迫脑干的桥小脑角肿瘤或脑干/小脑肿瘤
> - 前庭性偏头痛

> **框 2.4 伴头痛的眩晕/头晕**
>
> - 脑干/小脑缺血
> - 头部外伤（特别是颞骨横向骨折）
> - 幕下出血
> - 幕下肿瘤
> - 内耳/中耳感染
> - 椎基底动脉夹层
> - 前庭性偏头痛
> - 耳带状疱疹

> **框 2.5 外周环境的幻觉性运动（振动幻视）**
>
> - **头部和身体固定不动时**
>   - 获得性固定摆动性眼球震颤
>   - 先天性/婴儿期眼震（依据凝视方向而定）
>   - 辐辏式回缩性眼震
>   - 下跳性眼震
>   - 上斜肌肌纤维颤搐（单眼振动幻视）
>   - 眼球扑动
>   - 眼阵挛
>   - 阵发性眼倾斜反应
>   - 外周性前庭自发性眼震
>   - 周期交替性眼震
>   - 点头痉挛（儿童）
>   - 上跳性眼震
>   - 随意性眼球震颤
> - **头部或身体运动或行走时**
>   - 双侧前庭病
>   - 单侧前庭病

5. **恶心和呕吐** 这些是非特异的相关症状，通常见于急性外周和中枢性前庭综合征，但很少出现在功能性头晕患者中。

2.5 区分急性外周和急性中枢性前庭综合征的重点或特定的病史

以下症状提示中枢性病变的可能性更大：

1. 急性发作，无诱因，非发作性症状。
2. 伴随症状，如复视、面部感觉受损、面瘫、构音障碍、吞咽困难、单侧无力、感觉或协同运动障碍。
3. 已知的心血管危险因素：如动脉高血压、糖尿病、吸烟、脑卒中或心脏病发作史和高龄（Navi et al. 2012）。
4. 眩晕/头晕合并头痛和眩晕/头晕合并听力问题（AICA梗死）。

症状类型（眩晕、头晕、平衡障碍），强度和持续时间显然对鉴别没有帮助（Tarnutzer et al.2017）。

患者病史的某些特殊方面已通过ABCD2评分或TriAGe+评分进行验证（Navi et al. 2012；Kuroda et al. 2017；Zwergal and Dieterich 2020）。

2.6 患者其他的信息来源

1. 使用智能手机拍摄或用前庭事件监测器记录眩晕发作期间或定位诊断操作期间的眼球运动（Shah et al. 2019；Green et al. 2021；Shaik et al. 2021）（Young et al. 2019）。上述方法已被证明有助于BPPV的诊断，以识别受累的半规管，并有助于诊断在眩晕发作期间眼震方向发生变化的梅尼埃病和前庭阵发症（特别是与惊恐发作鉴别）。

2. 患者在眩晕发作之前、发作期间、发作之后的应用程序（APP）检查听力（Tse et al. 2019）。这对梅尼埃病的诊断及其与前庭性偏头痛的鉴别尤为重要，因为根据梅尼埃病的诊断标准，与发作（理论上为±24小时）相关的2 000Hz以下的，至少30dB的听力损伤是必需的。（Lopez-Escamez et al. 2015）。

（周珊珊 译）

参考文献

Bisdorff A, von Brevern M, Lempert T, Newman-Toker DE (2009) Classification of vestibular symptoms: towards an international classification of vestibular disorders. J Vestib Res 19(1-2):1–13

Brandt T, Huppert D, Strupp M, Dieterich M (2015) Functional dizziness: diagnostic keys and differential diagnosis. J Neurol 262:1977–1980

Brandt T, Strupp M, Dieterich M (2014) Five keys for diagnosing most vertigo, dizziness, and imbalance syndromes: an expert opinion. J Neurol 261(1):229–231

Bremova T, Bayer O, Agrawal Y, Kremmyda O, Brandt T, Teufel J, Strupp M (2013) Ocular VEMPs indicate repositioning of otoconia to the utricle after successful liberatory maneuvers in benign paroxysmal positioning vertigo. Acta Otolaryngol 133(12):1297–1303

Feuerecker R, Habs M, Dieterich M, Strupp M (2015) Chronic subjective dizziness: fewer symptoms in the early morning–a comparison with bilateral vestibulopathy and downbeat nystagmus syndrome. J Vestib Res 25(2):67–72

Green KE, Pogson JM, Otero-Millan J, Gold DR, Tevzadze N, Saber Tehrani AS, Zee DS, Newman-Toker DE, Kheradmand A (2021) Opinion and Special Articles: Remote Evaluation of Acute Vertigo: Strategies and Technological Considerations. Neurology 96:34–38

Kuroda R, Nakada T, Ojima T, Serizawa M, Imai N, Yagi N, Tasaki A, Aoki M, Oiwa T, Ogane T, Mochizuki K, Kobari M, Miyajima H (2017) The TriAGe+ score for vertigo or dizziness: a diagnostic model for stroke in the emergency department. J Stroke Cerebrovasc Dis 26(5):1144–1153

Lopez-Escamez JA, Carey J, Chung WH, Goebel JA, Magnusson M, Mandala M, Newman-Toker DE, Strupp M, Suzuki M, Trabalzini F, Bisdorff A (2015) Diagnostic criteria for Meniere's disease. J Vestib Res 25(1):1–7

Navi BB, Kamel H, Shah MP, Grossman AW, Wong C, Poisson SN, Whetstone WD, Josephson SA, Johnston SC, Kim AS (2012) Rate and predictors of serious neurologic causes of dizziness in the emergency department. Mayo Clin Proc 87(11):1080–1088

Shah MU, Lotterman S, Roberts D, Eisen M (2019) Smartphone telemedical emergency department consults for screening of nonacute dizziness. Laryngoscope 129(2):466–469

Shaikh AG, Bronstein A, Carmona S, Cha YH, Cho C, Ghasia FF, Gold D, Green KE, Helmchen C, Ibitoye RT, Kattah J, Kim JS, Kothari S, Manto M, Seemungal BM, Straumann D, Strupp M, Szmulewicz D, Tarnutzer A, Tehrani A, Tilikete C, Welgampola M, Zalazar G, Kheradmand A (2021) Consensus on Virtual Management of Vestibular Disorders: Urgent Versus Expedited Care. Cerebellum 20:4–8

Spiegel R, Kalla R, Rettinger N, Schneider E, Straumann D, Marti S, Glasauer S, Brandt T, Strupp M (2010) Head position during resting modifies spontaneous daytime decrease of downbeat nystagmus. Neurology 75(21):1928–1932

Tarnutzer AA, Lee SH, Robinson KA, Wang Z, Edlow JA, Newman-Toker DE (2017) ED misdiagnosis of cerebrovascular events in the era of modern neuroimaging: a meta-analysis. Neurology 88(15):1468–1477

Tse D, Ramsay T, Lelli DA (2019) Novel use of portable audiometry to track hearing fluctuations in Meniere's disease: a pilot study. Otol Neurotol 40(2):e130–e134

Welgampola MS, Young AS, Pogson JM, Bradshaw AP, Halmagyi GM (2019) Dizziness demystified. Pract Neurol 19(6):492–501

Young AS, Lechner C, Bradshaw AP, MacDougall HG, Black DA, Halmagyi GM, Welgampola MS (2019) Capturing acute vertigo: a vestibular event monitor. Neurology 92(24):e2743–e2753

Zwergal A, Dieterich M (2020) Vertigo and dizziness in the emergency room. Curr Opin Neurol 33(1):117–125

第3章　联合神经耳科和神经眼科的床旁检查

目录

除了详细的病史外，系统的神经耳科和神经眼科联合检查对于正确诊断至关重要。在临床床旁检查中，医师必须首先回答以下两个问题：

1. 前庭系统是否有功能障碍/缺陷？

这可以通过以下五项测试来实现：①检查眼倾斜反应(ocular tilt reaction，OTR)的组成部分。②寻找自发性眼震，无论是否佩戴Frenzel眼镜或M形眼镜。③进行头部脉冲测试(head impulse test，HIT，最好是视频HIT)以寻找VOR缺陷。④通过诊断性体位动作寻找位置性/体位性眼球震颤。⑤通过Romberg试验检查站姿并检查步态。

2. 是外周性前庭病变还是中枢性前庭病变？

后者需要对各种类型的眼球运动进行仔细的神经系统检查，特别是神经眼科检查，以寻找中枢性眼动障碍和中枢性眼震，并进行神经耳科检查，即HIT，最好是视频HIT。中枢性病变的证据直接决定后续的诊断和治疗，特别是在急性中枢性前庭综合征的病例中。

表3.1和图3.1～图3.17总结了床旁检查各个方面的典型表现及其解释。值得注意的是，与仔细采集病史和仔细前庭和眼动系统检查相比，除了视频HIT和冷热试验外，实验室检查与临床相关性较差(见第4章)。

3.1 前庭系统的OTR检查

3.1.1 眼倾斜反应的检查

3.1.1.1 头倾斜

眼倾斜反应(ocular tilt reaction，OTR)基本上包括头倾斜(head tilt)，眼偏斜(skew deviation of the eyes)(一只眼睛向上，另一只眼睛向下)和双眼眼扭转(ocular torsion)三种反应(Westheimer and Blair 1975)。图3.1显示了头倾斜检查流程。在OTR中，由于前庭张力在作用平面上的不平衡，头通常向较低一侧眼的方向倾斜。头向前庭缺陷的一侧倾斜，提示同侧急性单侧前庭病变，或脑干下部单侧病变，如典型

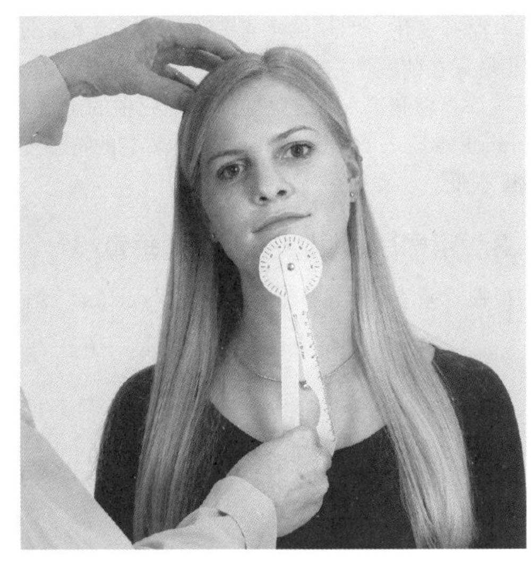

图3.1 使用“strabofx”检查头倾斜

的Wallenberg综合征(Dieterich and Brandt 1992)。脑桥前部病变患者可观察到头向病变对侧倾斜。滑车神经麻痹的患者通常也会出现头部向健侧倾斜的情况，患者这样做是为了减少复视(图3.18)。

3.1.1.2 使用遮盖-去遮盖试验和交替遮盖试验检查眼睛的垂直偏移/眼偏斜

遮盖和去遮盖试验(图3.2)可用于诊断眼球偏移，即隐性或显性斜视，特别是垂直偏移(vertical deviation，VD)/眼偏斜。进行遮盖试验的先决条件是存在眼部视网膜中心凹的固定。交替遮盖试验(图3.10)可用于确定斜视和隐斜中眼轴的最大偏移，尤其有助于确立前庭垂直偏移/眼偏斜(在OTR的情况下)(图3.19)，即眼球的垂直偏移不能用眼肌麻痹或周围神经损伤来解释。当遮盖物从一只眼睛切换到另一只眼睛时，要寻找垂直矫正运动(详细信息请参见第3.2节)。与滑车神经麻痹或上斜肌麻痹相比，眼偏斜作为OTR的一个组成部分，在向不同的方向注视时，垂直偏移变化很

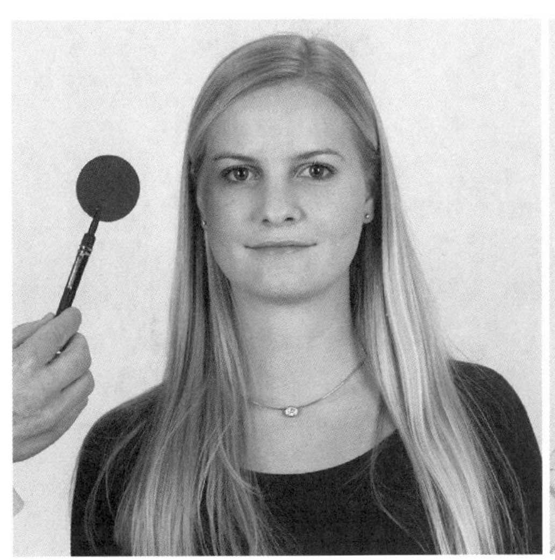

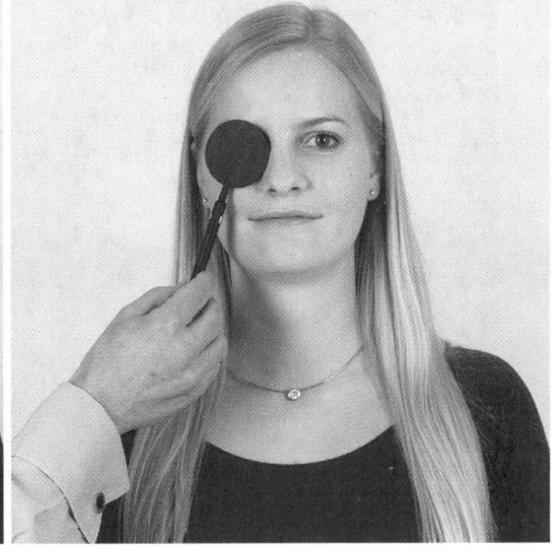

图3.2 遮盖试验和去遮盖试验。该检查用以发现视轴的偏移，即潜在的或明显的斜视和垂直偏移/眼偏斜。所有遮盖试验的前提是视网膜中心凹固定

小或根本没有变化。明显的垂直偏移（>3°）（Korda et al. 2022）几乎只在前庭中枢病变中发现，但并非所有前庭中枢病变都与垂直偏移有关：在急性脑干梗死中的患病率仅为30%（Brandt and Dieterich 1993），这意味着它的特异度很高，但灵敏度很低。

3.1.1.3 用桶试验测量主观视觉垂直线

主观视觉垂直线（subjective visual vertical，SVV）可以很容易地通过桶试验来测量（图 3.3 和图 3.20）（Zwergal et al. 2009）。这是一个简单的床旁试验。SVV 偏斜是急性或亚急性单侧前庭病变非常敏感的体征。超过 90% 的此类病例发生 SVV 偏斜，但它无法区分中枢性或外周前庭病变（Dieterich and Brandt 1992，1993，2019；Zwergal et al. 2009）。在外周前庭和脑桥 - 延髓病变中，存在同侧性的偏移，在脑桥中脑病变中，存在向对侧的偏移（详细信息请参见第 4.4 节）。

3

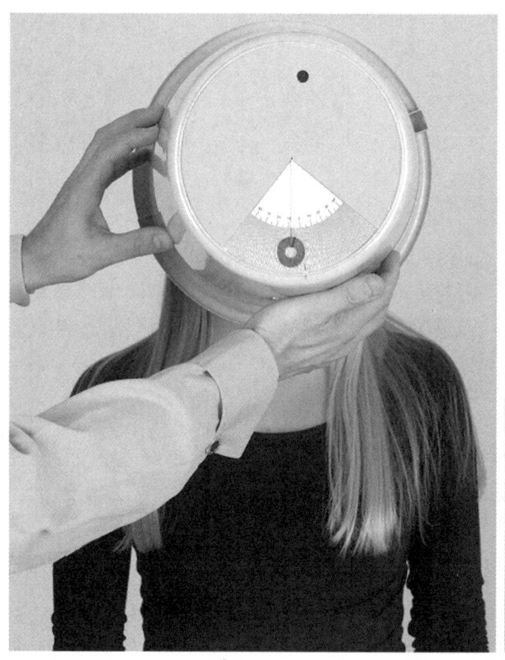
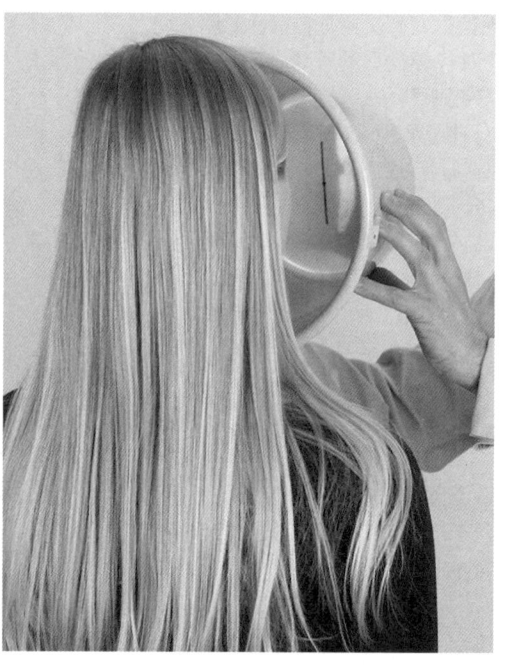

图 3.3 桶试验测量主观视觉垂直线（SVV）。这是一种确定 SVV 的简单床旁检查（Zwergal et al. 2009）。从检查者的角度看左边，从患者的角度看右边。检查者以一种伪随机的方式将桶左右转动七次。患者看着桶底已画好的一条线，他必须把线置于垂直的位置。然后检查者读取与实际垂直（垂线）的偏差，并计算平均值。正常范围为 0°±2.5°

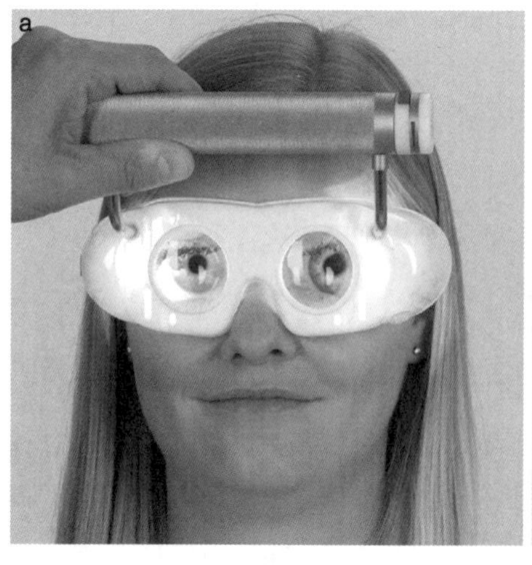
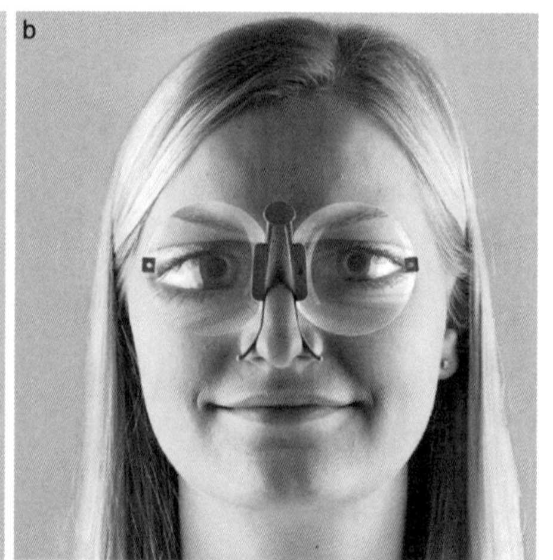

图 3.4 a，b. 在第一眼位（即患者直视前方时）寻找眼震的临床检查。应通过固视和使用 a（Frenzel 眼镜）或 b（M 形眼镜）减少固视来完成。如果眼震不因固视而减轻，则不是外周前庭性自发性眼震

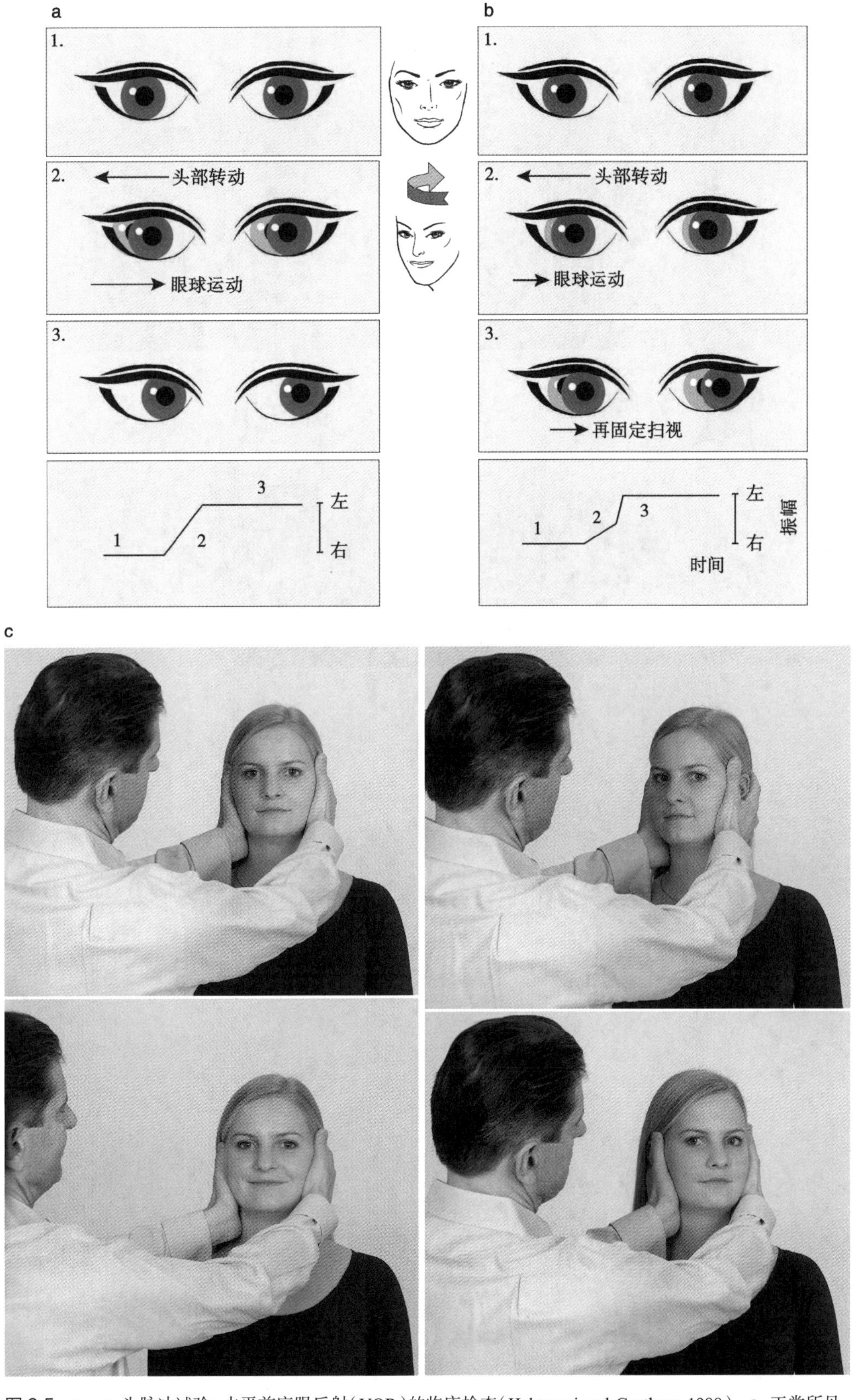

图3.5　a～c. 头脉冲试验：水平前庭眼反射（VOR）的临床检查（Halmagyi and Curthoys 1988）。a. 正常所见：在头部快速转动时，眼睛以相同的角速度移动，但方向相反。b. 右侧外半规管缺陷：在右侧单侧前庭病变情况下，当头部转动时眼睛随着头部向右移动，患者出现向左的扫视，以纠正并再次注视目标。这是VOR在高频范围内缺陷的临床表现。c. 检查情况

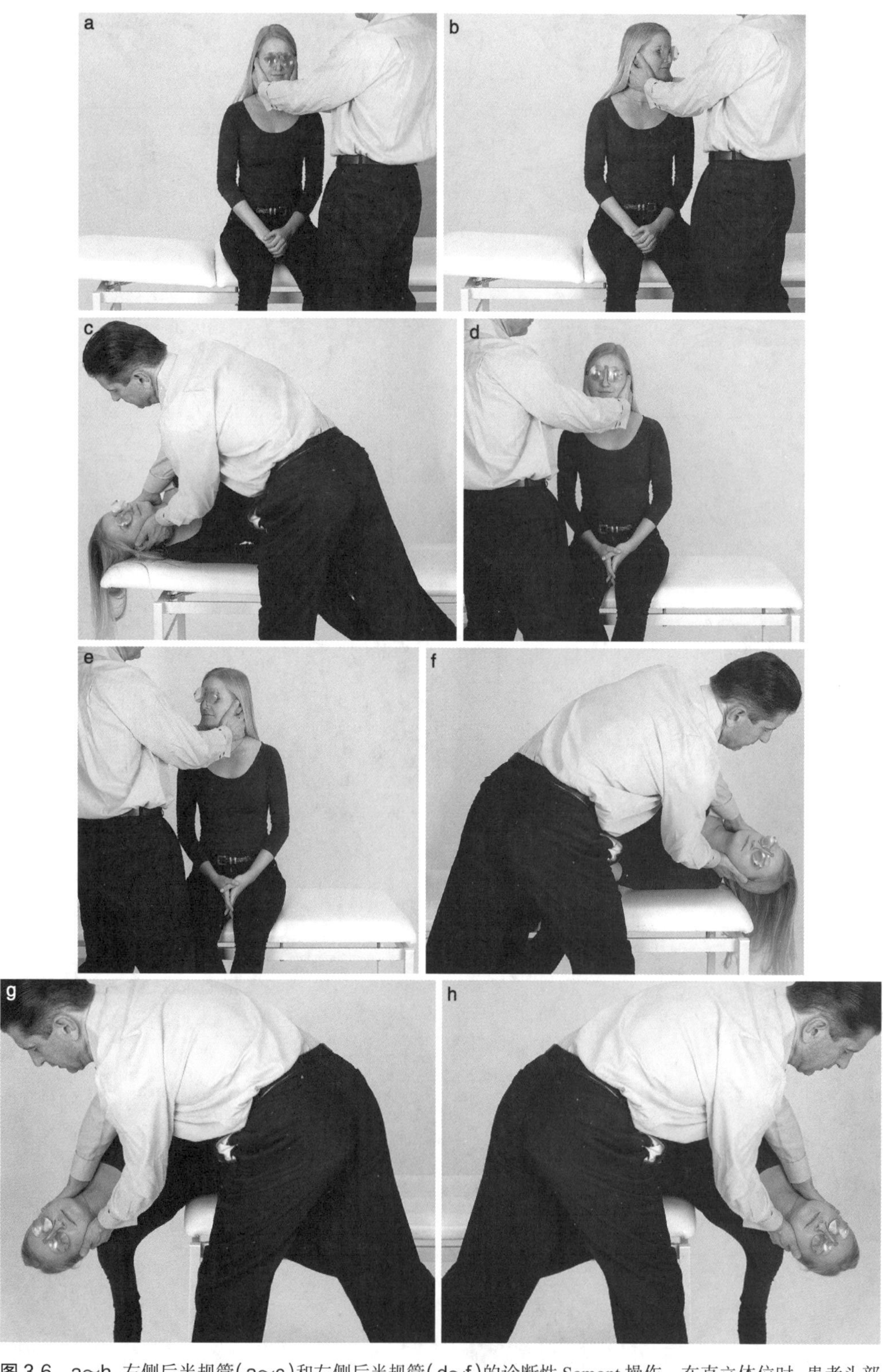

图 3.6 a～h. 右侧后半规管(a～c)和左侧后半规管(d～f)的诊断性 Semont 操作。在直立体位时，患者头部向一侧转动 45°，然后患者向对侧移动 90° 侧躺。诊断性 SemontPLUS 操作(g. 右侧，h. 左侧)。区别在于最后一个动作中，头部和身体过度伸展至少低于水平面 60°，下位的手臂外展和伸展

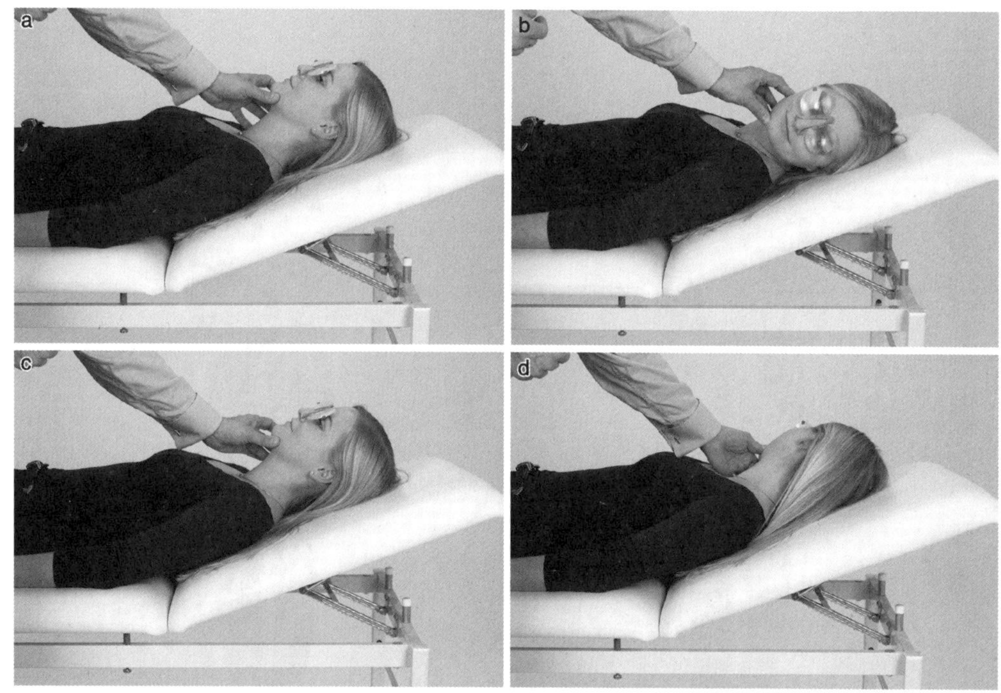

图 3.7　a～d. 诊断外半规管 BPPV 的位置性操作：仰卧侧滚试验（supine roll test）。a. 患者仰卧，头部抬高 25° 使水平管处于垂直位置。b. 然后将患者的头部向右侧转 90°。c. 回到中线。d. 再向左侧转 90°，同时使用 Frenzel 眼镜或 M 形眼镜检查患者的眼球运动

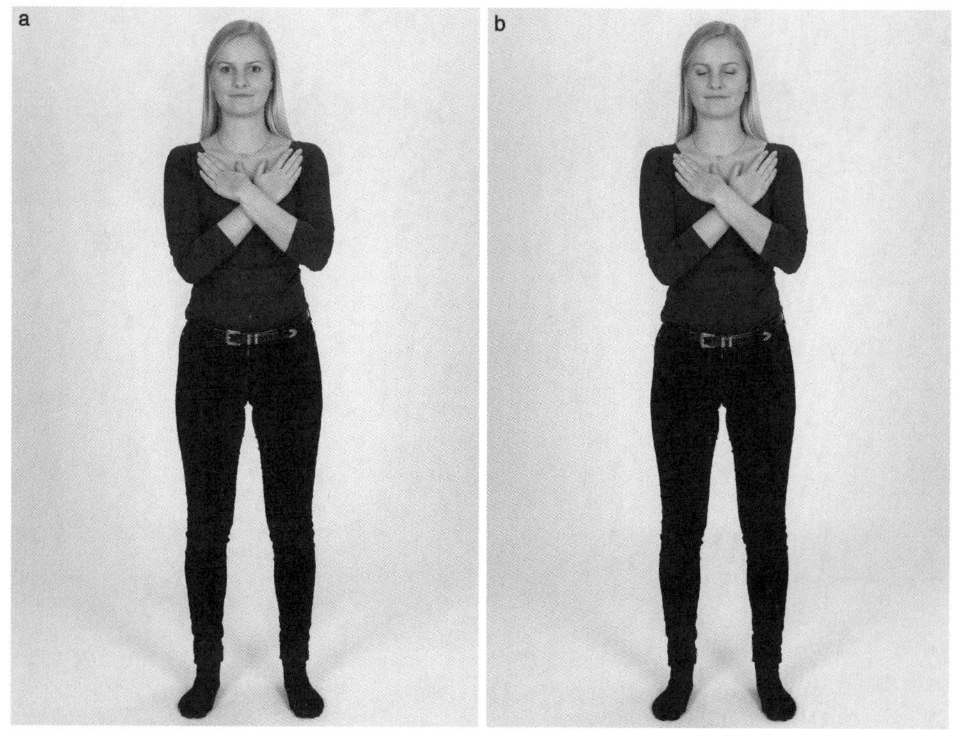

图 3.8　a～j. Romberg 试验。静态条件下的临床平衡检查，眼睛先睁开（左侧：a，c，e，g，i）随后闭上眼睛（右侧：b，d，e，h，j）。（a，b）站立两腿分开

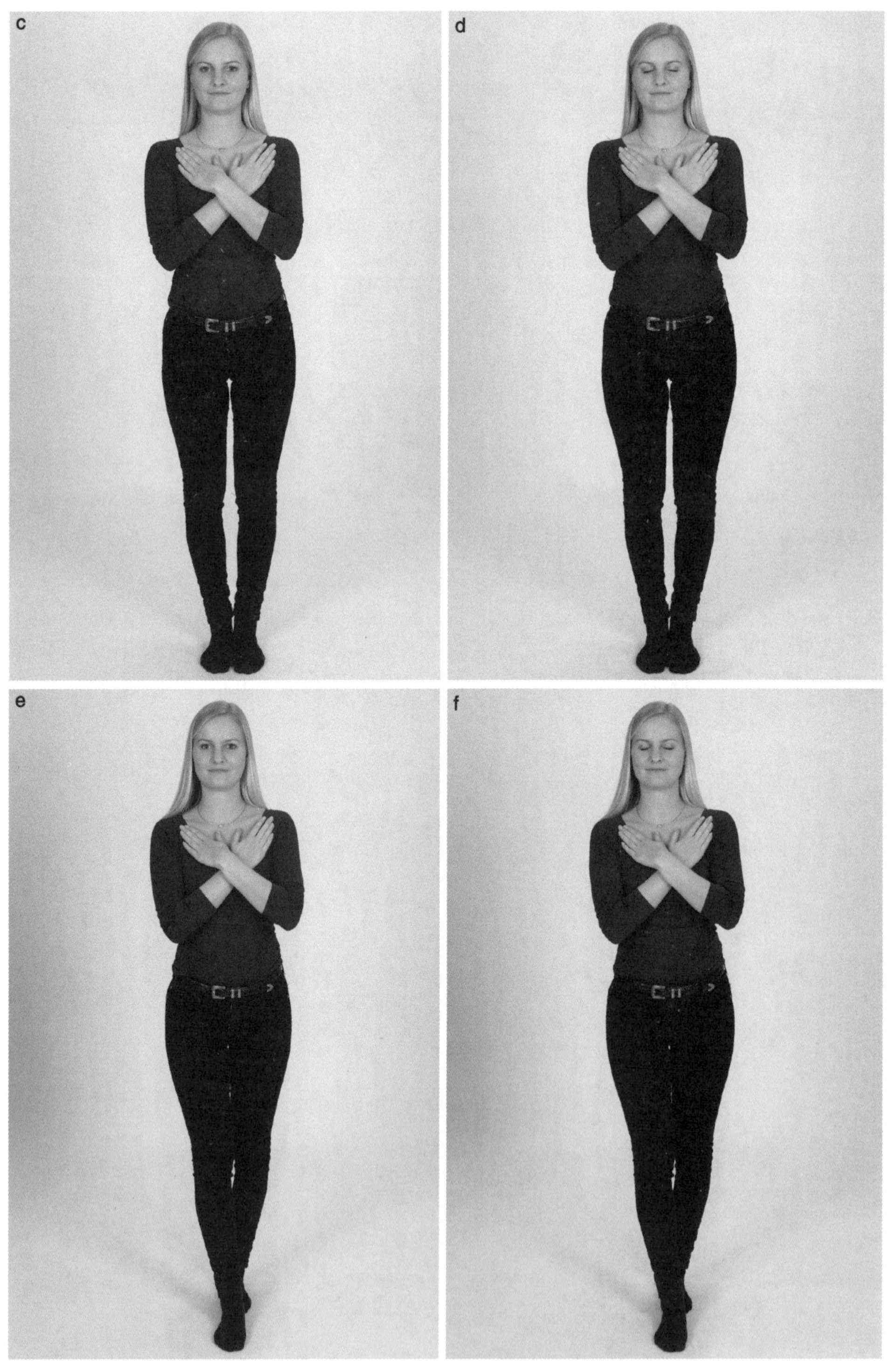

图3.8(续) (c, d)双腿合并。(e, f)一只脚在另一只脚前面(串联Romberg)

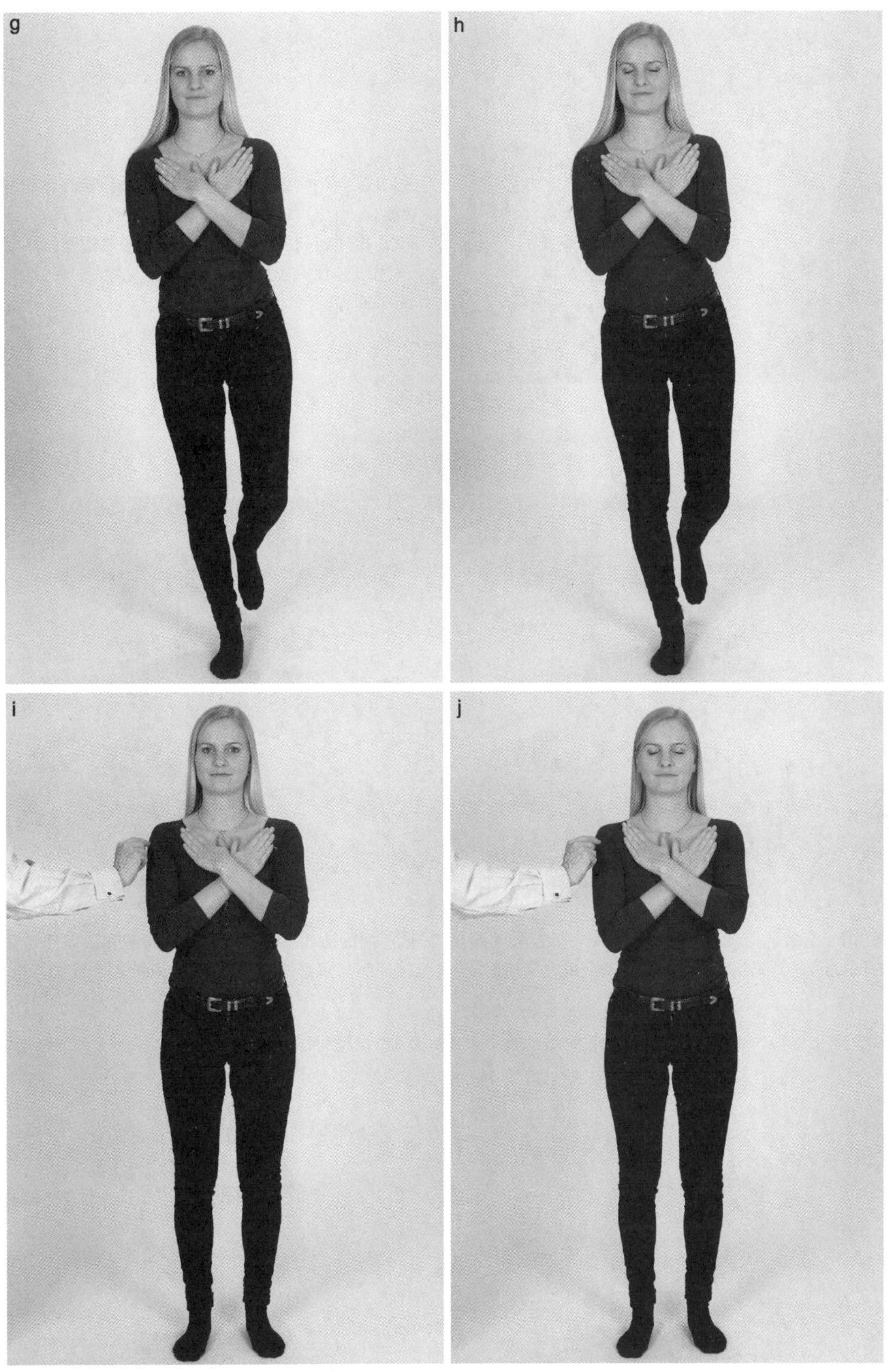

图3.8(续)（g,h)单腿。(i,j)读出在手臂或背部写的字或计数时的分心状态(双重任务)

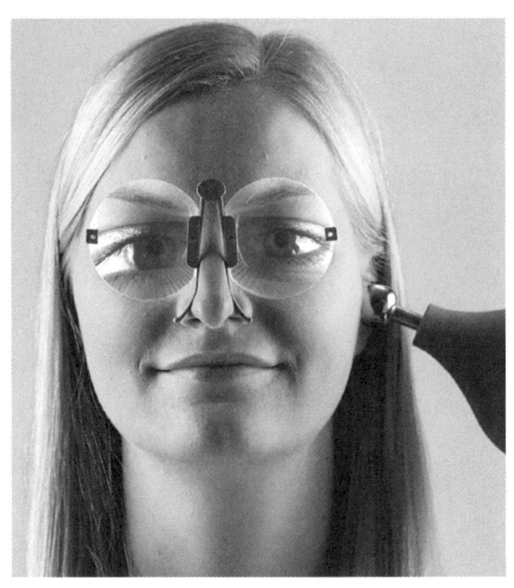

图 3.9 使用波利第球囊和 M 形眼镜检查。中耳区域的正负压可以用波利第球囊诱导。除了 Valsalva 动作按压封闭的鼻孔或声带外，这项检查技术是一项用于寻找第三窗综合征表现（见第 12 章）的重要床旁检查

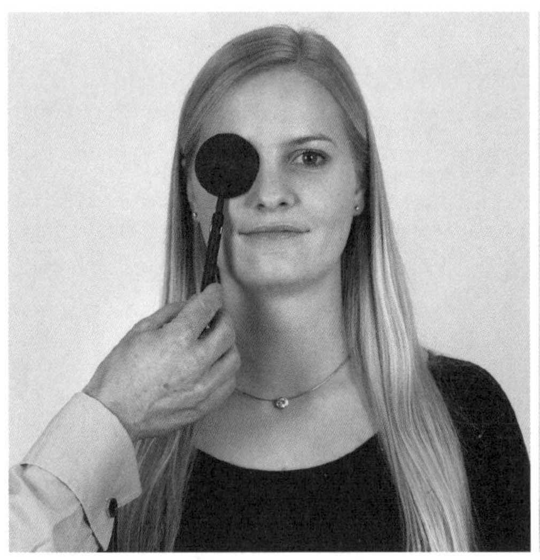

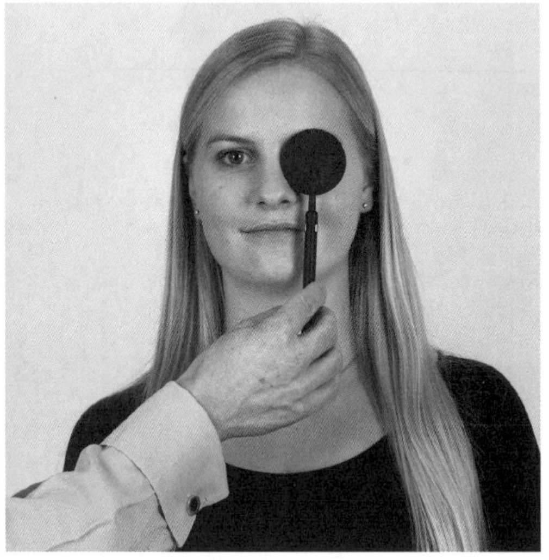

图 3.10 交替遮盖试验。该检查可用于诊断眼的偏移（另见前面的图 3.2）。所有遮盖试验的先决条件是存在中心凹的固定。交替遮盖试验可以确定最大偏差角度，并已被证明与垂直偏移/眼偏斜的诊断尤为相关

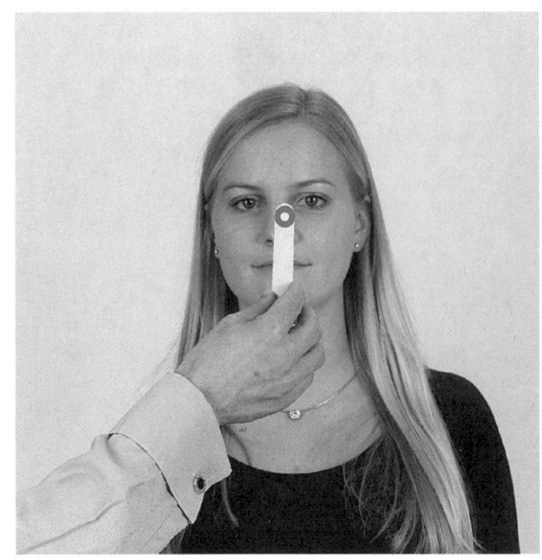

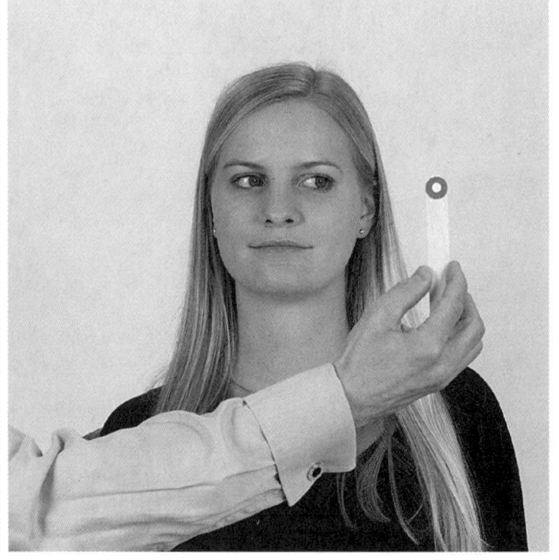

图 3.11 9 种不同凝视姿势下的眼位和眼动检查：用一个物体或小杆状手电筒让眼睛注视

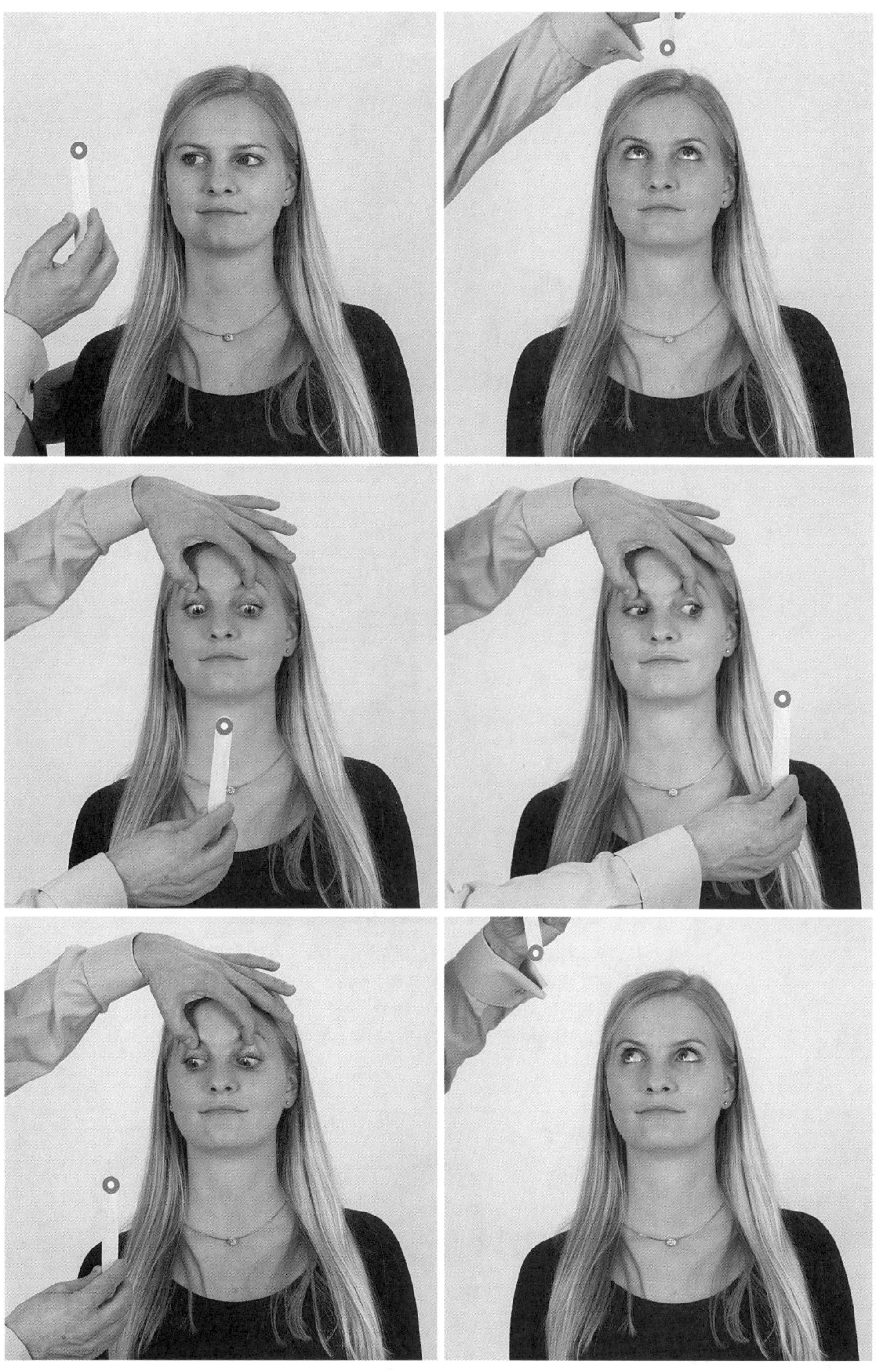

图3.11(续)

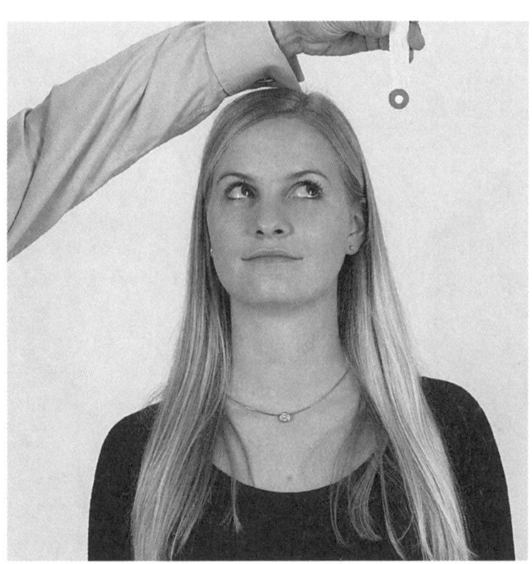

图 3.11(续)

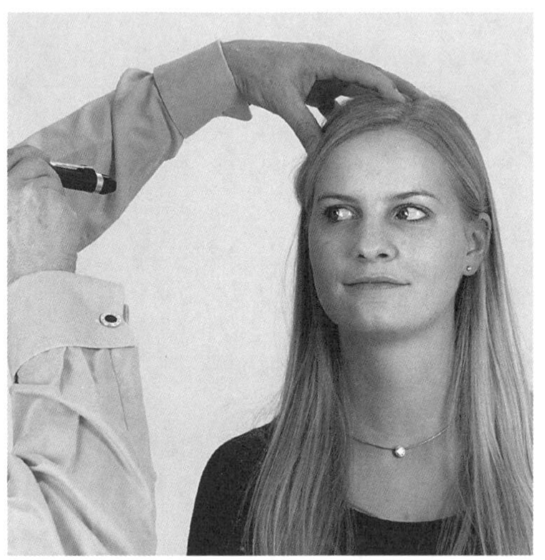

图 3.12 使用检查手电筒检查眼位和眼动。检查角膜上手电筒光的反射图像是否在双眼对应部位，有助于诊断眼球偏移，判断患者是否有凝视诱发性眼震。注意：从光照的方向观察角膜反射图像，并确保患者认真注视物体是很重要的

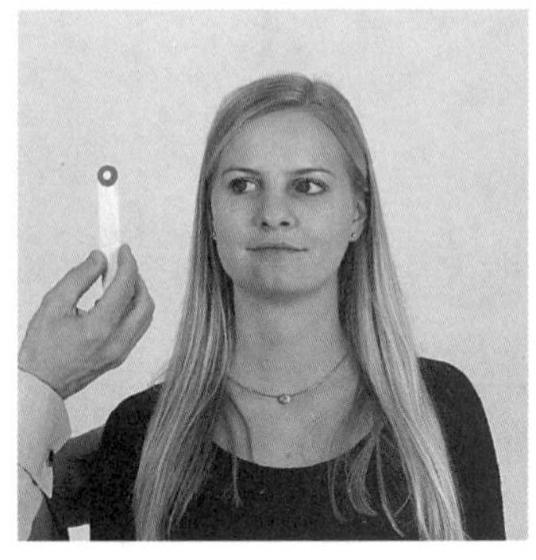
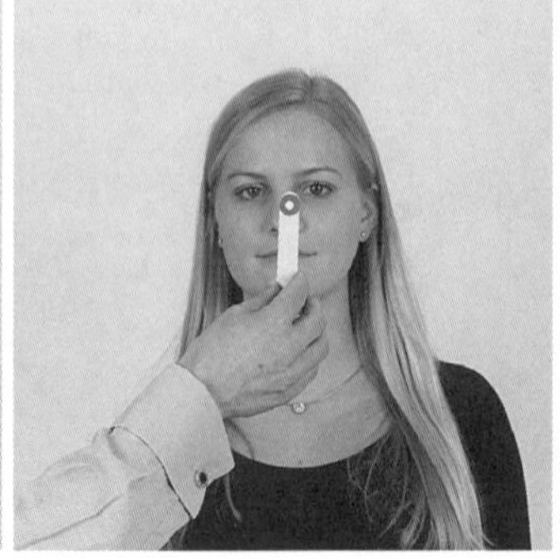
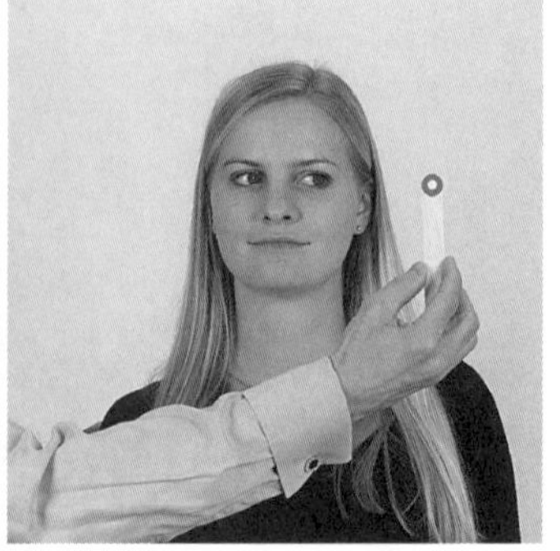

图 3.13 平滑追踪眼动的临床检查。需要注意的是，患者必须有一个很好的注视点，水平和垂直方向的平滑追踪，眼动的幅度不能太大，即水平眼动范围 ±40°，垂直 ±20°。进一步说，应该从低角速度开始。检查垂直眼动时，眼睑必须始终向上抬起。否则，就无法进行正确的检查

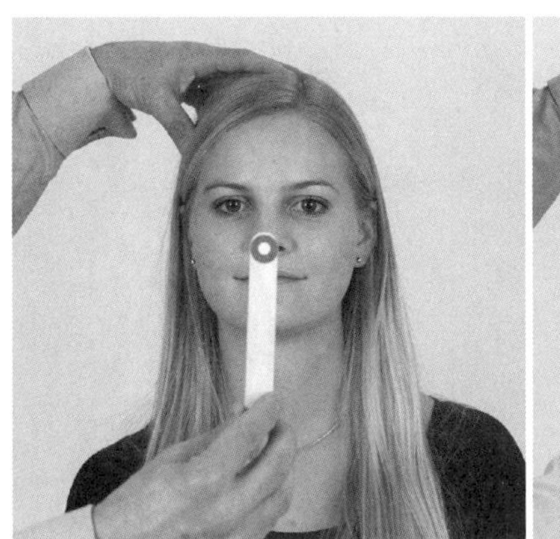
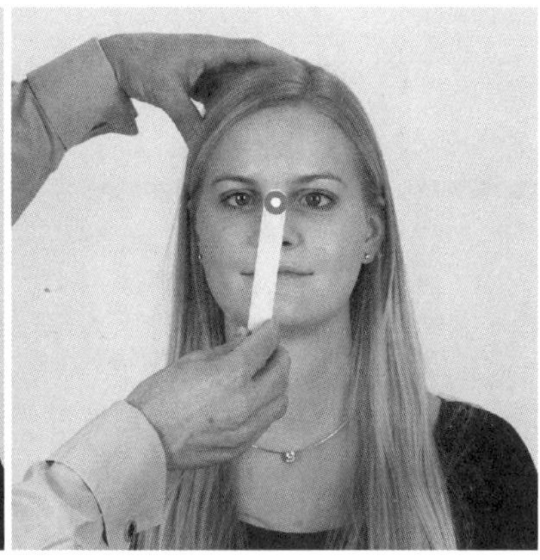

图3.14 会聚试验和集合反射检查。集合反射是内收、瞳孔缩小和调节反射的结合，后者对观察者来说不是直接可见的

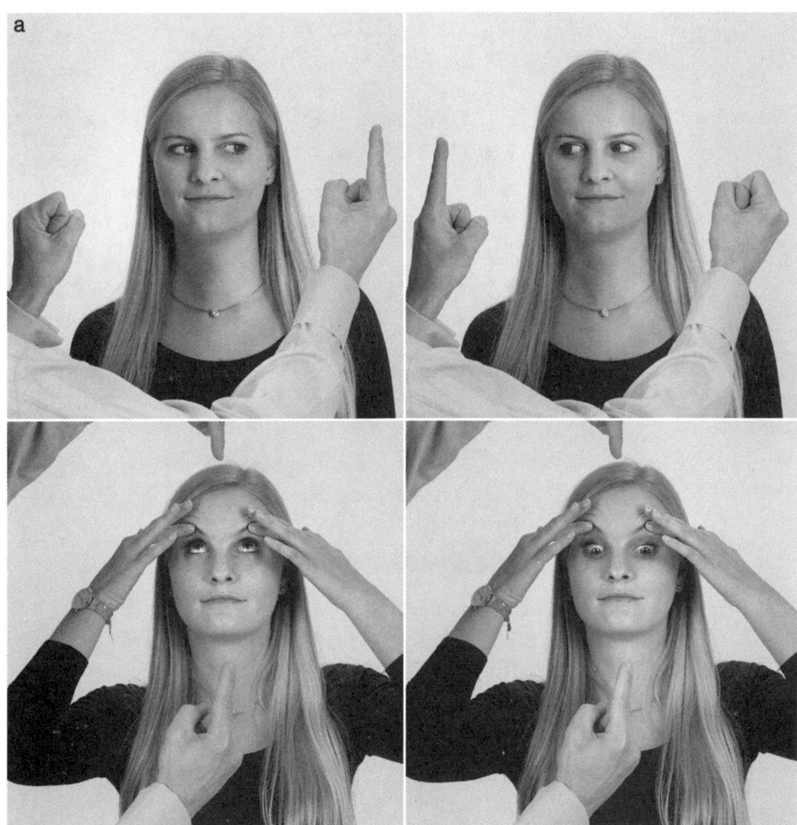

图3.15 a，b. 水平和垂直扫视的临床检查。视靶可以是(a)上下移动的检查者的指尖，或(b)可以进行标准化检查的“扫视棒”。重点强调患者要有一个很好的视靶，其幅度不要太大(水平扫视为0°±30°，垂直扫视为0°±20°)，在检查垂直扫视时上睑要抬起，否则无法正确检查垂直扫视，因为损伤通常会被眨眼所掩盖，而眨眼会导致扫视，从而掩盖损伤而影响垂直扫视的正确检查

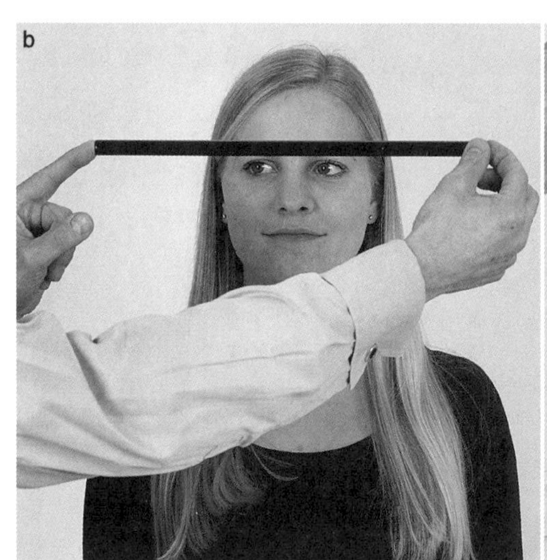

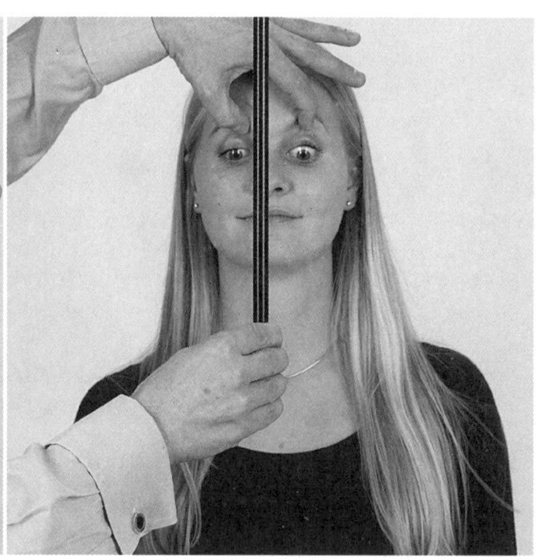

图3.15(续)

3

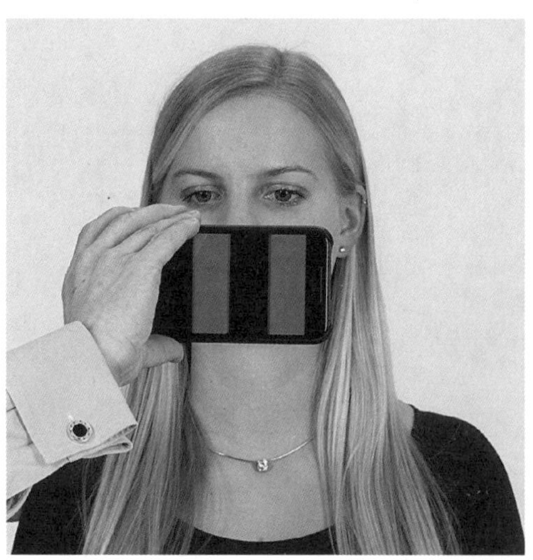

图3.16 视动性眼震(optokinetic nystagmus,OKN)检查。可用大屏幕智能手机和应用程序来完成,应用程序要有能在患者眼前水平和垂直移动的条纹或图形。全屏刺激对OKN非常重要

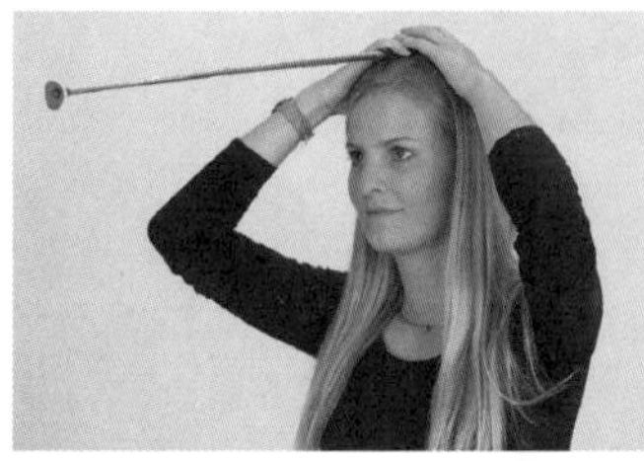
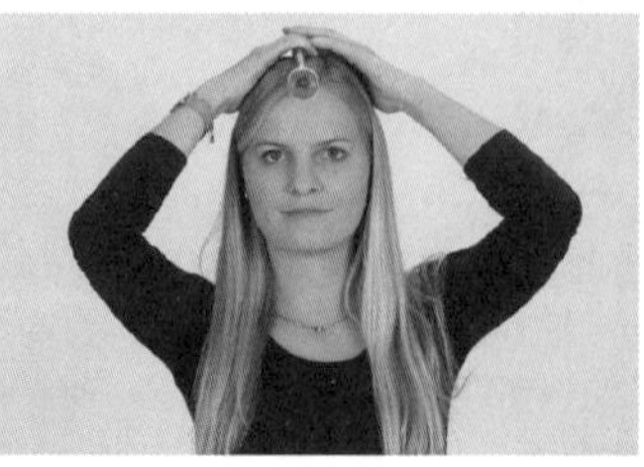
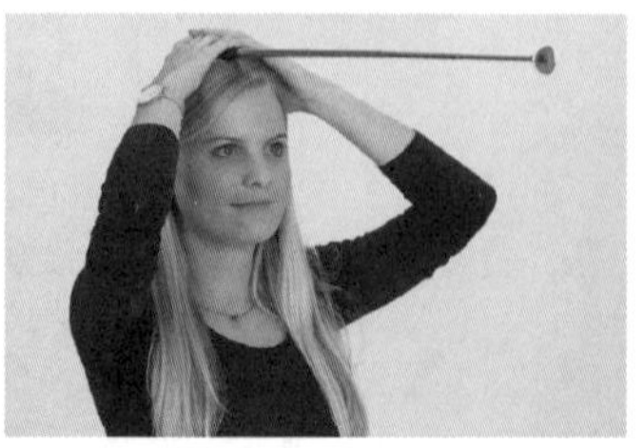

图3.17 VOR固视抑制的临床试验。健康人可以通过固视来抑制VOR。眼睛一直盯着目标。视网膜上图像的最小位移(所谓的视网膜滑动)是抑制VOR的信号。同样的信号对于平滑追踪也很重要。在此检查中观察到扫视现象表明平滑追踪系统损伤,通常见于涉及小脑绒球、绒球旁或小脑通路的小脑疾病

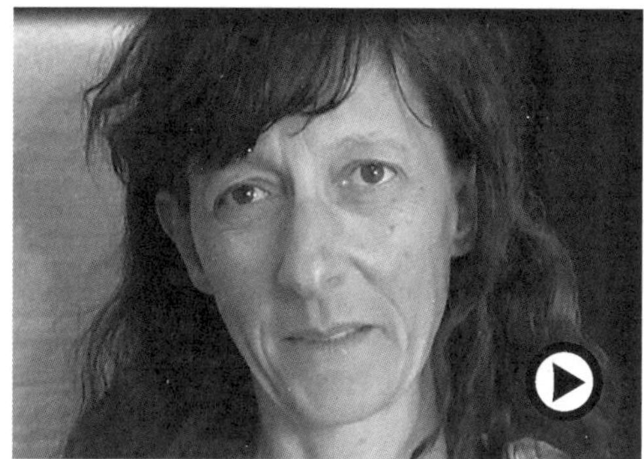

图3.18 左侧滑车神经麻痹(见二维码中的视频)

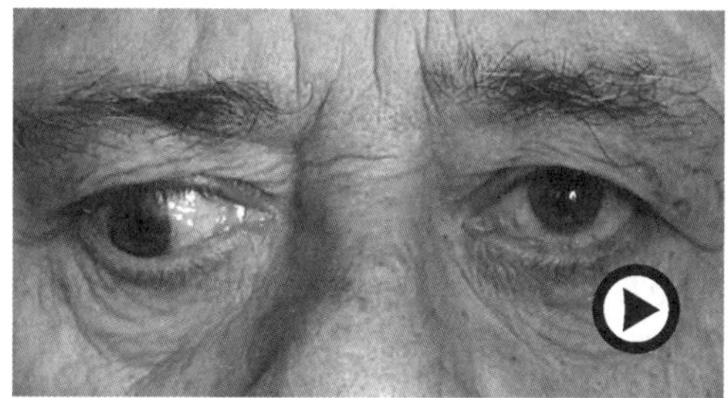

图3.19 斜视遮盖试验(见二维码中的视频)

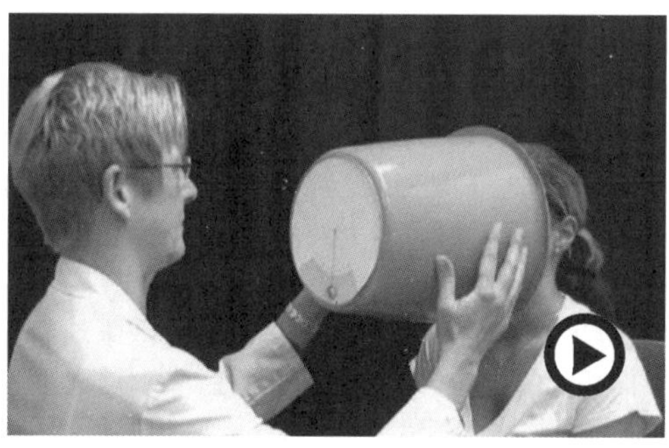

图3.20 桶试验测定SVV(见二维码中的视频)

3.1.2 自发性眼震的检查

自发性眼震(图3.21)是一种当患者直视前方(第一眼位),没有任何头部运动或其他刺激因素时发生的眼震(概述和分类见于Eggers et al. 2019)。检查在第一眼位进行,可使用或不使用Frenzel眼镜或M形眼镜(Strupp et al. 2014)(图3.4)(概述见Halmagyi et al. 2020)。镜片的放大倍率(+16~+20dpt)减少了固视抑制。需要注意的是不因注视减弱的眼震不是周围性眼震。这意味着在一些患者中,中枢性眼震(Mantokoudis et al.2021)也可以通过固视而至少部分减轻。此外,重要的是要注意,在单侧前庭病变的急性期,患者只能部分抑制自发性外周性眼震。

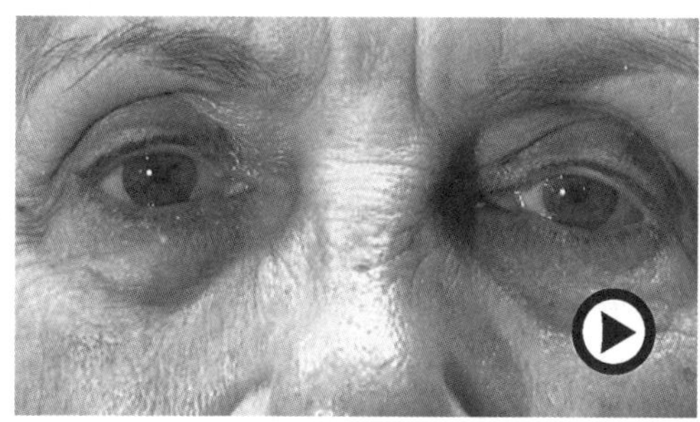

图3.21 外周性前庭自发性眼震(见二维码中的视频)

自发性眼震是由外周或中枢前庭张力失衡引起的。严格意义上,慢相为病理相。而方向(水平、垂直、扭转或其组合)则是根据更易被检查者看到的快相给出的。在外周性前庭自发性眼震中,快相向相对更活跃的迷路侧跳动。眼震的分类和诊断主要取决于类型、方向和诱发/调节因素(Eggers et al. 2019):

1. 眼震类型。

- 具有快相和慢相的锯齿样,这是典型的外周前庭性眼震,也可能是中枢性的甚或小脑病变。
- 摆动性,这是典型的中央固定的钟摆样眼震(图3.22),例如中央跷跷板样眼震。

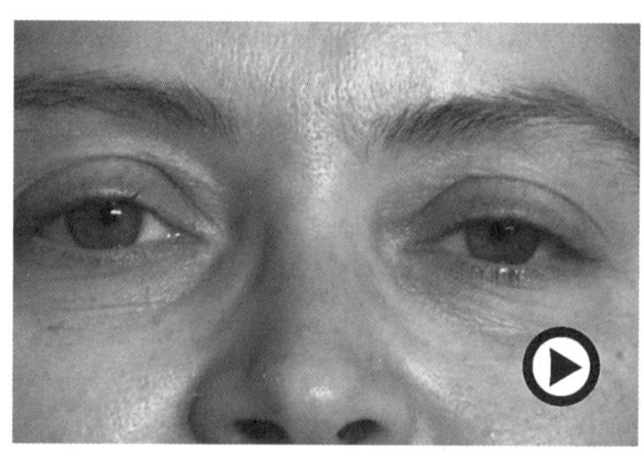

图3.22 固定摆动性眼震(见二维码中的视频)

2. 快相方向。

- 水平方向,如伴逆时针扭转成分的向右耳方向的眼震,是左侧急性前庭病变的典型表现。规则:眼震的快相朝着相对更活跃的迷路侧跳动。在这种情况下,眼震是由前庭张力失衡引起的:右侧迷路更活跃,导致缓慢地向左漂移和快速的向右矫正扫视。这与向同侧,即向不太活跃的一侧倾倒是平行的。
- 垂直向下或向上:下跳性和上跳性眼震(图3.23和图3.24)。对于诊断下跳性眼震,要在患者看向右侧或左侧以及下方时检查,因为在第一眼位,眼震的强度很弱,诊断常会被漏掉。如果患者看向右侧或左侧,通常会有更

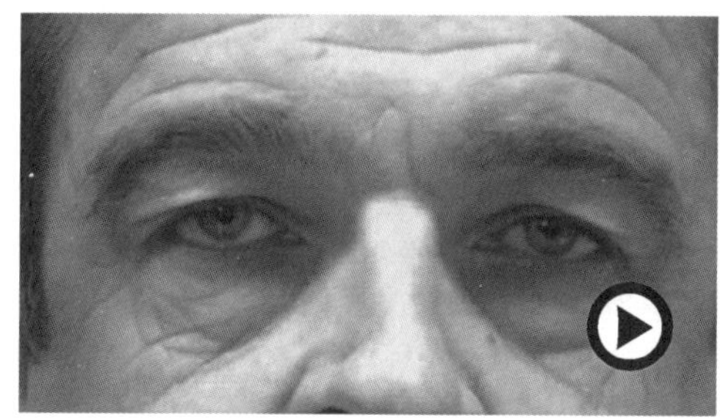

图3.23 下跳性眼震(见二维码中的视频)

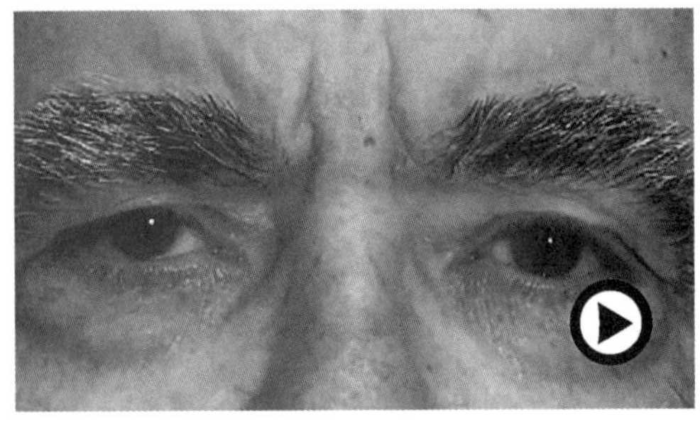

图3.24 上跳性眼震（见二维码中的视频）

3

强烈的斜视向下跳动的眼震，因为下跳性眼震通常与凝视缺陷有关。

- 纯粹的扭转，例如由于延髓或中脑的病灶，其临床规则：单纯垂直或单纯扭转型眼震为中枢性眼震。

3. 诱发或调节因素。

- 通过固视减少或抑制眼震，即当患者注视一个目标时，眼震的强度较低，或完全被抑制。如果戴上 Frenzel 眼镜或 M 形眼镜，眼震的强度就会增加。这是自发性外周前庭眼震，如急性单侧前庭病/前庭神经炎的典型体征（图 3.25），有一点需要注意：如上所述，中枢性自发性眼震，例如脑干梗塞，也可以通过固视来减少（Mantokoudis et al. 2021）。因此，以下的临床规则适用：不被固视减少的眼震不是外周性眼震。

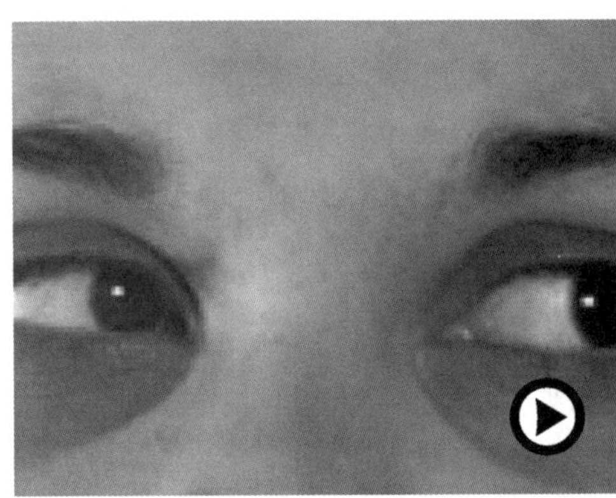

图3.25 右侧急性单侧前庭病/前庭神经炎（见二维码中的视频）

- 使用 Frenzel 眼镜或 M 形眼镜，患者应在摇头、过度换气以及改变压力或施加大的声音的操作期间进行检查。后两者用于寻找第三窗综合征（见下文）。

为了寻找自发性眼震，可将未检查的眼睛遮盖的同时，使用检眼镜交替检查，这是一种非常灵敏的诊断眼震的方法，即使是低强度或低频率。该方法也可以用于诊断方波急跳（图 3.26），即振幅在 0.5° 至 5° 之间的小扫视，可见于 tau 蛋白病（图 3.27）或小脑疾病。当用检眼镜检查患者是否有眼震时，要仔细观察视盘或视网膜血管的运动情况。由于视网膜位于眼球旋转轴的后方，因此观察到的视网膜运动方向与水平或垂直眼震的方向相反，即在下跳性眼震患者中，可见视盘和视网膜血管快速向上运动。

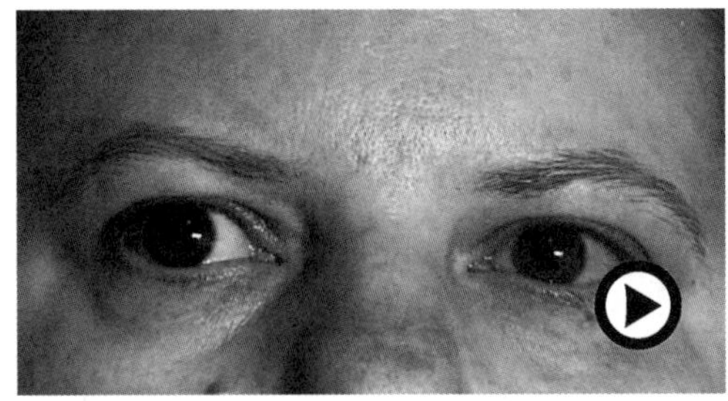

图3.26 方波急跳（见二维码中的视频）

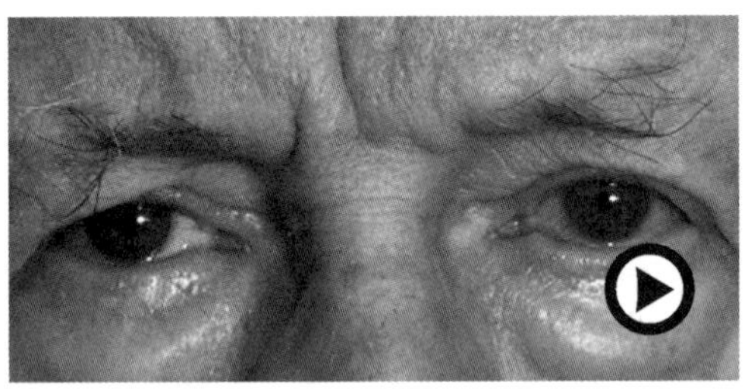

图3.27 进行性核上凝视性麻痹（见二维码中的视频）

3.1.3 头脉冲试验，Halmagyi-Curthoys 试验

头脉冲试验（head impulse test，HIT）用来检查 VOR 在高频范围内的功能，以寻找单侧或双侧 VOR 缺陷（Halmagyi and Curthoys 1988）（图 3.5）。患者被要求盯着一个目标（例如，检查者的鼻子），然后以大约 20°～30° 的幅度快速向左和向右转动。

- 在前庭功能完整的患者中，头部旋转导致眼球向头部运动方向相反的方向，以相同的角速度进行代偿性眼动（图 3.28）。因此，视觉环境的图像在视网膜上保持稳定，患者不需要进行再固定扫视。

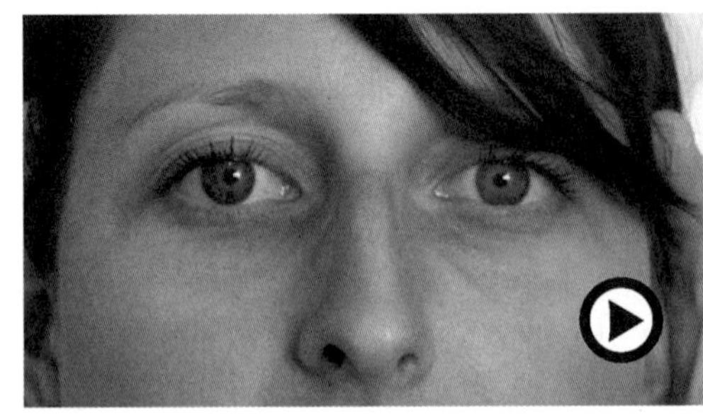

图3.28 头脉冲试验，正常所见（见二维码中的视频）

- 单侧前庭功能缺损患者（图 3.29）（图 3.5b 显示右侧外半规管缺失），眼（球）随头部向右移动，患者不得不进行向左的再固定扫视，这是高频范围内 VOR 缺陷的临床体征，在本例中右侧为患侧（图 3.5b）。
- 在双侧前庭病变中（图 3.30），双侧都有再固定性扫视，表明双侧高频范围内 VOR 缺陷。

需要注意的是：视频头脉冲试验（视频 HIT）（见下文）

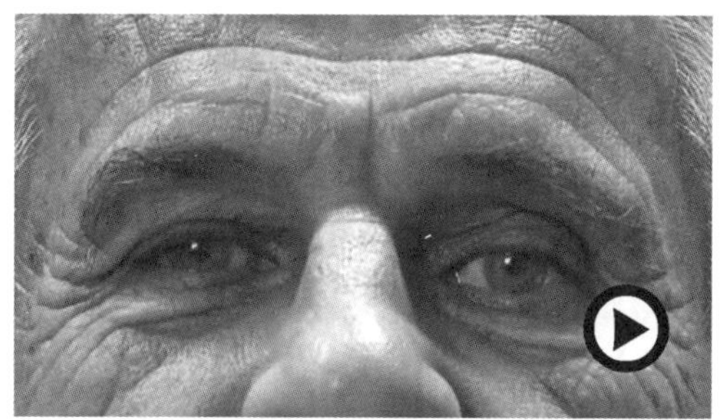

图3.29 左侧单侧前庭病变(见二维码中的视频)

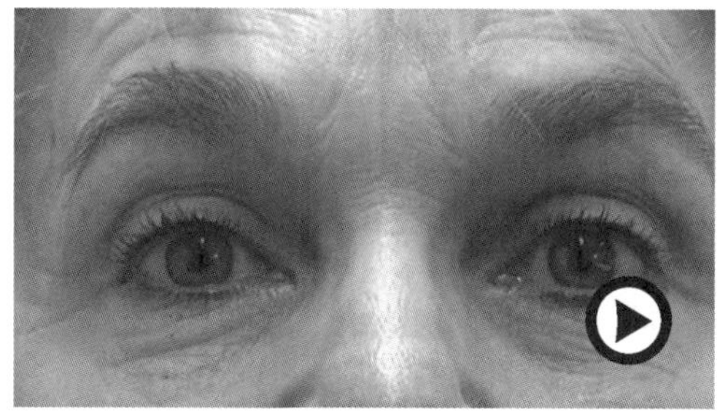

图3.30 双侧前庭病变(见二维码中的视频)

明显优于床旁头脉冲试验:后者诊断单侧或双侧前庭病变的灵敏度仅为65%(Yip et al. 2016)。因此,目前视频HIT应该作为金标准进行常规操作。

3.1.4 后、外或前半规管BPPV或中央位置性眼震的定位诊断策略

3.1.4.1 后半规管BPPV的诊断

除了Dix-Hallpike法外,现在还推荐使用诊断性的Semont法(图3.6a和图3.31)(von Brevern et al. 2015)和诊断性SemontPLUS法(图3.6g,h),特别是在后两种手法之后,可以立即继续进行治疗性的Semont法。对于诊断性Semont法,患者直立坐姿,头部向一侧转动45°,然后患者向另一侧倒下90°侧躺,同时检查者使用Frenzel眼镜或M形眼镜检查眼球运动。对于诊断性SemontPLUS法,患者至少移动150°。在后半规管BPPV中,眼震跳动垂直于前额并向下位耳扭转,时程呈渐强渐弱,持续时间小于1分钟(右后半规管/左后半规管)(图3.32和图3.33)。其病理生理机制是患侧后半规管内耳石自由移动所致的壶腹部兴奋(图3.34)根据Ewald第一定律,在受影响的后半规管平面出现眼震。

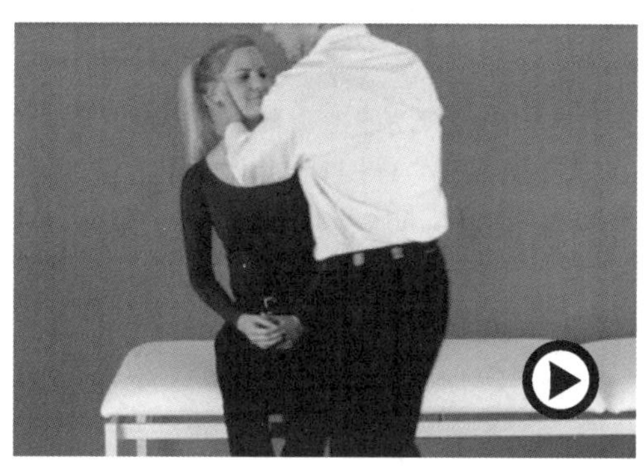

图3.31 诊断性SemontPlus操作(见二维码中的视频)

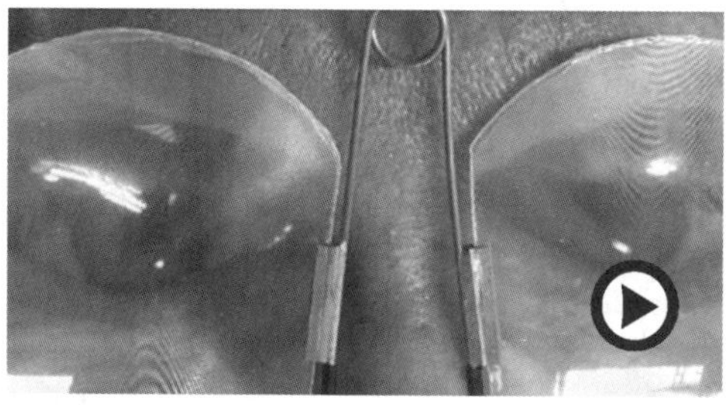

图3.32 右后半规管BPPV眼震(见二维码中的视频)

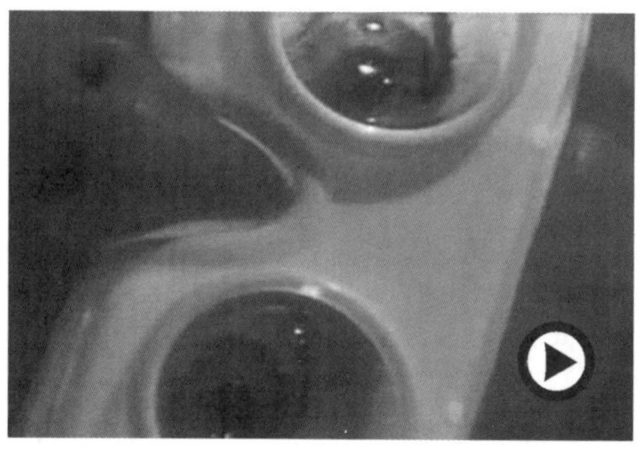

图3.33 左后半规管BPPV眼震(见二维码中的视频)

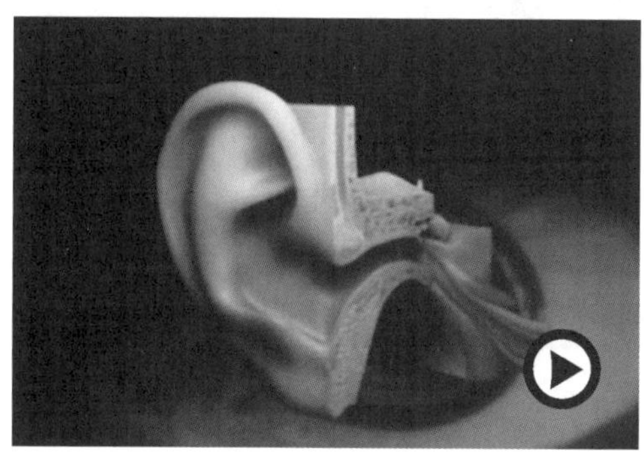

图3.34 半规管管结石模型(见二维码中的视频)

如果从患者的病史中不知道哪一侧最有可能受到影响,那么应该从右侧开始,因为右后半规管受到影响的频率至少是左后半规管的两倍,这是由于大多数人都是右侧睡。此外,随着后半规管BPPV的诊断操作,也不要忽视外半规管的BPPV(见下文)。

3.1.4.2 外半规管BPPV的诊断

患者仰卧,头向上抬起25°(图3.7)使外半规管呈垂直方向。将患者的头部向右转动90°,然后回到中间位置,再向左转动90°(仰卧滚动试验),同时使用Frenzel眼镜或M形眼镜检查患者的眼球运动:

- 半规管管结石症(在受累的半规管内自由移动的耳石):在两种头部姿势下,即头部转向右耳或左耳,眼震均向下

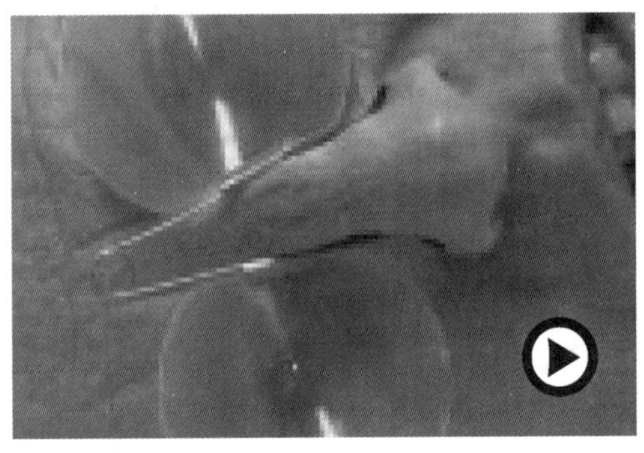

图3.35 外半规管BPPV，右侧管结石（见二维码中的视频）

位耳方向跳动，即向地性（图3.35），而且呈渐强渐弱的时间过程（Bhattacharyya et al. 2017；Bhandari et al. 2022）。注意受累侧为眼震强度更强的一侧。

- 嵴帽结石症（耳石附着于壶腹帽）：眼震向上位耳方向跳动，即离地性（图3.36），由于耳石附着在壶腹帽上可持续很长时间，导致壶腹帽持续偏移。受累侧是眼震强度较弱的一侧。

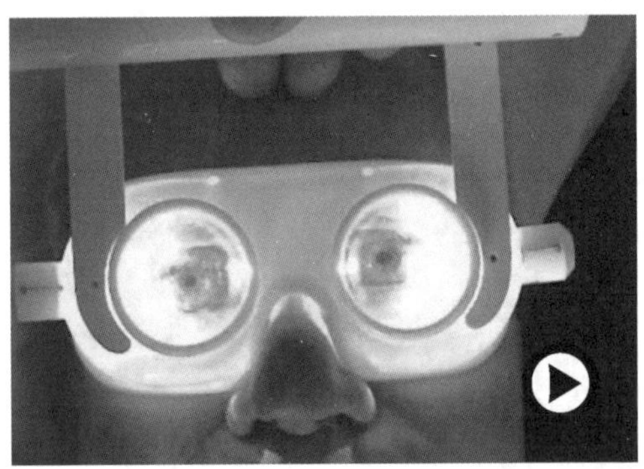

图3.36 外半规管BPPV，左侧嵴帽结石（见二维码中的视频）

3.1.4.3 前半规管BPPV的诊断

体位测试为仰卧头悬测试。前半规管BPPV的特征是垂直向下跳动并向患侧扭转的眼震。然而，扭转成分取决于眼睛的位置，并不总是清晰，而且比垂直成分要弱。因此，确定受累侧往往较难，这进一步复杂化了对中枢性位置性眼震的正确诊断和鉴别。

3.1.4.4 中枢性位置性眼震

区分外周性和中枢性位置性眼震（central positional nystagmus，CPN）的一个重要诊断标准是眼震的方向（Buttner et al. 1999）。外周性位置性眩晕时，眼震方向与受累半规管平面相对应：后半规管BPPV为垂直扭转，外半规管BPPV为线状水平扭转。在CPN中，人们发现不同头位的眼震方向非常相似，因为它通常是由耳石功能障碍引起的。大多数情况下，在所有位置，即右耳向下、左耳向下或头部过度伸展的仰卧位，人们都会看到向下跳动的中枢性位置性眼震（图3.37）。临床上要注意CPN常伴有其他中枢性体征，常为小脑性眼球运动或其他神经体征。通常情况下，BPPV的治疗操作不能改善它（Lemos and Strupp 2022）。

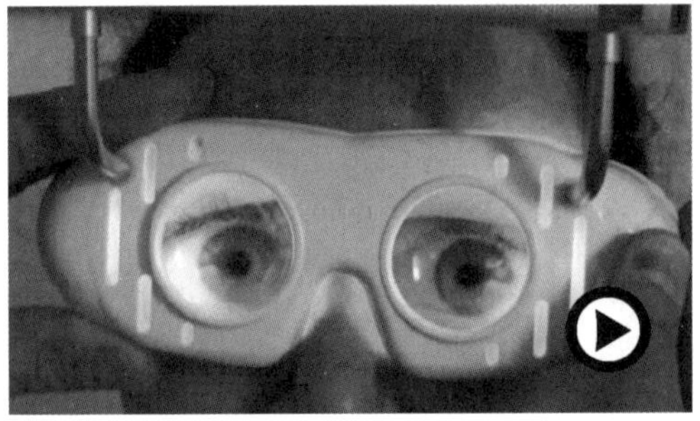

图3.37 中枢性位置性眼震（见二维码中的视频）

3.1.5 姿势和步态检查

3.1.5.1 Romberg试验

Romberg试验从易到难有不同的条件：①两腿分开；②双脚并拢；③一只脚在另一只脚的前面（脚跟对脚趾：串联式Romberg试验）；④单腿站立（图3.8和图3.38）。这些情况下应睁眼和闭眼分别进行。健康受试者可单腿站立，闭眼5秒以上：

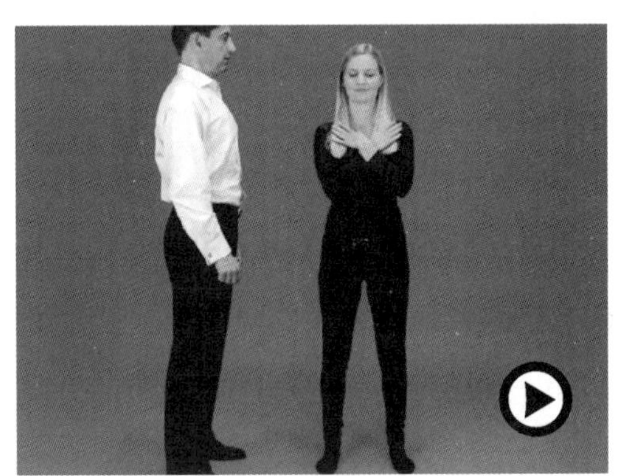

图3.38 Romberg试验（见二维码中的视频）

- 如果受试者闭眼时摇晃的次数比睁眼时多很多，这表明前庭的（单侧或双侧前庭病变）和/或体感系统（如多发性神经病）的感觉缺陷。
- 在急性单侧前庭病变中，通常有向受累侧跌倒的倾向（表3.1）。
- 急性脑干梗死，尤其是Wallenberg综合征，会引起强烈的侧倾。脑干的延髓病变可引起向病变一侧的倾倒，而脑桥-中脑的脑干病变可引起向相反一侧的倾倒（表3.2）。
- 在下跳和上跳性眼震综合征中，当闭上眼睛时，眼球的往返摆动会增加。功能性头晕的患者可以向各个方向摇摆，有时会出现奇怪的身体动作，但不会摔倒。在这种情况下，通过双重任务分散注意力（例如，从100开始倒数或在患者的皮肤上写下数字）通常会减少身体摇摆。

3.1.5.2 临床步态分析

还应检查不同条件下的步态（Schniepp et al. 2019）：①以自行选择的步态速度睁眼和闭眼行走。②在想象的直线上

表3.1　外周性前庭疾病患者的姿势和步态控制障碍

疾病	偏移方向	病理机制
急性单侧前庭病变/前庭神经炎	同向	由于外半规管、前半规管和椭圆囊功能障碍而引起的前庭张力失衡
双侧前庭病变	不同的方向	前庭脊髓姿势反射障碍，在黑暗和不平坦的地面上加重
BPPV，如后半规管（头部位置改变时）	向前和同向性	管结石导致后半规管的壶腹受到刺激引起内淋巴流动
梅尼埃病，发作期间的 Tumarkin 耳石危象	Tumarkin 耳石危象发作时患者突然向外侧，同侧或对侧倾倒	耳石的兴奋和随后的抑制。耳石危象中突发性前庭脊髓张力障碍
Tullio 现象	向后的，相反的，对角的	在第三窗综合征中，某些频率的声音刺激耳石
前庭阵发症	对向性的或不同的方向	前庭耳蜗神经的神经血管压迫和前庭神经的兴奋（很少抑制）

表3.2　中枢性前庭疾病患者的姿势和步态控制障碍

疾病/综合征	偏移方向	病理机制
下跳性/上跳性眼震综合征	向后或向前	作用平面上前庭张力失衡
眼倾斜反应（OTR）	中脑病变对侧，脑桥 - 延髓病变同侧，单侧小脑（小舌或齿状核）病变的同侧或对侧	VOR 在后半规管或耳石通路病变的冠状面出现张力失衡
阵发性眼倾斜反应	中脑兴奋同侧，脑桥 - 延髓兴奋或前庭神经兴奋对侧	耳石或后半规管通路的病理性兴奋（VOR 在冠状面）
丘脑性站立不能（经常被忽视）	对向性或同向性	由于丘脑后外侧或旁正中的病变引起前庭张力失调
前庭性癫痫（少见）	对向性	前庭皮质痫性放电引起的局灶性癫痫
Wallenberg 综合征：侧倾	同向的，对角的	中枢性前庭张力失衡（冠状面和水平面）伴有主观垂直倾斜

睁眼和闭眼行走（串联步态）。③在双重任务中睁眼和闭眼行走（例如，从100开始倒数）。评估以下步态参数：速度、步长、节奏、步态变异性、步态基础、姿势、行走和手臂摆动的不对称性。例如，典型的发现见于：

1. 感觉缺陷（前庭和/或躯体感觉）　自我选择的步态速度降低，闭眼后加重的宽基底步态。

2. 小脑性共济失调　高步态变异性，宽基底步态，步态速度加快可改善步态。

3. 功能性步态障碍　通常是奇怪的步态模式，行走和手臂摆动具有高变异性和不对称性，在注意力分散和向后行走时（双重任务）得到改善。

4. 运动减少肌强直综合征　帕金森病患者常出现步态速度减慢，步长减少，僵硬，身体常向腹侧屈曲，不对称性的手臂摆动减少。

3.1.6　附加的临床前庭检查

3.1.6.1　摇头试验

患者左右摇头约20次。随后，使用 Frenzel 眼镜或 M 形眼镜观察眼球运动。摇头性眼震（图3.39）是基于速度储存机制的不对称充电（asymmetrical charging）（Raphan et al. 1979）。这可以发生在周围和中枢性病变中。在单侧外周前庭病变中，头向健侧转动引起速度储存机制充电，而头向相反方向转动则没有，从而导致不对称充电。在这种情况下，眼震的快相通常会向健侧、更活跃的迷路侧跳动。在中枢性特别是小脑功能障碍中，人们可能会发现一种交叉耦合性眼震，即水平摇头可导致垂直眼震（图3.40），或者自发性眼震在摇头后会改变方向，这也是一个中枢性体征（Huh and Kim 2011；Choi et al. 2016），然而，这并不是中枢性病变所特有的

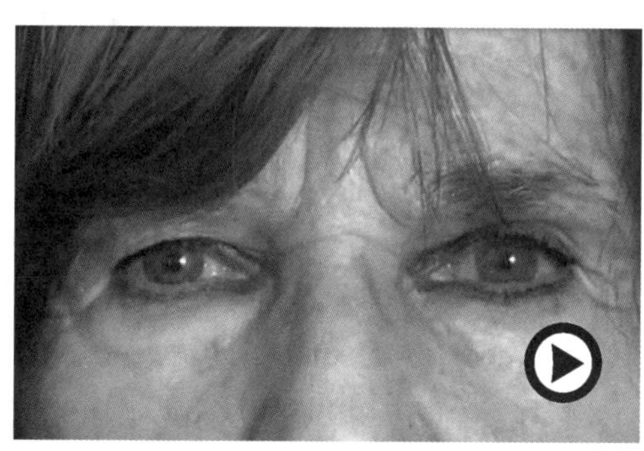

图3.39　摇头性眼震（见二维码中的视频）

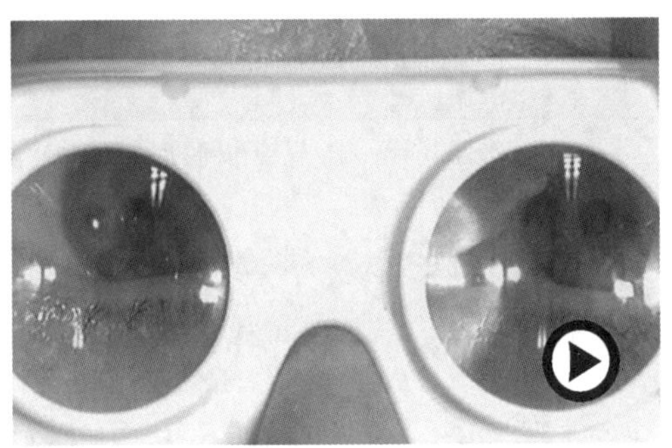

图 3.40 交叉耦合性的摇头眼震(见二维码中的视频)

3

(Yang et al. 2020)。

3.1.6.2 过度换气诱发眼震

患者换气过度 3 分钟,随后,使用 Frenzel 眼镜或 M 形眼镜观察患者眼睛。高达 70% 的前庭阵发症患者(Hufner et al. 2008)和前庭神经鞘瘤或中枢性病变患者(Eggers et al. 2019)均可发现过度换气诱发的眼球震颤。

3.1.6.3 检查第三窗综合征的体征

有几种检查方法可以寻找第三窗综合征的体征(见第 12 章):在中耳使用波利第球囊(图 3.9,它允许施加正负压)改变压力。进行耳屏压力测试,按压打开和关闭的声带或关闭的鼻孔(Valsalva 动作)(图 3.41),以及应用具有特定频率和声级的声音(Tullio 现象),在受影响的半规管平面上诱发眩晕/头晕或眼震的发作。前半规管裂综合征是最常见的亚型,它导致前半规管平面的垂直扭转性眼震(表 3.3)。

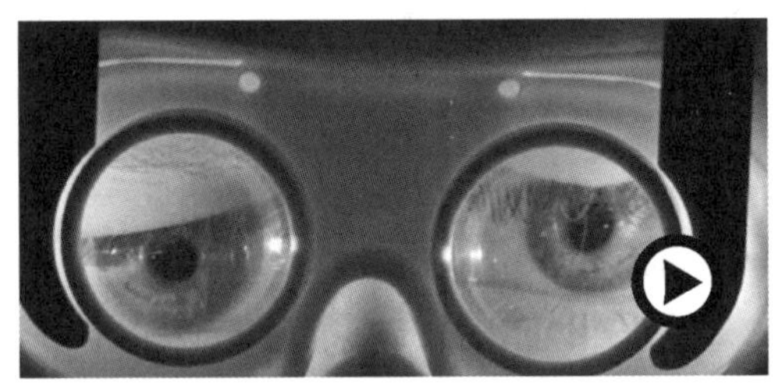

图 3.41 左上半规管开裂(前半规管裂)综合征的 Valsalva 动作(见二维码中的视频)

表 3.3 前庭和眼动系统的联合检查

检查类型	问题	可能的发现
身体和头部位置	头倾斜或头扭转或身体倾斜	如作为眼倾斜反应的一个成分的头倾斜,或滑车神经麻痹
直视前方时眼睛的位置(第一眼位)	眼球偏斜	眼偏斜/垂直偏移或显性斜视(斜视)
遮盖、去遮盖和交替遮盖试验	水平或垂直眼球偏斜:明显或潜在的斜视,或中心垂直偏移	眼球偏斜,眼动神经或眼肌轻瘫,眼偏斜
直视前方,不论是否使用 Frenzel 眼镜/M 形眼镜	第一眼位的自发性眼震:可被固视抑制或不被抑制	外周前庭自发性眼震 vs. 中枢性固视眼震
会聚试验和集合反射	集合反射减弱或消失	中脑病变中集合反射减弱或消失
摇头试验	摇头眼震	单侧前庭病变的外周性摇头性眼震或中枢性摇头性眼震交叉偶联;小脑病变典型的交叉耦合性眼震以及方向改变性眼震
平滑追踪水平 ±40° 垂直 ±20°	平滑的或扫视的	常由小脑功能障碍引起扫视性的平滑追踪
固视功能:水平和垂直注视终末位置(即患者双眼能固定注视视靶)	非持续性、持续性终末性眼震或水平或垂直凝视诱发的眼震	凝视诱发眼震
寻找反跳性眼震:患者在终末位置注视目标 30～60s。然后,眼睛跳回到第一眼位	反跳性眼震	反跳性眼震提示小脑病灶,最常累及小脑绒球
扫视:自发扫视、自主和反射性扫视:水平方向 ±20°,垂直方向 ±20°	速度,精度,共轭性和潜伏期	在 INO 中,扫视减慢,扫视异常,即低或高度的非共轭性扫视
视动滚筒或视动滚筒应用程序诱发的水平或垂直的视动性眼震	正常或受损的视动性眼震,方向/相位的改变	视动性眼震减弱或消失,提示平滑追踪/扫视系统功能障碍。典型的婴儿眼震是单眼刺激时出现方向改变或对角线跳动
头脉冲试验	单侧或双侧 VOR 缺陷	单侧或双侧的重新固定扫视,表明在高频范围内 VOR 缺陷
VOR 的固视抑制:将头部/身体与眼前约 50cm 的注视点以相同的角速度摆动性转动结合	VOR 的固视抑制的损坏	VOR 的固视抑制损坏,多提示小脑绒球功能障碍
用桶试验测量主观视觉垂直(SVV)	主观视觉垂直线偏移	偏移>2.5° 提示急性外周或中枢性单侧前庭病变

续表

检查类型	问题	可能的发现
诊断性位置操作	后半规管、外半规管或前半规管的 BPPV 和中枢性位置性眼震	眼震： 扭转向上：后半规管 线性水平：外半规管 扭转垂直向下：前半规管
Romberg 试验，在简单和有难度的条件下，睁眼和闭眼、有和没有分心（从 100 开始倒数，7 秒）	摇摆和摇摆的方向 功能性成分	闭眼时摇摆增加：表明前庭和/或体感系统有感觉缺陷；注意力分散时摇摆减少：表明功能性头晕
睁眼、闭眼、从脚跟到脚趾的步态检查和双重任务时的步态检查	步态速度、步长、节奏、步态变异性、步基、体位，步态和手臂摆动的不对称性	步态速度降低，步长减少，步态变异性增加，步态节律受损，基底宽，单侧或双侧手臂摆动减少

3.2　眼动系统检查

3.2.1　第一眼位检查及各种遮盖试验

在第一眼位，通过遮盖试验寻找眼球偏移和眼震。遮盖试验能够检查潜在的或明显的斜视。所有遮盖试验的前提是存在中心凹的固定。

在单眼遮盖试验中（图 3.42），所谓斜视的存在（如显性斜视）能够在未遮盖的眼睛观察到。后者在另一只眼睛被遮住时发生移动。斜视被定义为视轴的偏移，甚至在双眼固定时也是如此。

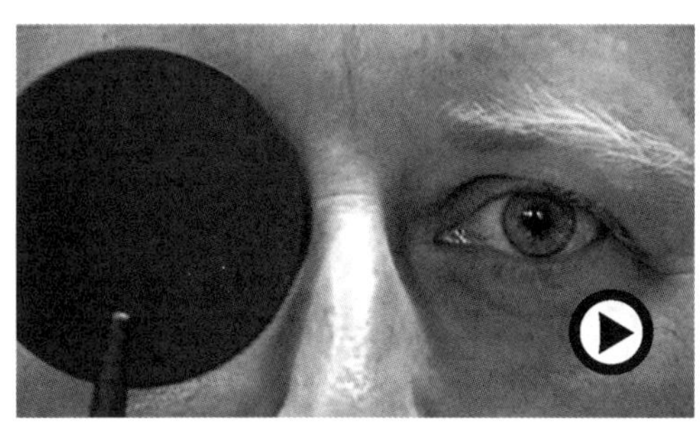

图 3.42　单眼遮盖试验（见二维码中的视频）

首先，患者被要求盯着一个近的目标（30～40cm 的距离）或 5～6m 远的目标，然后，检查者遮住一只眼睛，寻找现在未遮盖的眼睛的矫正运动。如果未遮盖的眼睛移动方向：

- 从内到外，内斜视存在。
- 从外向内，外斜视。
- 从上向下，上斜视。
- 从下向上，下斜视。

然后，检查另一只眼睛。

单眼遮盖/去遮盖试验（图 3.2 和图 3.43）用于证明隐斜是否存在（即潜在的斜视），表现为仅用一只眼睛盯着视靶时眼轴出现的偏移。为了首先排除斜视，在使用遮盖-去遮盖试验之前进行单眼遮盖试验是很重要的。首先遮盖一只眼睛约 3 秒，然后去遮盖，观察先前遮盖的眼睛可能的矫正运动。如果它移动的方向：

- 向外，内斜视存在。
- 向内，外斜视。

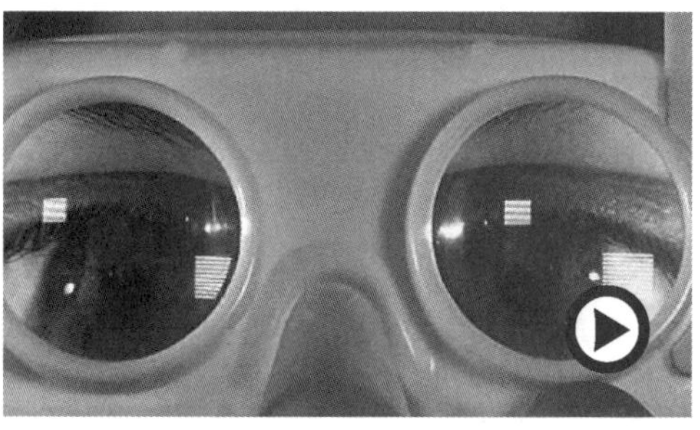

图 3.43　外周前庭自发性眼震（见二维码中的视频）

- 向下，上斜视。
- 向上，下斜视。

然后，检查另一只眼睛。

交替遮盖试验（图 3.10 和图 3.44）有助于确定斜视和斜视中视轴的最大偏移。交替遮盖试验对于确定垂直偏移/眼偏斜（在 OTR 的背景下，见上文）也很有帮助，即不能用眼肌麻痹或周围神经损伤来解释眼睛的垂直偏移。当遮盖物从一只眼睛切换到另一只眼睛时，要寻找垂直矫正运动。与滑车神经麻痹或上斜肌麻痹相比，眼偏斜作为 OTR 的一个组成部分，在不同的凝视方向上，垂直偏移变化很小或没有变化。唯一罕见的例外是小脑病变出现交替性眼偏斜。

在临床检查眼球的九个不同的位置时（图 3.11，详细信息见下文，图 3.44），要寻找眼轴的偏移（见上文）、固视障碍、外周前庭自发性眼震和中枢固视性眼震、眼球运动范围和凝视诱发眼震，即注视功能障碍。检查可选一个物体用来注视，或小杆状手电筒进行。

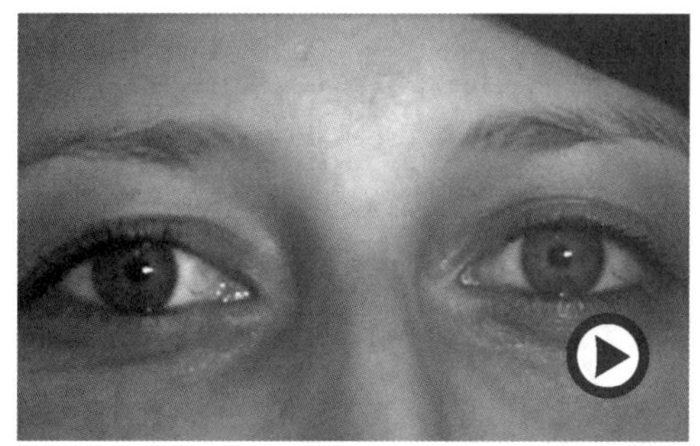

图 3.44　九种不同的凝视姿势，正常所见。（见二维码中的视频）

3.2.2 眼震或眼震样的周期性眼动的特殊检查

在第一眼位，还应注意周期性的眼球运动，特别是自发性眼震（见图3.4，图3.43，佩戴和不佩戴Frenzel眼镜/M形眼镜）和类似眼震的周期性眼球运动，如眼球扑动或眼阵挛（Eggers et al. 2019）。

■ 自发性眼震

- 水平扭转的外周前庭性自发性眼震（由于急性单侧前庭病/前庭神经炎所致）（图3.45）。

3

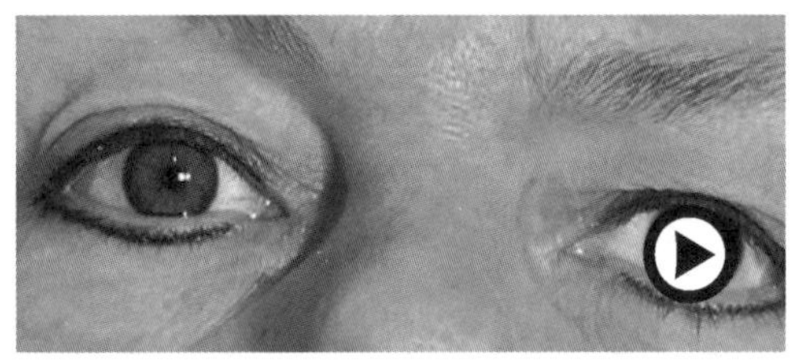

图3.45 自发性水平扭转性眼震（见二维码中的视频）

- 快相向下或向上的垂直性眼震，即下跳性或上跳性眼震（图3.46和图3.47）。

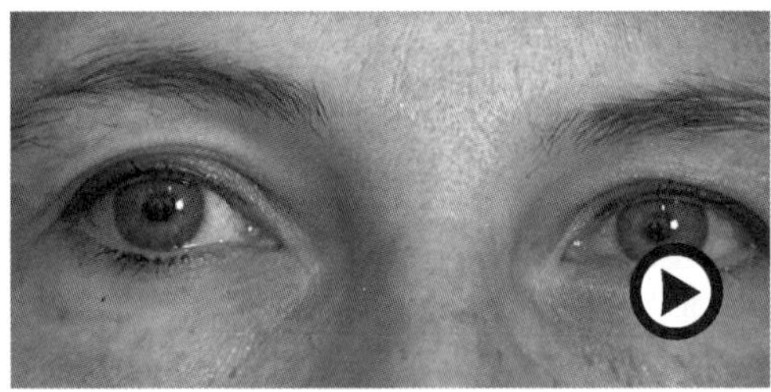

图3.46 婴儿型眼震（见二维码中的视频）

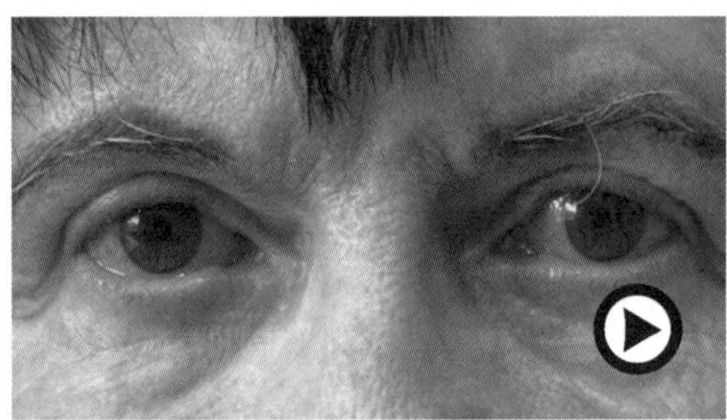

图3.47 眼球扑动（见二维码中的视频）

- 单纯扭转性眼震，如Wallenberg综合征或中脑病变。
- 跷跷板型和半跷跷板型眼震，以一只眼向上、内旋和另一只眼同时向下、外旋为半个周期。由于几种类型的脑干病变、双颞视野缺损或先天性缺陷，垂直和扭转运动在下一个周期发生逆转。
- 婴儿型眼震（图3.48），正常情况下以水平方向为主，呈病理波形，有频率和振幅变化，可因固视增加（固视性眼震）。尽管强度大，但它通常不会引起振动幻视。

■ 眼震样周期性眼动

- 扫视侵扰和扫视振荡：以扫视为特征，使眼球偏离原固视目标。因此，它们并不是一种严格的感觉性眼震。
  - 方波急跳（图3.26）：成对的水平共轭性细小的扫视（最常2°），它将眼睛从注视点驱离，然后经200～400ms的短暂间隔后，将其带回。这种现象常见于老年受试者。小脑或脑干病变的患者，扫视可能连续发生，称为“方波振荡”。宏观方波脉冲的振幅大于5°，频率2～3Hz，眼跳间隔为70～150ms（Eggers et al. 2019）。
  - 眼球扑动（图3.47）：频率为10～25Hz的间断性爆发的快速水平共轭性扫视，无扫视间隔，常发生在扫视之后。
  - 眼阵挛（图3.48）：水平，垂直和/或扭转的振幅较大的扫视振荡，在平滑追踪、会聚和眨眼时增强。对于观察者而言，看上去混乱无规律。
  - 眼球扑动和眼阵挛发生在脑干和小脑的各种病变中，例如脑炎、自身免疫/副肿瘤综合征、肿瘤或中毒。病理生理上，它们是由脑桥旁正中网状结构（paramedian pontine reticular formation，PPRF）和/或内侧纵束间位核（rostral interstitial nucleus of the medial longitudinal fascicle，riMLF）中爆发神经元去抑制引起的。

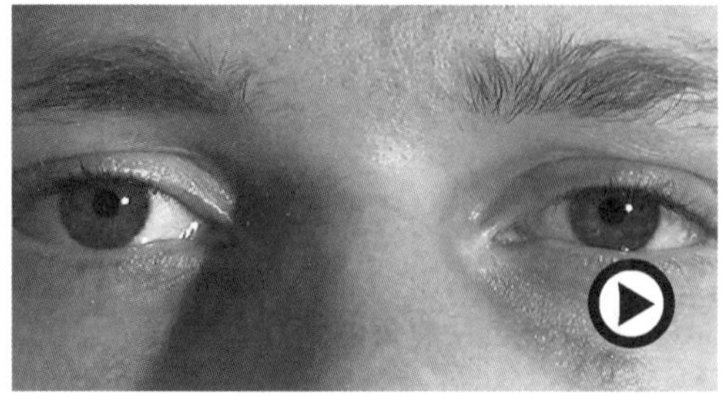

图3.48 眼阵挛（见二维码中的视频）

- 其他类似眼震的周期性眼动
  - 会聚回缩性眼震（图3.49）：垂直扫视同时，出现眼球会聚回缩，通常是由向上凝视诱发。它们在形态学上非常特殊，出现在后连合或riMLF病变中。

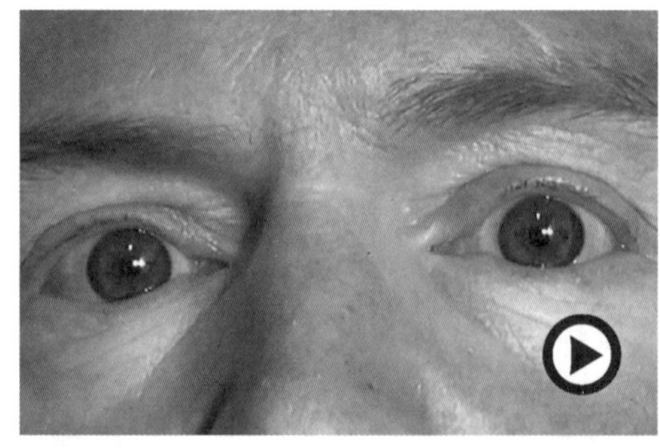

图3.49 会聚回缩性眼震（见二维码中的视频）

  - 眼球上下跳动：眼球在向下运动时的间歇性快速共轭运动与缓慢向上的眼球运动。它们通常由脑桥病变（压迫和出血）引起。
  - 上斜肌肌纤维颤搐（图3.50）：主要症状是单眼振荡。临床检查显示在上斜肌平面的单眼垂直扭转眼震是

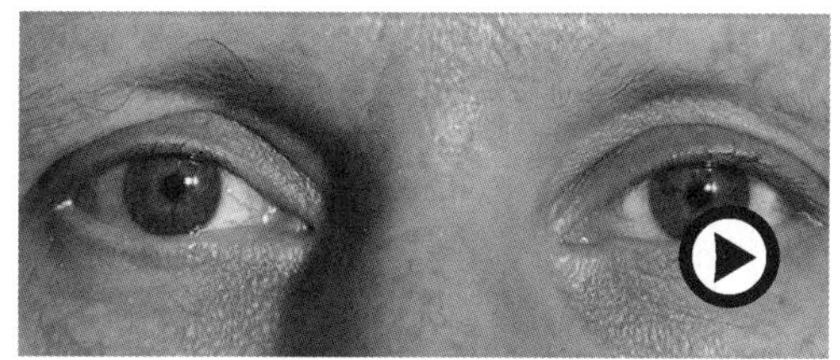

图 3.50 上斜肌颤搐（见二维码中的视频）

由滑车神经兴奋引起的，类似于其他神经血管交叉压迫综合征。

3.2.3 眼动范围（运动性）检查

在检查了可能的眼球偏移（见上面的遮盖试验）和第一眼位的病理性眼球运动（自发性眼震）后，应确定单眼和双眼在八个终末位置的眼球运动范围，即眼动的测定（图 3.11）。例如，在眼肌或眼肌支配神经或眼动神经核麻痹（动眼神经，展神经和滑车神经麻痹，图 3.51～图 3.53）中可以看到运动缺陷。小杆状手电筒的优点是人们可以精确地看到角膜反射图像，从而很容易地确定不同位置的眼偏移。重点是要从手电筒的角度检查角膜反射图像，并建议患者准确地固定注视手电筒。

除了周围眼动麻痹（眼肌麻痹）外，还有中枢性核上性凝视麻痹，通常会影响双眼，例如在进行性核上性麻痹

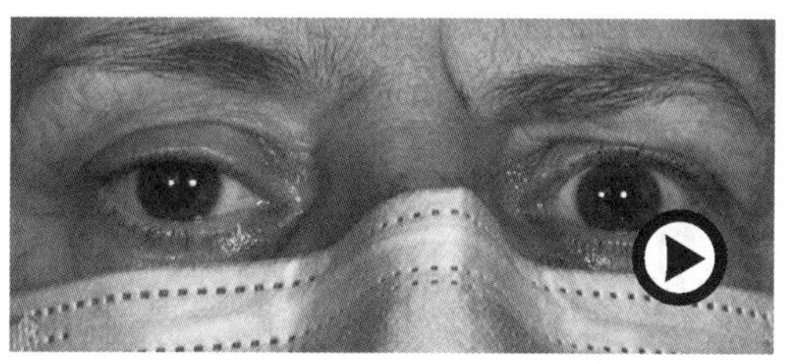

图 3.51 右侧动眼神经麻痹（见二维码中的视频）

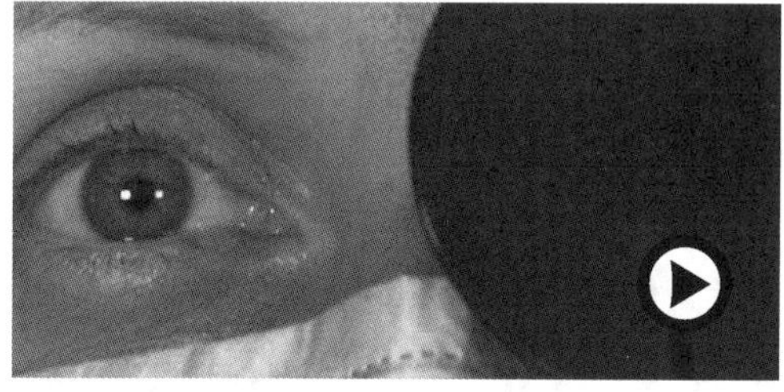

图 3.52 右侧展神经麻痹（见二维码中的视频）

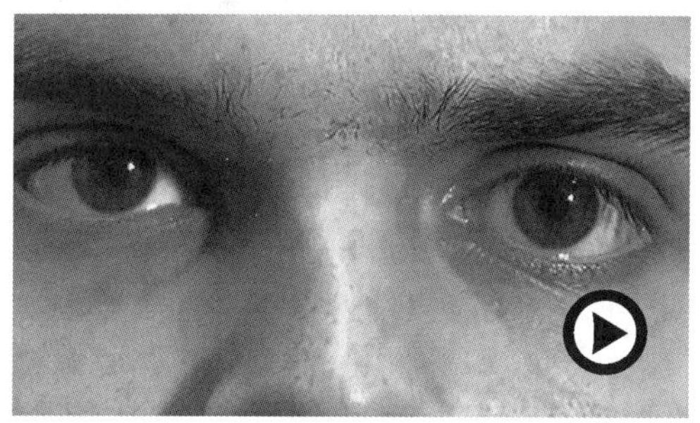

图 3.53 滑车神经麻痹（见二维码中的视频）

tau 蛋白病（图 3.54），或在溶酶体贮积病 C 型尼曼-皮克病（Niemann-Pick type C）（图 3.55）中。在后者，患者首先出现扫视，然后出现凝视性麻痹（见下文）。

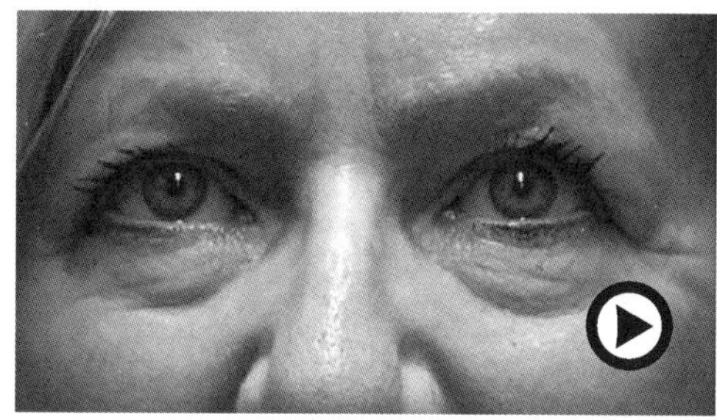

图 3.54 核上性凝视麻痹（见二维码中的视频）

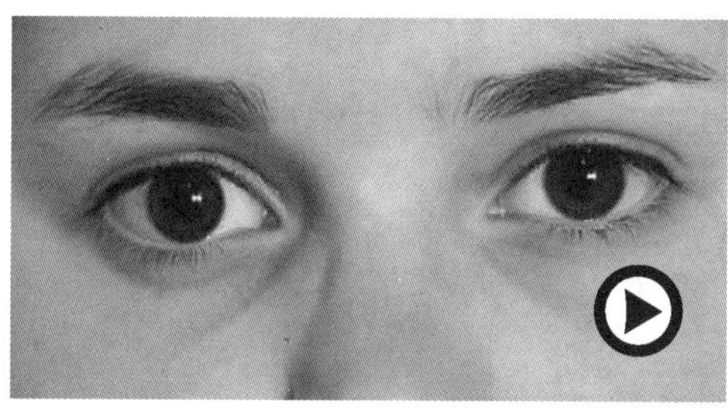

图 3.55 C 型尼曼-皮克病的典型眼动表现（见二维码中的视频）

3.2.4 凝视维持缺陷检查

为了检查眼球凝视维持功能，患者必须看向右、左、上、下。根据定义，终点是患者仍然能够用双眼注视目标的点（图 3.12 和图 3.56）。健康受试者可能有短暂性终末性眼震，仅持续几秒钟，即几次眼震跳动。凝视诱发性眼震的典型临床体征（图 3.57）是快相总是向凝视的方向跳动，即方向随凝视的方向而变化，所以它也是发生在偏心终点之前的一种方向变化性眼震。

病理生理学上，凝视诱发眼震是由所谓的凝视维持系统的神经整合器病变（leaky neural integrator）引起的，它导致眼球从偏心凝视眼位漂移到正中眼位，并伴有快相向注视方向跳动的代偿性的凝视诱发性眼震。与神经整合器相

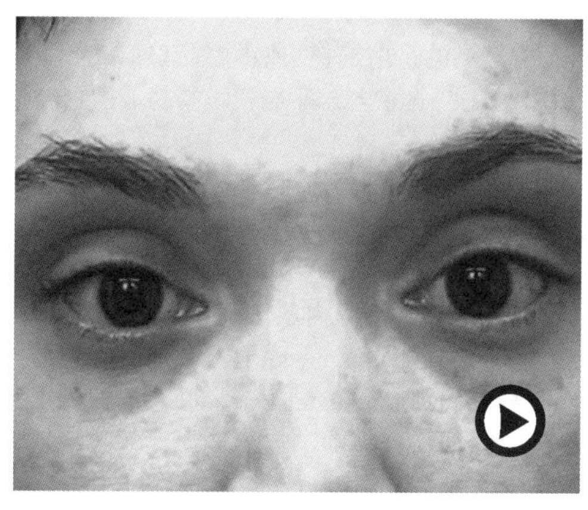

图 3.56 平滑追踪，正常所见（见二维码中的视频）

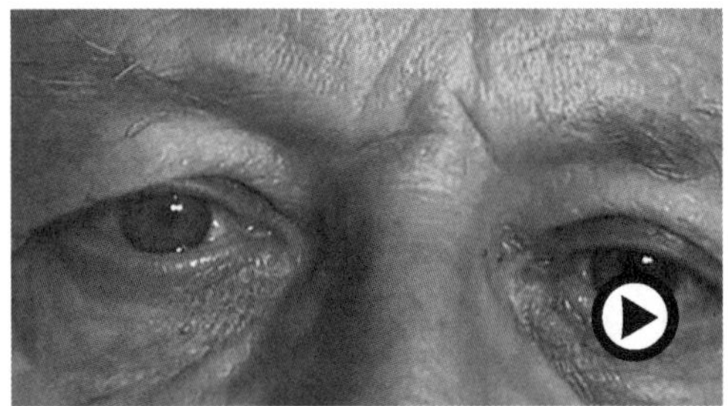

图3.57 凝视诱发眼震(见二维码中的视频)

关的解剖结构是小脑绒球/旁绒球、前庭核、参与垂直凝视维持的Cajal间位核(interstitial nucleus of Cajal, INC)、参与水平凝视维持的舌下神经前置核(the nucleus praepositus hypoglossi, NPH)。

凝视维持功能障碍/凝视诱发性眼震有三种类型:

- 生理性:非持续性/短暂性终点眼震(终点定义为患者双眼仍能注视目标的点),持续时间<10秒。
- 持续性终末性眼震:作为一个孤立的发现,通常与临床无关。当合并其他中枢性眼动障碍时,有可能是病理性的。
- 严格意义上的凝视诱发性眼震,即未到达终点时就出现的病理性凝视诱发性眼震,提示神经整合中枢受损。

■ 临床规则

- 各个方向都出现的凝视诱发性眼震见于小脑疾病(图3.58)(尤其是小脑绒球/旁绒球功能障碍),主要见于影响小脑的神经退行性疾病,但也可能由药物(如抗惊厥药、镇静剂)或酒精引起。

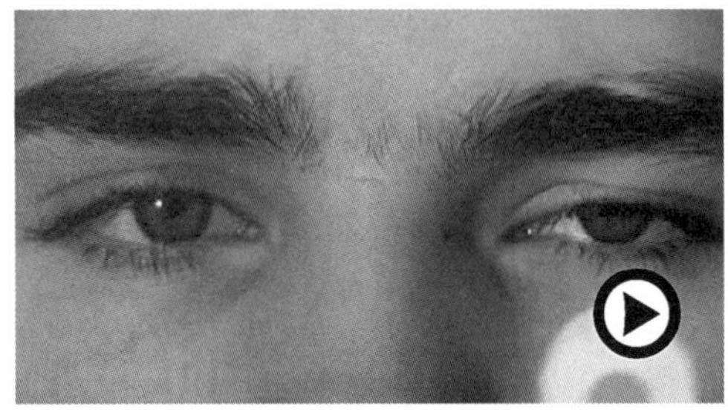

图3.58 各个方向的凝视诱发眼震(见二维码中的视频)

- 单纯水平凝视诱发的眼震(图3.57)可提示脑干(即NPH,更罕见的是前庭核)或小脑(绒球/旁绒球)区域的结构性病变,即参与水平凝视维持功能的神经整合器病变。
- 单纯垂直凝视诱发的眼震可在涉及INC,即参与垂直注视维持功能的神经整合器的中脑病变中观察到。
- 游离的水平凝视诱发的眼震(外展的眼震比内收的眼震更严重),合并有内收障碍,是核间性眼肌麻痹(internuclear ophthalmoplegia, INO)的症状,这是由连接内侧纵束(medial longitudinal fascicle, MLF)的单侧病变引起,展神经核通过中间神经元与对侧动眼神经核相连(INO与内收障碍在同一侧)。
- 下跳性眼震(DBN,图3.59)通常在向下看,尤其是向侧面看时增加,这是由于额外的凝视维持缺陷所致。因此,在DBN中,人们常发现向侧面看时,出现呈对角线向下跳动的眼震。DBN的病因通常是小脑双侧绒球/旁绒球功能受损。

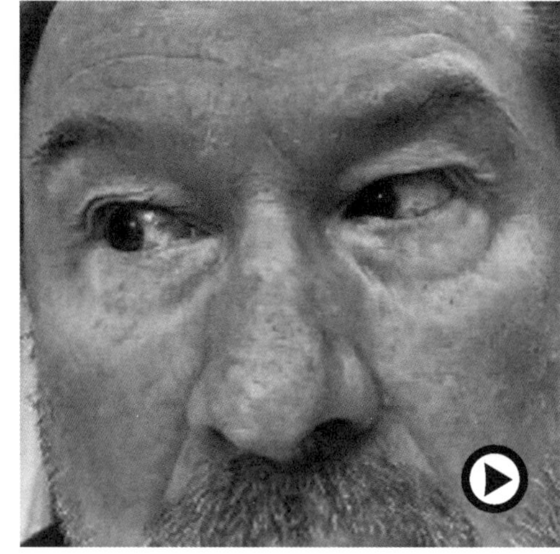

图3.59 下跳性眼震(见二维码中的视频)

- 检查是否有反跳性眼震(图3.60和图3.61),患者向一侧凝视30~60秒,然后迅速将眼球移回到直视眼位,这可能会导致短暂眼震出现,且快相与之前眼位的方向相反。反跳性眼震通常提示绒球/旁绒球或小脑通路受损,因此也有助于小脑性头晕的诊断(Feil et al. 2019)。

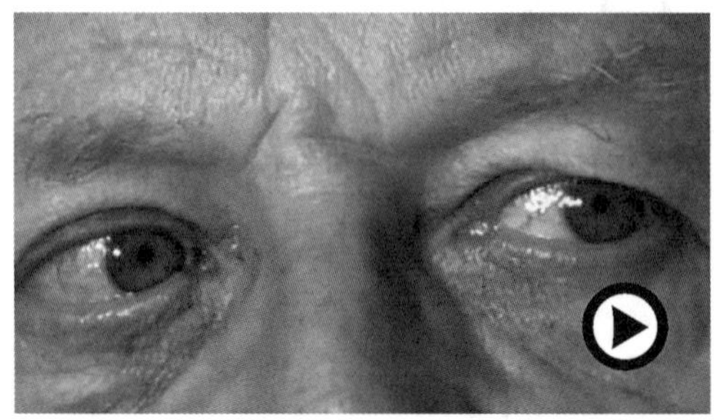

图3.60 反跳性眼震(见二维码中的视频)

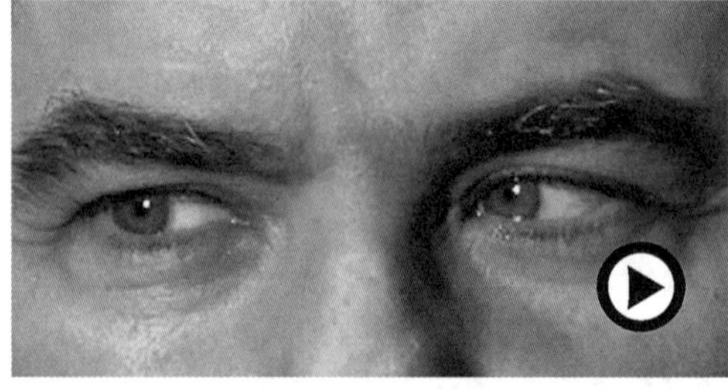

图3.61 反跳性眼震(见二维码中的视频)

3.2.5 平滑追踪眼动的临床检查

平滑追踪眼动的产生(图3.56),是视网膜滑动驱动的反射,使物体的图像在中央凹上保持稳定。它涉及多种解剖结构:视皮质,内侧颞叶,内侧颞上区(medial superior temporal area, MST),额叶眼动区,背外侧脑桥核,小脑(绒球),前庭和眼动神经核。这些眼球运动受到警觉性、多种药物和年龄的影响。即使是健康的人在垂直向下的眼球运动中，也会表现出轻微的扫视平滑追踪(图 3.62)。

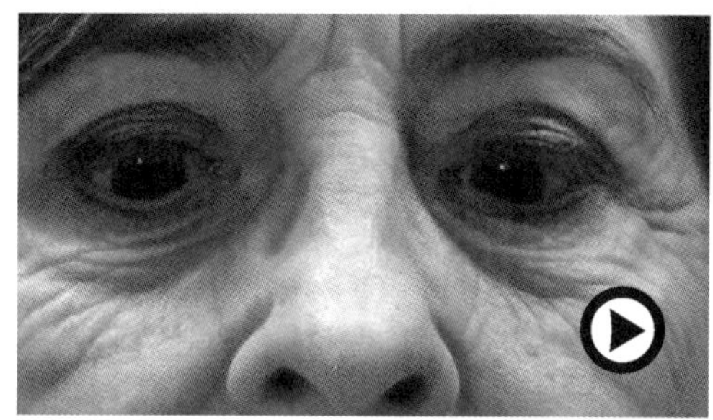

图 3.62　跳跃的平滑追踪，垂直向下(见二维码中的视频)

在保持头部不动的情况下，要求患者用视觉追踪在水平和垂直方向(10°/s～20°/s)缓慢移动的物体(图 3.13)，寻找纠正性(追赶或后退)扫视。它们提示平滑追踪增益(眼动速度与凝视目标速度的比值)过低或过高：

- 各个方向都出现的跳跃的平滑追踪(图 3.63)提示小脑(绒球/旁绒球)功能受损，例如，脊髓小脑共济失调，药物中毒(抗惊厥药、镇静剂、苯二氮䓬类药物)或酒精中毒。

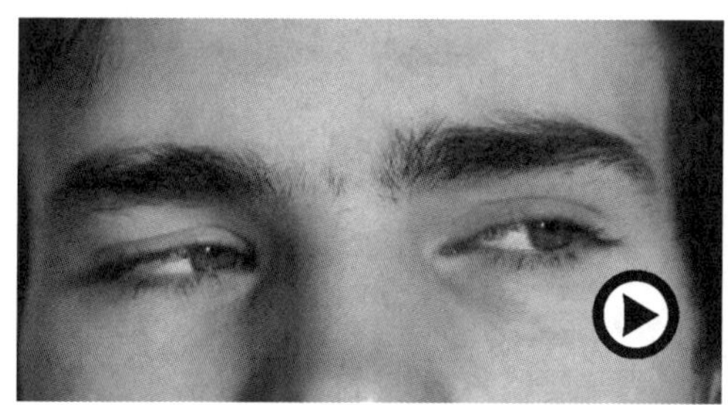

图 3.63　各个方向跳跃的平滑追踪(见二维码中的视频)

- 然而，平滑追踪的明显不对称提示结构性病变，例如，如果平滑追踪向左侧跳动，这表明左侧绒球/旁绒球的病灶。
- 平滑追踪眼球运动的逆转是婴儿眼震的典型表现。

3.2.6　会聚试验和集合反应

为了诱导会聚，将视靶从 50cm 左右的距离移向患者的眼睛，或者患者在远处和近处的目标之间来回看(图 3.14)。向近处看会引起(双眼)会聚、调节和(瞳孔)缩小，即集合反应。对集合反应起重要作用的神经元位于中脑网状结构和动眼神经核区域。这就解释了为什么中脑吻侧病变和松果体区、导水管和丘脑的肿瘤使集合反应受到干扰，以及为什么垂直凝视异常通常与这些缺陷有关。在某些神经退行性疾病中，如进行性核上性麻痹，集合反应也常受损。集合反应的先天缺陷也发生在某些形式的斜视中。

会聚回缩性眼震(图 3.64)让患者向上看，做向上垂直扫视，或者看着一个运动的条纹向下的光动鼓时，能够诱发出

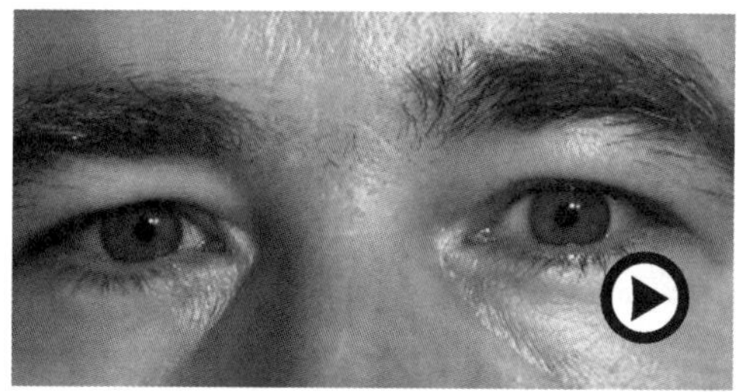

图 3.64　会聚回缩性眼震(见二维码中的视频)

快速、会聚的眼球运动伴有眼球的回缩，而不是垂直性扫视。损伤部位为后连合，或在罕见的情况下，见于内侧纵束的吻侧间位核双侧病变。

近反射痉挛是伴有瞳孔收缩的自发性会聚。后者是诊断的重要临床体征。偶尔，近反射痉挛是心因性的。它可以模拟双侧展神经麻痹。

3.2.7　扫视的临床检查

首先，有必要观察由视觉或听觉刺激引发的自发性扫视。然后，患者被要求在两个水平或垂直目标之间来回扫视(图 3.15a，图 3.56 和图 3.65)。使用所谓的扫视棒对于标准化的床旁检查非常有用(图 3.15b)。水平扫视的振幅应该是 0°±20° 至 30°，垂直扫视的振幅应为 0°±20°。检查垂直扫视时，一定要抬起上睑，否则，扫视性麻痹很容易被忽视。

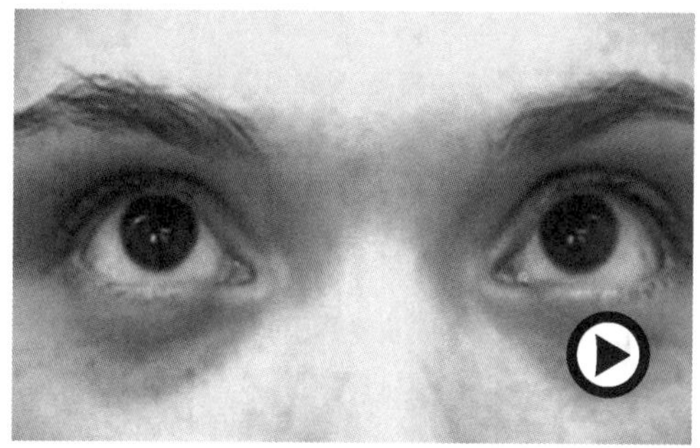

图 3.65　正常垂直扫视(见二维码中的视频)

应注意扫视的速度、准确性和共轭性：

- 正常人一次快速移动或一次小的矫正扫视，就能立即达到目标。
- 孤立的垂直扫视减缓(图 3.66)表明涉及 riMLF 的中脑病变，主要是缺血性或神经退行性疾病，特别是进行性核上麻痹/tau 蛋白病(图 3.54)，C 型尼曼-皮克病(图 3.55)，或急性血管病变或脑炎。
- 孤立的水平扫视减缓(图 3.67)可在脑干的脑桥病变中观察到，这是由于脑桥旁正中网状结构(PPRF)中的爆发神经元功能障碍所引起。单侧病变导致同侧水平扫视的全面减缓。
- 所有方向的扫视减慢——通常伴有低速扫视(图 3.68)——发生于神经退行性疾病或中毒(特别是抗惊厥药、镇静剂、苯二氮䓬类药物)。

3

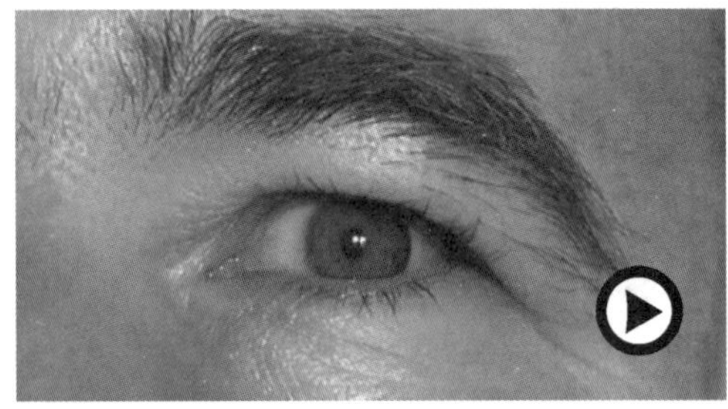

图3.66 垂直扫视减缓(见二维码中的视频)

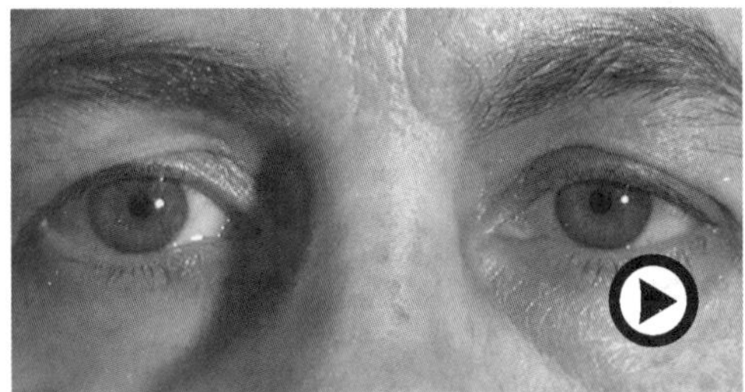

图3.67 水平扫视减缓(见二维码中的视频)

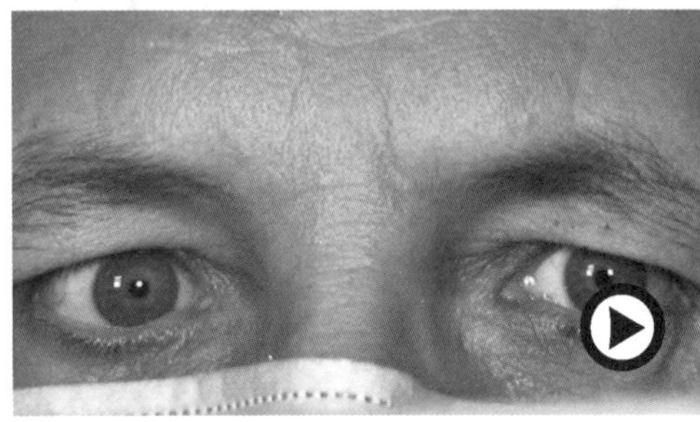

图3.68 低速扫视(见二维码中的视频)

- 超速扫视(图3.69):最好的测试方法是从偏心位置跳回到原始直视的眼位。超速扫视可以通过一次过冲和一次返回目标的矫正扫视来识别。它提示小脑(顶状核)或小脑通路的病变,导致不准确的信号传递给riMLF和PPRF神经元。

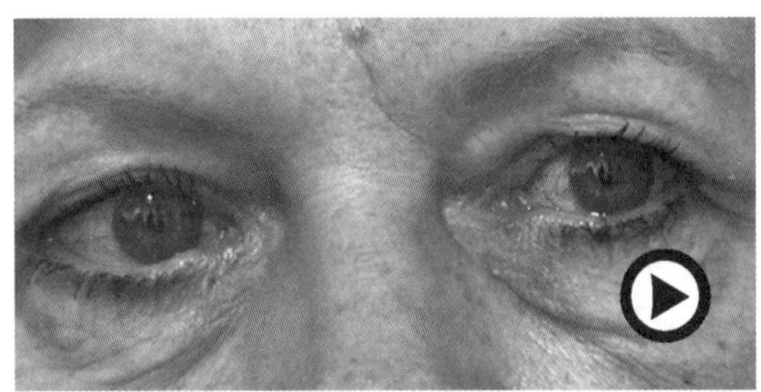

图3.69 超速扫视(见二维码中的视频)

- 低速扫视(图3.68)被识别为阶梯样扫视,因为它们是在飞行中被捕捉到,提示背侧小脑蚓部眼动或其联系通路的病灶。
- Wallenberg综合征患者(图3.70)由于小脑下脚功能障碍,向病灶侧进行超速扫视,向相反侧进行低速扫视。相反,小脑上脚病变,会导致对侧超量扫视。此外,当检查垂直扫视时,会出现垂直扫视向病变一侧的倾斜力。

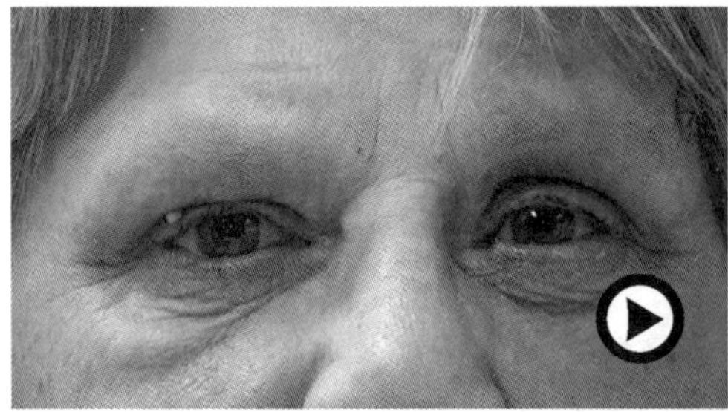

图3.70 Wallenberg综合征内收扫视减缓(见二维码中的视频)

- 与MLF病灶同侧的内收扫视减缓(图3.71和图3.72)是INO的典型症状。

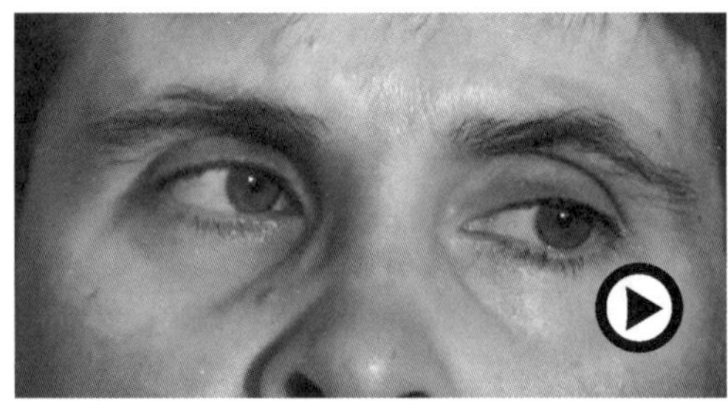

图3.71 左侧核间性眼肌麻痹患者左侧内收扫视受损(见二维码中的视频)

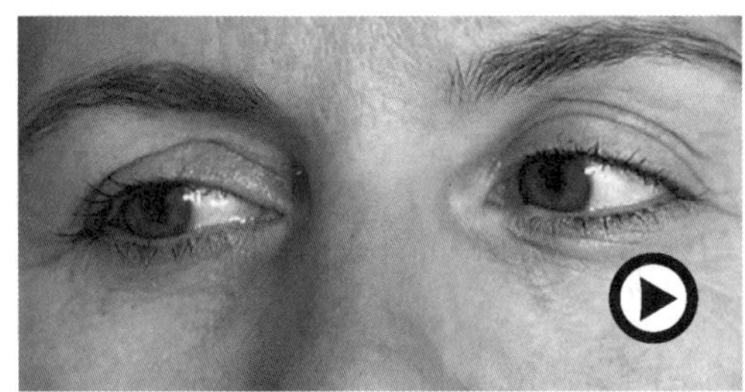

图3.72 双侧核间性眼肌麻痹时双侧内收扫视受损(见二维码中的视频)

- 扫视的延迟发生最常见原因是幕上皮质功能障碍,影响额部或顶叶视野(例如,Balint综合征,多系统萎缩)。然而,这在床旁检查时很难识别,需要视频眼动记录仪检查才能正确诊断(见第4章)。
- 在极少数情况下,额叶皮质病变的患者也可能患有眼动失用症,即不能产生自发性扫视。检查这类患者最好的方法是让他们闭着眼睛做扫视,这样可以避免任何反射性扫视。

3.2.8 视动性眼震的检查

使用光动鼓检查眼球运动(图3.73)或带有大屏幕和应用程序的智能手机(例如光动鼓,图3.16),其允许在水平和垂直方向上对平滑追踪运动和扫视进行组合测试。它对不合作或困倦的患者,以及儿童和视力弱的患者特别有帮助。对于那些被认为是功能性失明的患者也是有帮助的,因为OKN不容易被自主抑制(警告:皮质盲的患者确实有

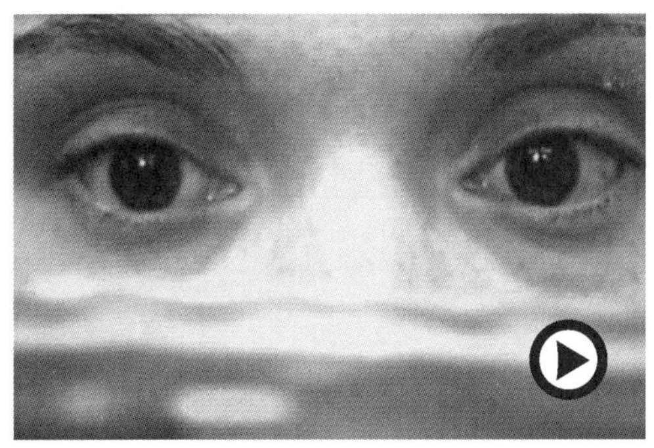

图 3.73 视动性眼震，正常所见（见二维码中的视频）

OKN）。一个完整的水平和垂直的视动性眼震说明中脑和脑桥功能完整。

寻找：

- 不对称性，例如，左右之间（表明单侧皮质或脑桥病变），垂直 OKN 比水平 OKN 更严重（表明中脑病变导致核上性凝视性麻痹）。
- 双眼分离（图 3.74 和图 3.75）（INO 内收减弱的标志体征）。

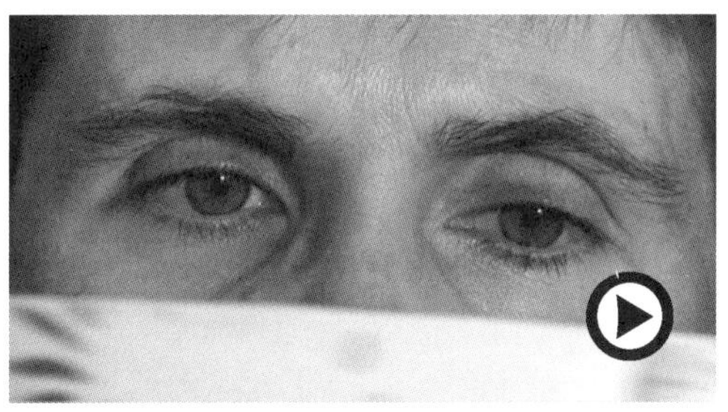

图 3.74 左侧核间性眼肌麻痹的视动性眼震分离（见二维码中的视频）

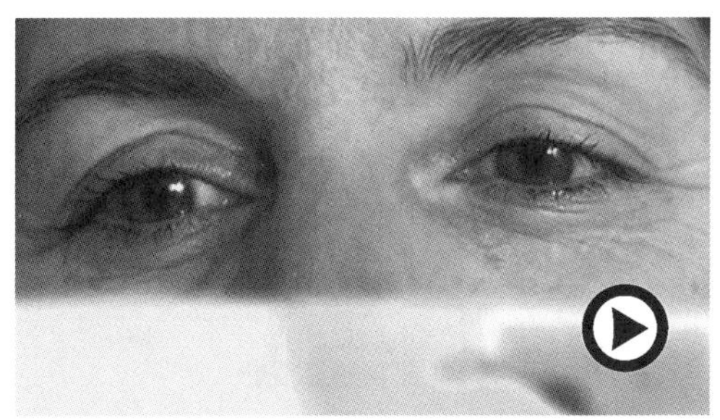

图 3.75 双侧核间性眼肌麻痹的视动性眼震分离（见二维码中的视频）

- 逆向跟踪，是婴儿（先天性）眼震的典型症状（图 3.76）。

3.2.9 前庭眼反射的固视抑制试验

在进行此测试之前，检查者必须确保 VOR 完好（见上文）。然后要求患者注视眼前的一个目标，同时以与眼前目标尽可能相同的角速度，匀速地正弦地移动头部，以中等速度先水平后垂直来回移动头部（图 3.17 和图 3.77）。检查者应注意矫正性扫视，这表明 VOR 固视抑制障碍。VOR 固视抑制受损（图 3.78）——通常伴随平滑追踪异常发生，因为这两种功能使用相同的神经核和神经通路——通常提示小脑（绒球或旁绒球）或小脑通路受损。单侧绒球病变导致同侧 VOR 抑制受损。药物，特别是抗惊厥药和镇静剂，以及酒精也可损害 VOR 的固视抑制，因为它们对小脑有影响。一般来说，这个测试对于小脑功能障碍导致的小脑性头晕的诊断尤为重要（Feil et al.2019）。

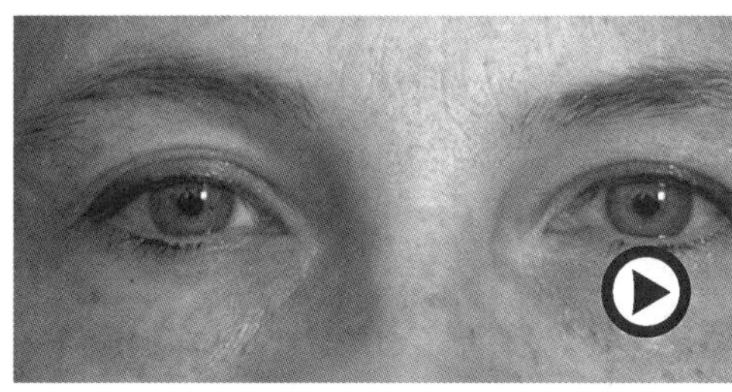

图 3.76 婴儿/先天性眼震中视动性眼震的逆向跟踪（见二维码中的视频）

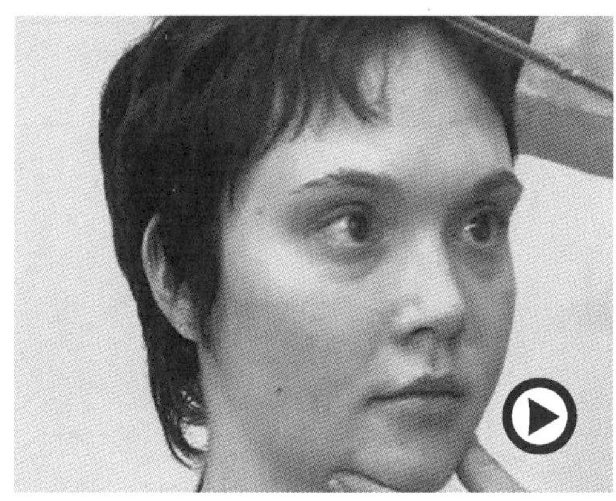

图 3.77 前庭眼反射的固视抑制的临床检查，正常所见（见二维码中的视频）

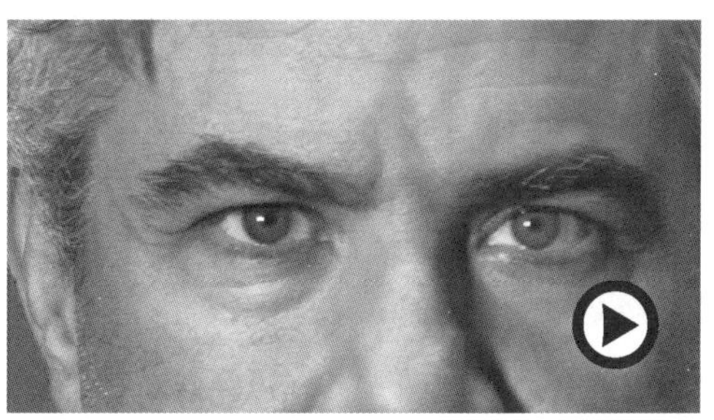

图 3.78 受损的前庭眼反射的固视抑制（见二维码中的视频）

表 3.4 和图 3.5，图 3.79 及图 3.80，彩图见文末彩插，展示了中枢性眼动障碍的结构解剖和病理解剖的概述。

3

表3.4 （A）眼球运动障碍和眼震的相关结构解剖和病理解剖，（B）与眼球运动障碍和眼震相关的小脑功能解剖和病理解剖

（A）眼球运动障碍和眼震的相关结构解剖和病理解剖	
临床表现：眼动障碍和眼震	**脑干和小脑可能的局部解剖位置**
孤立性垂直扫视麻痹	中脑（riMLF）
孤立性水平扫视麻痹 孤立性单侧水平扫视麻痹	脑桥（PPRF） 在孤立的单侧水平上把它放下一行……
超速扫视	小脑（顶核）或小脑通路
低速扫视	小脑（蚓部背侧眼动系统或其通路）
孤立性垂直凝视诱发眼震	中脑（间位核，INC）
孤立性水平凝视诱发眼震	脑桥-延髓/小脑病变（舌下前置核、前庭核、前庭小脑）
核间性眼肌麻痹	MLF病变位于内收受损侧同侧
下跳性眼震	以小脑为主，伴双侧绒球病变，双侧脑干下部少见
上跳性眼震	延髓或中脑
会聚回缩性眼震	中脑（后连合或双侧riMLF病灶）
（B）与眼球运动障碍和眼震有关的小脑功能和病理解剖	
病灶位置	**典型发现**
绒球/旁绒球	扫视性平滑追踪，各个方向凝视诱发性眼震，下跳性眼震，反弹性眼震，VOR固视抑制受损
小舌	中枢性位置性眼震 周期性交替性眼震
顶核 蚓部背侧眼动结构	超速扫视 低速扫视

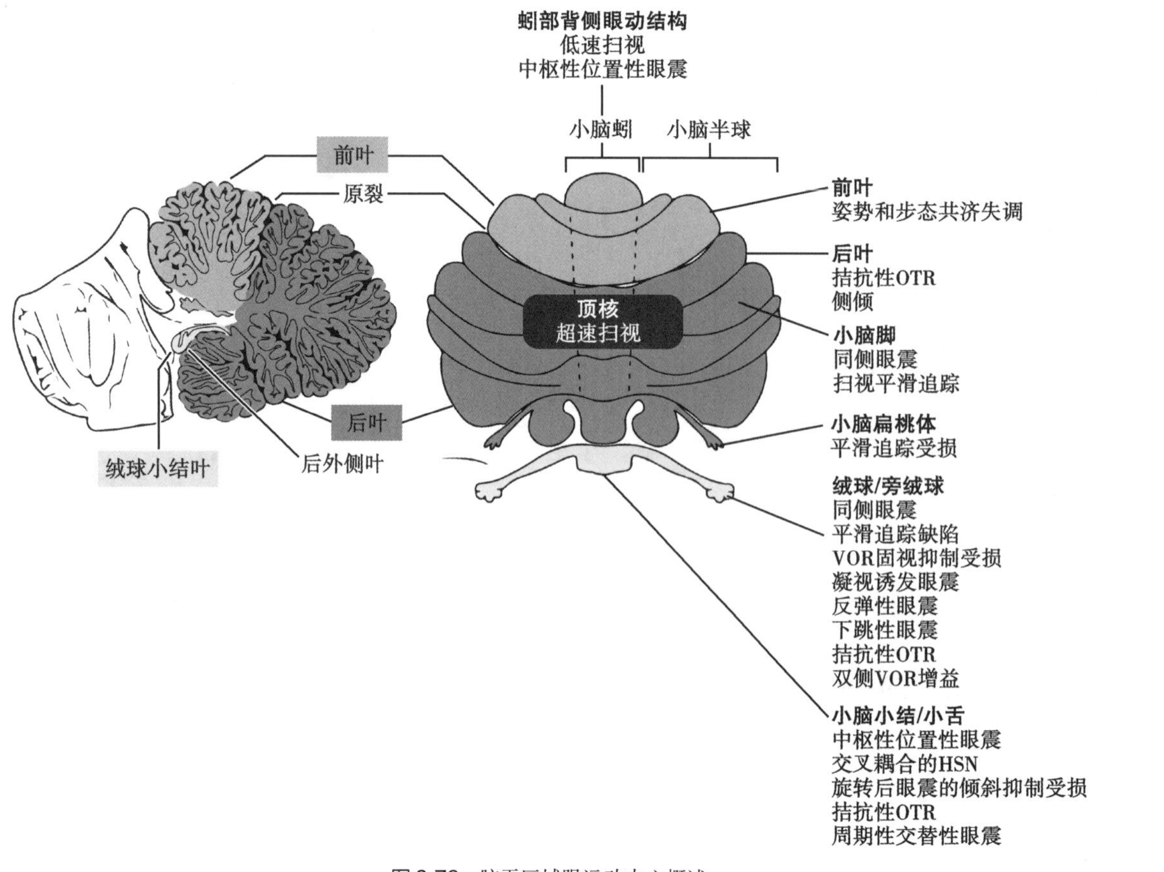

图3.79　脑干区域眼运动中心概述

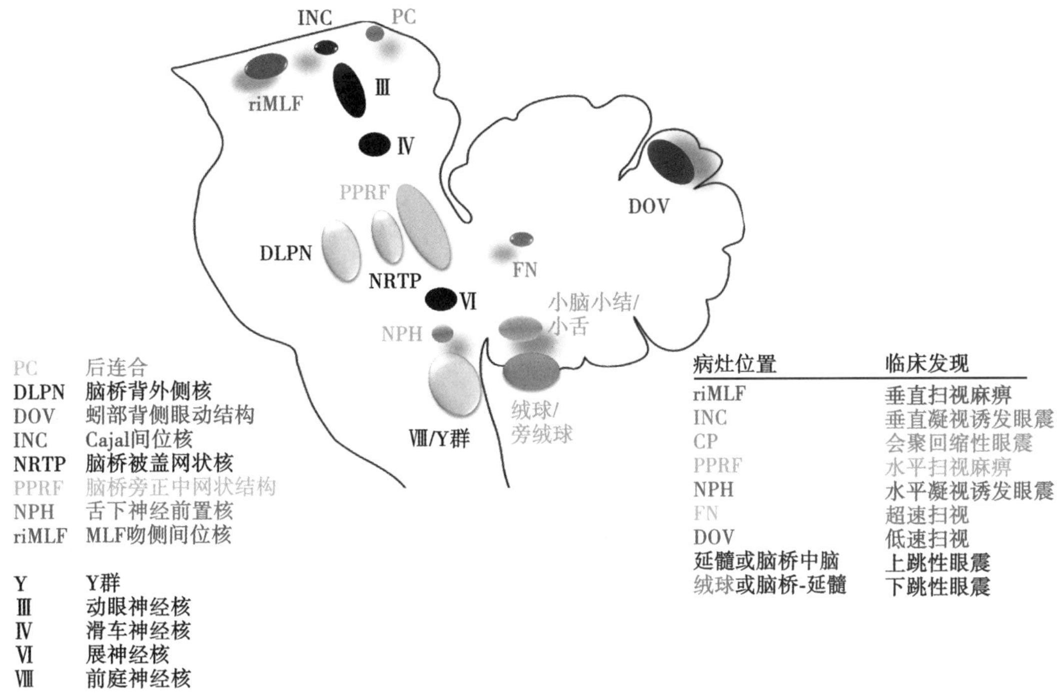

图 3.80　小脑相关眼动结构概述

（王勋　译）

参考文献

Bhandari A, Bhandari R, Kingma H, Strupp M (2022) Modified interpretations of the supine roll test in horizontal canal BPPV based on simulations: How the initial position of the debris in the canal and the sequence of testing affects the direction of the nystagmus and the diagnosis. Front Neurol 13:881156

Bhattacharyya N, Gubbels SP, Schwartz SR, Edlow JA, El-Kashlan H, Fife T, Holmberg JM, Mahoney K, Hollingsworth DB, Roberts R, Seidman MD, Steiner RW, Do BT, Voelker CC, Waguespack RW, Corrigan MD (2017) Clinical practice guideline: benign paroxysmal positional vertigo (update). Otolaryngol Head Neck Surg 156(3_suppl):S1–S47

Brandt T, Dieterich M (1993) Skew deviation with ocular torsion: a vestibular brainstem sign of topographic diagnostic value. Ann Neurol 33(5):528–534

Buttner U, Helmchen C, Brandt T (1999) Diagnostic criteria for central versus peripheral positioning nystagmus and vertigo: a review. Acta Otolaryngol 119(1):1–5

Choi JY, Jung I, Jung JM, Kwon DY, Park MH, Kim HJ, Kim JS (2016) Characteristics and mechanism of perverted head-shaking nystagmus in central lesions: video-oculography analysis. Clin Neurophysiol 127(9):2973–2978

Dieterich M, Brandt T (1992) Wallenberg's syndrome: lateropulsion, cyclorotation, and subjective visual vertical in thirty-six patients. Ann Neurol 31(4):399–408

Dieterich M, Brandt T (1993) Ocular torsion and tilt of subjective visual vertical are sensitive brainstem signs. Ann Neurol 33(3):292–299

Dieterich M, Brandt T (2019) Perception of verticality and vestibular disorders of balance and falls. Front Neurol 10:172

Eggers SDZ, Bisdorff A, von Brevern M, Zee DS, Kim JS, Perez-Fernandez N, Welgampola MS, Della Santina CC, Newman-Toker DE (2019) Classification of vestibular signs and examination techniques: nystagmus and nystagmus-like movements. J Vestib Res 29(2-3):57–87

Feil K, Strobl R, Schindler A, Krafczyk S, Goldschagg N, Frenzel C, Glaser M, Schoberl F, Zwergal A, Strupp M (2019) What is behind cerebellar vertigo and dizziness? Cerebellum 18(3):320–332

Halmagyi GM, Curthoys IS (1988) A clinical sign of canal paresis. Arch Neurol 45:737–739

Halmagyi GM, McGarvie LA, Strupp M (2020) Nystagmus goggles: how to use them, what you find and what it means. Pract Neurol 20:446–450

Hufner K, Barresi D, Glaser M, Linn J, Adrion C, Mansmann U, Brandt T, Strupp M (2008) Vestibular paroxysmia: diagnostic features and medical treatment. Neurology 71(13):1006–1014

Huh YE, Kim JS (2011) Patterns of spontaneous and head-shaking nystagmus in cerebellar infarction: imaging correlations. Brain 134(Pt 12):3662–3671

Lemos J, Strupp M (2022) Central positional nystagmus: an update. J Neurol 269:(4)1851–860

Mantokoudis G, Wyss T, Zamaro E, Korda A, Wagner F, Sauter TC, Kerkeni H, Kalla R, Morrison M, Caversaccio MD (2021) Stroke Prediction Based on the Spontaneous Nystagmus Suppression Test in Dizzy Patients: A Diagnostic Accuracy Study. Neurology 97:e42–e51

Korda A, Zamaro E, Wagner F, Morrison M, Caversaccio MD, Sauter TC, Schneider E, Mantokoudis G (2022) Acute vestibular syndrome: is skew deviation a central sign? J Neurol 269:1396–1403

Raphan T, Matsuo V, Cohen B (1979) Velocity storage in the vestibulo-ocular reflex arc (VOR). Exp Brain Res 35(2):229–248

Schniepp R, Mohwald K, Wuehr M (2019) Clinical and automated gait analysis in patients with vestibular, cerebellar, and functional gait disorders: perspectives and limitations. J Neurol 266(Suppl 1):118–122

Strupp M, Fischer C, Hanss L, Bayer O (2014) The takeaway Frenzel goggles: a Fresnel-based device. Neurology 83(14):1241–1245

von Brevern M, Bertholon P, Brandt T, Fife T, Imai T, Nuti D, Newman-Toker D (2015) Benign paroxysmal positional vertigo: diagnostic criteria. J Vestib Res 25(3-4):105–117

Westheimer G, Blair SM (1975) The ocular tilt reaction - brainstem ocular motor routine. Investig Ophthalmol 14:833–839

Yang TH, Lee J, Oh SY, Kang JJ, Kim JS, Dieterich M (2020) Clinical implications of head-shaking nystagmus in central and peripheral vestibular disorders: is perverted head-shaking nystagmus specific for central vestibular pathology? Eur J Neurol 27:1296–1303

Yip CW, Glaser M, Frenzel C, Bayer O, Strupp M (2016) Comparison of the bedside head-impulse test with the video head-impulse test in a clinical practice setting: a prospective study of 500 outpatients. Front Neurol 7:58

Zwergal A, Rettinger N, Frenzel C, Frisen L, Brandt T, Strupp M (2009) A bucket of static vestibular function. Neurology 72:1689–1692

3

第4章 实验室检查和影像学检查

目录

除患者的病史和前庭、眼球运动、小脑系统的床旁检查外，实验室检查是疾病临床诊断的第三大要素。它们与前庭功能障碍的量化和记录（Starkov et al. 2021）、病程和治疗效果（van de Berg et al. 2018）也最为相关。在巴拉尼学会的诊断标准中，也强调了通过视频头脉冲试验（v-HIT）和冷热试验对前庭功能进行定量测试精确诊断的高度相关性，例如双侧前庭病变（Strupp et al. 2017），老年性前庭病（Agrawal et al. 2019）和急性单侧前庭神经病/前庭神经炎（Strupp et al. 2022）的诊断。此外，v-HIT 还有助于区分急性周围前庭综合征和急性中枢性前庭综合征（Saber Tehrani et al. 2018; Machner et al. 2021）。

然而，在前庭功能的定量检测方面，目前还没有国际公认的参考和不同测试的病理值标准，这仍然是一个很大的问题。它不仅因实验室而异（Strupp et al. 2020），甚至在同一个实验室的不同技术人员的检测结果也存在差异（Ertl et al. 2016）。

最重要的实验室检查如下：

- 对于前庭神经系统：
  - v-HIT：角 VOR 在高频范围内的功能（Halmagyi et al. 2017）。
  - 冷热试验：外半规管在低频范围内的功能（Shepard and Jacobson 2016）。
  - 旋转椅试验：外半规管在中低频范围内的功能（适用于特殊情况）（Furman 2016）。
  - 在临床操作中，这三种检查按照以下顺序执行已被证明是十分有用的：
    1. 第一项为 v-HIT，因为操作简单结果可靠作为首选。
    2. 如果 v-HIT 正常，则行冷热试验，这可能与假阳性结果有关。
    3. 如果前两者都正常，但根据患者病史存在周围前庭功能障碍可能，则可以进行旋转椅试验。
  - 前庭诱发肌源性电位（VEMP）（Colebatch et al. 2016; Rosengren et al. 2019）测试耳石器官的功能（Taylor and Welgampola 2019）：VEMP 的主要适应证是对内耳第三窗综合征的诊断，特别是前半规管裂综合征（Fife et al. 2017; Verrechia et al. 2019; Ward et al. 2021; Kim et al. 2022）
    - 颈肌 VEMP（cVEMP）：主要检测球囊功能。
    - 眼肌 VEMP（oVEMP）：主要检测椭圆囊功能。
  - 主观视觉垂直线（subjective visual verticality，SVV）：来自耳石器官和后半规管的重力感觉通路的功能。SVV 偏向一侧表明同侧前庭周围病变或对侧兴奋（Zwergal et al. 2009a b; Dieterich and Brandt 1993）。在解剖诊断方面，迷路/前庭神经和下脑干病变导致同侧偏移，上脑干病变导致 SVV 对侧偏移。
- 对于眼球运动系统：
  - 视频眼图（VOG）（Larrazabal et al. 2019，Falls 2019）。例如，这允许对扫视的速度和精度进行量化。
- 对于姿势和步态：
  - 姿势记录（在选定情况下）（Falls 2019）
- 步态：
  - 定量步态分析（在选定的情况下）（Schniepp et al. 2019）。

在表 4.1 和图 4.1～图 4.10 中，总结了临床相关的神经耳科和神经眼科实验室检查的典型表现及其解释。

表4.1 前庭和眼球运动系统的实验室检查

检查方式	特点	优点	缺点
前庭系统			
v-HIT	高频范围内角 VOR 功能量化分析	非侵入性，可以快速和容易地检查 VOR 功能，半规管刺激的最佳范围接近于 0.1～10Hz	这个测试不允许检查单个半规管，而只能检查一对半规管
冷热试验	低频范围内外半规管功能的量化研究	无创，操作简单，允许检查单个外半规管	只能对外半规管的功能进行量化，耗时，可能有一些假阳性结果。它可能引起患者恶心或呕吐
旋转椅试验	外半规管在中低频范围内的功能的量化	无创	设备昂贵，只能检查成对的半规管，而不是单个半管（类似于 v-HIT）。只能显示在特定的 v-HIT 和冷热试验正常的病例中，这部分患者的病史表明其存在周围前庭功能障碍。如今，应用很少
颈肌前庭诱发肌源性电位（cVEMP）	主要检查球囊功能	无创，耐受性良好，容易执行	对结果的解释是异质的。推荐不同的标准值和病理值。对前、后半规管的功能也进行了部分测试
眼肌前庭诱发肌源性电位（oVEMP）	主要检查椭圆囊功能	无创，耐受良好，容易执行	类似于 cVEMP
主观视觉垂直线（SVV）	检查耳石器官（主要是椭圆囊）和后半规管的重力感受通路的急性前庭张力失衡	无创，耐受性好，易于执行，例如，使用桶试验	在持续前庭功能障碍的中枢代偿期会恢复正常。因此，偏差表明急性或未代偿的病变

续表

检查方式	特点	优点	缺点
眼球运动系统			
视频眼动记录（VOG）	水平测量范围 ±40°，垂直测量范围 ±20°，分辨率为 0.1°～1°。可记录眼球震颤，平滑追踪，扫视，注视功能，视动性眼球震颤，VOR 抑制	无创，耐受性良好，结合冷热试验和头脉冲试验来确定 VOR 的功能。目前广泛应用	只能睁眼的情况下进行，有假阳性结果的可能：3D 分析更加复杂和昂贵
透镜磁线圈技术	（水平）测量范围 ±40°，垂直（测量范围）±40°，分辨率 0.02°	水平、垂直和扭转运动的最佳分辨率（研究）。如果同时测量了头部角速度，可与头脉冲试验相结合	半侵入性，令人不快，价格昂贵，只能在配合的患者中进行，最长 30 分钟，需要局部麻醉

4.1　前庭功能的实验室检查

4.1.1　视频头脉冲试验

■ 角 VOR 在高频范围内的功能

在快速头部转动过程中，同时测量头部和眼睛的角速度，可以量化高频范围内角 VOR 的功能（Bartl et al. 2009；MacDougall et al. 2009；Halmagyi et al. 2017）（图 4.1，彩图见文末彩插）。值得注意的是，该测试对半规管的功能相关刺激范围为 0.1～10Hz。进一步，用视频头脉冲试验检查成对半规管和非孤立半规管，例如在头部向右侧转动期间，右外半规管兴奋和左外半规管抑制。几乎所有外周前庭功能障碍的病例中，外半规管均受到影响，故在临床中对大多数患者行 v-HIT 检查外半规管就足够了。对于 VOR 增益的计算使用了不同的算法。例如，用 60ms 时眼睛的角速度除以 60ms 时的头部角速度，或者用眼角速度曲线下的面积除以头角速度。虽然分析方法不同，但计算值基本相同（Lee et al. 2018；Murnane et al. 2014；Strupp et al. 2018）。根据摄像机在被检查的眼睛前面的位置，VOR 增益有一个左右方向的差异，这一点到目前为止还没有得到很好的解释，例如，如果把相机放在右眼的前面，右边的增益比左边的增益高出 5% 左右（Strupp et al. 2018）。

v-HIT 的应用规范值 / 参考范围主要基于对大量健康受试者的研究，也针对不同年龄组（McGarvie et al. 2015；Matino-Soler et al. 2015；Bachmann et al. 2018；Yang et al. 2016）。通常 VOR 增益高于 0.8 被归类为正常。一侧 VOR 增益低于 0.7 可解释为单侧外周前庭障碍（Strupp et al. 2022）。在老年性前庭病中结合适当的病史和床旁检查，双侧 VOR 增益在 0.6～0.8（Agrawal et al. 2019）。双侧 VOR 增益低于 0.6，表明双侧前庭病变（Strupp et al. 2017）。

4.1.2　冷热试验

■ 低频范围内外半规管的功能

冷热试验允许定量分析单个外半规管的功能（在约 0.003Hz 的低非生理频率范围内）用 30℃冷水和 44℃温水冲洗外耳道，同时记录引起的眼球运动。冷热诱发的眼震的慢相速度峰值通过 VOG 进行量化（见下文）。该技术的一个优点是与 v-HIT 和旋转椅试验相比，每个外半规管都可以单独检查。

44℃温水灌溉——通过对流和非对流机制相结合方式引起外半规管毛细胞的兴奋伴随缓慢的反向眼球运动。30℃冷水引起抑制慢相同向眼球运动（Shepard and Jacobson 2016）（图 4.2）。

用于量化函数的参数是冷热诱发的眼震的平均峰值慢相速度（mPSPV）。由于冷热兴奋性在个体间存在巨大的差异，为了比较两个外半规管的功能，另外还使用了 Jongkees 的前庭麻痹公式（Jongkees et al. 1962）：[（R33°+R44°）–（L30°+L44°）]/[（R30°+R44°+L30°+L44°）]×100。例如，R30° 下降意味着冷热试验中给予 30℃冷水时的 mPSPV。

虽然 Robert Bárány 在 1907 年已经描述过冷热试验刺激（Barany 1907），但迄今为止，对于绝对值或相对值的正常

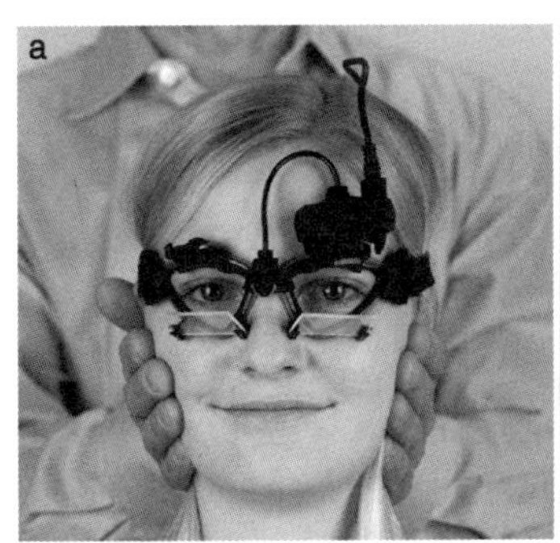

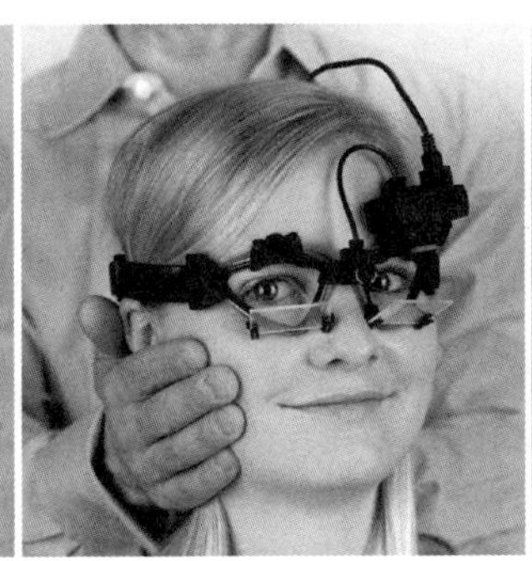
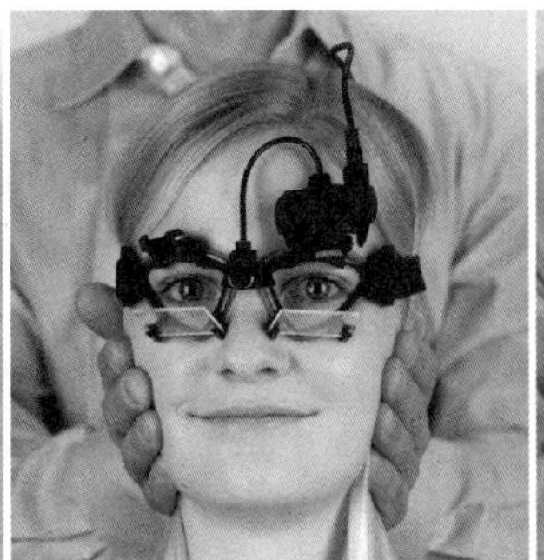
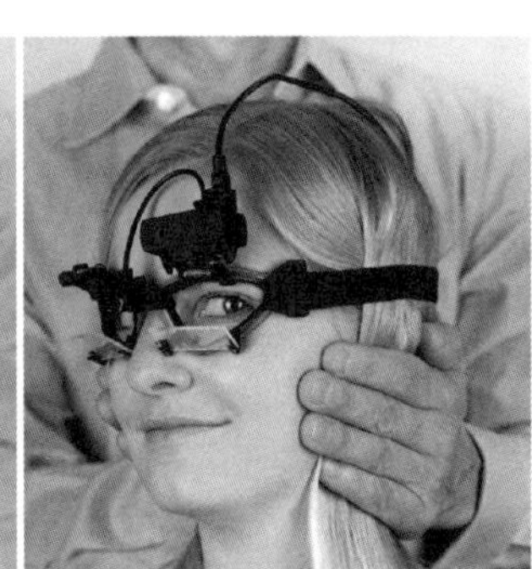

图 4.1　a～c. 使用视频摄影技术（v-HIT）进行头脉冲试验，来量化角 VOR 的功能。a. 在头部快速向右和向左转时，高分辨率红外摄像机同时记录眼球运动和口罩中的传感器同时记录头部运动。这样就可以测量校准后的角速度

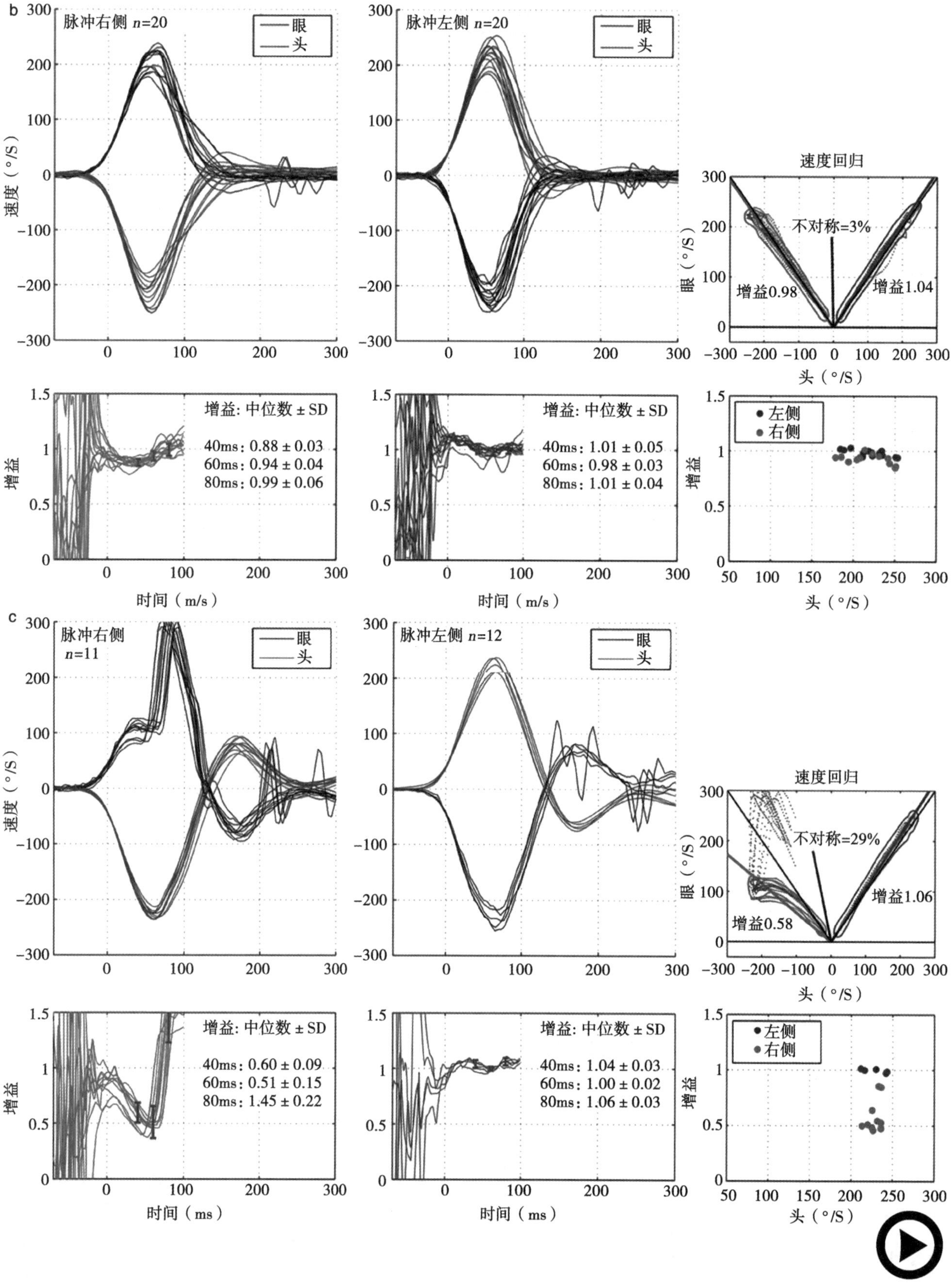

图 4.1（续） b. 在所描述的系统中，60ms 时的眼球角速度与头部角速度的比值即 VOR 增益。该记录显示了一个正常的 VOR 增益。c. 在头部快速转向左侧时，发现一个正常的 VOR 增益为 1.0。在头部快速向右转时，增益减少到 0.51。在头部开始向右转 70ms 后，患者进行了所谓的“再固定扫视”，这是临床检查人员无法识别的，因此称为隐性扫视。在临床实践中，这意味着：如果仅对这些患者进行床旁头脉冲试验，结果可能为假阴性（见二维码中的视频）

参考值和病理值还没有普遍的共识（Bruner and Norris 1971；Peterka et al. 1990；Mallinson and Longridge 2004；Shepard and Jacobson 2016；Van Der Stappen et al. 2000）。对于温水和冷水刺激的绝对值，通常认为 mPSPV 值小于（3°～6°）/s 是单侧外周前庭损害的病理值（Strupp et al. 2022）。根据目前的诊断标准，双侧前庭病变（BVP）温热和冷刺激的 mPSPV 总和小于 6°/s（Strupp et al. 2017）。根据 Jongkees 的前庭神经麻痹公式，双侧不对称高达 19% 仍被认为是正常的（Van Der Stappen et al. 2000），双侧差异大于 20%～25% 才被认为是病理性的（Jongkees et al. 1962）。尽管到目前为止，以上结果与受影响患者的临床缺陷、功能失调或生活质量等方面无关（Shepard and Jacobson 2016）。

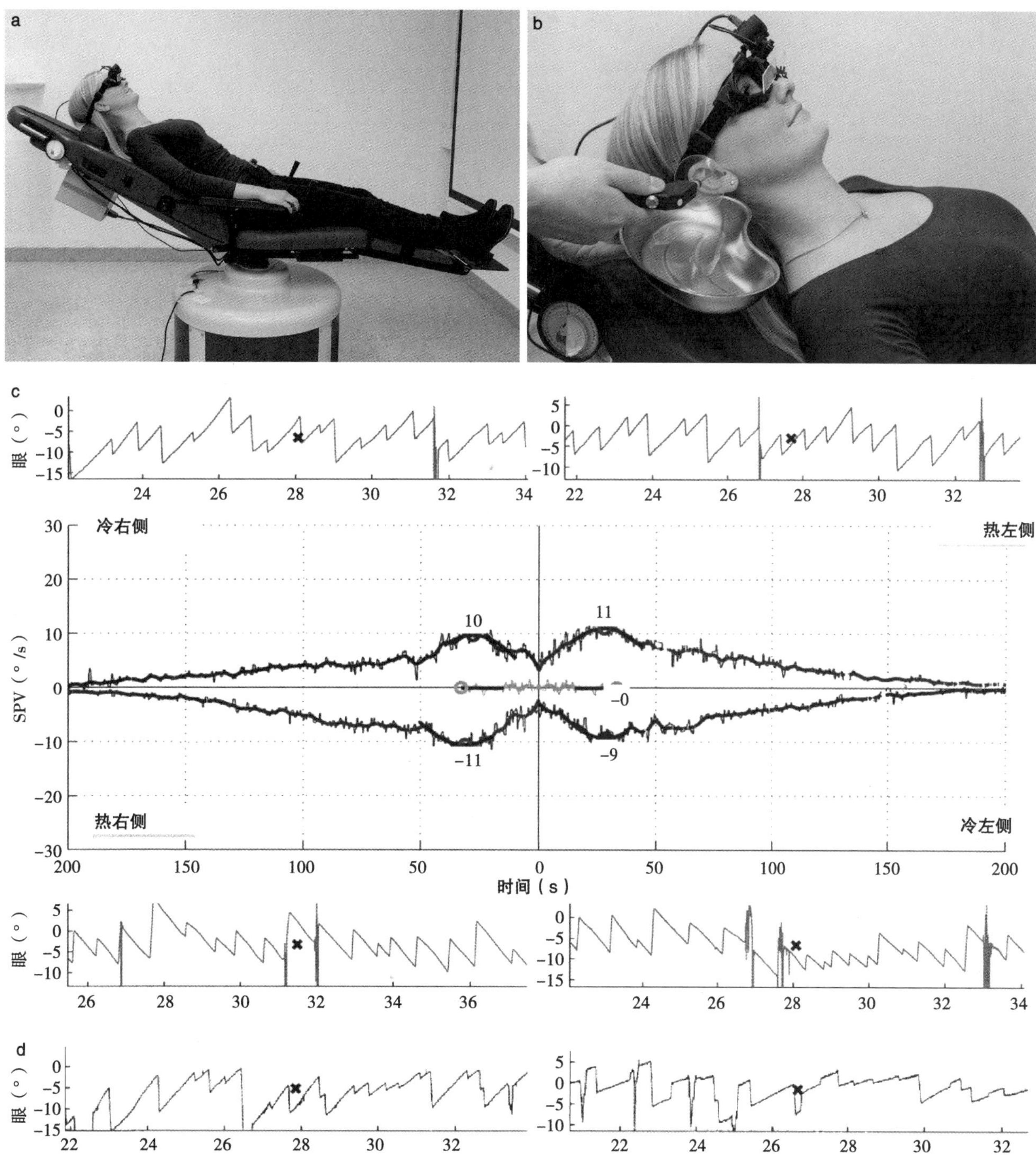

图 4.2　a～d. 冷热试验，通过视频的热量测试记录眼球运动。通过冷热试验，可以确定单个外半规管的兴奋性，从而确定它们是否正常工作。a. 在排除鼓膜病变的可能性后，患者头部向上倾斜 30°，使外半规管接近垂直平面。这样可以实现最佳的冷热刺激。b. 在标准条件下，分别用 30℃冷水和 44℃温水冲洗每侧外耳道，通过视频眼震摄像记录水平和垂直眼球运动。c. 对健康个体的冷热试验。d. 病理诊断：左侧的热刺激兴奋性相对降低（根据前庭 Jongkees 公式，双侧相差 47%）（见二维码中的视频）

4

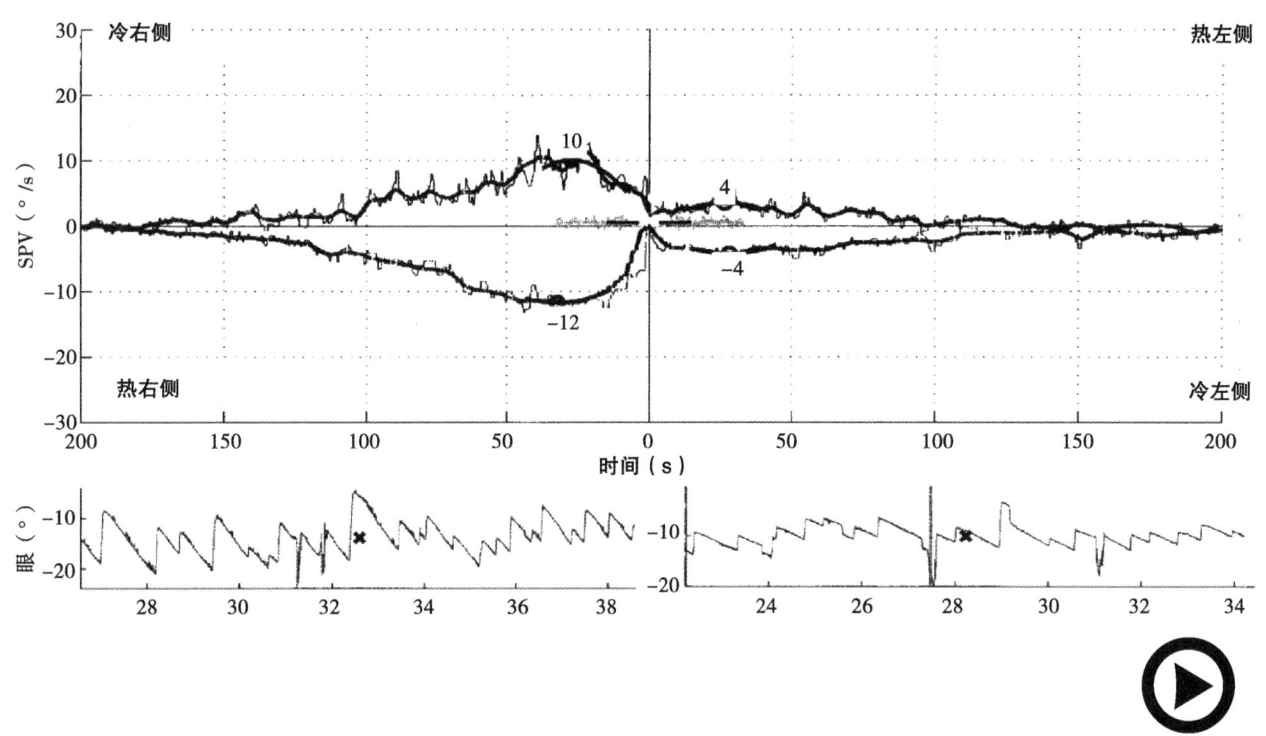

图4.2(续)

4.1.3 旋转椅试验

使用旋转椅，同时通过VOG测量眼球运动，根据刺激方法不同，成对的外半规管的功能可以在低频和中频范围内量化(Furman 2016; Maes et al. 2008)。正弦刺激用于量化VOR低频0.005～0.64Hz范围内的功能。所谓的速度阶梯测试(velocity step test, VST)，例如100°/s的恒定旋转和随后以200°/s的减速，用于更高和更具生理相关性的范围内的功能量化(Goulson et al. 2014)。然而，文献中给出的正常和病理数据的参考值差异很大。因此建议每个实验室制定自己的标准/参考值(Wall et al. 1984)。对于BVP的诊断，建议在旋转椅(0.1Hz，V_{max}=50°/s)上进行正弦刺激后，降低水平角VOR增益≤0.1，相位领先≥15°(时间常数≤6s)(Strupp et al. 2017)。总体来说，旋转椅试验的临床相关性在过去几年中显著下降，特别是从VOR功能可以通过视频HIT可靠地检查出来后，该检查只在特殊情况下使用。

4.1.4 前庭诱发肌源性电位(VEMP)

耳石器官的功能现在可以通过前庭诱发肌源性电位(VEMP)来测量：颈肌VEMP(cVEMP)被用来评估同侧球囊的功能，眼肌VEMP(oVEMP)被用来评估对侧椭圆囊的功能(图4.3)(Rosengren et al. 2019)。到目前为止，尚不清楚该测试是否只刺激耳石器官，或者除此之外也刺激半规管。VEMP主要利用耳石器官对声音(空气传导的声音=ACS)和振动(骨传导的振动=BCV)的敏感性。应用ACS刺激的先决条件是中耳功能的完整。因此，在应用VEMP之前，有必要排除传导性听力损失。另外，感音神经性听力损失不会引起任何方法学上的问题，因为在ACS-VEMP中，测量的是耳石器官而不是耳蜗对声音的敏感性。与ACS刺激相比，BCV刺激可以不依赖中耳功能进行应用。特别是如果考虑到以前的耳石器官功能测试需要相当多的时间和精力才能完成这一点，在临床和科学上，VEMP是一种重要的实验室测试。然而，VEMP的临床相关性还需要在基础研究和临床研究中进一步地评估(Fife et al. 2017, Curthoys and Dlugaiczyk 2020)。

根据美国神经病学学会的临床指南，使用cVEMP和oVEMP最重要的适应证是它们对第三窗综合征的诊断的贡献(第12章)，特别是前半规管裂综合征(Fife et al. 2017; Verrechia et al. 2019; Ward et al. 2021; Kim et al. 2022a)。正如几项研究所显示的那样(Fife et al. 2017, Ward et al. 2021)，在前半规管裂综合征中，oVEMP的振幅增加，cVEMP的阈值降低。在临床实践中，oVEMP比cVEMP更容易进行，且不容易依赖于阈值。此外，oVEMP在诊断前半规管裂综合征和内耳其他第三窗的诊断方面明显比cVEMP更灵敏和特异(Fife et al. 2017, Verrechia et al. 2019, Ward et al. 2021)。

4.1.4.1 颈肌前庭诱发肌源性电位(cVEMP)

前庭颈(脊髓)反射(VCR)用于检测球囊的反射弧，球囊的反射弧延伸至前庭神经、前庭核、中间神经元和运动神经元，直至颈部肌肉组织(即胸锁乳突肌)(图4.4)(Rosengren et al. 2019)。反射可以由一个响亮的单声道纯音(例如，500Hz，2ms持续时间，130dB pSPL=峰值声压级)诱导。应该注意，在此过程中不要让患者经历声音诱发性创伤。患者仰卧时应抬起头，以增加胸锁乳突肌的肌张力。胸锁乳突肌的抑制电位由体表肌电图记录。在健康受

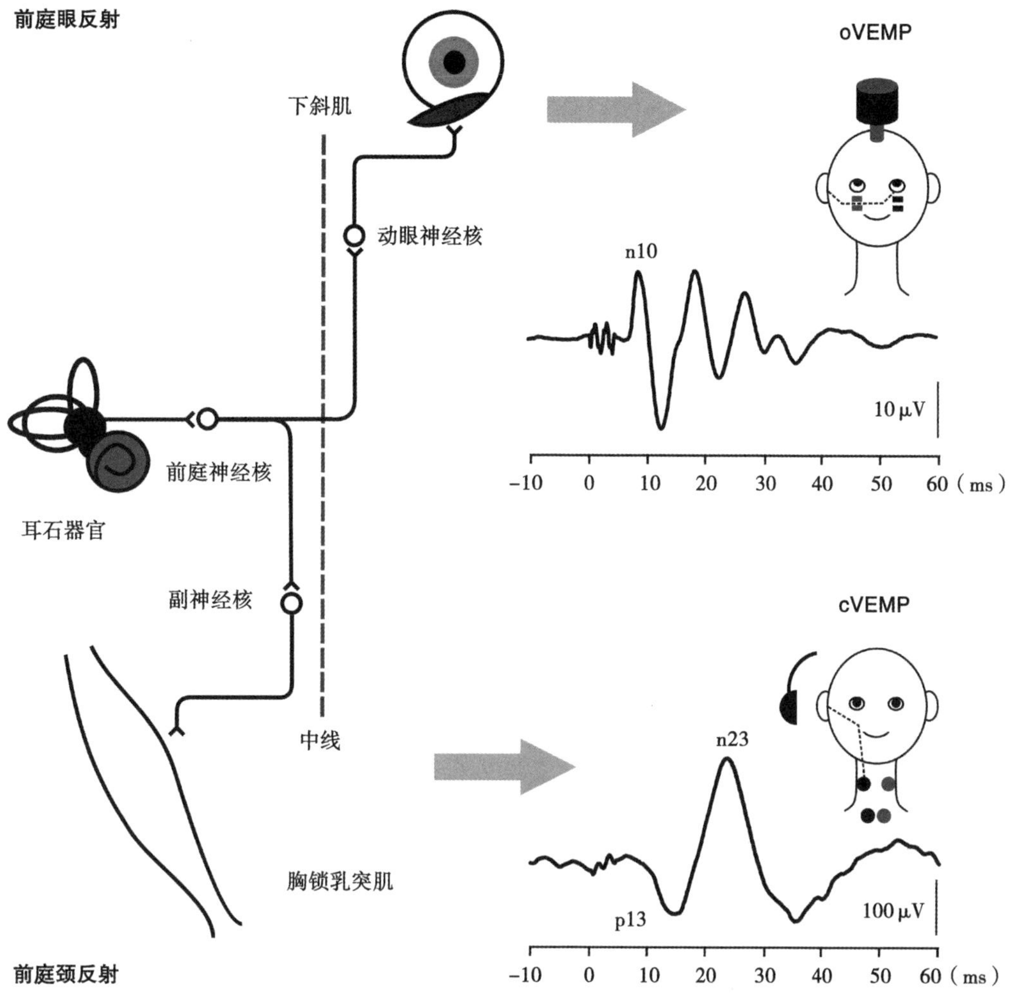

图4.3 前庭诱发肌源性电位(VEMP):颈肌前庭诱发肌源性电位(cVEMP)和眼肌前庭诱发电位(oVEMP)。cVEMP和oVEMP的示意图和记录。对oVEMP(上部)的刺激通常是通过振动,最好是在前额上使用所谓的微型振动器,并在受试者向上看时在下斜肌记录。在健康受试者中,存在对侧呈负波(n10)和正波(p15)。该测试可以评估椭圆囊的功能,也部分涉及半规管的功能。这是一种前庭眼反射。cVEMP(下部)主要通过前庭颈反射(VCR)对前庭神经、前庭核、中间神经元和运动神经元到颈部胸锁乳突肌的功能进行测量。这是一种前庭脊髓反射(kindly provided by Sally Rosengren, Sydney)

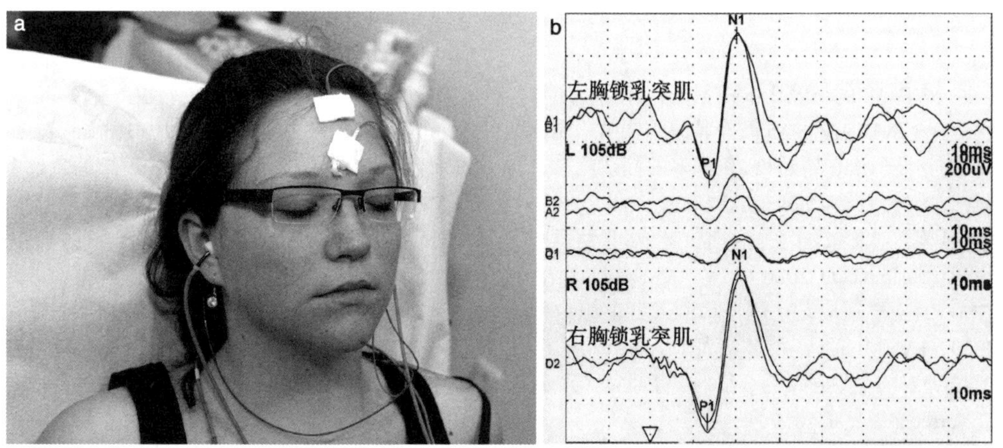

图4.4 a, b. 颈肌VEMP。a. 对记录条件的描述。应用空气传导声刺激(ACS)的前提是中耳功能完整。完整的感音神经性听力功能(耳蜗和通路)则不是必要条件,因为cVEMP利用了球囊的声音敏感性。这种反射通常是由一个500Hz的纯音引起的,持续时间为2ms和高达130dB的峰值声压级。该记录是通过来自两个胸锁乳突肌的体表肌电图来完成的。重要的是,患者仰卧时抬高头部约30°,以增加肌张力。b. 在健康受试者中,初始的同侧正波(刺激后约13ms,P13),表明有抑制,随后的负波(约23ms,N23后)(曲线1和3)。对侧,这些振幅通常看不到(曲线2和4)。记录需要大约50～100个刺激。评价cVEMP的标准是否存在P13和N23波及其振幅。潜伏期不那么重要。对于cVEMP,也使用阈值测量,特别是当怀疑前半规管裂综合征或第三窗的其他综合征时

试者中，在约13ms（P13）后出现同侧正波阳性，即抑制波，随后出现负波，23ms后的兴奋波（N23）（图4.3）。评估的标准是P13和N23是否存在振幅和潜伏期。后者的相关性较小。如果没有波或左右之间有明显的不对称，则认为这是病理性的。在某些神经系统疾病中，如多发性硬化，观察到潜伏期增加，临床相关性明显降低（Fife et al. 2017；Curthoys and Dlugaiczyk 2020）。

cVEMP的临床相关病理表现如下：

- 第三窗综合征，特别是半规管裂综合征：通常cVEMP的阈值降低，即使是低分贝值的声音也能诱发振幅增加的波（Kim et al. 2022a）。目前推荐的cVEMP的阈值测量的刺激频率为2 000Hz。其特异度近乎为100%，灵敏度为92%（Noij et al. 2019）。
- 急性单侧前庭病变/前庭神经炎：三分之二的患者cVEMP正常，这可以解释为前庭神经的下支（下半部）保留，该部分进入球囊和后半规管（Colebatch et al. 2016；Rosengren et al. 2019）。
- 双侧前庭病变：只有少数双侧前庭病变患者的cVEMP减少或缺失（Rosengren et al. 2018；Zingler et al. 2008）。目前尚不清楚为什么双侧前庭病变的耳石功能明显比半规管功能保留得更多。
- 梅尼埃病（Ménière's，MD）：患有MD但不患有前庭性偏头痛（vestibular migraine，VM）的患者cVEMP波幅不对称比例高于oVEMP波幅（Dlugaiczyk et al. 2020）。这与MD中球囊功能障碍比椭圆囊功能障碍更常见以及MD与VM相比有更永久性的耳石功能丧失是一致的。

4

4.1.4.2　眼-前庭-诱发电位（oVEMP）

对于oVEMP，刺激是通过振动（骨传导振动）来完成的，通常是在前额中部（Fz）放置微型振动器，当患者向上看时在下斜肌进行记录。下斜肌的肌电图信号主要来自对侧椭圆囊（Rosengren et al. 2019）。在健康受试者中，刺激后约10ms有一个负（兴奋性）波（N10），刺激后约15ms有一个正波（P15）（图4.5）。

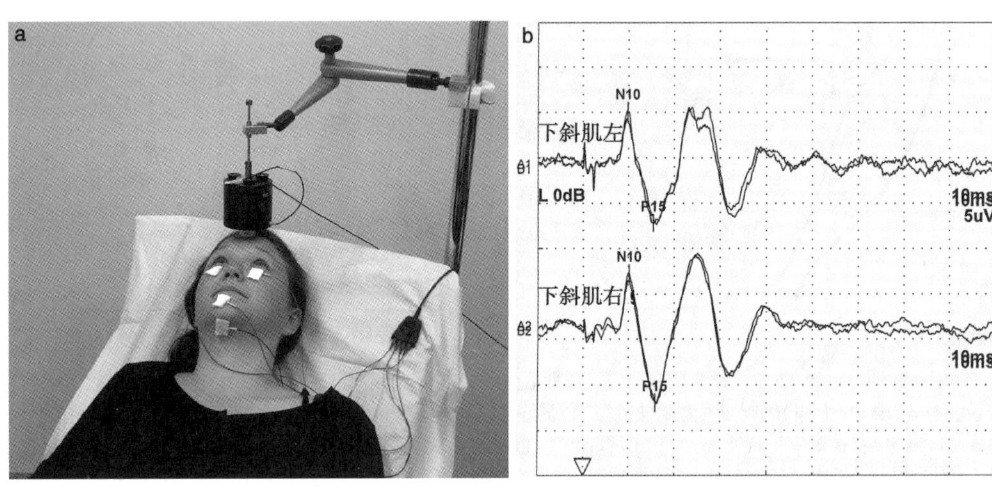

图4.5　a，b. 眼肌VEMP。a. 记录条件描述：在前额中部的发际线处（Fz）用微型振动器（骨传导振动）进行刺激。在受试者向上看30°的情况下，对下斜肌进行记录。b. 在健康受试者中，刺激后约10ms出现负（兴奋性）波（N10），约15ms后出现正（抑制性）波（P15）。评估的标准是这些波的存在及其振幅，潜伏期不那么重要

从技术上讲，oVEMP的记录比cVEMP更容易。评价oVEMP的标准为有无N10波和P15波及其波幅情况。在神经系统疾病中观察到波形潜伏期延长，例如多发性硬化累及脑干病变（Fife et al. 2017；Curthoys and Dlugaiczyk 2020）。没有波型或波幅显著不对称被认为是病理状态，尽管到目前为止还没有标准值（Strupp et al. 2020）。

使用oVEMP的主要适应证是用于诊断第三窗综合征（Strupp et al. 2020）：oVEMP的峰-峰波幅大于16.7μV（ACS，500Hz，125 dB SPL）对前半规管裂综合征的灵敏度为100%、特异度为89%（Verrecchia et al. 2019）。

cVEMP和oVEMP可用于区分上部前庭神经、非常罕见的下部前庭神经和更罕见的完全性急性单侧前庭病变/前庭神经炎。在上部前庭神经和完全的单侧前庭病变中，因为上部前庭神经支配椭圆囊，所以oVEMP通常减少或缺失（Oh et al. 2013；Curthoys et al. 2011）。另外，cVEMP主要起源于由下部前庭神经支配的球囊，在下部前庭神经和完全急性单侧前庭病/前庭神经炎中减少或缺失（Chihara et al. 2012；Curthoys 2012；Manzari et al. 2013；Murofushi et al. 1996；Oh et al. 2013）。然而，超过三分之二的急性上部前庭神经及单侧前庭病变患者的cVEMP是正常的（Oh et al. 2013；Curthoys 2012；Manzari et al. 2013）。

4.2　纯音听阈测定和声学诱发电位

耳鼻喉科医生通过纯音听阈测试听力。结合眩晕相关的主要症状，听力学测试和其他听力系统的测试（例如，声学诱发电位或耳声发射）对于梅尼埃病、前庭神经鞘瘤、Cogan综合征和其他影响前庭蜗神经和内耳的疾病的诊断显得尤为重要（框2.2）。对于梅尼埃病的诊断，推荐以下的听力标准（Lopez-Escamez et al. 2015）：与眩晕发作有关的两个相邻频率中<2 000Hz的，至少30dB的纯音听阈损伤，主要是±24h。如果患者在发作前、发作间期和发作后使用应用程

序或基于平板电脑的便携式测听设备进行自己的听力测试，则有助于梅尼埃病的诊断（Tse et al. 2019）。

声学诱发电位，过去经常被用于前庭神经鞘瘤的诊断，现在通过高分辨率对比增强 MRI 进行诊断，耳声发射在以眩晕和头晕为主要症状的患者中不那么重要。

4.3 眼球运动系统的实验室检查

■ 视频眼动记录（VOG）

视频眼动记录是一种无创、有效、可靠的记录眼球运动的方法。使用一个或两个摄像机（即单眼或双眼记录），将其集成在一个附着在头部的面罩中，眼球运动被高分辨率摄录下来（图 4.6）。

对于眼球运动的二维记录，主要对瞳孔的运动进行图像分析。这种方法可以快速、可靠地记录水平和垂直的眼球运动。通过这种方式，可以检查不同类型的眼球运动：伴或不伴固视的自发性眼球震颤、平滑追踪、凝视保持功能、扫视、视动性眼球震颤和 VOR 的注视抑制。眼球运动进行三维记录，包括眼球扭转运动，需要对虹膜的结构进行更缜密的分析或应用两个额外的巩膜标记。VOG 可以与头脉冲试验（视频头脉冲试验，图 4.1）和冷热试验合用（图 4.2）。

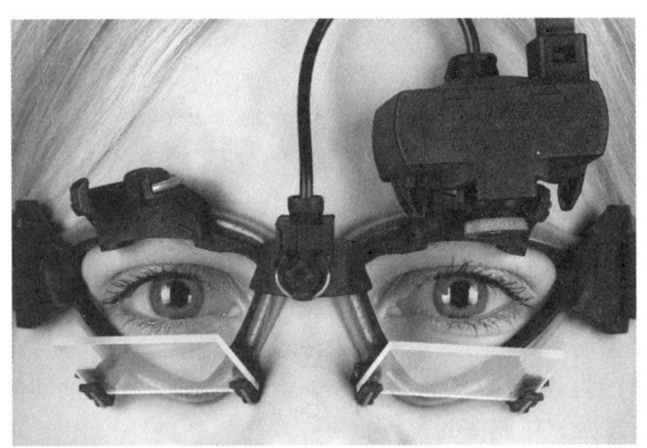

图 4.6 视频眼动记录（VOG），头上戴着面罩，内置摄像机。红外光被集成到面具中，即使在完全黑暗的情况下，也可以用摄像头记录眼球运动，这对于自发性眼球震颤的记录尤为重要。眼球运动的记录可以在网上查看，分析过程可以是自动或半自动进行的

4.4 视轴神经矫正 / 神经 - 视轴矫正测试和心理物理测试

视轴神经矫正和心理物理测试已经与局部解剖诊断越来越密切，特别是区分外周和中枢前庭或眼运动病变方面，以及在脑干和小脑的精确诊断方面。使用的方法有以下几种：

- 遮盖试验，特别是用于检测垂直偏移（倾斜偏差）（见上文）。
- 主观视觉垂直线（SVV）的心理物理测量，如图 4.7 中所示，或使用简单的桶试验（图 3.3）检测迷路或重力感受通路的急性或亚急性失衡，并区分单眼核下病变（如第三或第四对脑神经）和前庭病变（Dieterich and Brandt 1993，2019）。双目镜和单目镜观察条件下的 SVV 偏移表示前庭病变，而第三或第四对脑神经麻痹仅引起患眼偏移。
- 扫描激光检眼镜（SLO），用于定量测量在冠状面上的眼扭转，并区分单眼核下病变（例如，第三或第四对脑神经）与前庭病变（Dieterich and Brandt 1993）（图 4.8）。双眼的扭转（对称或不对称）表明前庭神经不平衡。
- 动态视力的测量（DVA），包括 VOR 阅读测试（即，在静态条件下和头部转动时的视力测定）。如果动态视力下降超过 0.2，则表明 VOR 缺陷（Vital et al. 2010）。

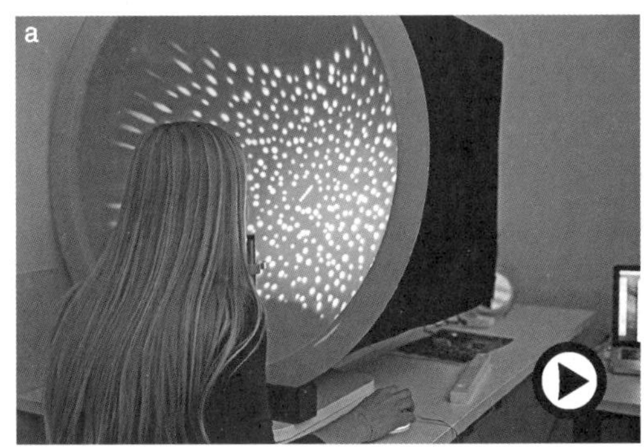

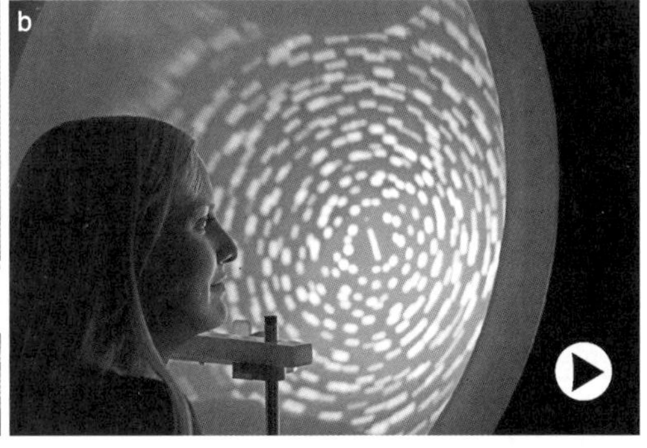

图 4.7 a，b. 主观视觉垂直线（SVV）。a. 为了确定 SVV，患者直立坐在一个半球穹顶（直径 60cm）前，向内看，穹顶的延伸超出了患者的视野范围，其结果导致患者无法通过固定的外部结构在空间上定位自己。半球形的穹顶被可以旋转的光点照亮。一个短棒（视野的 14°）被投影在受试者的眼睛水平线上。患者被要求通过一个电位器从一个随机的初始位置转动它，直到他出现一个主观认为短棒是“垂直的”的印象。短棒与目标垂直轴之间的偏差以度为单位来测量，并记录在电脑上。十次测量值的平均值等于 SVV。在这些条件下，SVV 的正常范围（平均 ±2SD）为 0°±2.5°（https：//doi.org/10.1007/000-94k）。b. 可以在静态和动态条件下进行测量。在动态条件下，这些斑点可以向右旋转，也可以向左旋转。此外，还可以用两只眼睛或每只眼睛单独进行测量。这对区分中枢和外周眼球运动障碍很有帮助（见二维码中的视频）

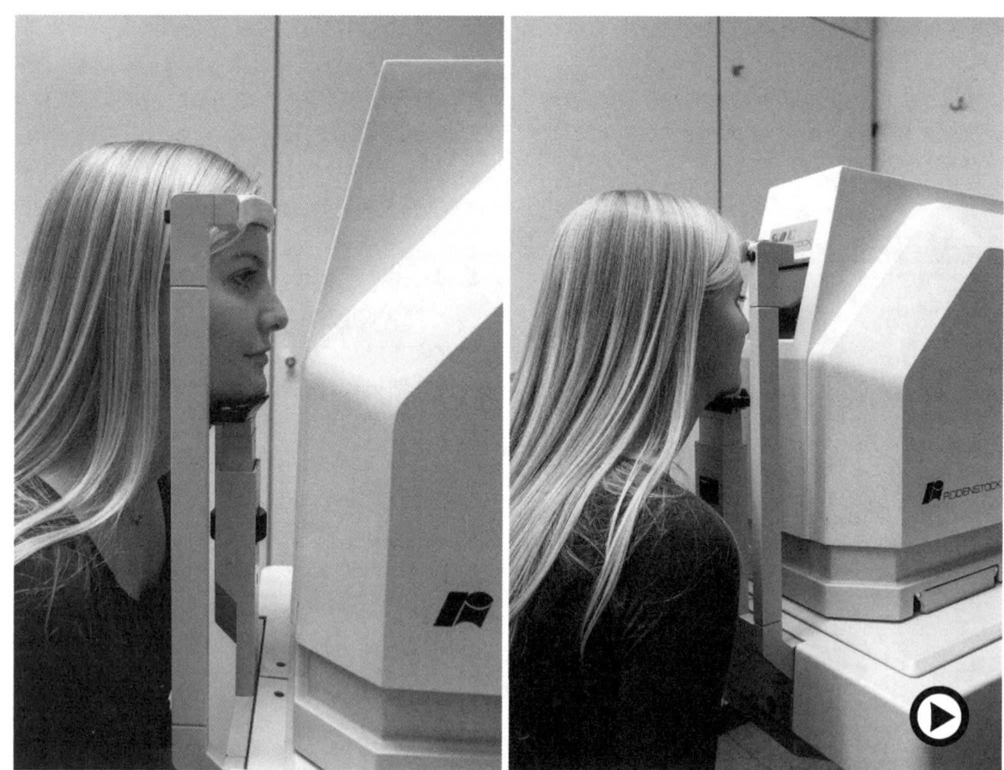

图4.8 测量眼睛在冠状面中的位置。扫描激光检眼镜(SLO)可用于拍摄眼底的照片和视频(也可以用眼底照相机进行检查)。眼球旋转(滚动)或眼扭转可以在眼底照片上以度为单位测量,即所谓的水平子午线和视盘中央子午线之间的角度。患者坐直,看着SLO,盯着一个点。有了SLO,就不需要给药。然而,如果测量是用传统的眼底照相进行的,这是必要的。健康对照组的双眼在冠状平面上表现出轻微的外旋,即右眼逆时针旋转和左眼顺时针旋转(从检查者的角度来看)。正常范围(±2SD)为-1°~11.5°。超出这个范围的值被认为是病理性的(例如,前庭周围病变的患者表现为双眼同侧扭转,即同侧眼外斜视和对侧眼内斜视)(见二维码中的视频)

4.5 姿势描记和步态分析

■ 姿势描记法

姿势描记法(图4.9)允许在不同的条件下测量身体的摇摆。例如,睁开或闭上眼睛,或同时站在坚实的地面或泡沫橡胶上。多年来,这种方法被认为灵敏度高但无特异度。现在,通过使用神经网络和上述各种条件下的摇摆模式的自动分析,在许多情况下可以确定是否存在,例如,外周前庭

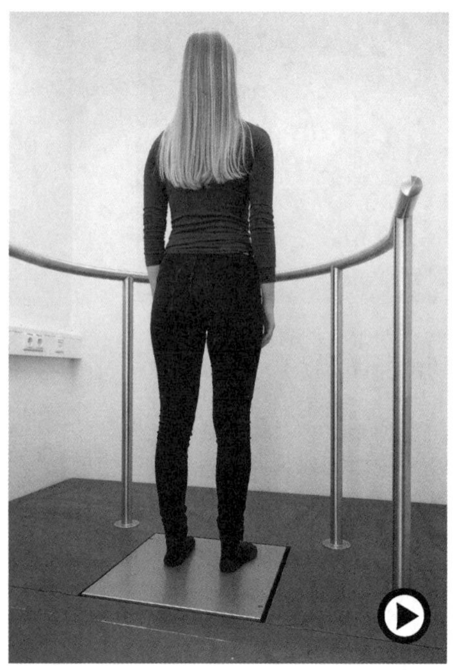

图4.9 姿势描记。姿势描记(此处为Kistler平台)允许在不同的条件下检查姿态和姿势稳定性的控制:睁眼、闭眼、Romberg和Tandem-Romberg,或站在坚实地面或符合泡沫橡胶垫平台上。要测量的参数是身体向右或向左、向前或向后、向上或向下的摇摆,随后分析所谓的摇摆路径值(SP,"摇摆路径")和频率(通过傅里叶分析)。SP被定义为在给定时间内脚部压力中心所描述的路径长度。健康的受试者也由于其固有的生理不稳定性而表现出身体摇摆。前庭功能障碍的患者摇摆路径增加,特别是在闭着眼睛时。在小脑疾病中,患者会出现典型的3Hz摇摆,而在直立性震颤中,患者会出现14~16Hz的摇摆。如今,一种基于神经元网络的自动分析可以区分感觉(即前庭觉缺陷)、功能性头晕、小脑共济失调和直立性震颤(见二维码中的视频)

缺陷、小脑综合征、直立性震颤或功能性头晕（Krafczyk et al. 2006；Ahmadi et al. 2019）。它也有助于长期研究，以评估疾病的病程（Feil et al. 2015）或检测急性前庭综合征后的继发性功能性头晕（通过腿部肌肉的共同收缩）（Brandt et al. 2012）。

■ 定量步态分析

定量的步态分析，例如图 4.10 用 GAITrite，已被证明有助于不同类型步态障碍的诊断，也有助于疗效的评估，特别是针对小脑步态障碍患者（Schniepp et al. 2011 2012）。不同的参数被测量，如步态速度、步态变异性、节律、姿势控制和可能的不对称性。定量测量是在不同条件下进行，包括三种步态速度（缓慢、自选步速和高步态速度）以及睁眼、闭眼、串联步态、有或没有分心（双重任务，例如，向后计数）。该分析是半自动的，通常允许区分以下可能的原因：感觉缺陷[前庭觉，特别是双侧前庭病变（图 4.11～图 4.14）、本体感觉、视觉]，小脑（图 4.11～图 4.14）或其他中枢和功能缺陷性（图 4.11～图 4.14）步态障碍（表 4.2 和表 4.3）。

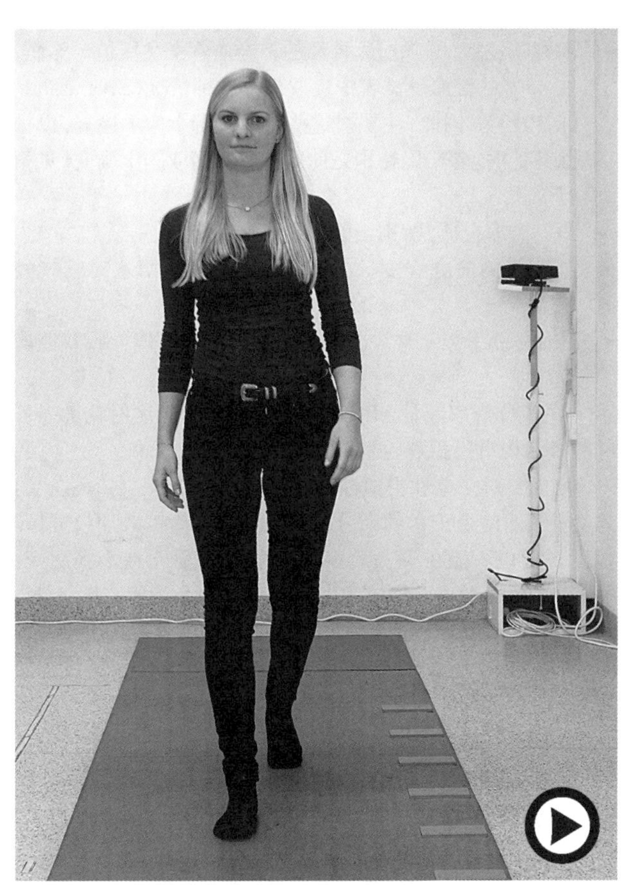

图 4.10 定量的步态分析。测量和分析不同的参数：步态速度、步态变异性、节律、不对称性（都是睁眼和闭眼）和分心的影响（见二维码中的视频）

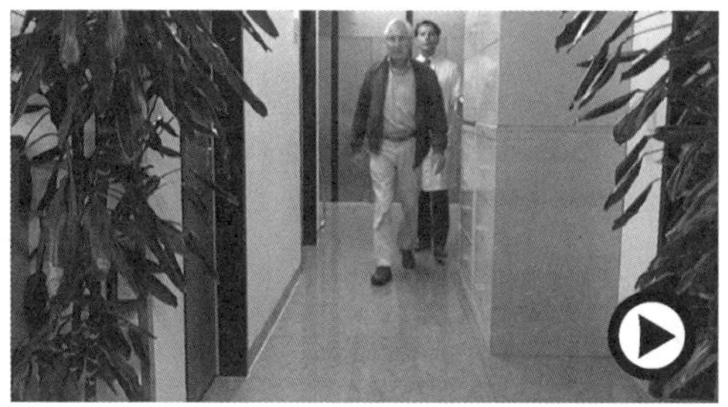

图 4.11 双侧前庭病变患者的步态（见二维码中的视频）

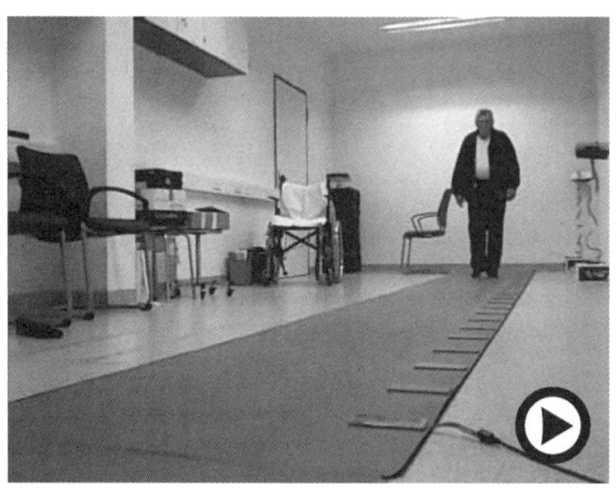

图 4.12 帕金森病合并双侧前庭病变患者的步态（见二维码中的视频）

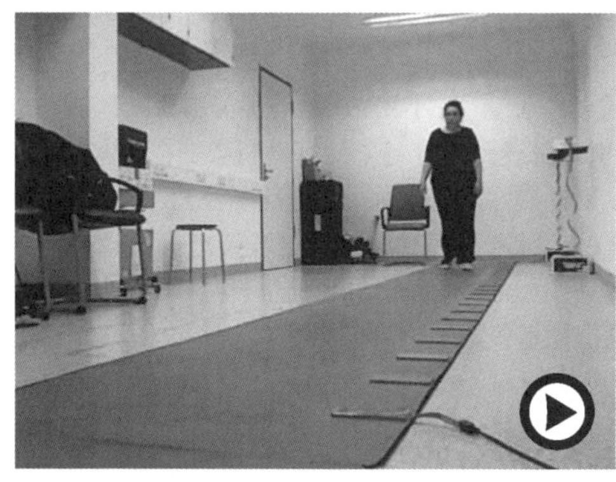

图 4.13 小脑性共济失调患者的步态（见二维码中的视频）

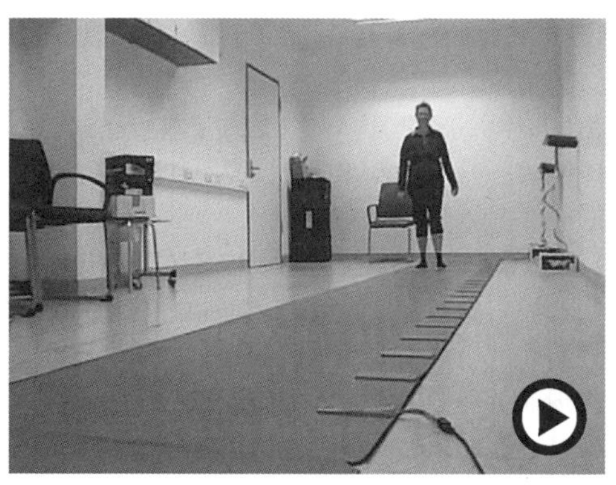

图 4.14 功能性步态障碍（患者）的步态（见二维码中的视频）

表4.2 外周性前庭疾病患者的姿势和步态控制障碍

疾病	偏离方向	病理机制
双侧前庭病变	不同的方向	前庭脊髓姿势反射失调，在黑暗和不平坦的地面上加重
急性单侧前庭病变/前庭神经炎	同侧	外半规管和前半规管失调引起的前庭张力失衡
Tumarkin 耳石危象	侧向、同侧或反向（突然跌倒）	内淋巴压力的变化导致耳石的异常刺激或抑制和突发性前庭脊髓张力障碍
Tullio 现象	向后的，反向，对角线	通过特定频率的声音刺激耳石，例如，在第三窗综合征的情况下
前庭阵发症	反向或在不同的方向	前庭蜗神经的神经血管压迫和前庭神经的兴奋（很少有抑制）

表4.3 中枢性前庭疾病患者的姿势和步态控制障碍

疾病	偏离方向	病理机制
下跳性眼震综合征	向后和向前	（矢状面的前庭张力失衡）
侧倾（Wallenberg 综合征）	同侧，对角线	中枢前庭张力失衡（冠状面和水平面）与主观视觉垂直偏斜
眼倾斜反应（OTR）	中脑病变向对侧，脑桥延髓病变向同侧，单侧小脑病变（小舌或齿状核）向同侧或对侧	冠状面 VOR 张力失衡伴后半规管或耳石通路病变
阵发性的眼倾斜反应（发作性眼倾斜反应）	中脑兴奋向同侧，脑桥延髓或前庭神经兴奋向对侧	耳石或后半规管通路的病理性兴奋（冠状面内的 VOR）
丘脑发育不全（常被忽视）	对侧或同侧	丘脑后外侧（很少为正中）病变引起的前庭张力失衡
前庭癫痫（罕见）	对侧	由前庭皮质的癫痫样放电引起的局灶性癫痫发作

4.6 辅助实验室检查

为了明确疾病的原因（鉴别诊断：缺血、出血、肿瘤、炎症、神经退行性疾病、畸形或骨折），通常需要额外的成像技术，例如：

- 脑干、桥小脑角、小脑、迷路等部分脑磁共振成像（MRI）。
- 特别是骨迷路高分辨率计算机断层扫描。

如果怀疑有局部缺血，还进行多普勒/双功能超声检查，特别是椎动脉和基底动脉，并需要进一步的心血管诊断。如果怀疑是中枢性炎症来源，还应进行腰椎穿刺和视觉、体感诱发电位检查。

4.6.1 岩骨、桥小脑角、脑干和小脑的计算机断层扫描成像和磁共振成像

一般来说，通过对岩骨的高分辨率磁共振成像（MRI）和计算机断层扫描（CT），现在可以可靠地识别以下外周和中枢性前庭疾病：

- 肿物位于桥小脑角、内耳道（如前庭神经鞘瘤，需要伴和不伴钆增强 T_1 序列和 T_2 序列）或中耳（如胆脂瘤）。
- 由岩性骨折引起的创伤后眩晕。
- “假性前庭神经炎”由脑干入口区前庭神经病变引起（如：MS 斑块或缺血性病变），其他急性中枢性前庭综合征最常见的病因是脑干或小脑的缺血。值得注意的是，在症状出现后的 48 小时内，MRI 检查通常是正常的（Saber Tehari et al. 2014）。因此，建议稍后进行 MRI 检查，以确认中枢性病变的诊断（Kim et al. 2022b）。

影像学检查对以下情况的诊断也很重要：

- 炎症性（如迷路炎、Cogan 综合征）、遗传性（如 Mondini-Alexander 发育不良）或肿瘤性（例如：脑膜癌病）内耳疾病。
- 前庭阵发症，寻找前庭神经的神经血管交叉压迫。然而，在 45% 的健康受试者中也发现了这种情况（Sivarasan et al. 2019）。因此，主要对这些患者进行影像学检查，以排除其他病理情况，特别是前庭神经鞘瘤或脑干病变（见第 11 章）。
- 第三窗综合征，特别是前半规管裂综合征（见第 12 章）。
- 急性单侧前庭病变，如带状疱疹患者伴第八对脑神经增强。
- 表面铁沉积症，通常也影响前庭神经并可能导致双侧前庭病变。

在高分辨率颞骨 MRI 中，经鼓室或静脉注射钆增强可间接显示内淋巴积液（见第 10 章）。

注意，对于急性中枢性前庭综合征的诊断：在有症状的患者中，即使是正常的高分辨率 MRI（包括扩散加权成像）显示正常也不能在第一个 48 小时内排除脑干或小脑病变：病变<10mm 的磁共振成像中 50% 通常显示为假阴性（Saber Tehrani et al. 2014，2018）。这强调了详细的患者病史以及系统性的临床神经系统、神经耳科学/耳科和神经眼科检查的重要性，这些检查优于最初 48 小时内的影像学检查。值得注意的是，在急性前庭综合征的急性期，脑 CT 被认为是首选的影像学技术，即排除出血和肿瘤，以及 CT 血管造影，以寻找椎基底系统的狭窄或血栓形成。

■ 高分辨率计算机断层扫描

现代的多层螺旋 CT 机可以对岩骨结构，特别是骨迷路、面神经管和颅底，进行超高分辨率的空间成像。螺旋操作模式下（1mm 层厚、1mm 工作台进给、140kV、111mA 和 0.75s 旋转）的检查得到 0.3mm×0.3mm×1mm 的局部空间分辨率，对每一边的数据分别进行了重建。通常，要进行

横向和冠状面重建。三维表面重建也是可能的。如果还需要对骨骼进行评估，则应进行岩骨 CT 检查，例如存在骨折、畸形（如 Mondini-Alexander 发育不良），特别是 SCDS，以及慢性病（如耳硬化症或 Cogan 综合征）中的迷路骨化，以及良性和恶性生长过程中伴随的骨改变（如胆脂瘤、胆固醇囊肿、前庭神经鞘瘤、横纹肌肉瘤、基底细胞瘤或腺癌）。

特别是对于第三窗综合征，即 SCDS，采用高分辨率薄层 CT（≤0.6mm）与上管平行和垂直的三维重建（图 12.4）（Mau et al. 2018; Ho 2019），最好是所谓的平板 CT（Tunkel et al. 2019），以避免获得虚假的病理结果。

■ 岩骨和桥小脑角的高分辨率磁共振成像

在圆极化的磁头线圈中对岩骨和桥小脑角进行 MRI 检查。该技术在非骨性结构或病变的成像方面明显优于 CT，例如，肿瘤和炎性软组织生长，特别是在岩骨中。岩骨内空间狭小而解剖结构众多，这对 MRI 技术有很高的要求。检查方案应包括以下顺序：

- 采用横向质子加权和 T_2 加权快速自旋回波序列，在 3mm 厚的切面上显示双回声，层间距离小于 0.8mm，可对脑干和小脑进行评估。
- 在静脉给予 MRI 造影剂之前和之后（如果适用），采用 2mm 层厚和约 0.55mm 的空间分辨率的横向 T_1 加权序列（例如，二维快速低角度拍摄，FLASH）。应用造影剂后，最好同时行冠状位成像。
- 高分辨率，强 T_2 加权序列（例如，稳态三维相干干涉，CISS 或三维 FIESTA，采用稳态采集的快速成像），空间分辨率约 0.5mm，层厚 0.6～0.8mm。该序列特别适用于对脑神经和充满液体的内耳结构进行成像。这是检测神经血管交叉压迫的首选方法，这种交叉压迫也见于约 45% 的健康个体（Sivarasan et al. 2019）。由于它是一个三维序列，可以在各个方向进行多个平面重建，特别是平行于每条脑神经的走行。利用最大强度投影（MIP）技术，可以在三维和任意方向上表示内耳的信号强度结构。
- 如果怀疑病理性神经血管交叉压迫，则进行另一次 MRI 血管造影的补充检查（例如 TOF，飞行时间）（Donahue et al. 2017）。如果在静脉注射造影剂之前和之后进行 TOF-MRA，有可能识别和区分与动脉和静脉的接触点。
- 如果怀疑有内淋巴积水，可在静脉给予标准剂量造影剂后 4 小时进行延迟磁共振序列检查，以改善内淋巴间隙的成像。该序列包括高分辨率重 T_2 加权磁共振脑池成像（MRC，自由水加权图像）（用于总淋巴的解剖参考）、hT2w-3D-FLAIR 扫描，TR 为 16 000ms，反演时间为 2 900ms[淋巴周围阳性图像（PPI）]，以及具有相同 TR 的淋巴内阳性图像（PEI），反演时间为 2 500ms（Naganawa et al. 2017）。通过提高对比噪声比的图像处理（Boegle et al. 2021），可以评估内淋巴间隙（低信号）相对于淋巴周围间隙（高信号）的对比，以及内淋巴间隙与总淋巴间液的关系。

（林静涵 译）

参考文献

Agrawal Y, van de Berg R, Wuyts F, Walther L, Magnusson M, Oh E, Sharpe M, Strupp M (2019) Presbyvestibulopathy: diagnostic criteria consensus document of the classification committee of the Barany Society. J Vestib Res 29(4):161–170

Ahmadi SA, Vivar G, Frei J, Nowoshilow S, Bardins S, Brandt T, Krafczyk S (2019) Towards computerized diagnosis of neurological stance disorders: data mining and machine learning of posturography and sway. J Neurol 266(Suppl 1):108–117

Bachmann K, Sipos K, Lavender V, Hunter LL (2018) Video head impulse testing in a pediatric population: normative findings. J Am Acad Audiol 29(5):417–426

Barany R (1907) Physiologie und Pathologie des Bogengangsapparates beim Menschen. Franz Deuticke, Vienna

Bartl K, Lehnen N, Kohlbecher S, Schneider E (2009) Head impulse testing using video-oculography. Ann N Y Acad Sci 1164:331–333

Boegle R, Gerb J, Kierig E, Becker-Bense S, Ertl-Wagner B, Dieterich M, Kirsch V (2021) Intravenous Delayed Gadolinium-Enhanced MR Imaging of the Endolymphatic Space: A Methodological Comparative Study. Front Neurol 12:647296

Brandt T, Strupp M, Novozhilov S, Krafczyk S (2012) Artificial neural network posturography detects the transition of vestibular neuritis to phobic postural vertigo. J Neurol 259:182–184

Bruner A, Norris TW (1971) Age-related changes in caloric nystagmus. Acta Otolaryngol Suppl 282:1–24

Chihara Y, Iwasaki S, Murofushi T, Yagi M, Inoue A, Fujimoto C, Egami N, Ushio M, Karino S, Sugasawa K, Yamasoba T (2012) Clinical characteristics of inferior vestibular neuritis. Acta Otolaryngol 132(12):1288–1294

Colebatch JG, Rosengren SM, Welgampola MS (2016) Vestibular-evoked myogenic potentials. Handb Clin Neurol 137:133–155

Curthoys IS (2012) The interpretation of clinical tests of peripheral vestibular function. Laryngoscope 122(6):1342–1352

Curthoys IS, Dlugaiczyk J (2020) Physiology, clinical evidence and diagnostic relevance of sound-induced and vibration-induced vestibular stimulation. Curr Opin Neurol 33(1):126–135

Curthoys IS, Iwasaki S, Chihara Y, Ushio M, McGarvie LA, Burgess AM (2011) The ocular vestibular-evoked myogenic potential to air-conducted sound; probable superior vestibular nerve origin. Clin Neurophysiol 122(3):611–616

Donahue JH, Ornan DA, Mukherjee S (2017) Imaging of Vascular Compression Syndromes. Radiol Clin North Am 55:123–138

Dieterich M, Brandt T (1993) Ocular torsion and perceived vertical in oculomotor, trochlear and abducens nerve palsies. Brain 116:1095–1104

Dieterich M, Brandt T (2019) Perception of Verticality and Vestibular Disorders of Balance and Falls. Front Neurol 10:172

Dlugaiczyk J, Habs M, Dieterich M (2020) Vestibular evoked myogenic potentials in vestibular migraine and Menière's disease: cVEMPs make the difference. J Neurol 267:169–180

Ertl M, Boegle R, Kirsch V, Dieterich M (2016) On the impact of examiners on latencies and amplitudes in cervical and ocular vestibular-evoked myogenic potentials evaluated over a large sample (N = 1,038). Eur Arch Otorhinolaryngol 273(2):317–323

Falls C (2019) Videonystagmography and Posturography. Adv Otorhinolaryngol 82:32–38

Feil K, Bottcher N, Guri F, Krafczyk S, Schoberl F, Zwergal A, Strupp M (2015) Long-term course of orthostatic tremor in serial posturographic measurement. Parkinsonism Relat Disord 21(8):905–910

Fife TD, Colebatch JG, Kerber KA, Brantberg K, Strupp M, Lee H, Walker MF, Ashman E, Fletcher J, Callaghan B, Gloss DS (2017) Practice guideline: cervical and ocular vestibular evoked myogenic potential testing: report of the guideline development, dissemination, and implementation Subcommittee of the American Academy of neurology. Neurology 89(22):2288–2296

Furman JM (2016) Rotational testing. Handb Clin Neurol 137:177–186

Goulson AM, McPherson JH, Shepard NT (2014) Background and introduction to whole-body rotational testing. In Jacobson GP, Shepard NT (eds) Balance function assessment and management. Plural Publishing Inc., San Diego, USA

Halmagyi GM, Chen L, MacDougall HG, Weber KP, McGarvie LA, Curthoys IS (2017) The video head impulse test. Front Neurol 8:258

Ho ML (2019) Third window lesions. Neuroimaging Clin N Am 29(1):57–92

Jongkees LB, Maas J, Philipszoon A (1962) Clinical electronystagmography: a detailed study of electronystagmography in 341 patients with vertigo. Pract Otorhinolaryngol Basel 24:65–93

Kim DH, Kim SW, Kim SH, Jung JH, Hwang SH (2022a) Usefulness of Cervical Vestibular-Evoked Myogenic Potentials for Diagnosing Patients With Superior Canal Dehiscence Syndrome: A Meta-Analysis. Otol Neurotol 43:146–152

Kim JS, Newman-Toker DE, Kerber KA, Jahn K, Bertholon P, Waterston J, Lee H, Bisdorff A, Strupp M (2022b) Vascular vertigo and dizziness: diagnostic criteria 32(3):205–22.

Krafczyk S, Tietze S, Swoboda W, Valkovic P, Brandt T (2006) Artificial neural network: a new diagnostic posturographic tool for disorders of stance. Clin Neurophysiol 117(8):1692–1698

Larrazabal AJ, Garcia Cena CE, Martinez CE (2019) Video-oculography eye tracking towards clinical applications: a review. Comput Biol Med 108:57–66

Lee SH, Yoo MH, Park JW, Kang BC, Yang CJ, Kang WS, Ahn JH, Chung JW, Park HJ (2018) Comparison of video head impulse test (vHIT) gains between two commercially available devices and by different gain analytical methods. Otol Neurotol 39(5):e297–e300

Lopez-Escamez JA, Carey J, Chung WH, Goebel JA, Magnusson M, Mandala M, Newman-Toker DE, Strupp M, Suzuki M, Trabalzini F, Bisdorff A (2015) Diagnostic criteria for Meniere's disease. J Vestib Res 25(1):1–7

MacDougall HG, Weber KP, McGarvie LA, Halmagyi GM, Curthoys IS (2009) The video head impulse test: diagnostic accuracy in peripheral vestibulopathy. Neurology 73(14):1134–1141

Machner B, Erber K, Choi JH, Trillenberg P, Sprenger A, Helmchen C (2021) Usability of the head impulse test in routine clinical practice in the emergency department to differentiate vestibular neuritis from stroke. Eur J Neurol 28:1737–1744

Maes L, Dhooge I, De VE, D'haenens W, Bockstael A, Keppler H, Philips B, Swinnen F, Vinck BM (2008) Normative data and test-retest reliability of the sinusoidal harmonic acceleration test, pseudorandom rotation test and velocity step test. J Vestib Res 18(4):197–208

Mallinson AI, Longridge NS (2004) Caloric response does not decline with age. J Vestib Res 14(5): 393–396

Manzari L, Burgess AM, MacDougall HG, Curthoys IS (2013) Vestibular function after vestibular neuritis. Int J Audiol 52(10):713–718

Matino-Soler E, Esteller-More E, Martin-Sanchez JC, Martinez-Sanchez JM, Perez-Fernandez N (2015) Normative data on angular vestibulo-ocular responses in the yaw axis measured using the video head impulse test. Otol Neurotol 36(3):466–471

Mau C, Kamal N, Badeti S, Reddy R, Ying YM, Jyung RW, Liu JK (2018) Superior semicircular canal dehiscence: diagnosis and management. J Clin Neurosci 48:58–65

McGarvie LA, MacDougall HG, Halmagyi GM, Burgess AM, Weber KP, Curthoys IS (2015) The video head impulse test (vHIT) of semicircular canal function – age-dependent normative values of VOR gain in healthy subjects. Front Neurol 6:154

Murnane O, Mabrey H, Pearson A, Byrd S, Akin F (2014) Normative data and test-retest reliability of the SYNAPSYS video head impulse test. J Am Acad Audiol 25(3):244–252

Murofushi T, Halmagyi GM, Yavor RA, Colebatch JG (1996) Absent vestibular evoked myogenic potentials in vestibular neurolabyrinthitis. An indicator of inferior vestibular nerve involvement? Arch Otolaryngol Head Neck Surg 122(8):845–848

Naganawa S, Kawai H, Taoka T, Sone M (2017) Improved HYDROPS: imaging of endolymphatic hydrops after intravenous administration of Gadolinium. Magn Reson Med Sci 16(4):357–361

Noij KS, Herrmann BS, Guinan JJ Jr, Rauch SD (2019) Toward optimizing cVEMP: 2,000-Hz tone bursts improve the detection of superior canal dehiscence. Audiol Neurootol 23(6):335–344

Oh SY, Kim JS, Yang TH, Shin BS, Jeong SK (2013) Cervical and ocular vestibular-evoked myogenic potentials in vestibular neuritis: comparison between air- and bone-conducted stimulation. J Neurol 260(8):2102–2109

Peterka RJ, Black FO, Schoenhoff MB (1990) Age-related changes in human vestibulo-ocular reflexes: sinusoidal rotation and caloric tests. J Vestib Res 1(1):49–59

Rosengren SM, Colebatch JG, Young AS, Govender S, Welgampola MS (2019) Vestibular evoked myogenic potentials in practice: methods, pitfalls and clinical applications. Clin Neurophysiol Pract 4:47–68

Rosengren SM, Welgampola MS, Taylor RL (2018) Vestibular-evoked myogenic potentials in bilateral vestibulopathy. Front Neurol 9:252

Saber Tehrani AS, Kattah JC, Kerber KA, Gold DR, Zee DS, Urrutia VC, Newman-Toker DE (2018) Diagnosing stroke in acute dizziness and vertigo: pitfalls and pearls. Stroke 49(3):788–795

Saber Tehrani AS, Kattah JC, Mantokoudis G, Pula JH, Nair D, Blitz A, Ying S, Hanley DF, Zee DS, Newman-Toker DE (2014) Small strokes causing severe vertigo: frequency of false-negative MRIs and nonlacunar mechanisms. Neurology 83(2):169–173

Schniepp R, Mohwald K, Wuehr M (2019) Clinical and automated gait analysis in patients with vestibular, cerebellar, and functional gait disorders: perspectives and limitations. J Neurol 266(Suppl 1):118–122

Schniepp R, Wuehr M, Ackl N, Danek A, Brandt T, Strupp M, Jahn K (2011) 4-aminopyridine improves gait variability in cerebellar ataxia due to CACNA 1A mutation. J Neurol 258(9):1708–1711

Schniepp R, Wuehr M, Neuhaeusser M, Kamenova M, Dimitriadis K, Klopstock T, Strupp M, Brandt T, Jahn K (2012) Locomotion speed determines gait variability in cerebellar ataxia and vestibular failure. Mov Disord 27(1):125–131

Shepard NT, Jacobson GP (2016) The caloric irrigation test. Handb Clin Neurol 137:119–131

Sivarasan N, Touska P, Murdin L, Connor S (2019) MRI findings in vestibular paroxysmia – an observational study. J Vestib Res 29(2-3):137–145

Starkov D, Strupp M, Pleshkov M, Kingma H, van de Berg R (2021) Diagnosing vestibular hypofunction: an update. J Neurol 268:377–385

Strupp M, Bisdorff A, Furman J, Hornibrook J, Jahn K, Maire R, Newman-Toker D, Magnusson M (2022) Acute unilateral vestibulopathy/vestibular neuritis:diagnostic criteria 32(5):389–406.

Strupp M, Grimberg J, Teufel J, Laurell G, Kingma H, Grill E (2020) Worldwide survey on laboratory testing of vestibular function. Neurol Clin Pract 10:(5)379–387

Strupp M, Kichler A, McGarvie L, Kremmyda O (2018) The video head impulse test: a right-left imbalance. J Neurol 265(Suppl 1):40–43

Strupp M, Kim JS, Murofushi T, Straumann D, Jen JC, Rosengren SM, Della Santina CC, Kingma H (2017) Bilateral vestibulopathy: diagnostic criteria consensus document of the classification Committee of the Barany Society. J Vestib Res 27(4):177–189

Taylor RL, Welgampola MS (2019) Otolith function testing. Adv Otorhinolaryngol 82:47–55

Tse D, Ramsay T, Lelli DA (2019) Novel use of portable audiometry to track hearing fluctuations in Meniere's disease: a pilot study. Otol Neurotol 40(2):e130–e134

Tunkel AE, Carey JP, Pearl M (2019) Flat panel computed tomography in the diagnosis of superior semicircular canal dehiscence syndrome. Otol Neurotol 40(2):213–217

van de Berg R, Rosengren S, Kingma H (2018) Laboratory examinations for the vestibular system. Curr Opin Neurol 31(1):111–116

Van Der Stappen A, Wuyts FL, Van de Heyning PH (2000) Computerized electronystagmography: normative data revisited. Acta Otolaryngol 120(6):724–730

Verrechia L, Brantberg K, Tawfique Z, Maoli D (2019) Diagnostic accuracy of ocular vestibular evoked myogenic potentials for superior canal dehiscence syndrome in a large cohort of dizzy patients. Ear Heart 40(2):287–294

Vital D, Hegemann SC, Straumann D, Bergamin O, Bockisch CJ, Angehrn D, Schmitt KU, Probst R (2010) A new dynamic visual acuity test to assess peripheral vestibular function. Arch Otolaryngol Head Neck Surg 136(7):686–691

Wall C, Black FO, Hunt AE (1984) Effects of age, sex and stimulus parameters upon vestibulo- ocular responses to sinusoidal rotation. Acta Otolaryngol Stockh 98(3-4):270–278

Ward BK, van de Berg R, Van R, V, Bisdorff A, Hullar TE, Welgampola MS, Carey JP (2021) Superior semicircular canal dehiscence syndrome: Diagnostic criteria consensus document of the committee for the classification of vestibular disorders of the Barany Society. J Vestib Res 31:131–141

Yang CJ, Lee JY, Kang BC, Lee HS, Yoo MH, Park HJ (2016) Quantitative analysis of gains and catch-up saccades of video-head-impulse testing by age in normal subjects. Clin Otolaryngol 41(5):532–538

Zingler VC, Weintz E, Jahn K, Botzel K, Wagner J, Huppert D, Mike A, Brandt T, Strupp M (2008) Saccular function less affected than canal function in bilateral vestibulopathy. J Neurol 255(9): 1332–1336

Zwergal A, Rettinger N, Frenzel C, Frisen L, Brandt T, Strupp M (2009a) A bucket of static vestibular function. Neurology 72:1689–1692

Zwergal A, Strupp M, Brandt T, Buttner-Ennever JA (2009b) Parallel ascending vestibular pathways: anatomical localization and functional specialization. Ann N Y Acad Sci 1164:51–59

第5章 一般治疗原则

目录

各种形式的眩晕和眩晕的治疗取决于潜在的疾病。治疗过程包括以下五个原则：

1. 向患者解释症状和体征、病理生理、病因和治疗方案。还包括说明可采用哪些治疗措施、假设的成功率是多少、潜在的副作用是什么，以及需要多长时间才能预期治疗效果。这对于患者的依从性、坚持性和配合度至关重要。还应告知患者会记录慢性复发疾病的日记，以量化对治疗的反应。如果必要，可以制定随访咨询时间表，以监测治疗效果和调整治疗计划，其中包括尝试其他治疗方案或多种治疗方案的组合。

此外，应告知患者许多前庭疾病预后良好，例如急性单侧前庭病变的外周前庭功能恢复、外周前庭张力失衡的中枢代偿，以及良性阵发性位置性眩晕的自发缓解。另外，患者也应被告知一些重要的信息，例如 BPPV 的复发率为 50%，以及发生继发性功能性眩晕的可能性，特别是前庭性偏头痛。

2. 物理治疗（请参考表 5.1）。

3. 药物治疗（请参考表 5.2 和表 5.3，Strupp and Zwergal 2020；Zwergal et al. 2019）。

4. 心理治疗措施。

5. 外科手术，但目前已经很少使用（请参考表 5.4）。

5.1　物理治疗

■ 前庭康复、平衡训练和步态训练

前庭康复、平衡训练和步态训练是一种特殊形式的平衡训练，在外周和中枢前庭损害的病例中使用，以改善中枢性前庭代偿。它需要对前庭、躯体感觉和眼部运动系统进行锻炼，以促进其他系统和中枢性前庭代偿替代缺失的前庭信息（Hall et al. 2022；Dunlap et al. 2019）。功能磁共振成像（fMRI）也证实了：在双侧前庭病变患者中，与年龄相匹配的健康对照组相比，视觉刺激期间激活的视觉和多感觉皮质区域更大（Dieterich et al. 2007）。

前庭康复是急性和慢性前庭损害以及中枢性前庭综合征（如脑干或小脑梗死和小脑性眩晕）最重要的适应证（Feil et al. 2019）。一些随机对照试验证实了前庭康复的疗效（Dunlap et al. 2019；Macdonnell and Hillier 2015；Hall et al. 2022）。首先在物理治疗师的指导下进行前庭、眼部运动和躯体感觉系统的特定练习，然后由患者独立完成。理想情况下，这些锻炼应该每天进行。例如，在急性单侧前庭病变中，在视觉目标固定时进行主动头部转动（Lehnen et al. 2018；Meldrum and Jahn 2019），可以增加前庭张力失衡作为前庭代偿的驱动力，改善前庭康复。在动态条件下如有必要，应与步态训练和防止跌倒治疗相结合。急性单侧前庭病变的治疗应每天至少进行 3 次，每次持续至少 20 分钟，持续约 8 周。研究表明，任天堂 Wii 是一种简单而有效的工具（Jahn et al. 2018）。如果患者患有持续性的外周性前庭病变（如双侧前庭病变），则应在余生中每天进行这种锻炼。值得注意的是，患者通常在 6 至 12 周后才会有所改善。

前庭康复的疗效取决于许多因素，例如年龄、症状持续时间和共病情况。特别是肌肉骨骼疾病、认知障碍和与额外精神疾病（如抑郁或焦虑，尤其是对跌倒的恐惧）相关的共病状况，会降低这些措施的疗效（Whitney et al. 2020）。在治疗开始之前，应评估这些共病和其他因素，并在确定治疗频率、持续时间和治疗类型时加以考虑。

■ BPPV 的复位治疗

例如，对于良性阵发性位置性眩晕（BPPV），采用正确的复位治疗（请参考表 5.1，第 8 章），在正确实施的情况下，95% 以上的病例可以在几天内恢复（Bhattacharyya et al. 2017）。

表 5.1　眩晕头晕的物理治疗策略

治疗策略	指征
前庭训练，平衡训练，步态训练	改善前庭张力不平衡的中枢性前庭代偿（如急性单侧前庭病变）
复位手法：如 Semont 法、Semont Plus 法、Epley 法、改良翻滚法、强迫体位：如摇头法、改良 Yacovino 复位法	良性阵发性后管定位眩晕，后、外半规管管结石症，嵴帽型耳石症，前半规管耳石症

5.2　药物治疗：急性眩晕、恶心和呕吐的“四 D”标准

对于前庭功能障碍的药物治疗，有两种方法和选择：第一，在起始阶段对眩晕、头晕和恶心进行非特异性的对症治疗。第二，如果可能的话，根据前庭疾病的潜在病因进行特异性的病因治疗。前庭抑制剂用于对急性眩晕和恶心的对症治疗，但会延迟中枢前庭代偿，因此应该在最多 1～3 天内限制使用，并仔细考虑药物的副作用。根据不同的疾病，可能会使用糖皮质激素、倍他司汀和钠或钾通道阻滞剂进行特定治疗，但仍需要进行更多的随机安慰剂对照试验来证明它们的疗效（Strupp and Zwergal 2020）。

“四 D”是应用药物治疗时需要考虑的关键要素，包括诊断、药物、剂量和持续时间。

- 诊断（diagnosis）：治疗方案应该基于当前的诊断标准，如巴拉尼协会目前的诊断标准。确保诊断准确性是选择合适治疗的前提条件。
- 药物（drug）：合适、有效、耐受性好？
- 剂量（dosage）：最好的剂量是多少？这需要根据效果和副作用进行调整。
- 持续时间（duration）：需要多长时间才看到效果？什么时候需要调整剂量？需要多长时间服用药物？什么时候应该开始另一次治疗？

5.2.1　急性眩晕恶心呕吐的症状治疗

在急性期，可以使用抗眩晕药物，但最多只能使用 1～3 天，因为它们会延迟中枢代偿（Soto et al. 2013；Chabbert 2016；表 5.2）。这些药物作用于不同的受体，其中最相关的是组胺受体、毒蕈碱受体、多巴胺受体、5-HT 受体和 GABA 受体，这也可以解释每一类药物类别的主要副作用。

表 5.2 抗眩晕和止吐药(最多 1～3 天,但不用于长期治疗)

药物名称	剂量	作用方式
抗组胺药物		
茶苯海明	每 4～6h 1 片(50mg)。栓剂(150mg),1～2 次 /d	组胺(H_1)拮抗剂
5-HT 拮抗剂		
奥坦西隆	片剂 4～8mg(最高 24mg/d)或 4～8mg 静脉注射	5-HT_3 拮抗剂
苯二氮䓬类药物		
地西泮	每 4～6h 1 片(5 或 10mg)或注射溶液 10mg	$GABA_A$ 激动剂
氯硝西泮	每 4～6h 1 片(0.5mg)	
抗胆碱能药物		
东莨菪碱	每 72h 经皮摄入 1.0mg	毒蕈碱拮抗剂

- **抗组胺药物**:H_1 受体拮抗剂,即所谓的第一代抗组胺药物,显然对外周和中枢前庭系统有协同作用(Soto et al. 2013; Chabbert 2016; Takumida et al. 2016)。典型例子包括:
  - 茶苯海明(联合苯海拉明,一种 H_1 受体的反向激动剂)和 8- 叶绿素茶碱(一种腺苷受体拮抗剂,用于减少嗜睡,茶苯海明的主要副作用),或者:
  - 异丙嗪(口服 25～50mg)。异丙嗪还是一种中度毒蕈碱受体(MR)拮抗剂和多巴胺 D_2 受体(D_2R)拮抗剂,如抗精神病药,因此可能导致迟发性运动障碍。
- **H_1 受体激动剂和和 H_3 受体拮抗剂**:倍他司汀是世界上最常用的眩晕治疗药物(Agus et al. 2013)。它是弱 H_1 受体激动剂和 H_3 受体拮抗剂。Cochrane 综述和荟萃分析得出结论,倍他司汀可能对急性眩晕有效(Murdin et al. 2016)。
- **5- 羟色胺受体(5-HT_3R)拮抗剂**:昂丹司琼(4～8mg 单次剂量)或格雷司琼(1～2mg 单次剂量)对急性眩晕、恶心和呕吐有效,且几乎没有副作用。
- **$GABA_A$ 受体激动剂**:苯二氮䓬类药物,如氯硝西泮(单次剂量 0.5～1.0mg)。GABA 是前庭神经元的主要抑制性神经递质,可导致嗜睡,长期使用可能导致成瘾。
- **抗胆碱能药物**:这些药物作用于外周和中枢前庭系统。使用东莨菪碱,一种非特异性的毒蕈碱受体抑制剂(最佳应用为透皮贴片,剂量为 1.0mg),它具有典型的抗胆碱能副作用,如口干或视力模糊。它可以用作止吐剂,但在治疗急性眩晕方面现在很少使用。
- **多巴胺 D_2 受体(D_2R)拮抗剂**:如甲氧氯普胺(10mg 每日 3 次)或多潘立酮(10～20mg 每日 3 次),主要作用于脑干化学受体触发区。它们也具有所谓的胃促动力效应(通过毒蕈碱受体)。主要的副作用是运动障碍,主要是局灶性肌张力障碍和静止条件下坐着不动。因此,应尽量少用这类药物。

抗组胺药、抗胆碱能药、$GABA_A$ 激动剂、D_2R 和 5-HT_3R 拮抗剂对症治疗的疗效已在许多临床试验中得到证实(Soto et al. 2013; Chabbert 2016)。然而,由于这些药物(除了倍他司汀外)大多具有镇静作用,因此很可能会延缓前庭代偿。这与动物研究是一致的:在急性单侧前庭病变的动物模型中,钾通道阻滞剂 4- 氨基吡啶显著减轻了姿势失衡,但也延迟了前庭代偿(Beck et al. 2014),这可能是通过减轻前庭张力失衡而实现的,而前庭张力失衡显然是前庭代偿的驱动力。来自两栖动物分离制剂研究证据表明,4- 氨基吡啶通过阻断电压依赖的钾电导,增加了相位前庭传入纤维的静息放电,从而可能减少单侧前庭损伤后的双侧失衡(Bagus et al. 2019)。总而言之,抗眩晕药物的使用时间不应超过症状出现后 1～3 天。药物的选择也取决于个别患者的副作用和禁忌证。

临床上,急性期常使用口服或直肠给药的方式,剂量为 50～100mg,或者采用静脉注射,每日推荐最大剂量为 400mg。此外,也可以口服昂丹司琼 4～8mg 片剂(每日推荐最大剂量为 8mg),或者静脉注射 4～8mg(每日推荐最大剂量为 32mg)。

5.2.2 改善中枢代偿,增强中枢前庭可塑性和适应性

对于急性单侧前庭疾病一种很有前途的治疗策略是使用药物来改善和加速中枢性前庭代偿。增强前庭补偿和功能恢复的药物已经在各种动物模型中得到了广泛研究。其中最重要和最成熟的化合物包括倍他司汀、*N*- 乙酰 -*L*- 亮氨酸和银杏叶提取物 EGb 761(Chabbert 2016)。然而,迄今为止,尚未进行令人信服的随机、安慰剂对照试验(RCT)。

■ 倍他司汀

每日口服高剂量的倍他司汀(50mg/kg 或 100mg/kg)可加速急性单侧前庭损伤后猫的恢复时间(Tighilet et al. 1995)。在这个猫的模型中,与单药治疗相比,低剂量倍他司汀[0.2mg/(kg·d)]和司来吉兰[1mg/(kg·d)]联合给药增加了对姿势恢复的效果(Tighilet et al. 2018)。倍他司汀被认为在外周和中枢前庭网络水平上具有多种作用模式:①作为 H_3R 拮抗剂,增加前庭系统的血流量(Bertlich et al. 2015, 2017)。②通过其作为 H_3R 逆激动剂的特性,增加中枢神经系统(尤其是前庭核)组胺的周转和释放。③通过 H_3/H_4 受体联合作用,在外周末梢器官和前庭神经传入纤维水平产生潜在的抑制影响(Lacour 2013)。也有报道称,倍他司汀对人类前庭代偿的时间进程的有益作用(Lacour 2013):在一项随机、双盲、安慰剂对照的研究中,接受前庭神经切除术治疗梅尼埃病的患者,倍他司汀减少了大部分静态姿势、眼动和知觉症状的恢复时间,以及患者对稳定的自我评估。其他动物研究表明,倍他司汀对中枢代偿的积极作用,是基于 H_1 受体的激活(Chen et al. 2019)。类似于司来吉兰的动物研究(Tighilet et al. 2018),我们可以得出结论,药物的高血浆浓度是必要的,这可以通过口服至少 96mg 每日 3 次的高剂量或可能与司来吉兰联合使用来实现。然而,到目前为止,尚未进行临床试验。

■ 乙酰亮氨酸

几项对猫和大鼠的研究表明,与对照组相比,乙酰亮氨

酸可以改善和加速单侧迷路切除后的姿势补偿，这种作用是剂量依赖性的，并由外消旋体的 *L*-异构体驱动（Gunther et al. 2015；Tighilet et al. 2015）。乙酰亮氨酸在前庭代偿过程中对小脑和丘脑网络也有影响（Gunther et al. 2015）。豚鼠前庭核神经元和前庭相关网络的体外电生理记录表明，乙酰亮氨酸可能通过平衡前庭核的中异常膜电位来发挥作用（Vibert and Vidal 2001）。一项观察性研究描述了前庭神经切除术和迷路切除术后患者姿势代偿的改善（Ferber-Viart et al. 2009）。尽管自 1957 年以来，乙酰亮氨酸一直在临床实践中用于治疗急性眩晕，但一项荟萃分析得出的结论是，没有足够的证据证明其有效性（Vanderkam et al. 2019）。

■ 银杏叶提取物

EGb 761 是银杏叶的标准提取物，含有一定剂量的黄酮类化合物和萜类内酯（银杏内酯 A、银杏内酯 B、银杏叶内酯）（Ude et al. 2013）。一些研究表明，EGb 761 可以改善大鼠、猫和豚鼠单侧前庭损伤后的静态和动态前庭症状（Lacour et al. 1991；Maclennan et al. 1996；Lindéna et al. 2019）。在大鼠中，口服 EGb 761 可以通过调节大脑前庭神经网络（前庭核、小脑、海马），引起姿势不对称和运动速度的剂量依赖性改善（Lindner et al. 2019）。实验数据表明，EGb 761 主要通过萜类内酯对神经可塑性、长期电位调节、神经棘形态和密度、神经和神经发生产生多重作用（Müller et al. 2012）。

5.2.3 特异性和病因性药物治疗

除了上述的对症抗眩晕药物外，还推荐使用其他具有更具体作用方式的药物——如果可能的话——用于病因治疗（表 5.3），以下是一些例子：

- 对于外周性前庭综合征，糖皮质激素在改善恢复急性单侧前庭病/前庭神经炎的外周前庭功能（Strupp et al. 2004b；Sjogren et al. 2019）。卡马西平、奥卡西平和拉考沙胺治疗前庭阵发性发作（Brandt et al. 2016；Bayer et al. 2018；Strupp et al. 2019）。对于梅尼埃病，倍他司汀以及鼓室内使用庆大霉素和糖皮质激素可能起到一定作用（Naples et al. 2019），但证据有限（van Esch et al. 2022）。
- 对于中枢性前庭综合征，包括小脑性头晕，4-氨基吡啶（缓释剂，10mg 每日 2 次）用于治疗上跳和下跳性眼球震颤、2 型发作性共济失调（EA 2）和小脑步态障碍（Strupp et al. 2003，2004a；Kalla et al. 2004；Glasauer et al. 2005；Muth et al. 2021；Schniepp et al. 2011，2012；Strupp et al. 2011b，2011a）。乙酰唑胺在 EA 2 中可能有效（Muth et al. 2021）。而对于某些小脑头晕患者，特别是由于神经代谢性疾病，如 C 型尼曼-皮克病或神经节苷脂贮积症 2 型（Tay-Sachs 病，Sandhoff 病），乙酰亮氨酸可能是一种选择（Bremova et al. 2015；Bremova-Ertl et al. 2020，2022；Kaya et al. 2020，2021；，Martakis et al. 2022）。

表 5.3 根据不同的作用方式对各种前庭综合征和眼球震颤进行药物治疗

作用方式	指征	药物例数和剂量
抗惊厥药	前庭阵发症（神经血管受压） 其他（中央）前庭阵发性发作：阵发性脑干或小脑发作，上斜肌萎缩症，阵发性关节功能障碍和共济失调，前庭癫痫	拉克沙安（100～400mg/d），奥卡西平（600～900mg/d），卡马西平（400～800mg/d）
	前庭性偏头痛	预防：托吡酯（50～150mg/d）
抗眩晕物质	用于急性外周或中枢性前庭病变病例的恶心和呕吐症状的中枢“体位性呕吐” 预防 BPPV 患者因复位动作引起的呕吐。预防晕动病	茶苯海明（50mg 每 4～6h），昂丹司琼（4～8mg 每 8h），安定（5～10mg，每 4～6h） 最多使用 1～3 天，但不用于长期治疗
β 受体阻滞剂	前庭性偏头痛	预防：口服美托洛尔（50～200mg/d）
倍他司汀：H_1 激动剂和 H_3 拮抗剂	梅尼埃病，急性单侧前庭病变/前庭神经炎	盐酸倍他司汀（>3×48～96mg/d）；可能与司来吉兰（5mg/d）或雷沙吉兰（1mg/d）合用（目前正在研究中，注意：禁忌证）；鼻内应用正在开发中
耳毒性抗生素	梅尼埃病	庆大霉素（10～20mg），间隔 8～12 周，鼓室内注射
氯唑沙宗	强直性眼球震颤	氯唑沙酮（1.5g/d）
糖皮质激素	急性单侧前庭病变/前庭神经炎	甲泼尼龙（100mg /d，每隔 4 天减少剂量 20mg）
	Cogan 综合征和其他自身免疫性内耳疾病	甲泼尼龙（1 000mg/d 静脉注射，根据治疗效果酌减）
钾通道阻滞剂：4-氨基吡啶	强直性眼球震颤 上跳性眼球震颤	4-氨基吡啶 SR（2×10mg/d）
钾通道阻滞剂：4-氨基吡啶	发作性共济失调 2 型	4-氨基吡啶 SR（2×10mg/d）
碳酸酐酶抑制剂：乙酰唑胺		乙酰唑胺（125～1 000mg/d）
选择性 5-羟色胺和去甲肾上腺素再摄取抑制剂	功能性头晕 前庭性偏头痛	艾司西酞普兰（早上 5～10mg/d）文拉法辛（37.5～75mg/d）
乙酰亮氨酸	某些类型的共济失调（功能性头晕、前庭性偏头痛），例如目前正在研究的 C 型尼曼-皮克病或神经节苷脂贮积症 2 型	乙酰亮氨酸（5g/d）

5.3 心理/精神和行为治疗

功能性头晕是我们眩晕门诊最常见的眩晕类型，因此其治疗特别重要。治疗主要包括心理教育和认知行为治疗的综合应用，包括通过自我暴露于诱发场景和定期锻炼来脱敏。通常需要联合药物治疗，特别是选择性血清素再摄取抑制剂（SSRI）是必不可少的。这些治疗方案也适用于继发性功能性头晕的病例（详见第7章）。

5.4 手术治疗

对于由前庭神经鞘瘤或脑干海绵状瘤引起的眩晕或头晕症状，手术或伽马刀（具体视病变位置、大小和病程而定）将是治疗的首选。否则，在极少数情况下才需要考虑手术治疗，如用于药物治疗有效但患者只有无法耐受的前庭阵发性和内耳第三窗综合征（详见第12章）。在其他形式的眩晕中，与其他治疗方法相比，手术的重要性相对较低（表5.4）。

表5.4 眩晕的外科治疗策略

“管道堵塞”“重铺”或“封顶”	内耳第三窗综合征
手术切除或伽马刀治疗	肿瘤（前庭神经鞘瘤）、脑干/小脑海绵状瘤
手术减压	颅后窝的蛛网膜囊肿
神经血管减压术	前庭阵发性（最后一种选择）
前庭植入物（正在开发中）	双侧前庭病变

（翟庆龄 潘永惠 译）

参考文献

Agus S, Benecke H, Thum C, Strupp M (2013) Clinical and demographic features of vertigo: findings from the REVERT registry. Front Neurol 4:48

Bagus IG, Gordy C, Sanchez-Gonzalez R, Strupp M, Straka H (2019) Impact of 4-aminopyridine on vestibulo-ocular reflex performance. J Neurol 266:93–100

Bayer O, Bremova T, Strupp M, Hufner K (2018) A randomized double-blind, placebo-controlled, cross-over trial (Vestparoxy) of the treatment of vestibular paroxysmia with oxcarbazepine. J Neurol 265(2):291–298

Beck R, Gunther L, Xiong G, Potschka H, Boning G, Bartenstein P, Brandt T, Jahn K, Dieterich M, Strupp M, La FC, Zwergal A (2014) The mixed blessing of treating symptoms in acute vestibular failure–evidence from a 4-aminopyridine experiment. Exp Neurol 261:638–645

Bertlich M, Ihler F, Freytag S, Weiss BG, Strupp M, Canis M (2015) Histaminergic H-Heteroreceptors as a potential mediator of Betahistine-induced increase in Cochlear blood flow. Audiol Neurootol 20(5):283–293

Bertlich M, Ihler F, Weiss BG, Freytag S, Strupp M, Jakob M, Canis M (2017) Role of capillary pericytes and precapillary arterioles in the vascular mechanism of betahistine in a guinea pig inner ear model. Life Sci 187:17–21

Bhattacharyya N, Gubbels SP, Schwartz SR, Edlow JA, El-Kashlan H, Fife T, Holmberg JM, Mahoney K, Hollingsworth DB, Roberts R, Seidman MD, Steiner RW, Do BT, Voelker CC, Waguespack RW, Corrigan MD (2017) Clinical practice guideline: benign paroxysmal positional vertigo (update). Otolaryngol Head Neck Surg 156(3_suppl):S1–S47

Brandt T, Strupp M, Dieterich M (2016) Vestibular paroxysmia: a treatable neurovascular cross-compression syndrome. J Neurol 263(Suppl 1): 90–96

Bremova T, Malinova V, Amraoui Y, Mengel E, Reinke J, Kolnikova M, Strupp M (2015) Acetyl-dl-leucine in Niemann-Pick type C: a case series. Neurology 85(16):1368–1375

Bremova-Ertl T, Platt F, Strupp M (2020) Sandhoff-disease: improvement of gait by acetyl-DL-leucine – a case report. Neuropediatrics 51:450–452

Bremova-Ertl T, Claassen J, Foltan T, Gascon-Bayarri J, Gissen P, Hahn A, Hassan A, Hennig A, Jones SA, Kolnikova M, Martakis K, Raethjen J, Ramaswami U, Sharma R, Schneider SA (2022) Efficacy and safety of N-acetyl-L-leucine in Niemann-Pick disease type C. J Neurol 269:1651–1662

Chabbert C (2016) Principles of vestibular pharmacotherapy. Handb Clin Neurol 137:207–218

Chen ZP, Zhang XY, Peng SY, Yang ZQ, Wang YB, Zhang YX, Chen X, Wang JJ, Zhu JN (2019) Histamine H1 receptor contributes to vestibular compensation. J Neurosci 39(3):420–433

Dieterich M, Bauermann T, Best C, Stoeter P, Schlindwein P (2007) Evidence for cortical visual substitution of chronic bilateral vestibular failure (an fMRI study). Brain 130(Pt 8):2108–2116

Dunlap PM, Holmberg JM, Whitney SL (2019) Vestibular rehabilitation: advances in peripheral and central vestibular disorders. Curr Opin Neurol 32(1):137–144

Feil K, Strobl R, Schindler A, Krafczyk S, Goldschagg N, Frenzel C, Glaser M, Schoberl F, Zwergal A, Strupp M (2019) What is behind cerebellar vertigo and dizziness? Cerebellum 18(3):320–332

Ferber-Viart C, Dubreuil C, Vidal PP (2009) Effects of acetyl-DL-leucine in vestibular patients: a clinical study following neurotomy and labyrinthectomy. Audiol Neurootol 14(1):17–25

Glasauer S, Kalla R, Buttner U, Strupp M, Brandt T (2005) 4-aminopyridine restores visual ocular motor function in upbeat nystagmus. J Neurol Neurosurg Psychiatry 76(3):451–453

Gunther L, Beck R, Xiong G, Potschka H, Jahn K, Bartenstein P, Brandt T, Dutia M, Dieterich M, Strupp M, La FC, Zwergal A (2015) N-acetyl-L-leucine accelerates vestibular compensation after unilateral labyrinthectomy by action in the cerebellum and thalamus. PLoS One 10(3):e0120891

Hall CD, Herdman SJ, Whitney SL, Anson ER, Carender WJ, Hoppes CW, Cass SP, Christy JB, Cohen HS, Fife TD, Furman JM, Shepard NT, Clendaniel RA, Dishman JD, Goebel JA, Meldrum D, Ryan C, Wallace RL, Woodward NJ (2022) Vestibular Rehabilitation for Peripheral Vestibular Hypofunction: An Updated Clinical Practice Guideline From the Academy of Neurologic Physical Therapy of the American Physical Therapy Association. J Neurol Phys Ther. 46(2):118–77.

Jahn K, Saul AK, Elstner M, Sapa K, Kellerer S (2018)

Vestibular rehabilitation therapy and Nintendo Wii balance board training both improve postural control in bilateral vestibulopathy. J Neurol 265(Suppl 1):70–73

Kalla R, Glasauer S, Schautzer F, Lehnen N, Buttner U, Strupp M, Brandt T (2004) 4-aminopyridine improves downbeat nystagmus, smooth pursuit, and VOR gain. Neurology 62(7):1228–1229

Kaya E, Smith DA, Smith C, Boland B, Strupp M, Platt FM (2020) Beneficial effects of acetyl-DL-leucine (ADLL) in a mouse model of Sandhoff disease. J Clin Med 9(4):1050

Kaya E, Smith DA, Smith C, Morris L, Bremova-Ertl T, Cortina-Borja M, Fineran P, Morten KJ, Poulton J, Boland B, Spencer J, Strupp M, Platt FM (2021) Acetyl-leucine slows disease progression in lysosomal storage disorders. Brain Commun 3:fcaa148

Lacour M (2013) Betahistine treatment in managing vertigo and improving vestibular compensation: clarification. J Vestib Res 23(3):139–151

Lacour M, Ez Zaher L, Raymond J (1991) Plasticity mechanisms in vestibular compensation in the cat are improved by an extract of Ginkgo biloba (EGb 761). Pharmacol Biochem Behav 40:367–379

Lehnen N, Kellerer S, Knorr AG, Schlick C, Jahn K, Schneider E, Heuberger M, Ramaioli C (2018) Head-movement-emphasized rehabilitation in bilateral vestibulopathy. Front Neurol 9:562

Lindner M, Gosewisch A, Eilles E, Branner C, Kramer A, Oos R, Wolf E, Ziegler S, Bartenstein P, Brandt T, Dieterich M, Zwergal A (2019) Ginkgo biloba extract EGb 761 improves vestibular compensation and modulates cerebral vestibular networks in the rat. Front Neurol 10:147

Maclennan K, Smith PF, Darlington CL (1996) The effects of ginkgolide B (BN52021) on guinea pig vestibular nucleus neurons in vitro: importance of controlling for effects of dimethyl sulphoxide (DMSO) vehicles. Neurosci Res 26(4):395–399

Martakis K, Claassen J, Gascon-Bayari J, Goldschagg N, Hahn A, Hassan A, Hennig A, Jones S, Kay R, Lau H, Perlman S, Sharma R, Schneider S, Bremova-Ertl T (2022) Efficacy and Safety of N-Acetyl-L-Leucine in Children and Adults With GM2 Gangliosidoses. Neurology. https://doi.org/10.1212/WNL.0000000000201660.

McDonnell MN, Hillier SL (2015) Vestibular rehabilitation for unilateral peripheral vestibular dysfunction. Cochrane Database Syst Rev (1):CD005397

Meldrum D, Jahn K (2019) Gaze stabilisation exercises in vestibular rehabilitation: review of the evidence and recent clinical advances. J Neurol 266(Suppl 1):11–18

Muller WE, Heiser J, Leuner K (2012) Effects of the standardized Ginkgo biloba extract EGb 761(R) on neuroplasticity. Int Psychogeriatr 24(Suppl 1):S21–S24

Murdin L, Hussain K, Schilder AG (2016) Betahistine for symptoms of vertigo. Cochrane Database Syst Rev (6):CD010696

Muth C, Teufel J, Schöls L, Synofzik M, Franke C, Timmann D, Mansmann U, Strupp M (2021) Fampridine and Acetazolamide in EA2 and Related Familial EA: A Prospective Randomized Placebo-Controlled Trial. Neurol Clin Pract 11:e438–e446

Naples JG, Henry L, Brant JA, Eliades SJ, Ruckenstein MJ (2019) Intratympanic therapies in Meniere disease: evaluation of outcomes and early vertigo control. Laryngoscope 129(1):216–221

Schniepp R, Wuehr M, Ackl N, Danek A, Brandt T, Strupp M, Jahn K (2011) 4-aminopyridine improves gait variability in cerebellar ataxia due to CACNA 1A mutation. J Neurol 258(9):1708–1711

Schniepp R, Wuehr M, Neuhaeusser M, Benecke AK, Adrion C, Brandt T, Strupp M, Jahn K (2012) 4-Aminopyridine and cerebellar gait: a retrospective case series. J Neurol 259:2491

Sjogren J, Magnusson M, Tjernstrom F, Karlberg M (2019) Steroids for acute vestibular neuronitis-the earlier the treatment, the better the outcome? Otol Neurotol 40(3):372–374

Soto E, Vega R, Sesena E (2013) Neuropharmacological basis of vestibular system disorder treatment. J Vestib Res 23(3):119–137

Strupp M, Teufel J, Zwergal A, Schniepp R, Khodakhah K, Feil K (2017) Aminopyridines for the treatment of neurologic disorders. Neurol Clin Pract 7:65–76

Strupp M, Elger C, Goldschagg N (2019) Treatment of vestibular paroxysmia with lacosamide. Neurol Clin Pract 9(6):539–541

Strupp M, Kalla R, Claassen J, Adrion C, Mansmann U, Klopstock T, Freilinger T, Neugebauer H, Spiegel R, Dichgans M, Lehmann-Horn F, Jurkat-Rott K, Brandt T, Jen JC, Jahn K (2011a) A randomized trial of 4-aminopyridine in EA2 and related familial episodic ataxias. Neurology 77(3):269–275

Strupp M, Kalla R, Dichgans M, Freilinger T, Glasauer S, Brandt T (2004a) Treatment of episodic ataxia type 2 with the potassium channel blocker 4-aminopyridine. Neurology 62(9):1623–1625

Strupp M, Schuler O, Krafczyk S, Jahn K, Schautzer F, Buttner U, Brandt T (2003) Treatment of downbeat nystagmus with 3,4-diaminopyridine: a placebo-controlled study. Neurology 61(2):165–170

Strupp M, Teufel J, Habs M, Feuerecker R, Muth C, van de Warrenburg BP, Klopstock T, Feil K (2013) Effects of acetyl-DL-leucine in patients with cerebellar ataxia: a case series. J Neurol 260(10): 2556–2561

Strupp M, Thurtell MJ, Shaikh AG, Brandt T, Zee DS, Leigh RJ (2011b) Pharmacotherapy of vestibular and ocular motor disorders, including nystagmus. J Neurol 258(7):1207–1222

Strupp M, Zingler VC, Arbusow V, Niklas D, Maag KP, Dieterich M, Bense S, Theil D, Jahn K, Brandt T (2004b) Methylprednisolone, valacyclovir, or the combination for vestibular neuritis. N Engl J Med 351(4):354–361

Strupp M, Zwergal A (2020) Pharmacotherapy of peripheral vestibular disorders. In: The senses. Academic Press/Elsevier, San Diego

Takumida M, Takumida H, Anniko M (2016) Localization of histamine (H1, H2, H3 and H4) receptors in mouse inner ear. Acta Otolaryngol 136(6):537–544

Tighilet B, Leonard J, Bernard-Demanze L, Lacour M (2015) Comparative analysis of pharmacological treatments with N-acetyl-dl-leucine (Tanganil) and its two isomers (N-acetyl-L-leucine and N-acetyl-D-leucine) on vestibular compensation: behavioral investigation in the cat. Eur J Pharmacol 769: 342–349

Tighilet B, Leonard J, Lacour M (1995) Betahistine dihydrochloride treatment facilitates vestibular compensation in the cat. J Vestib Res 5(1):53–66

Tighilet B, Leonard J, Watabe I, Bernard-Demanze L, Lacour M (2018) Betahistine treatment in a cat model of vestibular pathology: pharmacokinetic and pharmacodynamic approaches. Front Neurol 9:431

Ude C, Schubert-Zsilavecz M, Wurglics M (2013) Ginkgo biloba extracts: a review of the pharmacokinetics of the active ingredients. Clin Pharmacokinet 52(9):727–749

Vanderkam P, Blanchard C, Naudet F, Pouchain D, Vaillant RH, Perault-Pochat MC, Jaafari N, Boussageon R (2019) Efficacy of acetylleucine in vertigo and dizziness: a systematic review of randomised controlled trials. Eur J Clin Pharmacol 75:603

Van Esch BF, Zaag-Loonen H, Bruintjes T, Kuijpers T, van Benthem PPG (2022) Interventions for Meniere's disease: an umbrella systematic review. BMJ Evid Based Med 27:(4)235–45

Vibert N, Vidal PP (2001) In vitro effects of acetyl-DL-leucine (tanganil) on central vestibular neurons and vestibulo-ocular networks of the guinea-pig. Eur J Neurosci 13(4):735–748

Whitney SL, Sparto PJ, Furman JM (2020) Vestibular rehabilitation and factors that can affect outcome. Semin Neurol 40(1):165–172

Zwergal A, Strupp M, Brandt T (2019) Advances in pharmacotherapy of vestibular and ocular motor disorders. Exp Opin Pharmacother 20(10): 1267–1276

第6章　外周性前庭综合征

目录

6.1 介绍和分类

三种形式的外周性前庭疾病，每一种都有其典型的症状和临床体征，可以从功能、解剖学和病理生理学上进行鉴别（表6.1）：

1. 前庭神经和/或迷路功能丧失或严重受损：双侧前庭病（bilateral vestibulopathy，BVP）或持续严重的单侧外周前庭功能障碍，以姿势失衡和步态不稳为特征。

2. 急性单侧前庭病变导致急性前庭张力失衡，表现为急性外周性前庭综合征。

3. 外周前庭系统单侧阵发性刺激不足或很少受到抑制，如BPPV、梅尼埃病、前庭阵发症或以症状反复发作为特征的第三窗综合征。

外周前庭系统疾病的终生患病率约为6.5%（Hulse et al. 2019）。根据韩国的一项研究，年发病率前三名的外周前庭系统疾病最常见病因的分别为BPPV、急性单侧前庭病/前庭神经炎和梅尼埃病，这三种疾病发病率2008年每10万人中分别为51.4人、22.7人和12.4人，2020年每10万人分别为181.1人、62.9人和50.5人。每种疾病的发病率在性别（$P<0.001$）、年龄（$P<0.001$）和居住地（$P<0.001$）方面均有显著差异，女性、60岁或以上的人群和居住在大城市的人群的发病率最高（Jeong J et al. 2022）。

在第7章～第12章中，六种最常见的前庭综合征分别根据上述分类进行介绍（概述见图6.1）。

表6.1 外周前庭疾病的三种形式

疾病类型	主要症状	例子和原因
双侧前庭病或持续严重的单侧外周前庭功能障碍	姿势失衡和步态不稳： 在黑暗和不平整的地面上时增加（视觉或躯体感觉信息减少或缺乏） 振动幻视：在一些病人行走和头部活动时出现（前庭眼反射丧失） 空间记忆和导航障碍	双侧前庭病由于耳毒性物质（如氨基糖苷类） 双侧梅尼埃病 脑膜炎 伴或不伴额外小脑症症状或体征的神经退行性疾病 双侧前庭神经鞘瘤（神经纤维瘤2） 含铁血黄素沉着症
急性/亚急性单侧前庭病（迷路和/或前庭神经）伴急性前庭张力失衡	急性旋转性眩晕（持续数日或数周） 自发性眼球震颤引起的振动幻视 向特定的方向跌倒 恶心、呕吐	急性单侧前庭病/前庭神经炎、 例如，由于潜伏的单纯疱疹病毒1型感染激活 迷路炎 创伤
外周前庭系统的单侧阵发性刺激不足或很少受到抑制	发作或反复发作的旋转性眩晕或头晕，取决于病因，有或无诱因，持续时间不同，并伴有各种症状	良性阵发性位置性眩晕由于管结石或少见的嵴帽结石引起 内淋巴管膜破裂所致的梅尼埃病 神经血管的压迫所致的前庭振发症 第三窗综合征 由于压力或声音的变化造成的SCDS（前骨半规管裂综合征）

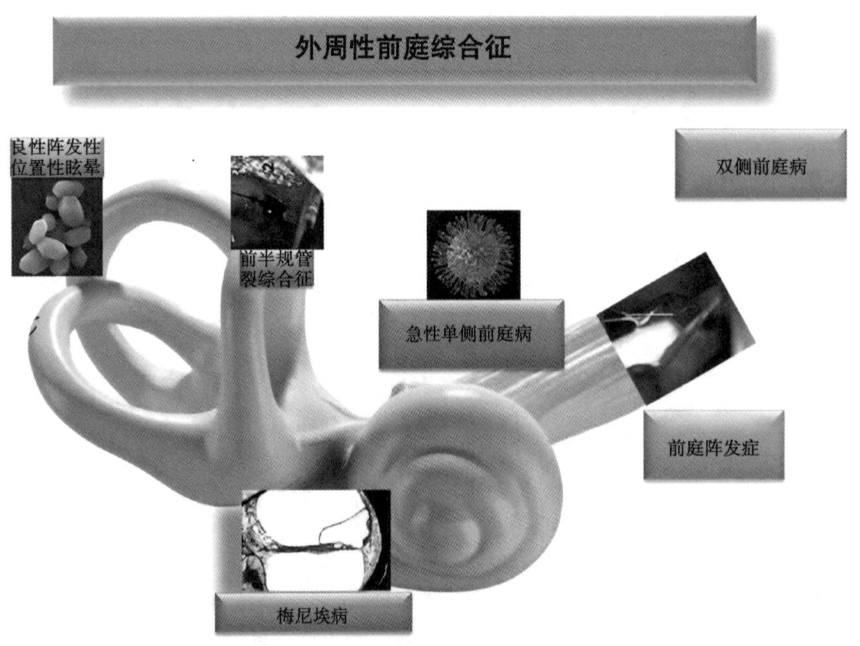

图6.1 六种最常见的外周性前庭综合征的解剖学、病理生理学和病因学

（赵婷婷 译）

参考文献

Hulse R, Biesdorf A, Hormann K, Stuck B, Erhart M, Hulse M, Wenzel A (2019) Peripheral vestibular disorders: an epidemiologic survey in 70 million individuals. Otol Neurotol 40(1):88–95

Jeong J, Youk TM, Choi HS (2022) Incidence of peripheral vestibular disorders based on population data of South Korea. J Vestib Res. https://doi.org/10.3233/VES-220085

第 7 章　双侧前庭病

目录

双侧前庭病（bilateral vestibulopathy，BVP）的主要症状是不稳、姿势失衡和步态障碍，在一些患者中，还会出现运动诱发的振动幻视。通常情况下，这些症状在黑暗和不平整的地面上加重，而患者在静止状态下坐着或躺着时无症状。根据巴拉尼协会分类委员会（Strupp et al. 2017），目前 BVP 和可能 BVP 的诊断标准如下（框 7.1）：

框 7.1　根据巴拉尼协会分类委员会（Strupp et al.2017）双侧和可能的双侧前庭病诊断标准（Strupp et al.2017）

双侧前庭病

1. 伴有以下症状的慢性前庭综合征：
   （a）行走或站立时不稳，加上 2 项或 3 项中的至少一项
   （b）行走或头部 / 身体快速运动过程中运动引起的视力模糊或振动幻视
   （c）在黑暗和 / 或不平整的地面上不稳定状况加重
2. 静止状态下坐或躺下时均无症状
3. 双侧角 VOR 功能减少或缺失，记录如下：
   - 双侧病理水平角 VOR 增益 <0.6，通过视频 HIT 或巩膜线圈技术测量
   - 冷热反应降低（双热峰值之和每侧峰值 SPV $<6°/s$）和 / 或
   - 旋转椅试验（0.1Hz，$V_{max}=50°/s$）正弦刺激下水平角 VOR 增益减小 $\leqslant 0.1$，相位引线 $\geqslant 15°$（时间常数 $\leqslant 6s$）
4. 不能更好地由其他疾病来解释

可能的双侧前庭病

1. 伴有以下症状的慢性前庭综合征：
   （a）行走或站立时不稳，加上 2 项或 3 项中的至少一项
   （b）行走或头部 / 身体快速运动过程中运动引起的视力模糊或振动幻视
   （c）在黑暗和 / 或不平整的地面上不稳加重
2. 静止状态下坐或躺下时均无症状
3. 双侧病理性床头水平头脉冲试验
4. 不能更好地由其他疾病来解释

"双侧前庭病变"的诊断需要通过视频 HIT 和 / 或冷热试验对前庭功能进行定量测试，因为床旁头脉冲试验的灵敏度和特异度较低（Yip et al. 2016）。只有通过床旁测试才能诊断出"可能的 BVP"。

7.1　流行病学

BVP 是老年人姿势不平衡最常见的原因，需要精确的诊断。据报道美国人群的患病率为 28/10 万（Ward et al. 2013）；然而，由于使用的搜索标准，这些数据可能并不可靠（Neuhauser 2016）。相对频率为 4%～7%（Rinne et al. 1998；Zingler et al. 2007；Kim et al. 2011）（表 1.1）。在我们的临床经验中，BVP 仍然经常未被诊断或诊断得太晚。

7.2　诊断

诊断基于患者病史（主要症状：慢性姿势失衡和步态不稳，在静止状态下坐或躺着时无症状），结合临床和实验室检查，后者表明基于视频 HIT，冷热试验和 / 或很少使用旋转椅试验进行检查出现的双侧前庭眼反射缺陷（Fujimoto et al. 2019；Starkov et al. 2020b）。

7.2.1　病史

BVP 典型症状（图 7.1）为：

- 姿势失衡、头晕以及步态和姿势受损（在黑暗和 / 或地面不平整时加重）。因此，患者在黑暗和不平整的地面上摔倒的风险更高（Fujimoto et al. 2013；Dobbels et al. 2020；Herssens et al. 2020）。
- 通常，在静止状态下坐着或躺着时均无症状。
- 行走或头部快速运动时出现视力模糊（振动幻视）；然而，据报告只有 40%～70% 的患者出现视力模糊（Lucieer et al. 2018；Zingler et al. 2007），并且往往只有当患者被明确询问时才被发现。在严重情况下，振动幻视甚至可能是与脉搏同步或由咀嚼诱发的。
- 特别是在发病初期，持续数分钟至数天的旋转性或非旋转性眩晕反复发作，被报告出现在 33%～67% 的患者中（Lucieer et al. 2018）。病理生理学上，这些是单侧退化的时期，导致短暂的前庭张力失衡：这在所谓的继发性 BVP 病例中发现（Zingler et al. 2007）。
- 空间导航和记忆障碍，以及空间学习障碍（Brandt et al. 2005；Kremmyda et al. 2016），还会降低工作记忆和视觉注意力（Popp et al. 2017）。这些高级（认知）前庭功能障碍的症状（见第 3 章）通常不被患者注意到或自发报告，因此需要进行特定的检查。

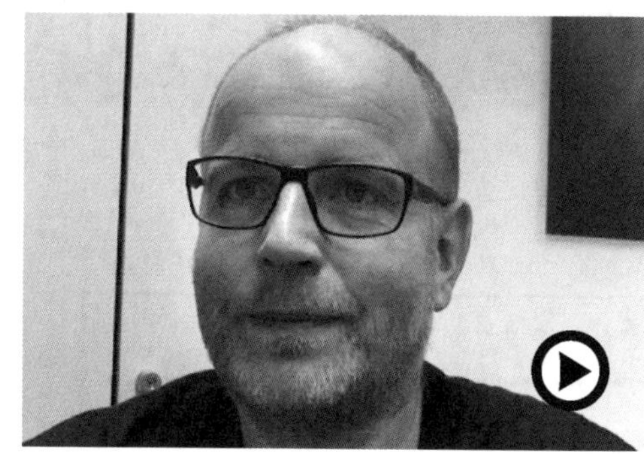

图 7.1　双侧前庭病：患者病史（见二维码中的视频）

7.2.2　床旁检查

以下三项检测对于患者的床旁检测很重要（Petersen et al. 2013）：

- "床旁头脉冲试验"（bHIT）（Halmagyi and Curthoys

1988）；这里要寻找双侧反射扫视（图 7.2）。由于 bHIT 诊断 BVP 的灵敏度仅为 65%（Yip et al. 2016），因此使用该检查只能诊断可能的 BVP。

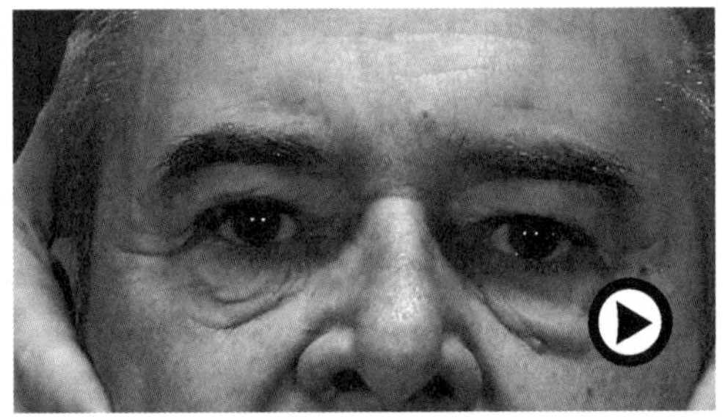

图 7.2 双侧病理性头脉冲试验（见二维码中的视频）

- 动态视敏度（DVA）：如果 DVA 下降超过 0.2，则表明存在有角 VOR 缺陷（Vital et al. 2010）。
- 四种情况下 Romberg 试验和步态检查：由于前庭脊髓反射的缺陷，闭眼后通常会出现身体摆动增加（图 7.3）。站在泡沫上进行检查显然更加敏感（Sprenger et al. 2017）。然而，Romberg 试验并不具体，因为有躯体感觉缺陷的患者也有类似的发现。闭眼行走时可发现前庭功能不对称：步态向患侧偏移（图 7.4）。

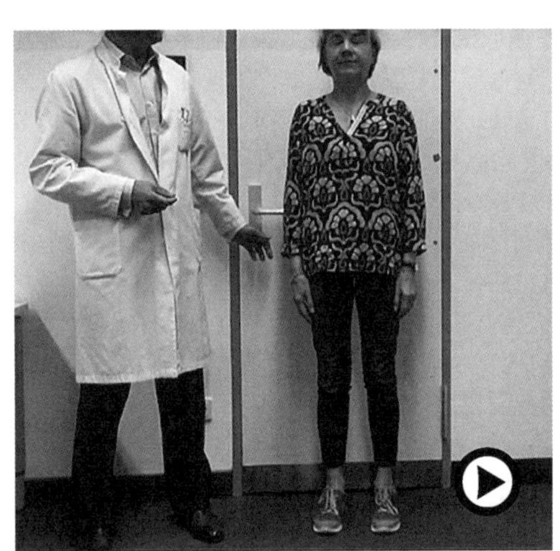

图 7.3 双侧前庭病的病理性 Romberg 试验（见二维码中的视频）

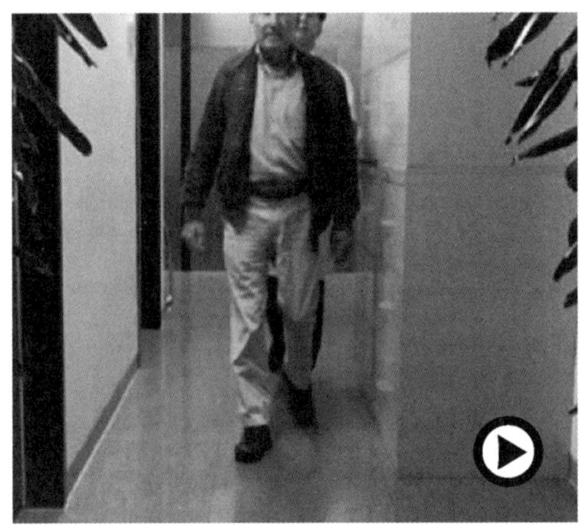

图 7.4 双侧前庭病的病理性步态（见二维码中的视频）

7.2.3 实验室检查

根据上述标准，BVP 的精确诊断需要（Strupp et al. 2017）定量证明双侧 VOR 功能显著降低（Fujimoto et al. 2019；Starkov et al. 2020b）。这可以通过以下方式进行测量：

- 高频范围的视频 HIT（Halmagyi et al. 2017）；然而，目前使用的三种主要系统之间存在明显差异，诊断时应考虑这些差异（van Dooren et al. 2020）。
- 低频范围（约 0.003Hz）内进行冷热灌注 VOR 测试。这种技术与视频 HIT 和旋转椅试验相比的优点是每个迷路都可以单独检查。
- 中频率范围（0.1Hz）行旋转椅试验（很少需要）。

诊断 BVP，需要以下依据（Strupp et al. 2017 年）：

- 在头部角速度为（150°～300°）/s 刺激期间 VOR 增益 <0.6（图 7.5，彩图见文末彩插）；对于老年性前庭病变的诊断（Agrawal et al. 2019），VOR 增益需要在 0.6 至 0.8 之间；见鉴别诊断和/或
- 双侧减少或没有冷热反应（图 7.6）：双热最大反应之和。两侧峰值 SPV <6°/s；尤其是双侧梅尼埃病患者，冷热灌注反应很重要，因为他们经常有假性正常的视频 HIT 和/或
- 旋转椅试验（0.1Hz，V_{max}=50°/s）正弦刺激下水平角 VOR 增益减少≤0.1，相位超前≥15°（时间恒定≤6s）（Goulson et al. 2014）。

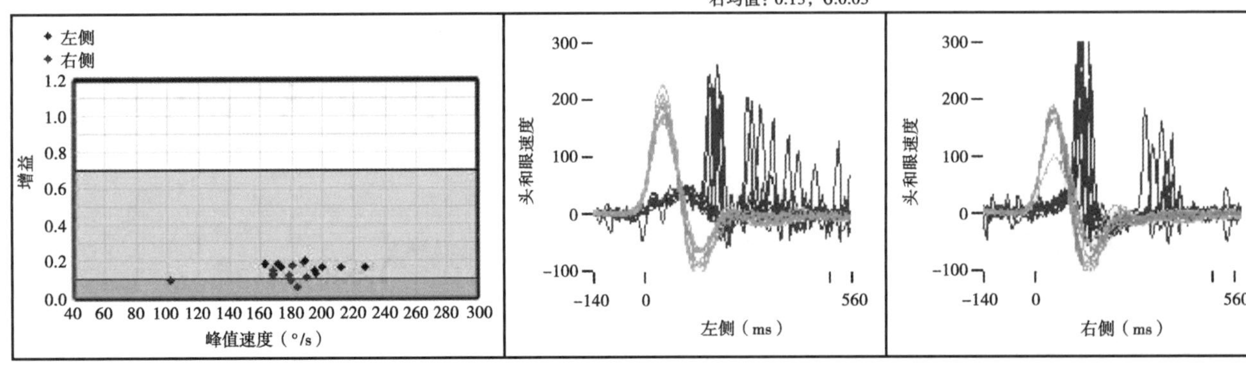

图 7.5 视频头脉冲试验。双侧 VOR 增益显著降低（左：0.17；右：0.13；正常>0.8）表明双侧前庭病变伴高频范围 VOR 缺损

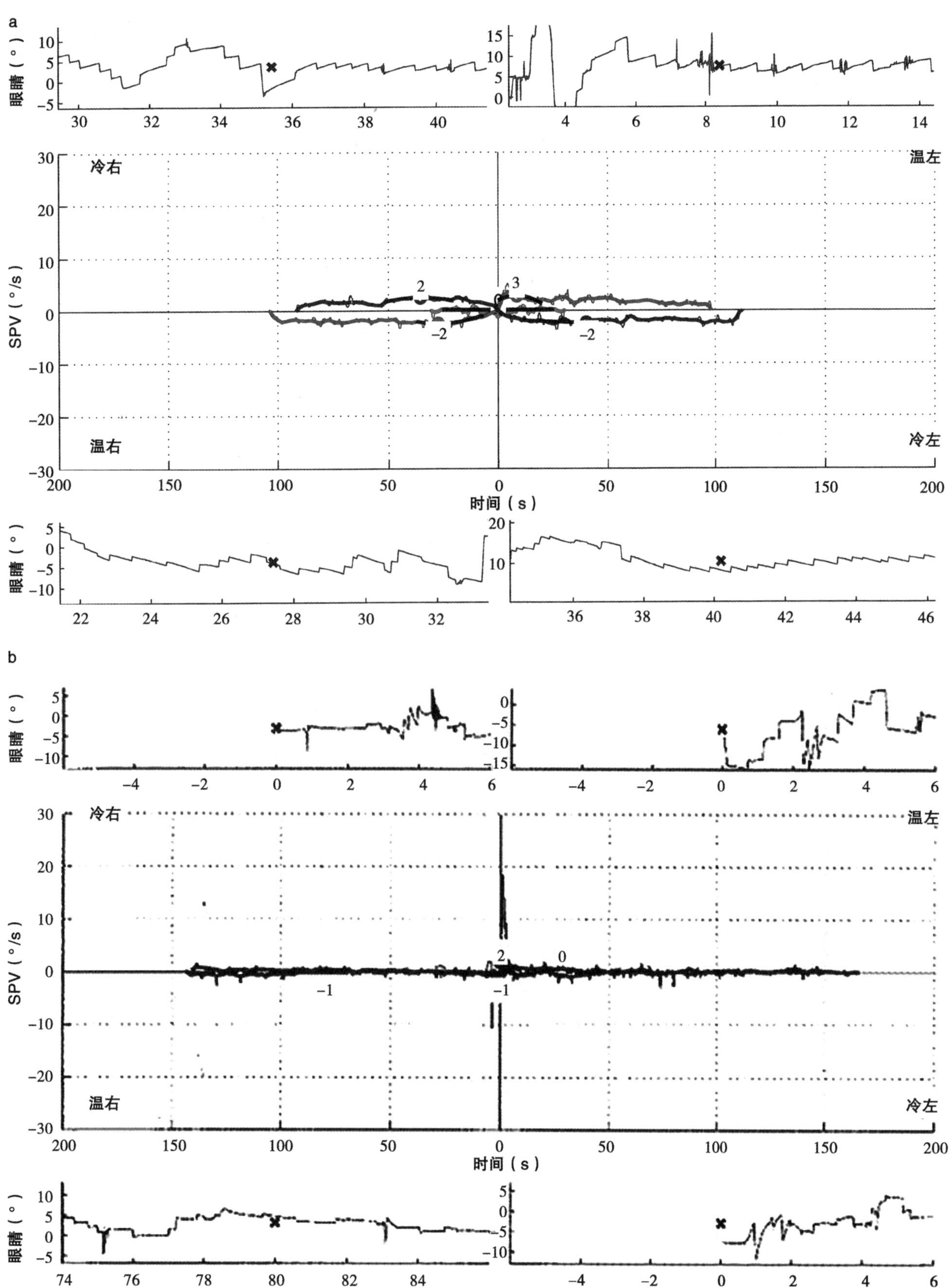

图 7.6　a，b. 对 2 例双侧前庭病患者进行温水和冷水冷热试验。a. 双侧减少的冷热反应（最大的总和）每侧的峰值慢相速度＜6°/s。b. 双侧无冷热反应。2 例患者在低频范围内均有 VOR 缺陷

由于在BVP中，外半规管功能几乎总是减少的（Tarnutzer et al. 2016，2018），因此在绝大多数情况下测试该管的功能就足够了。

7.2.4 辅助实验室检查

7.2.4.1 颈部和眼部前庭诱发肌源性电位（c/oVEMP）

在BVP中，c/oVEMP通常是正常的由于我们尚不清楚的原因（Rosengren et al. 2018）。一些系列病例表明，VEMP的振幅可以降低（Fujimoto et al. 2009；Agrawal et al. 2013，Brantberg and Lofqvist 2007；Zingler et al. 2008a）。椭圆囊功能的损伤与外半规管的损伤相关（Agrawal et al. 2013），这是由于解剖学原因可以预料的。此外，还有非常罕见的双侧椎管功能正常的肩关节病变亚群（Fujimoto et al. 2009）。此外，60岁以上受试者的VEMP振幅具有很高的可变性（Colebatch et al. 2016），而且我们还没有VEMP良好的正常范围值（Strupp et al. 2020），这进一步限制了c/oVEMP在BVP诊断中的使用。总而言之，VEMP只能属于补充检查，因此尚未纳入诊断标准。

7.2.5 影像学检查

所有BVP患者均应进行增强MRI检查，特别是寻找双侧前庭神经鞘瘤（图7.7）或表面铁沉积症（图7.8）。在对42例BVP患者给予造影剂4小时后对3D-FLAIR序列进行的回顾性分析中，59.6%的患者发现内淋巴间隙形态异常或血脑屏障受损（Eliezer et al. 2020）。

创伤后BVP患者需要CCT，特别是寻找颞骨骨折。CCT对BVP患儿先天性内耳异常的诊断也有帮助（见第16章）。

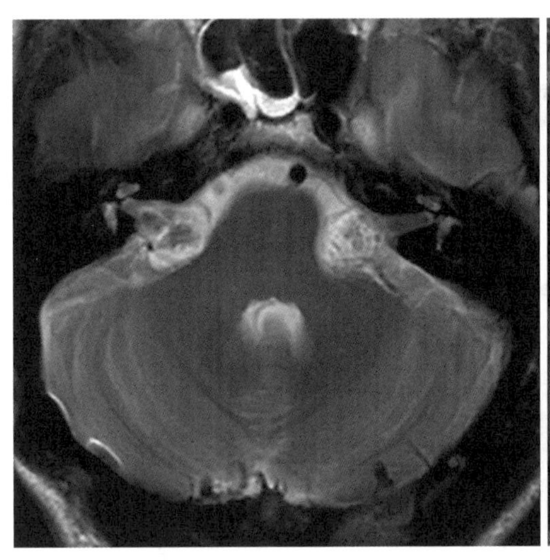
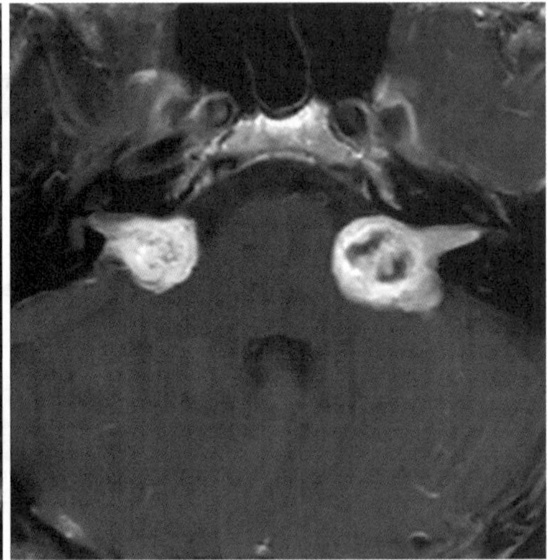

图7.7 右侧显著增强的双侧前庭神经鞘瘤

7

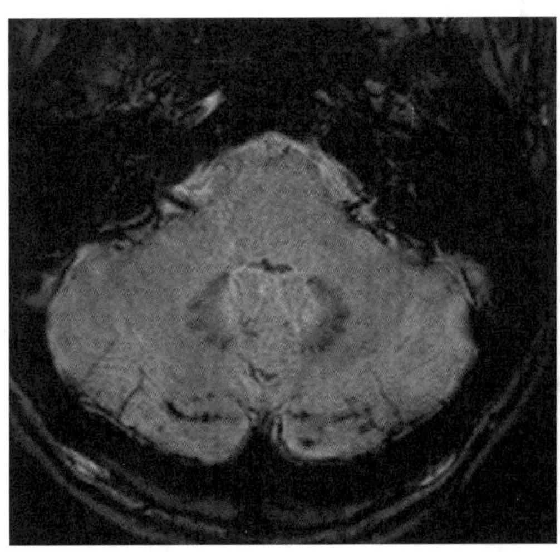
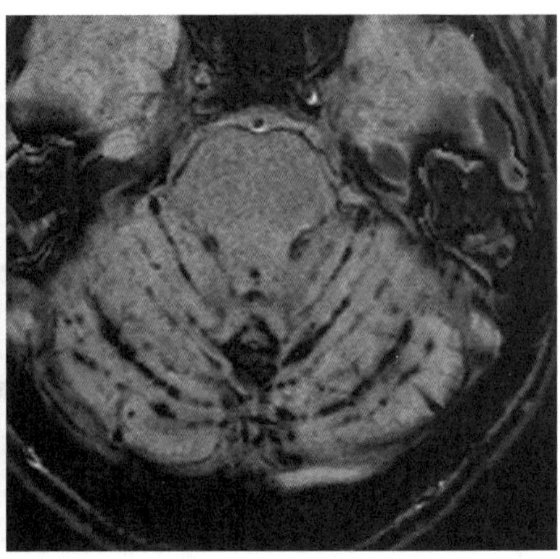

图7.8 大脑MRI显示第八脑神经周围（左）和小脑表面（右）的浅表性铁沉着（黑色层）。在这些病例中，BVP通常与小脑性共济失调有关

7.3　实验室检查总结及临床相关要点

为了准确诊断 BVP，定量检测前庭功能是必要的，目前最初使用视频 HIT。如果视频 HIT 中的 VOR 增益小于 0.6，则可以结合适当的病史进行 BVP 的诊断。如果 VOR 双侧增益大于 0.6，则需要进行冷热试验。最后，在所有 BVP 患者中，至少应进行一次增强 MRI 检查，特别是寻找双侧前庭神经鞘瘤。

7.4　病理生理

BVP 的主要症状可以通过前庭眼反射和前庭脊髓反射的缺陷来解释：

- **姿势和步态不稳**，在黑暗和不平整的地面上增加：由于姿势的感觉运动控制冗余，视觉系统基本上可以替代光线下任何有缺陷的姿势控制调节。躯体感觉系统也有助于维持平衡，最重要的是通过肌梭传入以及关节和皮肤的机械感受器。如果视觉系统（在黑暗中或由于视觉障碍）的作用减少，步态不平衡就会增加，直到患者出现跌倒的倾向。如果患者在黑暗中行走在不平或有弹性的地面上，这种情况会进一步加剧。因此，多感觉神经病变减少了躯体感觉对姿势控制的辅助，从而加重了 BVP 的症状。一项研究表明通过定量步态分析，确定了 BVP 患者跌倒的两个重要预测因素：共存的多神经病变（OR：3.6）和步态变异性增加，特别是行走速度慢（OR：1.3）（Schniepp et al. 2017）。通过姿势描记术评估 BVP 患者本体感觉、视觉、前庭和认知因素对姿势的影响（Sprenger et al. 2017）。功能受损的最佳预测指标是站在泡沫上。这强调了本体感觉输入的重要性，它与上述关于跌倒风险的研究有关。
- **振动幻视和视力模糊**（图 7.9）：在头部快速运动时，受损的 VOR 无法维持注视中心凹的目标，因此，视网膜上的图像会出现不自主的运动，这是一种错觉运动，会降低视力。这种症状仅在 40%～70% 的 BVP 患者中发现（Lucieer et al. 2018；Zingler et al. 2007）；通常只有在被明确询问时，患者才会提及。相反，当头部运动缓慢时，平滑的追踪系统能够在空间中充分稳定凝视，不会出现虚幻的运动或模糊。

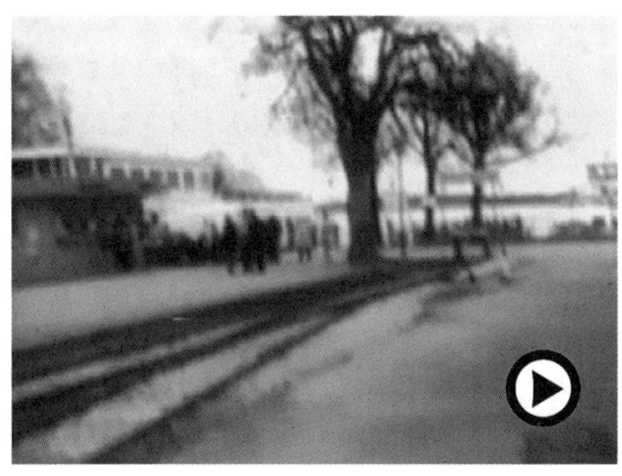

图 7.9　双侧前庭病行走诱发的振动幻视（见二维码中的视频）

- **空间记忆、导航和其他认知功能的缺陷以及形态学变化**：完好的前庭功能对于空间定向、空间记忆和导航很重要（Smith 1997）。BVP 患者存在明显的空间定位、导航和记忆缺陷（Brandt et al. 2005）；海马体也有明显的萎缩（Brandt et al. 2005）。即使患有部分双侧 BVP 的患者也存在空间学习功能障碍，以及海马灰质（Gottlich et al. 2016）和后海马旁回（Kremmyda et al. 2016）萎缩。相比之下，在单侧前庭病患者中，这种损害不太明显。单侧前庭功能障碍患者的空间记忆和海马萎缩有相反的结果：一些患者未发现任何变化（Hufner et al. 2007），而其他患者则表现出视觉空间记忆受损（Popp et al. 2017），以及慢性认知障碍患者在两年半后出现后海马旁回萎缩（zu Eulenburg P et al. 2010）。甚至有报道称，前庭神经炎后 3 个月出现双侧海马体积增大（Hong et al. 2014）。

7.5　病因

尽管进行了广泛的诊断，仍有 30%～50%BVP 的病因（表 7.1）不明确（Lucieer et al. 2016；Zingler et al. 2007）。这些患者可能患有神经退行性疾病（见下文）或从老年性前庭病变转变为 BVP。关于 BVP 的病因，已经发表了两个大型病例系列。例如，在一项 255 例患者的回顾性研究中，发现了五个常见原因（Zingler et al. 2007 年）：耳毒性氨基糖苷类（13%）、双侧梅尼埃病（7%）、脑膜炎（5%）、与小脑疾病相关（4%，见下文）和系统性自身免疫性疾病（3%）。

表 7.1　导致双侧前庭病的病因和潜在疾病

相对常见	根本原因
特发性（>30%～50%）	
耳毒性	庆大霉素等抗生素
	抗癌化疗
	袢利尿剂 胺碘酮
	阿司匹林
双侧梅尼埃病	内淋巴积水
脑膜炎或迷路炎	例如，链球菌、脑膜炎奈瑟菌、结核分枝杆菌
合并小脑疾病	小脑性共济失调和/或小脑性眼球运动障碍，尤其是下跳性眼球震颤（频繁） CANVAS（小脑性共济失调伴神经病变和前庭反射综合征） 脊髓小脑性共济失调 多系统萎缩
肿瘤	神经纤维瘤病Ⅱ型（双侧前庭神经鞘瘤）
	淋巴瘤
	脑膜癌
	颅底浸润
自身免疫性疾病	Cogan 综合征
	神经结节病
	白塞病

续表

相对常见	根本原因
	脑血管炎
	系统性红斑狼疮
	多软骨炎
	类风湿性关节炎
	结节性动脉炎
	韦格纳肉芽肿病/ANCA相关小血管相关性血管炎等
	巨细胞动脉炎/大血管炎
	抗磷脂综合征
	遗传性感觉和自主神经病变
维生素缺乏	B_1、B_6、B_{12}缺乏
双侧继发的前庭神经炎	单纯疱疹病毒1型，水痘带状疱疹
其他原因	
先天畸形	Usher综合征（亚瑟综合征）和其他罕见的遗传性疾病
其他原因	
	双侧迷路震荡
	双侧岩骨骨折
	佩吉特病
	巨球蛋白血症
	椎基底动脉延长扩张症
	表面铁沉积症

BVP患者经常伴有小脑综合征和/或下跳性眼球震颤综合征，反之亦然（Migliaccio et al. 2004；Zingler et al. 2007；Wagner et al. 2008）。在这些病例中，我们假设是一种联合的神经退行性疾病其影响外周和中枢前庭和小脑系统。一种变异型是与共济失调及颅神经和周围神经的神经节病变相关的"小脑共济失调伴神经病变和前庭反射综合征"（CANVAS）（图7.10～图7.12）（Szmulewicz et al. 2011；Kirchner et al. 2011；Pothier et al. 2011；Yacovino et al. 2019）。在大多数情况下，这是由某些突变（常染色体隐性纯合子五聚体重复疾病）引起的（Cortese et al. 2019；Rafehi et al. 2019），这些突变也与迟发性共济失调相关，且无特异性。

其他罕见的病因包括双侧前庭神经鞘瘤（图7.7，神经纤维瘤病Ⅱ型）、表面铁沉积症（图7.8）和自身免疫性内耳疾病，如Cogan综合征（图7.13）（Durtette et al. 2017）。后者的特征是合并急性/亚急性起病的旋转性眩晕/非旋转性眩晕、听力下降、耳鸣和眼痛伴眼红。如果Cogan综合征不立即治疗，它经常会导致BVP和双侧听力损失。在Cogan综合征患者中，MRI通常显示出血和迷路和/或耳蜗内膜对比增强。

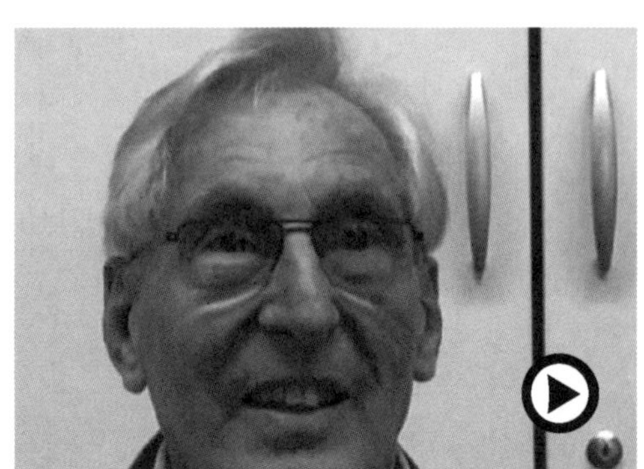

图7.10　小脑共济失调伴神经病变和前庭反射综合征（CANVAS）病史（见二维码中的视频）

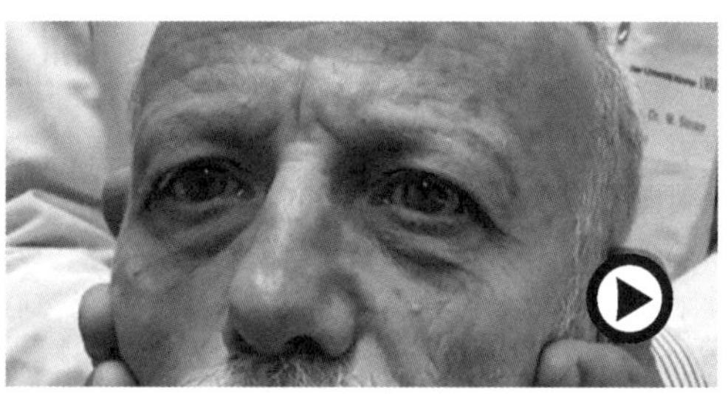

图7.11　小脑共济失调伴神经病变和前庭反射症的双侧病理性头脉冲试验（CANVAS）（见二维码中的视频）

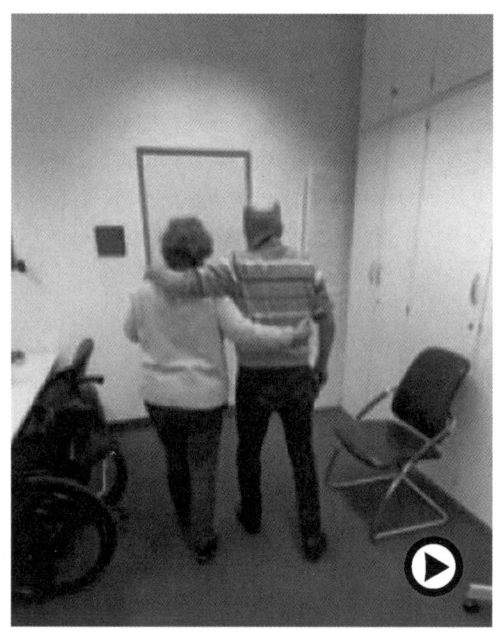

图7.12　小脑共济失调伴神经病变和前庭反射障碍（CANVAS）的行走障碍（见二维码中的视频）

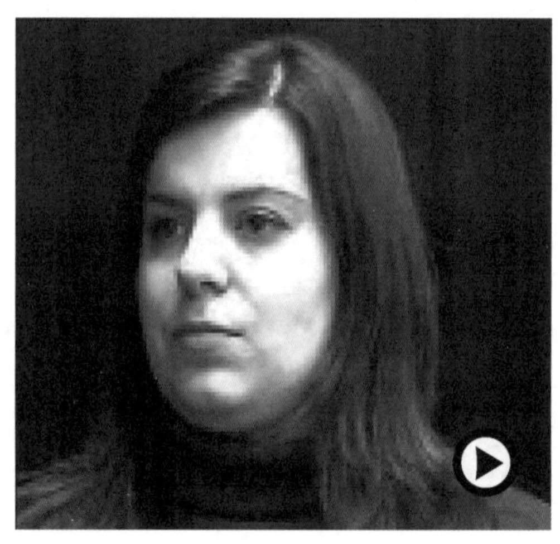

图7.13　Cogan综合征：患者病史（见二维码中的视频）

最后，在一个病例系列中，抗心律失常药物胺碘酮被确定为耳毒性物质：126 例 BVP 患者中有 15 例（12%）使用过该药物（Gurkov et al. 2018）。

根据病因的不同，并非迷路的所有部分，即半规管和耳石器都受到同样的损害。在一项回顾性研究中，109 例因氨基糖苷类、梅尼埃病、感染性内耳疾病、CANVAS 等原因引起的 BVP 患者以及特发性病例（n=47），采用视频 HIT 检测了所有 3 对半规管的功能缺陷（Tarnutzer et al. 2016）。前半规管受损的发生率（86/218）低于外半规管（186/218）和后半规管（194/218）。由于氨基糖苷类和梅尼埃病引起的患者以及特发性病例尤其如此。6 个半规管和 4 个耳石器功能损害也取决于 BVP 的病因（Tarnutzer et al. 2018）。10 个传感器中平均有 6.8 个受损。氨基糖苷类药物（8.1 个）或内耳感染（8.7 个）导致的传感器受损数量显著高于梅尼埃病（5.5 个）。

如上所述，一项 MRI 研究（3D-FLAIR，增强 4 小时后，42 例 BVP 患者）显示大约 60% 发生形态学改变：42 例患者中有 21 例（50%）发现双侧前庭失张力，42 例患者中有 5 例发现迷路增强（Eliezer et al. 2020）。因此，内耳的高分辨率 MRI 可以帮助诊断潜在的病因。

7.6　鉴别诊断和临床问题

鉴别诊断的评估应侧重于两个方面：

- 与其他前庭和非前庭疾病的鉴别，这些疾病也与姿势失衡、不稳和/或振动幻视有关（框 2.1、框 2.4 和框 2.5）。
- 可能的潜在病因评估（见表 7.1）。

重要的鉴别诊断：

有类似症状的疾病：

- 无 BVP 的小脑性共济失调。
- 小脑性头晕（Feil et al. 2019），所有患者通常伴有小脑眼球运动障碍，例如，眼球平滑追踪、凝视障碍或下跳性眼球震颤。
- 下跳性眼球震颤综合征，特别是在没有其他共济失调体征和症状的患者中。
- 锥体外系疾病，如帕金森病、多系统萎缩或 tau 蛋白病，特别是进行性核上性麻痹，最初常伴有姿势失衡、步态障碍和跌倒。
- 功能性头晕。
- 中毒，例如苯二氮草类药物或慢性酒精滥用。
- 正常压力脑积水或皮质下血管性脑病，尤其是在步态和认知障碍为主要症状时。
- 直立性头晕（Kim et al. 2019）。
- 持续性单侧外周前庭功能障碍。
- 如果振动幻视是主要症状（如在注视性钟摆性眼震中），视敏度降低也可以由眼震引起。
- 第三窗综合征（最常为前半规管裂综合征），可伴有压力或声音诱发的振动幻视。

7.7　中枢和外周联合前庭功能障碍

越来越多的证据表明，外周和中枢前庭系统功能的综合损害正在增加（Chen and Halmagyi 2018）：例如，小脑绒球的急性病变可导致孤立的两个外半规管的功能缺陷，而前庭神经核的病变与外半规管和后半规管功能损伤有关。

在 14 例韦尼克脑病患者的病例系列中，几乎所有患者都有双侧外半规管的功能受损（Lee et al. 2018）。这很可能是由正中前庭核的神经元对硫胺素缺乏极为敏感所致。

在 Gaucher 病（戈谢病）中，通常存在所有半规管功能受损，但仅存在极小的再固视扫视（Chen and Halmagyi 2018）。

AICA 区域的梗死通常导致外周和中枢症状的合并，以及 VOR 缺陷和听力障碍：同侧，人们发现所有半规管缺陷合并对侧外半规管缺陷或双侧孤立的外半规管缺陷（Chen and Halmagyi 2018）。

7.8　病程

对 80 多例 BVP 患者约 5 年的随访研究表明，80% 以上的患者，前庭功能没有明显改善，且它与病因、症状持续时间、性别和发病年龄无关（Zingler et al. 2008b）。

7.9　治疗：治疗原则、目标和实用治疗

BVP 的治疗基于五个原则：

1. 向患者解释体征、症状和病因。

2. 一级预防，即限制使用耳毒性物质（特别是氨基糖苷类药物、胺碘酮、某些利尿剂）。

3. 治疗基础疾病，如脑膜炎、梅尼埃病。

4. 终身、每日进行前庭锻炼理疗。

5. 新的治疗措施，如嘈杂的直流电刺激，振动触觉措施，如平衡带，以及未来可实现的前庭植入。

7.9.1　综合治疗

7.9.1.1　告知和教育患者

重要的是要详细告知患者症状和体征的类型、机制，以及他们疾病的良性进程，在大多数情况下，在疾病病程中不会有进一步的功能恶化（Zingler et al. 2008b）。我们的研究经验表明，尽管多次就诊，但 BVP 的诊断仍然太晚，这一事实只会加剧患者的抱怨。值得注意的是，这种疾病对身体和社会功能有明显的负面影响，导致生活质量恶化（Guinand et al. 2012；lucier et al. 2018；Lucieer et al. 2020）。通常，只要通过简单地告知患者有关疾病的情况，就可以减少这些主观抱怨。最后，在前庭运动治疗方面，重要的是要告知患者通常要在 6～12 周后才会出现益处，这与患者对治疗的依从性和坚持治疗相关。

7.9.2　一级预防

对于耳毒性迷路损伤（尤其是氨基糖苷类药物引起的损伤）患者，一级预防最为重要。氨基糖苷类药物治疗应仅在严格适应证的情况下使用，并且只能每日一次给药。必须监

测其血药浓度。肾功能不全、高龄或对氨基糖苷类药物耳毒性有家族易感性的患者风险尤其大。耳毒性抗生素不应与其他耳毒性物质(如袢利尿剂)联用,因为这可能对内耳损伤产生增强作用。此外,胺碘酮也被确定为一种耳毒性相关药物(Gurkov et al. 2018)。在治疗期间,必须仔细随访前庭和听力功能。然而,医生必须保持警惕,因为庆大霉素的耳毒性作用有延迟性,通常只在数天后或数周后出现(Magnusson and Padoan 1991)。

7.9.3 病因治疗

在浆液性非化脓性迷路炎引起的脑膜炎后病例中和自身免疫诱发的内耳疾病的个别病例中,前庭功能的恢复是可能的,这些疾病的诊断过于罕见。虽然缺乏前瞻性对照研究,但如果有全身性自身免疫性疾病的临床体征或检测到针对内耳结构的抗体,理论上免疫治疗是有益的(Schuler et al. 2003, Deutschlander et al. 2005)。最初可尝试使用糖皮质激素(例如泼尼松龙 80mg/ d,在约 3～4 周内逐渐减量)。对于 Cogan 综合征,最初必须给予大剂量类固醇(每日静脉注射 1g,持续 5 日),随后减少剂量(Durtette et al. 2017)。如果疗效不佳或复发,建议额外临时给予硫唑嘌呤或环磷酰胺。此外,治疗致病的基础疾病(表 7.1)很重要,在个别病例中也取得了成功。

7.9.4 终身锻炼,每日前庭锻炼对站立和步态练习以预防跌倒

前庭运动的物理治疗应每日进行,终身进行,并且患者的接受程度较高。主要是用视觉和躯体感觉功能部分替代前庭功能。功能成像也证明了这种替代作用:例如,在视觉刺激时,BVP 患者的视觉和多感觉皮质被激活的区域比健康对照者更大(Dieterich et al. 2007)。前庭运动的疗效通过几项临床研究已得到充分证实(Hall et al. 2022; Dunlap et al. 2019; Sulway and Whitney 2019; Whitney et al. 2020)。一定要告知患者,患者通常需要 6～12 周的时间才能注意到功能获益。否则,患者可能会过早停止前庭运动。

物理治疗,特别是头部在所有三个平面的运动(VOR 练习),甚至因为 VOR 功能和扫视代偿过程得到改善可以提高患者的动态视力(Lehnen et al. 2018)。最近的一种方法是所谓的增强 VOR 适应,在一个病例中,这种方法导致 VOR 增益显著增加(Gimmon et al. 2019)。除了前庭锻炼外,预防跌倒在老年人中尤为重要(Dunlap et al. 2019)。

7.10 新步骤、措施和展望

迷路电刺激(Sluydts et al. 2020)提供了许多潜在的治疗选择。一种是所谓的噪声前庭刺激,它增加了基本噪声水平和前庭信息的感知(Wuehr et al. 2017)。它提高了动态步态稳定性(Wuehr et al. 2016),增加了自发选择的步态速度(Iwasaki et al. 2018),并降低了前庭信息对平衡控制的贡献阈值(Schniepp et al. 2018),这是噪声前庭刺激的基本作用模式。

所谓的振动触觉方法,比如平衡带可以向患者反馈身体摇晃情况,现在很容易应用,并且在改善姿势和步态方面明显有效:39 例患者中有 31 例报告可获益(Kingma et al. 2019)。

最后,前庭植入(vestibular implant, VI)是一种很有前途的方法,可以替代前庭缺陷(Guyot and Perez 2019; Boutabla et al. 2020; Chow et al. 2021)。虽然有几名患者已经植入,但这一措施仍处于临床前阶段(Perez et al. 2017)。在 3 例患者中,VOR 功能可以被替代(Guinand et al. 2017),并且动态视力增加(Starkov et al. 2020a)。在有 VOR 功能残留的患者中,与Ⅵ有积极的相互作用,但也有消极的相互作用(van de Berg et al. 2017a)。Ⅵ也可用于改善耳石功能(Fornos et al. 2019, Ramos et al. 2020)。经迷路手术似乎是最好的治疗方法,因为可以保留听力(van de Berg et al. 2017b); X 线透视检查可以提高半规管内电极植入的精度(Stultiens et al. 2020),以及Ⅵ潜在候选者的诊断标准和先决条件(van de Berg et al. 2020)。

(赵婷婷 译)

参考文献

Agrawal Y, Bremova T, Kremmyda O, Strupp M (2013) Semicircular canal, saccular and utricular function in patients with bilateral vestibulopathy: analysis based on etiology. J Neurol 260(3):876–883

Agrawal Y, van de Berg R, Wuyts F, Walther L, Magnusson M, Oh E, Sharpe M, Strupp M (2019) Presbyvestibulopathy: diagnostic criteria consensus document of thc classification committee of the Barany Society. J Vestib Res 29(4):161–170

Boutabla A, Cavuscens S, Ranieri M, Cretallaz C, Kingma H, van de Berg R, Guinand N, Perez FA (2020) Simultaneous activation of multiple vestibular pathways upon electrical stimulation of semicircular canal afferents. J Neurol 267:273

Brandt T, Schautzer F, Hamilton D, Brüning R, Markowitsch HJ, Kalla R, Darlington CL, Smith PF, Strupp M (2005) Vestibular loss causes hippocampal atrophy and impaired spatial memory in humans. Brain 128:2732–2741

Brantberg K, Lofqvist L (2007) Preserved vestibular evoked myogenic potentials (VEMP) in some patients with walking-induced oscillopsia due to bilateral vestibulopathy. J Vestib Res 17(1):33–38

Chen L, Halmagyi GM (2018) Central lesions with selective Semicircular Canal involvement mimicking bilateral Vestibulopathy. Front Neurol 9:264

Chow MR, Ayiotis AI, Schoo DP, Gimmon Y, Lane KE, Morris BJ, Rahman MA, Valentin NS, Boutros PJ, Bowditch SP, Ward BK, Sun DQ, TreviÃ±o GC, Schubert MC, Carey JP, Della Santina CC (2021) Posture, Gait, Quality of Life, and Hearing with a Vestibular Implant. N Engl J Med 384:(6)521–532

Colebatch JG, Rosengren SM, Welgampola MS (2016) Vestibular-evoked myogenic potentials. Handb Clin Neurol 137:133–155

Cortese A, Simone R, Sullivan R, Vandrovcova J, Tariq H, Yau WY, Humphrey J, Jaunmuktane Z, Sivakumar P, Polke J, Ilyas M, Tribollet E,

Tomaselli PJ, Devigili G, Callegari I, Versino M, Salpietro V, Efthymiou S, Kaski D, Wood NW, Andrade NS, Buglo E, Rebelo A, Rossor AM, Bronstein A, Fratta P, Marques WJ, Zuchner S, Reilly MM, Houlden H (2019) Biallelic expansion of an intronic repeat in RFC1 is a common cause of late-onset ataxia. Nat Genet 51(4):649–658

Deutschlander A, Glaser M, Strupp M, Dieterich M, Brandt T (2005) Steroid treatment in bilateral vestibulopathy with inner ear antibodies. Acta Otolaryngol (Stockh) 125:848–851

Dieterich M, Bauermann T, Best C, Stoeter P, Schlindwein P (2007) Evidence for cortical visual substitution of chronic bilateral vestibular failure (an fMRI study). Brain 130(Pt 8):2108–2116

Dobbels B, Lucieer F, Mertens G, Gilles A, Moyaert J, Van de Heyning P, Guinand N, Perez FA, Herssens N, Hallemans A, Vereeck L, Vanderveken O, Van RV, van de Berg R (2020) Prospective cohort study on the predictors of fall risk in 119 patients with bilateral vestibulopathy. PLoS One 15(3):e0228768

Dunlap PM, Holmberg JM, Whitney SL (2019) Vestibular rehabilitation: advances in peripheral and central vestibular disorders. Curr Opin Neurol 32(1):137–144

Durtette C, Hachulla E, Resche-Rigon M, Papo T, Zenone T, Lioger B, Deligny C, Lambert M, Landron C, Pouchot J, Kahn JE, Lavigne C, De WB, Dhote R, Gondran G, Pertuiset E, Quemeneur T, Hamidou M, Seve P, Le GT, Grasland A, Hatron PY, Fain O, Mekinian A (2017) Cogan syndrome: characteristics, outcome and treatment in a French nationwide retrospective study and literature review. Autoimmun Rev 16(12):1219–1223

Eliezer M, Hautefort C, Van NC, Duquesne U, Guichard JP, Herman P, Kania R, Houdart E, Attye A, Toupet M (2020) Electrophysiological and inner ear MRI findings in patients with bilateral vestibulopathy. Eur Arch Otorhinolaryngol 277:1305

Feil K, Strobl R, Schindler A, Krafczyk S, Goldschagg N, Frenzel C, Glaser M, Schoberl F, Zwergal A, Strupp M (2019) What Is Behind Cerebellar Vertigo and Dizziness? Cerebellum 18(3):320–332

Fornos AP, van de Berg R, Armand S, Cavuscens S, Ranieri M, Cretallaz C, Kingma H, Guyot JP, Guinand N (2019) Cervical myogenic potentials and controlled postural responses elicited by a prototype vestibular implant. J Neurol 266(Suppl 1):33–41

Fujimoto C, Murofushi T, Chihara Y, Suzuki M, Yamasoba T, Iwasaki S (2009) Novel subtype of idiopathic bilateral vestibulopathy: bilateral absence of vestibular evoked myogenic potentials in the presence of normal caloric responses. J Neurol 256(9):1488–1492

Fujimoto C, Murofushi T, Chihara Y, Ushio M, Suzuki M, Yamaguchi T, Yamasoba T, Iwasaki S (2013) Effect of severity of vestibular dysfunction on postural instability in idiopathic bilateral vestibulopathy. Acta Otolaryngol 133(5):454–461

Fujimoto C, Yagi M, Murofushi T (2019) Recent advances in idiopathic bilateral vestibulopathy: a literature review. Orphanet J Rare Dis 14(1):202

Gimmon Y, Migliaccio AA, Kim KJ, Schubert MC (2019) VOR adaptation training and retention in a patient with profound bilateral vestibular hypofunction. Laryngoscope 129(11):2568–2573

Gottlich M, Jandl NM, Sprenger A, Wojak JF, Munte TF, Kramer UM, Helmchen C (2016) Hippocampal gray matter volume in bilateral vestibular failure. Hum Brain Mapp 37(5):1998–2006

Goulson AM, McPherson JH, Shepard NT (2014) Background and introduction to whole-body rotational testing. In: Jacobson GP, Shepard NT (eds) Balance unction assessment and management. Plural Publishing Inc.

Guinand N, Boselie F, Guyot JP, Kingma H (2012) Quality of life of patients with bilateral vestibulopathy. Ann Otol Rhinol Laryngol 121(7):471–477

Guinand N, van de Berg R, Cavuscens S, Ranieri M, Schneider E, Lucieer F, Kingma H, Guyot JP, Perez FA (2017) The video head impulse test to assess the efficacy of vestibular implants in humans. Front Neurol 8:600

Gürkov R, Manzari L, Blodow A, Wenzel A, Pavlovic D, Luis L (2018) Amiodarone-associated bilateral vestibulopathy. Eur Arch Otorhinolaryngol 275(3):823–825

Guyot JP, Perez FA (2019) Milestones in the development of a vestibular implant. Curr Opin Neurol 32(1):145–153

Hall CD, Herdman SJ, Whitney SL, Anson ER, Carender WJ, Hoppes CW, Cass SP, Christy JB, Cohen HS, Fife TD, Furman JM, Shepard NT, Clendaniel RA, Dishman JD, Goebel JA, Meldrum D, Ryan C, Wallace RL, Woodward NJ (2022) Vestibular Rehabilitation for Peripheral Vestibular Hypofunction: An Updated Clinical Practice Guideline From the Academy of Neurologic Physical Therapy of the American Physical Therapy Association. J Neurol Phys Ther 46:(2)118–177

Halmagyi GM, Curthoys IS (1988) A clinical sign of canal paresis. Arch Neurol 45:737–739

Halmagyi GM, Chen L, MacDougall HG, Weber KP, McGarvie LA, Curthoys IS (2017) The video head impulse test. Front Neurol 8:258

Herssens N, Verbecque E, McCrum C, Meijer K, van de Berg R, Saeys W, Vereeck L, Van RV, Hallemans A (2020) A systematic review on balance performance in patients with bilateral vestibulopathy. Phys Ther 100(9):1582–1594

Hong SK, Kim JH, Kim HJ, Lee HJ (2014) Changes in the gray matter volume during compensation after vestibular neuritis: a longitudinal VBM study. Restor Neurol Neurosci 32(5):663–673

Hufner K, Hamilton DA, Kalla R, Stephan T, Glasauer S, Ma J, Bruning R, Markowitsch HJ, Labudda K, Schichor C, Strupp M, Brandt T (2007) Spatial memory and hippocampal volume in humans with unilateral vestibular deafferentation. Hippocampus 17(6):471–485

Iwasaki S, Fujimoto C, Egami N, Kinoshita M, Togo F, Yamamoto Y, Yamasoba T (2018) Noisy vestibular stimulation increases gait speed in normals and in bilateral vestibulopathy. Brain Stimul 11(4): 709–715

Kim S, Oh YM, Koo JW, Kim JS (2011) Bilateral vestibulopathy: clinical characteristics and diagnostic criteria. Otol Neurotol 32(5):812–817

Kim HA, Bisdorff A, Bronstein AM, Lempert T, Rossi-Izquierdo M, Staab JP, Strupp M, Kim JS (2019) Hemodynamic orthostatic dizziness/vertigo: diagnostic criteria. J Vestib Res 29(2–3):45–56

Kingma H, Felipe L, Gerards MC, Gerits P, Guinand N, Perez-Fornos A, Demkin V, van de Berg R (2019) Vibrotactile feedback improves balance and mobility in patients with severe bilateral vestibular loss. J Neurol 266(Suppl 1):19–26

Kirchner H, Kremmyda O, Hufner K, Stephan T, Zingler V, Brandt T, Jahn K, Strupp M (2011) Clinical, electrophysiological, and MRI findings in patients with cerebellar ataxia and a bilaterally pathological head-impulse test. Ann N Y Acad Sci 1233(1):127–138

Kremmyda O, Hufner K, Flanagin VL, Hamilton DA, Linn J, Strupp M, Jahn K, Brandt T (2016) Beyond dizziness: virtual navigation, spatial anxiety and hippocampal volume in bilateral vestibulopathy. Front Hum Neurosci 10:139

Lee SH, Kim SH, Kim JM, Tarnutzer AA (2018) Vestibular dysfunction in Wernicke's encephalopathy: predominant impairment of the horizontal semicircular canals. Front Neurol 9:141

Lehnen N, Kellerer S, Knorr AG, Schlick C, Jahn K, Schneider E, Heuberger M, Ramaioli C (2018) Head-movement-emphasized rehabilitation in bilateral vestibulopathy. Front Neurol 9:562

Lucieer F, Vonk P, Guinand N, Stokroos R, Kingma H, van de Berg R (2016) Bilateral vestibular hypofunction: insights in etiologies, clinical subtypes, and diagnostics. Front Neurol 7:26

Lucieer F, Duijn S, Van RV, Perez FA, Guinand N, Guyot JP, Kingma H, van de Berg R (2018) Full Spectrum of reported symptoms of bilateral vestibulopathy needs further investigation-a systematic review. Front Neurol 9:352

Lucieer FMP, Van HR, van SL DS, Perez-Fornos A, Guinand N, Van RV KH, Joore M, van de Berg R (2020) Bilateral vestibulopathy: beyond imbalance and oscillopsia. J Neurol 267:241

Magnusson M, Padoan S (1991) Delayed onset of ototoxic effects of gentamicin in treatment of Meniere's disease. Rationale for extremely low dose therapy. Acta Otolaryngol (Stockh) 111:671–676

Migliaccio AA, Halmagyi GM, McGarvie LA, Cremer PD (2004) Cerebellar ataxia with bilateral vestibulopathy: description of a syndrome and its characteristic clinical sign. Brain 127(Pt 2):280–293

Neuhauser HK (2016) The epidemiology of dizziness and vertigo. Handb Clin Neurol 137:67–82

Perez FA, Cavuscens S, Ranieri M, van de Berg R, Stokroos R, Kingma H, Guyot JP, Guinand N (2017) The vestibular implant: a probe in orbit around the human balance system. J Vestib Res 27(1):51–61

Petersen JA, Straumann D, Weber KP (2013) Clinical diagnosis of bilateral vestibular loss: three simple bedside tests. Ther Adv Neurol Disord 6(1):41–45

Popp P, Wulff M, Finke K, Ruhl M, Brandt T, Dieterich M (2017) Cognitive deficits in patients with a chronic vestibular failure. J Neurol 264(3):554–563

Pothier DD, Rutka JA, Ranalli PJ (2011) Double impairment: clinical identification of 33 cases of cerebellar ataxia with bilateral vestibulopathy. Otolaryngol Head Neck Surg 146:804–808

Rafehi H, Szmulewicz DJ, Bennett MF, Sobreira NLM, Pope K, Smith KR, Gillies G, Diakumis P, Dolzhenko E, Eberle MA, Barcina MG, Breen DP, Chancellor AM, Cremer PD, Delatycki MB, Fogel BL, Hackett A, Halmagyi GM, Kapetanovic S, Lang A, Mossman S, Mu W, Patrikios P, Perlman SL, Rosemergy I, Storey E, Watson SRD, Wilson MA, Zee DS, Valle D, Amor DJ, Bahlo M, Lockhart PJ (2019) Bioinformatics-based identification of expanded repeats: a non-reference intronic pentamer expansion in RFC1 causes CANVAS. Am J Hum Genet 105(1):151–165

Ramos MA, de MA R, Rodriguez MI, Borkoski BS, Falcon Gonzalez JC (2020) Chronic electrical stimulation of the otolith organ: preliminary results in humans with bilateral vestibulopathy and sensorineural hearing loss. Audiol Neurootol 25(1–2): 79–90

Rinne T, Bronstein AM, Rudge P, Gresty MA, Luxon LM (1998) Bilateral loss of vestibular function: clinical findings in 53 patients. J Neurol 245(6–7):314–321

Rosengren SM, Welgampola MS, Taylor RL (2018) Vestibular-evoked myogenic potentials in bilateral vestibulopathy. Front Neurol 9:252

Schniepp R, Schlick C, Schenkel F, Pradhan C, Jahn K, Brandt T, Wuehr M (2017) Clinical and neurophysiological risk factors for falls in patients with bilateral vestibulopathy. J Neurol 264(2):277–283

Schniepp R, Boerner JC, Decker J, Jahn K, Brandt T, Wuehr M (2018) Noisy vestibular stimulation improves vestibulospinal function in patients with bilateral vestibulopathy. J Neurol 265(Suppl 1): 57–62

Schuler O, Strupp M, Arbusow V, Brandt T (2003) A case of possible autoimmune bilateral vestibulopathy treated with steroids. J Neurol Neurosurg Psychiatry 74(6):825

Sluydts M, Curthoys I, Vanspauwen R, Papsin BC, Cushing SL, Ramos A, de MA R, Borkoski BS, Barbara M, Manrique M, Zarowski A (2020) Electrical vestibular stimulation in humans: a narrative review. Audiol Neurootol 25(1–2):6–24

Smith PF (1997) Vestibular-hippocampal interactions. Hippocampus 7(5):465–471

Sprenger A, Wojak JF, Jandl NM, Helmchen C (2017) Postural control in bilateral vestibular failure: its relation to visual, proprioceptive, vestibular, and cognitive input. Front Neurol 8:444

Starkov D, Guinand N, Lucieer F, Ranieri M, Cavuscens S, Pleshkov M, Guyot JP, Kingma H, Ramat S, Perez-Fornos A, van de Berg R (2020a) Restoring the high-frequency dynamic visual acuity with a vestibular implant prototype in humans. Audiol Neurootol 25(1–2):91–95

Starkov D, Strupp M, Pleshkov M, Kingma H, van de Berg R (2020b) Diagnosing vestibular hypofunction: an update. J Neurol 268:377

Strupp M, Kim JS, Murofushi T, Straumann D, Jen JC, Rosengren SM, Della Santina CC, Kingma H (2017) Bilateral vestibulopathy: diagnostic criteria consensus document of the classification Committee of the Barany Society. J Vestib Res 27(4):177–189

Strupp, M., J. Grimberg, J. Teufel, G. Laurell, H. Kingma, and E. Grill (2020). Worldwide survey on laboratory testing of vestibular function. Neurol Clin Pract 10:(5)379–387

Stultiens JJA, Postma AA, Guinand N, Perez FA, Kingma H, van de Berg R (2020) Vestibular implantation and the feasibility of fluoroscopy-guided electrode insertion. Otolaryngol Clin N Am 53(1):115–126

Sulway S, Whitney SL (2019) Advances in vestibular rehabilitation. Adv Otorhinolaryngol 82:164–169

Szmulewicz DJ, Waterston JA, Halmagyi GM, Mossman S, Chancellor AM, Mclean CA, Storey E (2011) Sensory neuropathy as part of the cer-

7

ebellar ataxia neuropathy vestibular areflexia syndrome. Neurology 76(22):1903–1910

Tarnutzer AA, Bockisch CJ, Buffone E, Weiler S, Bachmann LM, Weber KP (2016) Disease-specific sparing of the anterior semicircular canals in bilateral vestibulopathy. Clin Neurophysiol 127(8):2791–2801

Tarnutzer AA, Bockisch CJ, Buffone E, Weber KP (2018) Hierarchical cluster analysis of semicircular canal and otolith deficits in bilateral vestibulopathy. Front Neurol 9:244

van de Berg R, Guinand N, Ranieri M, Cavuscens S, Khoa Nguyen TA, Guyot JP, Lucieer F, Starkov D, Kingma H, van HM P-FA (2017a) The vestibular implant input interacts with residual natural function. Front Neurol 8:644

van de Berg R, Lucieer F, Guinand N, van TJ GE, Guyot JP, Kingma H, van HM TY, van OJ P-FA, Stokroos R (2017b) The vestibular implant: hearing preservation during Intralabyrinthine electrode insertion-a case report. Front Neurol 8:137

van de Berg R, Ramos A, Van Rompaey V, Bisdorff A, Perez-Fornos A, Rubinstein JT, Phillips JO, Strupp M, Della Santina CC, Guinand N (2020) The vestibular implant: opinion statement on implantation criteria for research. J Vestib Res 30(3):213–223

van Dooren TS, Starkov D, Lucieer FMP, Vermorken B, Janssen AML, Guinand N, Perez-Fornos A, Van Rompaey V, Kingma H, van de Berg R (2020) Comparison of three video head impulse test systems for the diagnosis of bilateral vestibulopathy. J Neurol 267:(Suppl 1):256–264

Vital D, Hegemann SC, Straumann D, Bergamin O, Bockisch CJ, Angehrn D, Schmitt KU, Probst R (2010) A new dynamic visual acuity test to assess peripheral vestibular function. Arch Otolaryngol Head Neck Surg 136(7):686–691

Wagner JN, Glaser M, Brandt T, Strupp M (2008) Downbeat nystagmus: aetiology and comorbidity in 117 patients. J Neurol Neurosurg Psychiatry 79(6):672–677

Ward BK, Agrawal Y, Hoffman HJ, Carey JP, Della Santina CC (2013) Prevalence and impact of bilateral vestibular hypofunction: results from the 2008 US National Health Interview Survey. JAMA Otolaryngol Head Neck Surg 139(8):803–810

Whitney SL, Sparto PJ, Furman JM (2020) Vestibular rehabilitation and factors that can affect outcome. Semin Neurol 40(1):165–172

Wuehr M, Nusser E, Decker J, Krafczyk S, Straube A, Brandt T, Jahn K, Schniepp R (2016) Noisy vestibular stimulation improves dynamic walking stability in bilateral vestibulopathy. Neurology 86(23):2196–2202

Wuehr M, Decker J, Schniepp R (2017) Noisy galvanic vestibular stimulation: an emerging treatment option for bilateral vestibulopathy. J Neurol 264(Suppl 1):81–86

Yacovino DA, Zanotti E, Hain TC (2019) Is cerebellar ataxia, neuropathy, and vestibular Areflexia syndrome (CANVAS) a vestibular ganglionopathy? J Int Adv Otol 15(2):304–308

Yip CW, Glaser M, Frenzel C, Bayer O, Strupp M (2016) Comparison of the bedside head-impulse test with the video head-impulse test in a clinical practice setting: a prospective study of 500 outpatients. Front Neurol 7:58

Zingler VC, Cnyrim C, Jahn K, Weintz E, Fernbacher J, Frenzel C, Brandt T, Strupp M (2007) Causative factors and epidemiology of bilateral vestibulopathy in 255 patients. Ann Neurol 61(6):524–532

Zingler VC, Weintz E, Jahn K, Bötzel K, Wagner J, Huppert D, Mike A, Brandt T, Strupp M (2008a) Saccular function less affected than canal function in bilateral vestibulopathy. J Neurol 255: 1332–1336

Zingler VC, Weintz E, Jahn K, Mike A, Huppert D, Rettinger N, Brandt T, Strupp M (2008b) Follow-up of vestibular function in bilateral vestibulopathy. J Neurol Neurosurg Psychiatry 79:284–288

zu Eulenburg P, Stoeter P, Dieterich M (2010) Voxel-based morphometry depicts central compensation after vestibular neuritis. Ann Neurol 68(2): 241–249

第8章 急性单侧前庭病/前庭神经炎

目录

（同义词使用：前庭神经炎、急性前庭功能丧失、急性前庭功能衰竭）

标准术语“急性单侧前庭病”（acute unilateral vestibulopathy，AUVP）（Strupp Magnusson 2015）也称为“前庭神经炎”被收录于前庭疾病国际分类中（框 8.1，框 8.2，Strupp et al. 2022），这种疾病的病因尚未得到证实，但多数情况下被认为与病毒感染有关。AUVP 的主要症状是急性或少见的亚急性发作的旋转性眩晕、振动幻视、向患侧倾倒、恶心或呕吐。临床检查提示存在自发性外周性前庭眼震和头脉冲试验异常。AUVP/前庭神经炎以及可能的 AUVP/前庭神经炎的诊断标准如下（框 8.1，Strupp et al. 2022）：

框 8.1　急性单侧前庭病/前庭神经炎诊断标准

必须满足以下每个标准：

A. 急性或亚急性发作的持续旋转性或非旋转性眩晕（即急性前庭综合征），强度为中至重度，症状持续至少 24 小时

B. 自发性外周性前庭眼震，即眼震的运动轨迹与受损伤的半规管传入活动相一致，一般为水平 - 扭转，方向固定，并在去除固视后眼震增强

C. 明确的证据表明与自发性眼震的快相相反的一侧 VOR 功能减弱

D. 无急性中枢神经、本体感觉或听力损伤证据

E. 无急性中枢神经系统症状，即无中枢眼动或前庭中枢体征，特别是无双侧眼球反向偏斜，无凝视诱发性眼震，无急性听力学或声学体征

F. 不能用其他疾病更好地解释

框 8.2　可能的急性单侧前庭病/前庭神经炎诊断标准

必须满足以下每个标准：

A. 急性或亚急性发作的持续旋转性或非旋转性眩晕（即急性前庭综合征），强度为中至重度，症状持续至少 24 小时

B. 自发性外周性前庭眼震，即眼震的运动轨迹与受损伤的半规管传入活动相一致，一般为水平 - 扭转，方向固定，并在去除固视后眼震增强

C. 床旁检查未见与自发性眼震快相相反侧的明确 VOR 功能减弱的证据。

D. 无急性中枢神经、本体感觉或听力损伤证据

E. 无急性中枢神经系统症状，即无中枢眼动或前庭中枢体征，特别是无双侧眼球反向偏斜，无凝视诱发性眼震，无急性听力学或声学体征

F. 不能用其他疾病更好地解释

8.1　流行病学

据报道，急性单侧前庭病 / 前庭神经炎的年发病率为 3.5/10 万～15.5/10 万（Sekitani et al. 1993；Adamec et al. 2015），然而，由于诊断标准不统一，迄今为止还没有有效的最先进的流行病学调查研究（Neuhauser 2016）。最近两项研究均没有发现 AUVP/ 前庭神经炎存在季节性差异的证据（Adamec et al. 2015；Koors et al. 2013）。在一项对 39 000 多名患者进行标准化评估的大型队列研究中发现，AUVP 是导致眩晕 / 头晕的第六大常见原因，也是导致外周性前庭疾病的第三大常见原因（BPPV 位居第一，梅尼埃病排名第二）。这一排名也适用于儿童的眩晕 / 头晕常见发病原因排名（Gioacchini et al. 2014；Jahn et al. 2015）。AUVP 的发病年龄通常在 30～60 岁（Depondt 1973；Adamec et al. 2015），多见于 40～50 岁（Sekitani et al. 1993；Adamec et al. 2015）。性别差异不显著。不同研究显示复发率从 1.9%（Huppert et al. 2006）到 10.7%（Kim et al. 2011）不等。

8.2　诊断

8.2.1　患者病史

AUVP 的主要症状（图 8.1）表现如下：

- 急性或少见的亚急性发作的持续旋转性或非旋转性眩晕，症状未经治疗持续至少 24 小时。除了一些患者在持续性症状前几天偶尔出现眩晕发作外，没有先兆或诱因（Lee et al. 2009a）。前庭症状通常在头部和身体活动时加重，所以患者本能地尽量避免任何活动。
- 由于自发性眼震而引起视觉环境的明显运动（振动幻视），患者通常只有在被明确询问时才会报告这一点。
- 姿势不平衡，倾向于向眼震慢相侧跌倒（即向受累耳的一侧）。
- 恶心，经常呕吐。

由于没有特异性的检查手段，为了明确诊断，需要证实没有同时出现急性听力受损、耳鸣、耳痛或神经系统体征，特别是脑干和小脑受损的症状。其他事件，如近期是否受过外伤等也必须排除。通常必须明确患者的症状。

8.2.2　床旁检查

对于患者的床旁检查，以下六项检查特别重要（图 8.1）：

- 使用 / 不使用 Frenzel 眼镜或 M 形眼镜检查自发性眼震（图 8.2）（Halmagyi et al. 2020）：AUVP 患者通常伴有快相朝向可能未受累耳侧（快相朝向功能更活跃的迷路侧）跳动、扭转（从患者的角度看，逆时针 - 向左或顺时针 - 向右跳动）以及细小向上的水平 - 扭转眼震。外周性前庭自发性眼震通常因固视抑制 VOR 而幅度减弱。然而，急性期患者因强烈的恶心可能无法完全配合检查，往往无法显著抑制眼震。自发性眼震的强度可以通过 Frenzel 眼镜、M 形眼镜或闭眼（通过闭上的眼睑观察或触摸）来增强。需要注意的是：

当固视不能抑制眼震时往往不是外周性前庭自发性眼震，说明还有中枢性，例如脑干梗死，外周性前庭自发性眼震可以通过固视来抑制（Mantokoudis et al. 2021b）。根

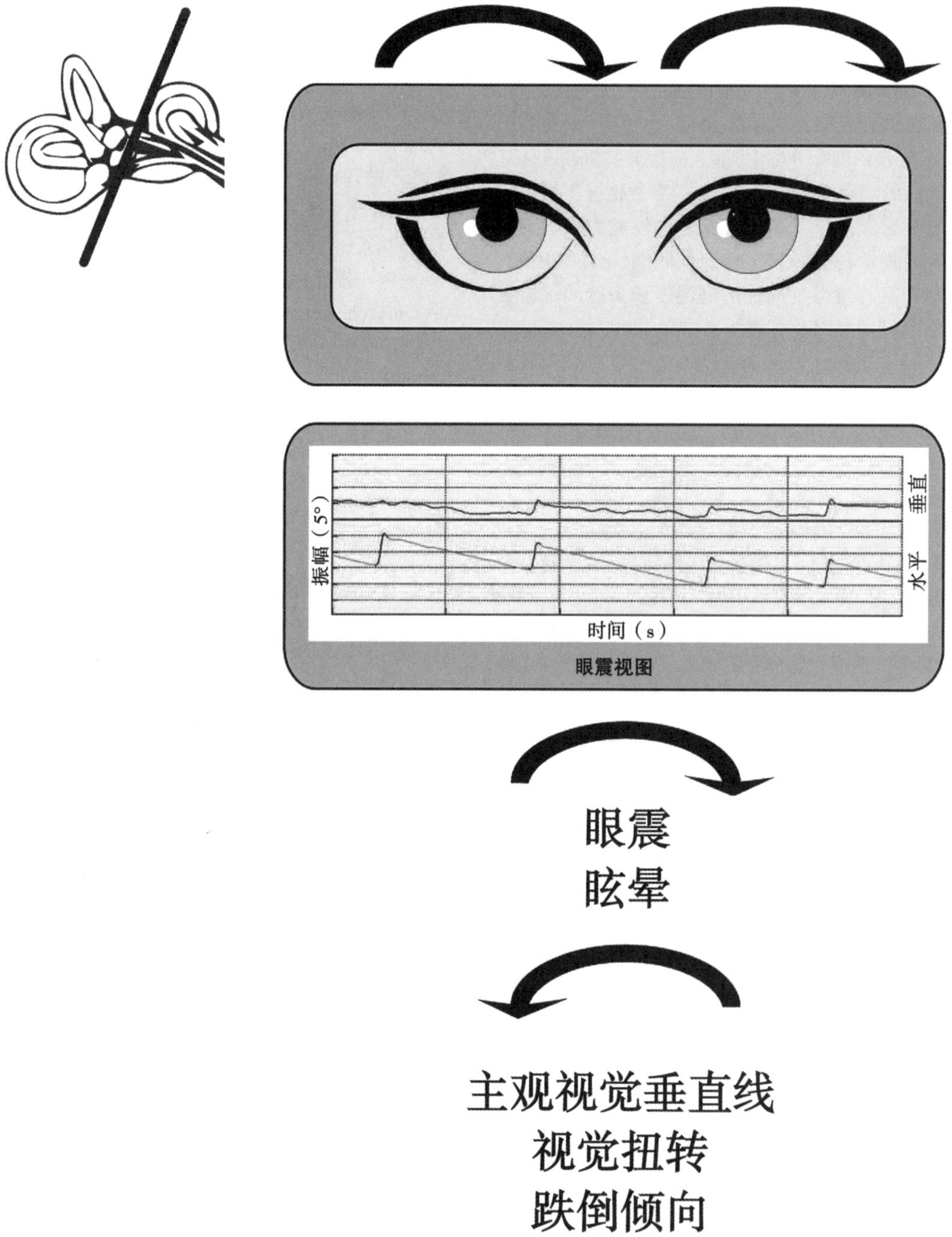

振幅（5°）
垂直
水平
时间（s）
眼震视图

眼震
眩晕

主观视觉垂直线
视觉扭转
跌倒倾向

图8.1　急性单侧前庭病（AUVP）/前庭神经炎的症状和体征。朝向健侧的旋转性或非旋转性眩晕，有向患侧跌倒的倾向，主观视觉垂直线偏向患侧。快相向健侧跳动伴随扭转（从患者角度逆时针向左或顺时针向右）以及细小向上的水平-扭转眼震，可被固视抑制

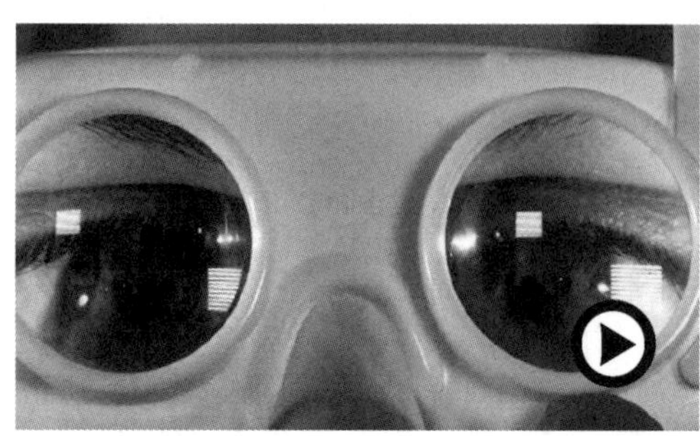

图8.2　右侧急性单侧前庭病体征（见二维码中的视频）

据 Alexander 定律，眼震的振幅和强度随着注视向快相侧移动而增大，而随着注视向慢相侧移动而减小。这些都是自发性外周性前庭眼震的典型特征（Eggers et al. 2019；Strupp et al. 2021）。

- 头脉冲试验：当头部转向可能的患侧时，出现病理性的再固定扫视（图 8.3）。如果床旁 HIT 的结果不明确，则需要进一步完善视频 HIT 和/或冷热试验。若条件允许，急诊室首选应用视频 HIT，因为它进一步提高了诊断的准确性（Machner et al. 2021a，2021b）。一个正常的 HIT 结果具有很高的阴性预测价值。

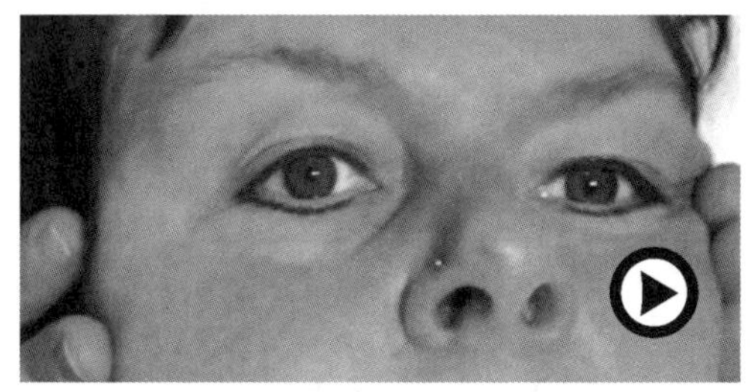

图 8.3 左侧急性单侧前庭病患者头脉冲试验(见二维码中的视频)

- 主观视觉垂直线测量:在 AUVP 中存在朝向受影响耳的单眼和双眼的病理性偏差(Bohmer and Rickenmann 1995;Dieterich and Brandt 2019),这是 AUVP 不完全眼倾斜反应中的一个组成部分(见下文)。
- 闭目难立征试验:试验中的姿势失衡在闭眼时更明显,通常表现为向眼震慢相侧跌倒,即受累耳(Brandt and Dieterich 1993b)。
- 中枢性眼球运动障碍检查:应无中枢性眼球运动障碍,特别是无下述表现:
- 明显的反向偏斜/垂直斜视提示中枢病变(Brandt and Dieterich 1993b)。在 AUVP 中也可以发现最高达 3°的小的反向偏斜(Green and Gold 2021;Korda et al. 2022)。
- 凝视诱发性眼震。为了发现 AUVP 中固视维持障碍引起的眼震,必须在患者看向与自发性眼震快相相反的方向时进行检查。而中枢病变的患者出现凝视诱发性眼震时,会伴有眼震方向的改变。这种眼震称为 Bruns 眼震,可在约 30% 的急性中枢性前庭综合征患者中发现(Mantokoudis et al. 2021a)。
- 单纯垂直、单纯水平或单纯扭转眼震。
- 听力检查:听力损伤可以通过手指摩擦试验来进行粗测筛查。听力损伤的类型可以通过气导、Rinne 和 Weber 试验来检验。如果有需要,必须进行耳镜检查。耳镜检查时,应无急性听力损失或带状疱疹的证据。

8.2.3 实验室检查

由于床旁 HIT 并不能很可靠地诊断前庭功能障碍(Yip et al. 2016),因此有必要通过实验室检查/测试来量化 VOR 的功能:

- 视频头脉冲试验(视频 HIT)(Bartl et al. 2009, MacDougall et al. 2009, Halmagyi et al. 2017)用来检查高频范围内是否存在 VOR 异常(异常:增益<0.7 和两侧差异>0.3)(图 8.4)。这也有助于鉴别外周和中枢性前庭病变,因为 AUVP 患者视频 HIT 结果是异常的(Chen et al. 2014;Mantokoudis et al. 2015;Saber Tehrani et al. 2018)。完善视频 HIT 非常必要,因为它对 AUVP 具有较高的诊断价值(Manzari et al. 2021),在急诊室视频 HIT 既可做定量检测同时也可用于鉴别外周和中枢性前庭病变(Chen et al. 2014;Mantokoudis 2015;Machner 2021a, b)。如果患者的视频 HIT 结果正常,可进一步进行冷热试验。
- 冷热试验应该显示被测试和患侧外半规管的低反应或无反应(它检测 VOR 的低频范围约为 0.003Hz)。由于冷热灌注诱发的眼震具有很大的个体差异,而患者个体内左右迷路反应的差异则很小,用于前庭神经麻痹的 Jongkees 公式(Jongkees et al. 1962):{[(R30°+R44°)-(L30°+L44°)]/(R30°+R44°+L30°+L44°)}×100 可以用来确定其存在。例如,在这个公式中,R30° 是指用 30℃ 的水进行冷热灌注时的平均峰值慢相速度。前庭神经麻痹通常定义为左右两侧不对称>25%(Honrubia 1994)或冷热水灌注平均峰值慢相速度之和的绝对值<6°/S(图 8.5,彩图见文末彩插)。与视频 HIT 和旋转椅试验相比,冷热试验的一个优点是允许对每个迷路进行单独检查。

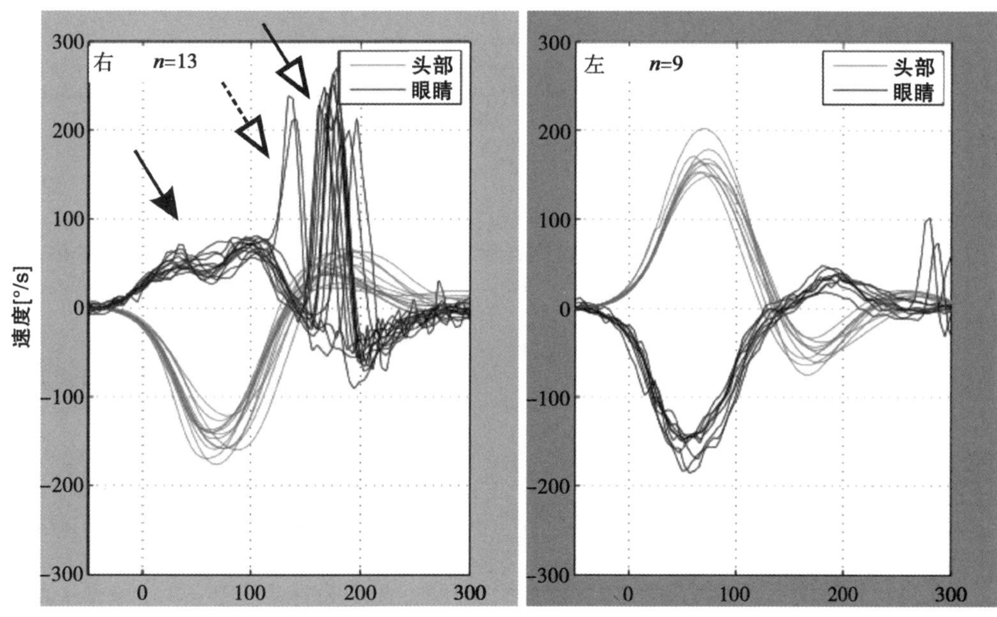

图 8.4 右侧前庭病变患者的水平视频头脉冲试验。眼睛和头部运动的角速度是在 300ms 的周期内以 °/s 为单位测量的,以曲线下面积的积分为基础计算出 VOR 增益。该患者右侧 VOR 增益约为 0.3(黑色箭头),可以看到回跳性眼震(白色箭头)

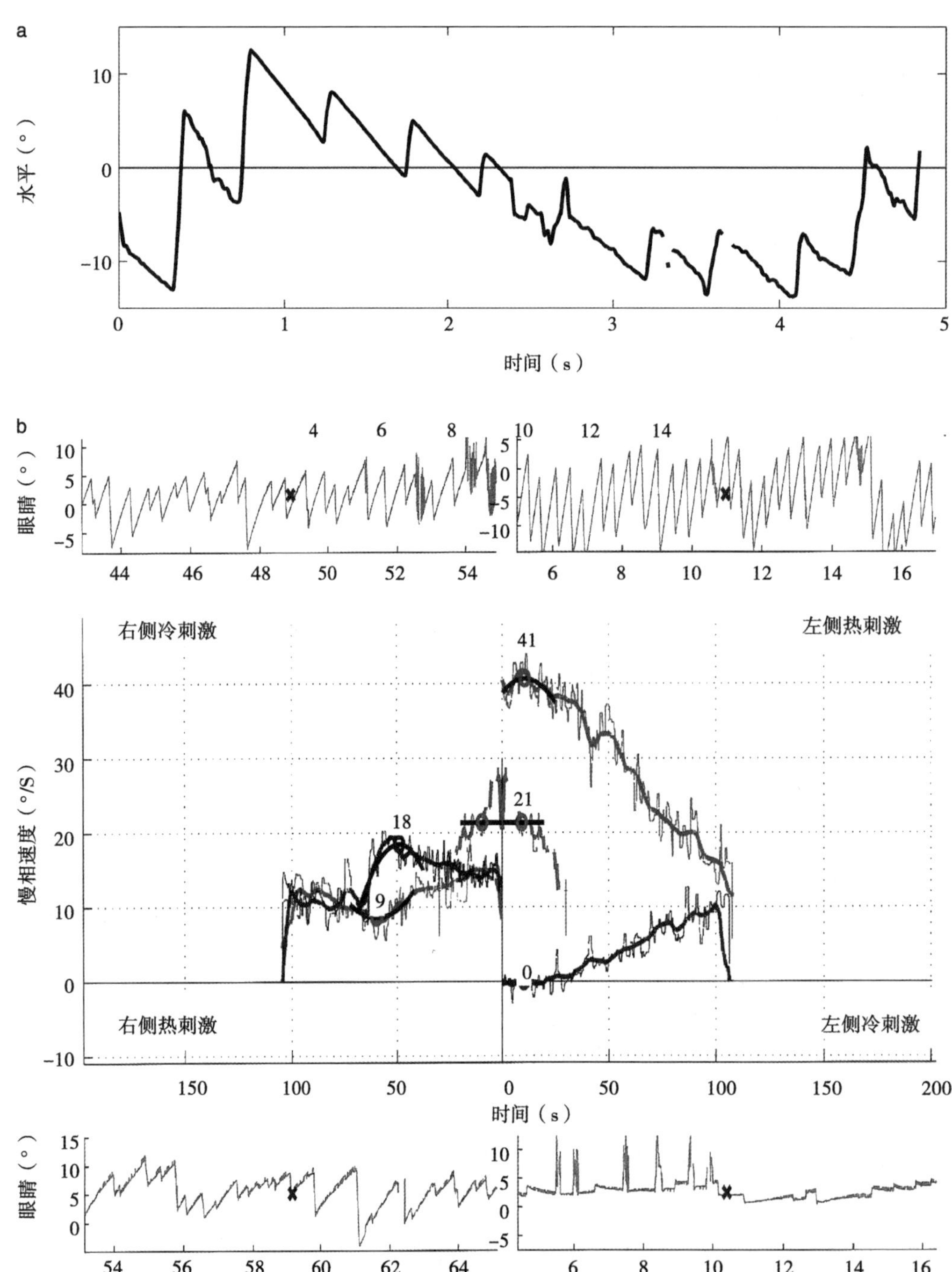

图8.5 a, b. 急性右侧前庭神经病变患者的冷热试验。a. 自发性眼震平均慢相速度约为21°/s(解释了图b中基线的移位)，快相朝向更活跃的迷路侧。b. 根据前庭神经麻痹的Jongkees公式，冷热试验诱导的眼震在右侧表现出明显的功能减退：45%的左右差异(Jongkees et al. 1962)

值得注意的是，罕见的“下前庭神经炎”只影响后半规管(见下文)，它的冷热试验和外半规管的视频HIT通常是正常的。

8.3 补充的实验室检查

8.3.1 颈肌和眼肌VEMP

与视频HIT和冷热试验相比，VEMP与AUVP诊断的相关性要小得多(Fife et al. 2017)。c/oVEMP有助于鉴别最常见的累及前庭神经上支的AUVP、较罕见的累及前庭神经下支的AUVP以及非常罕见的同时累及前庭神经上、下支，进而影响所有半规管和两个耳石器官的完全型AUVP。主要用于评估椭圆囊功能的oVEMP(Rosengren et al. 2019)在累及前庭神经上支和完全型AUVP中通常减少或缺失(Oh et al. 2013; Curthoys et al. 2011)，因为前庭神经上支支配椭圆囊(见下文)。cVEMP主要评估前庭神经下支支配的球囊功能，在累及前庭神经下支和完全型AUVP中减少或缺失(Chihara et al. 2012; Curthoys 2012; Manzari et al. 2013; Murofushi et al. 1996; Oh et al. 2013)。

8.3.2 影像学检查

如果患者的病史和/或临床检查提供了急性中枢性前庭综合征(acute central vestibular syndrome, ACVS)的证据，需要立即进行影像学检查。CT 可用于排除出血。CT 血管造影可以诊断椎动脉或基底动脉狭窄。值得注意的是，50% 的患者在症状出现后的 48 小时内，病灶<10mm 的脑干或小脑病变，在 DWI 成像上可表现为正常(Saber Tehrani et al. 2018)。这进一步有力地支持——应该系统性询问患者病史，同时完善前庭和眼动系统的临床床旁检查，并将二者关联用来寻找中枢性病变的临床征象。这种方式鉴别 AUVP 和 ACVS 的灵敏度和特异度约为 90%(Cnyrim et al. 2008; Kattah et al. 2009; Saber Tehrani et al. 2018)。

影像学研究也证实，在注射造影剂钆 1～4 小时后，前庭神经特别是前庭神经上支可能会出现对比度增强(Byun et al. 2018; Eliezer et al. 2019; Venkatasamy et al. 2019)，然而到目前为止，该结果还没有明确的临床意义。最后，对表现为持续外周前庭障碍的患者首次出现症状超过 6 个月后进行高分辨率 MRI 检查发现，10 例患者中有 5 例出现前庭神经萎缩，特别是前庭神经上支(Freund et al. 2020)。

8.3.3 听力图和耳镜检查

如果患者病史和/或临床检查有听力损伤的证据，例如在手指摩擦和/或 Rinne 和 Weber 试验中证实，则需要完善听力图检查，尤其是梅尼埃病发作期和小脑下前动脉梗死的患者表现出听力障碍。如果患者主诉耳痛，需要进行耳镜检查，寻找带状疱疹或中耳炎的证据。

8.4 鉴别诊断和临床问题

需要注意的是，AUVP 的诊断是一种排除性的诊断。最重要的鉴别诊断如下：

- 由脑干或小脑病变引起的急性中枢性前庭综合征，最常见的是脑梗死。
- 合并急性中枢性和外周性病变，例如小脑下前动脉梗死可同时影响迷路、小脑和/或脑干(Lee et al. 2009b)。
- 其他中枢性前庭综合征，如前庭性偏头痛的首次发作。
- 其他内耳疾病，如梅尼埃病的首次发作。

8.4.1 急性中枢性前庭综合征(ACVS)

由于下述原因 ACVS 可模拟 AUVP 的表现(假性前庭神经炎)：

1. 延髓外侧前庭神经根入口区的病变[如多发性硬化(图 8.6)]或小的腔隙性卒中(Thömke and Hopf 1999)引起的神经束病变。

2. 累及前庭神经核的小的腔隙性梗死(图 8.7)(Kim and Lee 2010)，或者例如累及小脑脚的脑桥背外侧病变(Chang and Wu 2010)。

3. 小脑梗死，如绒球部梗死，可能导致出现病理性 HIT(Park et al. 2013)(第 13 章)。

鉴别 AUVP 和 ACVS 的一个灵敏且特异的方法是结合患者的病史，参考 ABCD2 评分(Diener and Frank 2015)

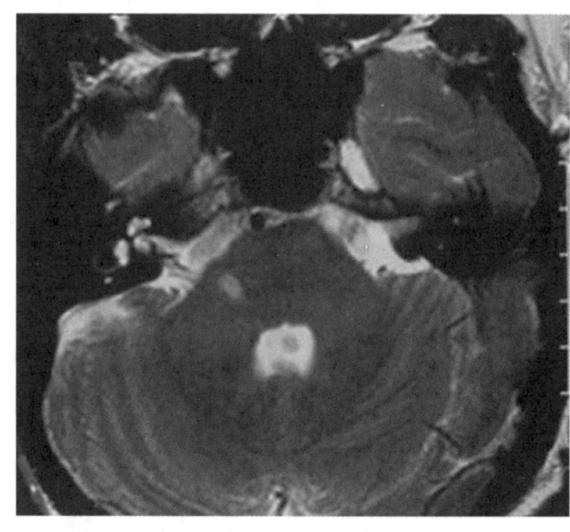

图 8.6　多发性硬化患者右侧前庭神经束状病变，即脑干第八脑神经入口与前庭神经核之间，并表现出急性中枢性前庭综合征的临床特征

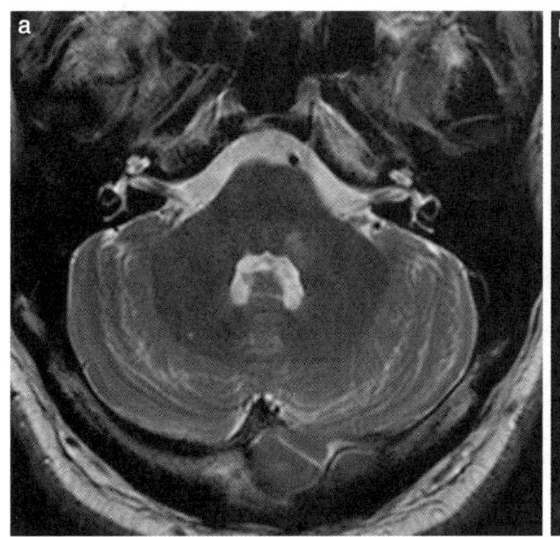

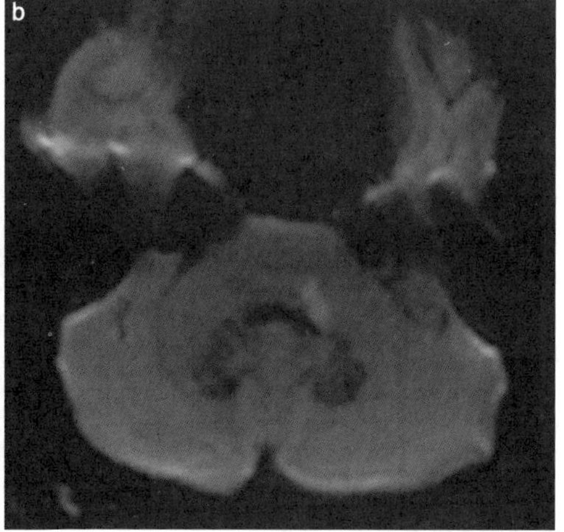

图 8.7　a, b. 左侧前庭神经核区的急性缺血性病变，临床表现为急性中枢性前庭综合征：左侧 T_2 加权序列，右侧 DWI 序列

和临床检查，特别是 HINTS 以及 HINTS plus（包括听力测试）（Cnyrim et al. 2008；Kattah et al. 2009；Saber et al. 2018）去寻找中枢受损的征象（Zwergal and Dieterich 2020；Kerber 2020；Gurley and Edlow 2019）。

患者病史 患者既往病史若包括以下几个方面提示中枢起源：

- 心脑血管病危险因素，如高血压、糖尿病、尼古丁摄入量、心房颤动、卒中或心肌梗死病史。
- 年龄＞60岁。
- 首次眩晕/头晕发作。
- 自发出现（例如：非 BPPV）。
- 伴随其他中枢受损症状，如复视、偏瘫、偏侧感觉减退或共济失调。

■ 床旁检查

若出现下述五个临床体征（HINTS 和 HINTS plus）提示中枢起源（Cnyrim et al. 2008；Kattah et al. 2009；Saber Tehrani et al. 2018）：

- 显著的垂直斜视/反向偏斜（＞3°）（图 8.8）：这是中枢病变的征象，但因为只有 30% 的急性脑干或小脑病变患者有这种症状，其灵敏度较低（Brandt and Dieterich 1993a）。在 AUVP 患者中也可以发现小的偏斜（Green and Gold 2021；Korda et al. 2022），这可能是由于椭圆囊通道受损引起的。

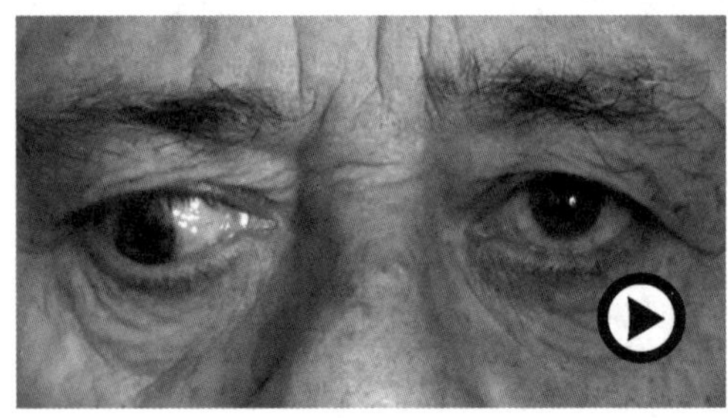

图 8.8 伴有眼偏斜的急性中枢性前庭综合征（见二维码中的视频）

- 自发性眼震类型：不能被固视减低或抑制的自发性眼震不考虑为周围性前庭自发眼震（Halmagyi et al. 2020）。值得注意的是，中枢病变的自发性眼震，比如脑干梗死可以被固视抑制（Mantokoudis 2021b）。单纯的垂直和扭转眼震提示中枢病变。单纯的水平眼震也提示中枢病变，但也可能是外半规管 BPPV。
- 水平凝视诱发出与自发性眼震快相方向相反的眼震，即 Bruns 眼震（根据 Alexander 定律，当看向快相方向时自发性眼震增强，因此作为诊断凝视诱发性眼震或垂直凝视诱发性眼震的临床体征意义较小）。
- 伴有眼震且 HIT 正常的急性前庭综合征患者往往不是外周病变。值得注意的是，中枢病变患者也可出现病理性 HIT，特别是在神经束或神经核病变中（图 8.5，图 8.6）或绒球病变（Park et al. 2013）。
- 摇头眼震：如果水平摇头导致眼震方向的改变或出现垂直眼震[交叉耦合（反常）]（图 8.9）（Choi et al. 2016a；Huh，Kim et al. 2011），常见于中枢病变，但不具有特异性（Yang et al. 2020）。

孤立的临床体征，如明显的反向偏斜、正常的 HIT 或

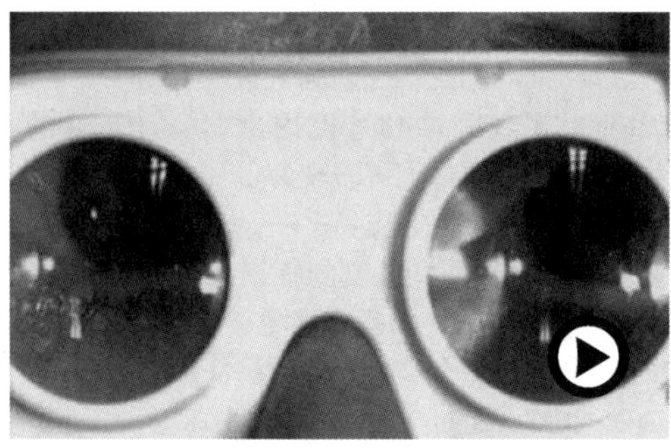

图 8.9 中枢病变患者的摇头试验：伴有交叉耦合眼震（见二维码中的视频）

Bruns 眼震具有特异度，但灵敏度较差（Cnyrim et al. 2008；Kattah et al. 2009；Newman-Toker et al. 2008）。而当这些临床体征组合诊断的灵敏度和特异度高达 80%～95%（Cnyrim et al. 2008；Newman-Toker et al. 2008；Kattah et al. 2009；Chen et al. 2011）。一项荟萃分析（5 项研究，617 例患者）发现，结果与完成检查的医生有关（Ohle et al. 2020）：使用 HINTS 的神经科医生诊断的灵敏度为 96.7%，特异度为 94.8%。而在急诊的内科医生包括神经科医生诊断的灵敏度为 83%，特异性仅为 44%。这项结果强调了结合患者病史、ABCD2 评分和 HINTS 的重要性。

此外，视频 HIT 也有助于鉴别诊断：双侧正常，或双侧 VOR 降低甚至增加以及交叉垂直再注视扫视是中枢受损体征（Choi et al. 2018a）。

■ 小脑梗死

小脑下后动脉（posterior inferior cerebellar artery，PICA）、小脑下前动脉（anterior inferior cerebellar artery，AICA）和少见的小脑上动脉（superior cerebellar artery，SCA）支配区梗死也可表现为 ACVS。在 PICA 梗死中尤为明显（Duncan et al. 1975；Huang and Yu. 1985；Magnusson and Norrving 1991），可导致出现假性前庭神经炎。小脑梗死也可引起不完全的眼倾斜反应（ocular tilt reaction，OTR）（Mossman and Halmagyi 2000），尤其是在齿状核（Baier et al. 2008）、绒球（Park et al. 2013）、小脑小结（Lee et al. 2019）、小脑扁桃体、小脑蚓垂以及小脑中脚（Baier et al. 2008）受累时。

AICA 为小脑、脑干和内耳供血，发生在 AICA 区的梗死可表现为伴有明显的走路偏斜以及听力障碍的 ACVS，同时合并中枢受损的症状和体征（Lee et al. 2002；Lee et al. 2006）：如假性迷路炎（Choi et al. 2016b）。值得注意的是，迷路动脉供应耳蜗管、半规管和耳石器官，迷路动脉区的梗死经常表现出严重的急性单侧听力损伤。

临床实践证明，结合患者病史，包括 ABCD2 评分以及对前庭和眼动系统的规范检查，特别是对中枢体征的检查，可以鉴别急性外周性和中枢性前庭综合征（第 13 章）。

8

前庭性偏头痛

前庭性偏头痛的主要症状（第 14 章；最新的诊断标准（Lempert et al. 2012 年））也是急性发作的眩晕，持续时间可达 72 小时，同时也可出现自发性外周性前庭眼震（von Brevern M et al. 2005）。因此，鉴别诊断可能很困难，尤其首次发作的前庭性偏头痛。偏头痛病史，伴有眩晕发作的典型偏头痛以及发作期正常的 HIT 有助于区分二者。

8.4.2　其他外周性前庭疾病

还有很多其他外周性前庭疾病可出现类似的症状和体征。较为重要的鉴别诊断是梅尼埃病，可以从单一症状开始（第 10 章）或持续时间更长的前庭阵发性发作，两者都可能伴有自发性眼震（第 11 章）。有助于鉴别的是梅尼埃病发作持续时间短，患者恢复较快。此外梅尼埃病患者在病程中会逐渐出现耳部症状和体征。

外半规管的壶腹嵴顶耳石症和管内耳石症（第 9 章）也会导致旋转性眩晕和水平眼震。然而，外半规管 BPPV 的症状和体征在症状发作时的表现取决于头部位置，水平眼震的方向在低头-仰头试验和定位动作中发生变化（Choi et al. 2018b）。

与急性外周性前庭综合征相关的重要炎症性内耳疾病是耳部带状疱疹和迷路炎。耳部带状疱疹通常伴有皮疹，也常伴有脑神经的损伤，如面神经等，与迷路炎类似，它也会出现耳痛的症状。这些患者需要进行耳镜检查。表 8.1 总结了与 AUVP 相关的需要完善鉴别诊断的外周性前庭综合征的临床特征。

表 8.1　与 AUVP 鉴别的外周性前庭综合征

诊断	临床特征
Cogan 综合征	双三联征： 眩晕、双侧听力减退/耳鸣、眼部疼痛/"红眼" 双侧，通常是不对称的外周性前庭功能缺损，双侧听力减退，间质性角膜炎 症状或缺损通常进展迅速，主要发生在年轻女性，相对罕见，需要立即进行免疫抑制治疗
耳部带状疱疹（Ramsay Hunt 综合征）	起初表现为耳部灼烧样疼痛和疱疹、眩晕、听力障碍和面瘫 可导致完全的 AUVP，伴发垂直斜视/反向偏斜（Arbuuow et al. 1998） 通常在 MRI 上发现受影响的脑神经对比度增强
外半规管的壶腹嵴顶耳石症和管内耳石症	临床表现为在低头-仰头试验（Choi et al. 2018b）和诊断性的定位动作中自发性水平眼震方向改变，有助于鉴别诊断 详见第 9 章和最新诊断标准（von Breven et al. 2015）
浆液性或化脓性迷路炎	伴发耳痛、听力减退和/或耳鸣 疾病进展可为急性、亚急性或慢性。耳镜检查是必要的
梅尼埃病	以单一或较少的症状起病 鉴别诊断较为困难，只能在疾病进程中作出诊断 详见第 10 章和最新诊断标准（Lopez-Escamez et al. 2015）
前庭阵发症	在单个病例中，症状发作可持续数小时，并伴有外周性前庭自发性眼震。因此，只能在疾病进程中做出诊断。详见第 11 章和最新诊断标准（Strupp et al. 2016）。
前庭神经鞘瘤	疾病进展缓慢，伴发听力减退和/或耳鸣。目前常通过增强磁共振成像对有听力障碍的患者进行诊断。症状通常只发生在疾病晚期，眩晕发作较为少见

8.5　诊断：临床实践要点

AUVP 的诊断是排除性诊断。需要详细询问患者病史，特别关注 ABCD2 评分和潜在的中枢症状，进行系统的神经系统和神经耳科查体，理想情况下完善视频 HIT，神经眼科检查，尤其是观察是否伴有明显的垂直偏差注视缺陷和其他中枢性眼球运动障碍，并完善听力测试。

8.6　病理生理学和病理解剖学

静态缺陷，如旋转性眩晕、自发外周性前庭眼震

正常的前庭末梢器官会产生两侧相同的轴突静息放电频率。这种连续的刺激[猴子中的静息放电率≈100Hz（Goldberg and Fernandez 1971）；每个迷路有 18 000 个前庭传入（Bergstrom 1973），即每秒产生 180 万动作电位]通过前庭神经传递到前庭神经核。病理过程是通过影响前庭末梢器官以及前庭神经，改变其放电频率，进而引起前庭神经纤维活动失衡。这会导致自发性眼震慢相（这是病理性眼震的组成部分）朝向迷路受损侧运动。这种失衡也是伴发出现其他系统临床表现的原因，如知觉[旋转性眩晕、同侧主观垂直线移位（Ditterich and Brandt 2019）]、眼球运动（除自发性眼震外的同侧眼球扭转）、姿势（同侧步态偏差或跌倒）和自主神经紊乱（恶心）。静态缺陷会在数周内得到代偿（Lacour et al. 2016）。

动态缺陷

VOR 的动态缺陷可以通过 HIT、视频 HIT、冷热试验和旋转椅试验来验证。由于无法得到代偿，如果外周性前庭功能缺陷持续存在，动态障碍就不会恢复。

前庭神经上支，前庭神经下支，或全前庭神经病变

早在 1996 年，对前庭神经炎患者自发性眼震的三维特征和外、前、后半规管 VOR 的动态障碍通过巩膜线圈技术进行了测量，并采用矢量分析进行了分析（Fetter and Dichgans

1996b）。这些测量结果支持了早期的观点（Büchele and Brandt 1988），即在大多数情况下，AUVP 是部分而不是全部单侧前庭病变（见下文）：它通常只影响前庭神经的上支（支配外半规管和前半规管、椭圆囊斑和球囊前上部），它有自己的通路和神经节（Lorente de Nó 1933；Sando et al. 1972），而前庭神经下支（支配后半规管和球囊后下部分）通常不会受影响，导致前庭上神经炎。这些发现进一步被（a）通过头脉冲试验和巩膜线圈技术测量单个半规管功能（Bohmer et al. 1997；Fetter and Dichgans 1996a；Aw et al. 2001）和（b）VEMP 研究中 cVEMP 通常正常，而 oVEMP 降低或缺失（Chihara et al. 2012；Curthoys 2012；Manzari et al. 2013；Murofushi et al. 1996；Oh et al. 2013）支持证明。保留前庭神经下支具有双重含义：第一，在临床表现方面，它解释了为什么 AUVP 患者会出现后管的感染后 BPPV。第二，在病理生理学和病因学方面，这一理论解释了事实。对于前庭神经下支的保留，至少有三种可能的解释：第一，前庭神经上支通过更长更小的骨管（Goebel et al. 2001；Gianoli et al. 2005）支配后半规管。第二，后管由壶腹后神经和壶腹后副神经两条神经共同支配（Montandon et al. 1970；Arbusow et al. 1999；Arbusow et al. 2003；Büki and Ward 2021）。第三，重新激活的疱疹病毒可通过面神经和前庭神经上支之间的吻合处传播（Arbusow et al. 1999；Büki and Ward 2021）（图 8.10）。

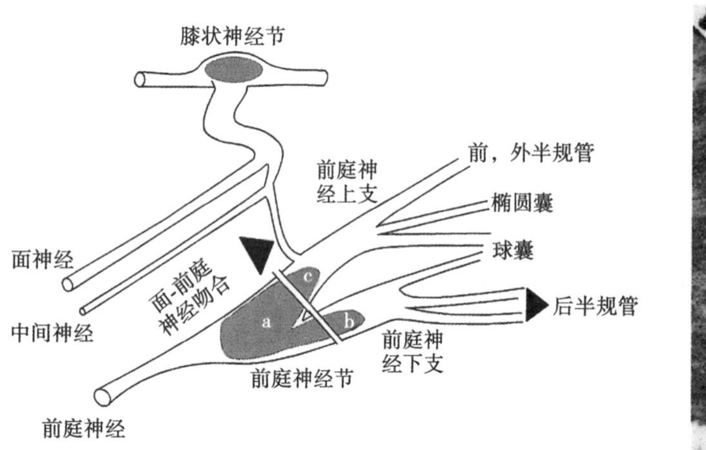

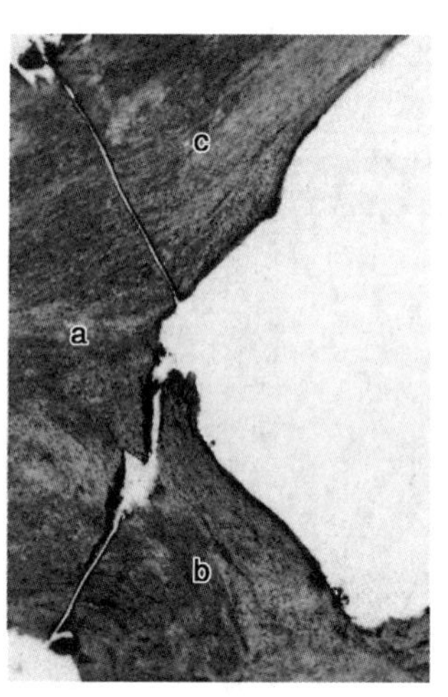

图 8.10 左：前庭神经和面神经示意图，面 - 前庭神经吻合处，膝状神经节和前庭神经节不同部位（a. 主干；b. 下支；c. 上支）示意图。右：人类前庭神经节的纵向横截面，其中各个部分是被分开的。PCR 检测在大约 60% 的人前庭神经节中发现了单纯疱疹病毒 -1DNA 的存在。此外，在前庭神经炎发病期间，后管的双重神经支配可能是其功能保留的原因（Arbusow et al. 1999）

1996—1997 年学者通过使用 3D 眼动记录和 c/oVEMP 报道了第一例罕见的"下前庭神经炎"病例（Bohmer et al. 1997；Murofushi et al. 1996）。下前庭神经炎自发性眼震的方向与后半规管的平面相对应，呈向对侧的扭转并伴有向下的成分（与后半规管 BPPV 眼震的方向相反）（Kim and Kim 2012）。经常被误诊为中枢病变。

如果前庭神经上支和下支（"全前庭神经炎"）均受到影响，则会出现水平 - 扭转性眼震，由于两个垂直管都受到影响，眼震理论上没有垂直成分。这种情况也发生在耳部带状疱疹中，甚至可以导致一个包括明显反向偏斜的完全的 OTR（Arbusow et al. 1998）。

8.7 病因

AUVP 的致病病毒类型很可能与特发性面神经麻痹和某些类型的急性听力损失类似，但迄今为止尚未得到证实（Schuknecht and Kitamura 1981；Nadol, Jr. 1995；Baloh et al. 1996；Gacek and Gacek 2002；Baloh 2003；Le et al. 2019）。有很多证据证明了这种病因：一项解剖研究显示前庭神经存在炎症变性（Schuknecht 1993）、存在 HSV-1、前庭神经节的潜伏期相关转录物和活化的 $CD8^{+}T$ 细胞（Arbusow et al. 1999, 2000a, b, 2003, 2010；Theil.et al. 2001；Himmelein et al. 2017）（图 8.7）。这一假设进一步得到了两项全基因组关联研究的支持，研究显示 HSV-1 复制的宿主中存在单核苷酸变异（Rujescu et al. 2018）和位于 IFNL3/4 位点的口唇疱疹严重程度高风险等位基因（Rujescu et al. 2020）。据推测由于电流间因素，HSV-1 复制并诱导炎症和水肿，导致骨管轴突和前庭神经节细胞的继发损伤，这也可以解释糖皮质激素在超急性期的较好疗效（详见下文）。如上所述，前庭神经上支管的长度是下支的 7 倍且伴有更多的窥孔（speculae）（Gianoli et al. 2005），而后半规管有额外的吻合支配（Montandon et al. 1970；Arbusow et al. 2003）。这些可以解释为什么后管经常但不总是免于损伤（图 8.10）。

然而，尽管已经有这些研究发现，迄今尚无证实病因甚至是病毒病因。术语"急性单侧前庭病变"比"前庭神经炎"更为适合表述这种疾病，然而在国际前庭疾病分类中两者可以作为同义词使用（框 8.1 和框 8.2）。

8.8 病程

功能明显丧失的第一阶段通常以严重的不适感、恶心和呕吐为主要表现。这些症状同时伴有眩晕、头晕和向同侧跌

8

倒的倾向。这些症状在1～2周内慢慢好转。通常情况下，患者在休息状态下，通常3～5周内症状会完全消失。一项64例患者的回顾性研究对影响住院时间的多种因素进行了调查研究发现，唯一相关的是入院时自发性眼震的强度（Kim et al. 2020）。患者症状的缓解是下述多种因素共同作用的结果：

- 外周前庭神经纤维活动失衡的中枢代偿，是一个具有不同时间进程的多模态过程，发生在脑干和小脑直到皮质的不同水平（Lacoor et al. 2016；Zwergal et al. 2014）。
- 通过对侧未受累及的前庭系统、躯体感觉［如颈部本体感觉（Strupp et al. 1998a）］和视觉输入（Eulenbunburg zu et al. 2010）来代偿功能丧失。
- 外周前庭功能的恢复（一般不完全）。

在疾病过程中，大多数患者的外周前庭功能并不能自发恢复（Brandt et al. 2010）。在一项对60名患者的研究中发现，症状发作1个月后90%的患者和6个月后80%的患者仍存在相关的外周前庭功能障碍，只有42%的患者在进一步治疗过程中恢复正常（Okinaka et al. 1993）。在50例AUVP患者中采用病变映射法探索受影响半规管数量与疾病病程的关系，发现外管受累占97%，前管占83%，后管占46%，椭圆囊占73%，球囊占44%。五个部位均受累的患者占32%，仅前庭神经上支末梢器官受累的比例为22%。终末器官受影响越多，病程越严重（Navari and Casani 2020）。

即使在外周前庭功能已经完全恢复的病例中，“静态”症状（无头部运动），如自发性眼震、眩晕和跌倒倾向等症状会缓解。然而，残留的缺陷仍然以“动态”功能障碍的形式表现出来：在快速、高频头部运动中，以及行走、跑步时，由于VOR功能不足，视觉场景图像出现注视差异并伴有振动幻视。即使这些患者的冷热试验检查正常，30%的患者患侧HIT结果会表现出病理性异常（Schmid-Priscoveanu et al. 2001）。较低的VOR增益和回跳性眼震提示预后较差（Cerchiai et al. 2018）。这些患者需要进行加强的前庭康复训练（详见下文）。如果仅累及前庭神经上支，而不是完全型AUVP，则外周前庭功能恢复的程度明显更好（Hwang et al. 2019）。在另一项研究中发现，前庭神经下支受累及时眼震的症状最少见且持续时间最短、强度最轻（Lee et al. 2019）。视觉-前庭心理和人格特征对AUVP的远期预后具有重要意义（Bronstein and Dieterich 2019）。

前庭神经炎的长期复发率在2%至11%之间（Huppert et al. 2006，Kim et al. 2011）。

8.9 治疗：原则、目标和实用治疗

根据AUVP的病理生理学和可能的病因学，治疗包括下列四个原则：①病因治疗，即理论上的抗炎、抗病毒治疗。②眩晕、恶心、呕吐的对症药物治疗。③前庭运动改善中枢性前庭代偿，增强中枢性前庭可塑性、适应性和替代性。④药物治疗提高中枢代偿能力。

8.9.1 病因治疗

在一个随机安慰剂对照四组试验中，冷热试验显示单一糖皮质激素治疗（初始甲泼尼龙每天100mg，每4天逐渐减少20mg）可以明显改善AUVP患者12个月后外周前庭功能恢复水平（Strupp et al. 2004）。当抗病毒药物——伐昔洛韦与甲泼尼龙联合使用时，并不会产生额外的益处。糖皮质激素的疗效得到了一项观察性研究的支持（Karlberg Magnusson 2011）。在一项回顾性研究中也发现了糖皮质激素对自发性眼震、功能恢复和生活质量具有积极的作用（Batuecas-Caletrio et al. 2015）。一项单盲试验证实，前庭康复训练在临床表现、冷热试验以及耳石恢复方面与使用激素治疗同样有效（Goudakos et al. 2014）。糖皮质激素治疗似乎能增强前6个月AUVP的早期完全消退，但对于12个月后的长期预后却没有额外的益处。这些研究结果得到了最近一项针对60名患者的三组试验的支持（Ismail et al. 2019）。另有研究表明激素的疗效很大程度上取决于症状出现与开始治疗的时间间隔：在症状出现后24小时内接受治疗的全部9名患者，3个月后冷热试验均恢复正常，而在25小时至72小时之间接受治疗的14名患者中，只有58%的患者的冷热试验恢复了正常（Sjogren et al. 2019）。

Cochrane的一项综述（Fishman et al. 2011）和一项荟萃分析（Goudakos et al. 2010）没有提出糖皮质激素作为常规治疗的建议，主要是因为只有一项随机对照试验。激素可能仅改善冷热试验的程度和促进半规管轻瘫的恢复（Goudakos et al. 2010），而它们对生活质量的影响还没有得到充分的研究。

一项包含6项研究的荟萃分析表明，激素治疗在1个月后可明显改善冷热试验的兴奋性［95% CI（-16.33，-0.32）］，但在12个月后不再存在这种改善（Leong et al. 2021）。由此作者得出结论，激素仅在急性期有积极的作用。另一项荟萃分析也得出结论，激素可以改善外周前庭功能的恢复（特别是长期恢复）（Kim et al. 2022）。总之，我们认为有必要进行进一步的随机安慰剂对照试验，来评估糖皮质激素对低频和高频范围内的前庭功能恢复、平衡、功能以及生活质量方面的作用。

8.9.2 急性眩晕、恶心、呕吐的对症治疗

多种药物已被推荐用于减轻急性前庭疾病患者的眩晕、恶心和呕吐（Soto et al. 2013；Chabbert 2016；Strupp Zwergal 2020）。这些药物也经常用于急性期的对症治疗，如梅尼埃病或前庭性偏头痛。此外，AUVP患者和动物的急性单侧手术或化学药物诱导前庭损伤是评估这些药物在对症治疗中的疗效、作用方式以及对中枢前庭代偿的影响的理想模型（详见下文）。最相关的受体涉及组胺、5-羟色胺、GABA、多巴胺和毒蕈碱，这些成分可以解释每一类药物的主要副作用：

- H_1受体拮抗剂：所谓的第一代抗组胺药，对外周和中枢前庭系统有联合作用（Soto et al. 2013；Chabbert 2016；Takumida et al. 2016）。如：
  - 茶苯海明［苯海拉明复合物，一种H_1-受体（H_1R）拮抗剂，是8-氯茶碱复合物（一种用于减轻嗜睡症状，是苯海拉明的主要副作用）］的腺苷受体拮抗剂。
  - 异丙嗪，中度毒蕈碱型受体（MR）和多巴胺D_2受体

（D_2R）拮抗剂，如抗精神病药一样，会导致迟发性运动障碍。
- 5-HT_3受体（$5HT_3R$）拮抗剂，如昂丹司琼或格雷司琼。
- $GABA_A$激动剂，即苯二氮䓬类药物，GABA是前庭神经元的主要抑制性神经递质，可导致嗜睡和长期的药物成瘾。
- H_1R激动剂和H_3R反向激动剂，即拮抗剂：倍他司汀。全球治疗急性眩晕最常用的药物就是倍他司汀（Agus et al. 2013）。它是一种弱H_1-激动剂和H_3-反向激动剂，可以在动物模型中减轻相关症状并改善前庭代偿（详见下文），但需要较高的血药浓度（Tighilet et al. 2018）。Cochrane的综述和荟萃分析表明，它可能对急性眩晕有效（Murdin et al. 2016；Nauta 2014）。最近有研究表明，其作用也可通过中枢H_1R继发激活前庭系统来解释（Chen et al. 2019）。
- 多巴胺D_2受体（D_2R）拮抗剂，如甲氧氯普胺（10mg每日3次）或多潘立酮（10～20mg每日3次），主要作用于脑干的化学感受器触发区域。它们也具有促胃动力的作用（通过毒蕈碱胆碱能受体）。主要副作用是运动障碍，表现为局灶性肌张力障碍和静坐不能。
- H_4R拮抗剂：作用于外周前庭系统，可减少前庭张力失衡，已在动物模型中证实有效（Kiss and Keseru 2014；Wersinger et al. 2013；Desmadryl et al. 2012；Venail et al. 2018）。
- 抗胆碱能药物同时作用于外周和中枢前庭系统。东莨菪碱是毒蕈碱胆碱能受体的非特异性拮抗剂（最好以透皮贴剂形式使用），现已被广泛使用。它具有典型的抗胆碱能药物的副作用，如口干或视力模糊。

抗组胺药、抗胆碱能药、$GABA_AR$激动剂、D_2R和$5HT_3R$拮抗剂对症治疗的效果已在多项临床试验中得到证实（Soto et al. 2013，Chabbert 2016）。由于这些药物中的大多数（倍他司汀除外）都是镇静剂，它们很可能会延迟前庭代偿。在AUVP动物模型中，钾离子通道阻滞剂4-氨基吡啶显著缓解了姿势失衡，但另一方面却延迟了前庭代偿（Beck et al.2014），最有可能是通过减少前庭张力失衡实现的，前庭张力是明确的前庭代偿驱动力。

总体来说，在症状出现后给予可能延迟中枢代偿的对症治疗药物不应超过3天。药物的选择也取决于个别患者的副作用和禁忌证。

8.9.3 前庭运动改善中枢代偿

到目前为止，最重要的治疗原则是通过物理治疗的方式促进中枢代偿（Hall et al. 2022；Sulway and Whitney 2019；Tjernstrom et al. 2016；Crane and Schubert 2018）。中枢代偿并不是一个统一的过程，它涉及不同的神经和结构机制，这些机制在不同的时间过程中在不同的位置（前庭脊髓或前庭眼结构），具有各种有限的可能性，并导致不完整的结果，特别是在高频振荡方面（Brandt et al. 1997）。如果运动刺激诱发不充分且不一致的传入信号，引起感觉不匹配，单侧迷路病变的中枢反调节（代偿）就会增强和加速。平衡训练的有效性（Crane and Schubert 2018）已经在动物研究和多项AUVP患者研究中得到证实（Strupp et al. 1998b；Tokle et al. 2020）。这些结果得到了Cochrane综述的支持（McDonnell and Hillier 2015）。水平头部转动（Lehnen et al. 2018）对于改善前庭张力的失衡进而触发前庭代偿尤其重要。患者可以在仍卧床时进行转头，因此不存在跌倒的风险。

前庭康复训练由Cawthorne和Cawthorne（1944）首次推荐，后来根据目前对前庭功能的了解进行了修改（Hall et al. 2022；Whitney et al. 2020；Dunlap et al. 2019；Sulway and Whitney 2019）：
- 通过主动的头部运动来重新校准VOR自主眼球运动和注视，以改善受损的凝视稳定性。
- 平衡训练、目标导向运动和步态练习，以改善前庭脊髓对姿势和目标导向运动的调节。
- 自主眼球运动和注视，以改善受损的凝视稳定性。

8.9.4 改善中枢代偿、增强中枢前庭功能可塑性和适应性的药物治疗

一种理论上有希望的AUVP治疗策略是使用药物来改善和增强中枢前庭代偿。然而到目前为止，还没有最先进的安慰剂对照试验显示出这类药物对患者有任何益处。增强前庭代偿的药物已经在各种动物模型和小型前瞻性和安慰剂对照临床研究中进行了广泛研究。药物包括倍他司汀、*N*-乙酰-*DL*-亮氨酸和银杏叶提取物EGb 761（Chabbert 2016）。

倍他司汀

每日给予单侧前庭损伤的猫模型50mg/kg或100mg/kg的高剂量倍他司汀（口服），可加速猫前庭功能恢复的时间进程（Tighilet et al. 1995）。与倍他司汀单药治疗相比，在该猫模型中联合使用较低剂量的倍他司汀［0.2mg/（kg·d）］和司来吉兰［1mg/（kg·d）］可提高药物对姿势恢复的作用（Tighilet et al. 2018）。研究认为倍他司汀对外周和中枢前庭网络有多种作用模式：①作为H_3受体拮抗剂增加前庭系统血流量（Bertlich et al. 2015；Bertlich et al. 2017）。②通过其作为H_3受体反向激动剂的特性，促进中枢神经系统（特别是前庭核）组胺周转和释放增加。③通过H_3/H_4受体联合作用，在外周终末器官和初级前庭神经元水平上施加可能的抑制作用（Lacour. 2013）。有研究报道，倍他司汀对人类前庭代偿也有益处，然而迄今为止，尚未有足够先进的和有说服力的安慰剂对照试验研究报道（Redon et al. 2011；Lacour 2013）。

乙酰-*DL*-亮氨酸

在对猫和大鼠的几项研究中发现，与正常对照组相比，*N*-乙酰-*DL*-亮氨酸可以改善并加快单侧迷路切除术后的姿势代偿，这种作用是剂量依赖性的，由外消旋酸盐的*L*-异构体驱动（Gunther et al. 2015，Tighilet et al. 2015）。在前庭代偿过程中，*N*-乙酰-*DL*-亮氨酸对小脑和丘脑网络也有影响（Gunther et al. 2015）。在豚鼠模型中，前庭神经核和前庭相关网络神经元的体外电生理记录表明，*N*-乙酰-*DL*-亮氨酸可能通过重新平衡前庭神经核中的异常膜电位来发挥作用（Vibert and Vidal 2001）。一项观察性研究报道了前庭神经切断术和迷路切除术后患者姿势代偿的改善（Ferber-Viart et al. 2009）。尽管自1957年以来，*N*-乙酰-*DL*-亮氨酸已在临床实

践中用于治疗急性眩晕，但一项荟萃分析认为，没有足够的证据能够证明其有效性（Vanderkam et al. 2019）。

银杏叶提取物

EGb 761 是银杏叶的标准化提取物，含有规定剂量的黄酮类化合物和萜内酯（银杏内酯 A、B、双酯）（Ude et al. 2013）。多项研究表明，EGb 761 可以改善大鼠、猫和豚鼠单侧前庭损伤后的静态和动态前庭症状（Lacour et al. 1991；Maclennan et al. 1996；Lindner et al. 2019）。在大鼠模型中，口服 EGb 761 可以通过调节大脑前庭网络（前庭神经核、小脑、海马）引起姿势不对称和运动速度症状的剂量依赖性改善（Lindner et al. 2019）。实验数据表明 EGb 761 对神经可塑性、长时程增强作用、神经元棘突的形态和密度以及神经发生的多种作用主要是通过萜内酯完成的（Muller et al. 2012）。

8.9.5 实用治疗

如上所述，AUVP 的治疗基于以下治疗原则：①病因治疗；②对症治疗；③通过前庭康复训练改善中枢代偿。

1. 病因治疗 虽然尚未得到证实，但在临床实践中，目前可以考虑使用 2 周的糖皮质激素治疗［例如，在症状出现后 3 天内使用甲泼尼龙 100mg/d（Strupp et al. 2004）。每 4 天减少 20mg］，最重要的是，应在症状出现后尽快给予（Sjogren et al. 2019）。

2. 对症治疗 对于眩晕、恶心和呕吐的治疗，我们推荐使用以下药物：

- 茶苯海明［口服 50～100mg 或静脉给药或直肠给药（每日最大剂量 400mg）］。
- 昂丹司琼［（口服 4～8mg，最多至 8mg，每日 4 次或静脉给药 4～8mg（每日最大剂量 32mg）］。
- 劳拉西泮（口服 0.5～1mg，最多至 4mg/d）（见表 5.2）。

3. 物理治疗 症状出现后，在患者能够耐受的情况下，应尽早在理疗师的监督下进行渐进的体育锻炼。我们建议持续约 4 周，每天 3 次，每次持续大约 15 分钟。开始时，当患者仍躺在或坐在床上时，应在坐姿固定目标的情况下进行快速的头部左右转动，因为这样可以增加前庭张力失衡，而且没有跌倒的风险。随后，患者应继续自己进行前庭康复训练，以改善头部和身体联合运动时的姿势和步态。需要注意的是，这些前庭康复训练在有和没有视觉固定的情况下，其难度程度应逐渐提高到正常水平以上。

最后，我们建议在 1 个月、6 个月和 12 个月后进行随访检查，以评估上述治疗的效果，必要时加强前庭训练，并记录外周前庭功能的潜在恢复情况，这对患者来说是很重要的。此外，还需告知患者，大约 15% 的 AUVP 患者会出现感染后 BPPV，这可以解释继发性恶化。另外还应告知患者继发出现功能性头晕的风险和复发率，复发率为 2%～11%。

（陈祺慧 潘永惠 译）

参考文献

Adamec I, Krbot SM, Handzic J, Habek M (2015) Incidence, seasonality and comorbidity in vestibular neuritis. Neurol Sci 36(1):91–95

Agus S, Benecke H, Thum C, Strupp M (2013) Clinical and demographic features of vertigo: findings from the REVERT registry. Front Neurol 4:48

Arbusow V, Dieterich M, Strupp M, Dreher V, Jäger L, Brandt T (1998) Herpes zoster neuritis involving superior and inferior parts of the vestibular nerve causes ocular tilt reaction. Neuro-Ophthalmology 19:17–22

Arbusow V, Schulz P, Strupp M, Dieterich M, von Reinhardstoettner A, Rauch E, Brandt T (1999) Distribution of herpes simplex virus type 1 in human geniculate and vestibular ganglia: implications for vestibular neuritis. Ann Neurol 46(3):416–419

Arbusow V, Strupp M, Wasicky R, Horn AK, Schulz P, Brandt T (2000a) Detection of herpes simplex virus type 1 in human vestibular nuclei. Neurology 55(6):880–882

Arbusow V, Theil D, Strupp M, Mascolo A, Brandt T (2000b) HSV-1 not only in human vestibular ganglia but also in the vestibular labyrinth. Audiol Neurootol 6(5):259–262

Arbusow V, Theil D, Schulz P, Strupp M, Dieterich M, Rauch E, Brandt T (2003) Distribution of HSV-1 in human geniculate and vestibular ganglia: implications for vestibular neuritis. Ann N Y Acad Sci 1004:409–413

Arbusow V, Derfuss T, Held K, Himmelein S, Strupp M, Gurkov R, Brandt T, Theil D (2010) Latency of herpes simplex virus type-1 in human geniculate and vestibular ganglia is associated with infiltration of $CD8^+$ T cells. J Med Virol 82(11):1917–1920

Aw ST, Fetter M, Cremer PD, Karlberg M, Halmagyi GM (2001) Individual semicircular canal function in superior and inferior vestibular neuritis. Neurology 57(5):768–774

Baier B, Bense S, Dieterich M (2008) Are signs of ocular tilt reaction in patients with cerebellar lesions mediated by the dentate nucleus? Brain 131(Pt 6):1445–1454

Baloh RW (2003) Clinical practice. Vestibular neuritis. N Engl J Med 348(11):1027–1032

Baloh RW, Ishyama A, Wackym PA, Honrubia V (1996) Vestibular neuritis: clinical-pathologic correlation. Otolaryngol Head Neck Surg 114(4):586–592

Bartl K, Lehnen N, Kohlbecher S, Schneider E (2009) Head impulse testing using video-oculography. Ann N Y Acad Sci 1164:331–333

Batuecas-Caletrio A, Yanez-Gonzalez R, Sanchez-Blanco C, Perez PB, Gonzalez-Sanchez E, Sanchez LA, Kaski D (2015) Glucocorticoids improve acute dizziness symptoms following acute unilateral vestibulopathy. J Neurol 262(11):2578–2582

Beck R, Gunther L, Xiong G, Potschka H, Boning G, Bartenstein P, Brandt T, Jahn K, Dieterich M, Strupp M, la FC, Zwergal A (2014) The mixed blessing of treating symptoms in acute vestibular failure--evidence from a 4-aminopyridine experiment. Exp Neurol 261:638–645

Bergstrom B (1973) Morphology of the vestibular nerve. I Anatomical studies of the vestibular nerve in man. Acta Otolaryngol Stockh 76(2):162–172

Bertlich M, Ihler F, Freytag S, Weiss BG, Strupp M, Canis M (2015) Histaminergic H-Heteroreceptors as a potential mediator of Betahistine-induced increase in Cochlear blood flow. Audiol Neurootol 20(5):283–293

Bertlich M, Ihler F, Weiss BG, Freytag S, Strupp M,

Jakob M, Canis M (2017) Role of capillary pericytes and precapillary arterioles in the vascular mechanism of betahistine in a Guinea pig inner ear model. Life Sci 187:17

Bohmer A, Rickenmann J (1995) The subjective visual vertical as a clinical parameter of vestibular function in peripheral vestibular diseases. J Vestib Res 5(1):35–45

Bohmer A, Straumann D, Fetter M (1997) Three-dimensional analysis of spontaneous nystagmus in peripheral vestibular lesions. Ann Otol Rhinol Laryngol 106(1):61–68

Brandt T, Dieterich M (1993a) Skew deviation with ocular torsion: a vestibular brainstem sign of topographic diagnostic value. Ann Neurol 33(5):528–534

Brandt T, Dieterich M (1993b) Vestibular falls. J Vestib Res 3:3–14

Brandt T, Huppert T, Hufner K, Zingler VC, Dieterich M, Strupp M (2010) Long-term course and relapses of vestibular and balance disorders. Restor Neurol Neurosci 28:69–82

Brandt T, Strupp M, Arbusow V, Dieringer N (1997) Plasticity of the vestibular system: central compensation and sensory substitution for vestibular deficits. Adv Neurol 73:297–309

Bronstein AM, Dieterich M (2019) Long-term clinical outcome in vestibular neuritis. Curr Opin Neurol 32(1):174–180

Büchele W, Brandt T (1988) Vestibular neuritis - a horizontal semicircular canal paresis? Adv Otorhinolaryngol 42:157–161

Büki B, Ward BK (2021) Length of the narrow bony channels may not be the sole cause of differential involvement of the nerves in vestibular neuritis. Otol Neurotol 42:e918–e924

Byun H, Chung JH, Lee SH, Park CW, Park DW, Kim TY (2018) Clinical value of 4-hour delayed gadolinium-enhanced 3D FLAIR MR images in acute vestibular neuritis. Laryngoscope 128(8): 1946–1951

Cawthorne T, Cawthorn D (1944) The physiological basis for head exercises. J Chart Soc Physiother 106–107

Cerchiai N, Navari E, Sellari-Franceschini S, Re C, Casani AP (2018) Predicting the outcome after acute unilateral Vestibulopathy: analysis of Vestibulo-ocular reflex gain and catch-up saccades. Otolaryngol Head Neck Surg 158(3):527–533

Chabbert C (2016) Principles of vestibular pharmacotherapy. Handb Clin Neurol 137:207–218

Chang TP, Wu YC (2010) A tiny infarct on the dorsolateral pons mimicking vestibular neuritis. Laryngoscope 120(11):2336–2338

Chen L, Lee W, Chambers BR, Dewey HM (2011) Diagnostic accuracy of acute vestibular syndrome at the bedside in a stroke unit. J Neurol 258(5): 855–861

Chen L, Todd M, Halmagyi GM, Aw S (2014) Head impulse gain and saccade analysis in pontine-cerebellar stroke and vestibular neuritis. Neurology 83(17):1513–1522

Chen ZP, Zhang XY, Peng SY, Yang ZQ, Wang YB, Zhang YX, Chen X, Wang JJ, Zhu JN (2019) Histamine H1 receptor contributes to vestibular compensation. J Neurosci 39(3):420–433

Chihara Y, Iwasaki S, Murofushi T, Yagi M, Inoue A, Fujimoto C, Egami N, Ushio M, Karino S, Sugasawa K, Yamasoba T (2012) Clinical characteristics of inferior vestibular neuritis. Acta Otolaryngol 132(12):1288–1294

Choi JY, Jung I, Jung JM, Kwon DY, Park MH, Kim HJ, Kim JS (2016a) Characteristics and mechanism of perverted head-shaking nystagmus in central lesions: video-oculography analysis. Clin Neurophysiol 127(9):2973–2978

Choi KD, Lee H, Kim JS (2016b) Ischemic syndromes causing dizziness and vertigo. Handb Clin Neurol 137:317–340

Choi JY, Kim HJ, Kim JS (2018a) Recent advances in head impulse test findings in central vestibular disorders. Neurology 90(13):602–612

Choi S, Choi HR, Nahm H, Han K, Shin JE, Kim CH (2018b) Utility of the bow and lean test in predicting subtype of benign paroxysmal positional vertigo. Laryngoscope 128:2600–2604

Cnyrim CD, Newman-Toker D, Karch C, Brandt T, Strupp M (2008) Bedside differentiation of vestibular neuritis from central "vestibular pseudoneuritis". J Neurol Neurosurg Psychiatry 79(4):458–460

Crane BT, Schubert MC (2018) An adaptive vestibular rehabilitation technique. Laryngoscope 128(3):713–718

Curthoys IS (2012) The interpretation of clinical tests of peripheral vestibular function. Laryngoscope 122(6):1342–1352

Curthoys IS, Iwasaki S, Chihara Y, Ushio M, McGarvie LA, Burgess AM (2011) The ocular vestibular-evoked myogenic potential to air-conducted sound; probable superior vestibular nerve origin. Clin Neurophysiol 122(3):611–616

Depondt M (1973) Vestibular neuronitis. Vestibular paralysis with special characteristics. Acta Otorhinolaryngol Belg 27(3):323–359

Desmadryl G, Gaboyard-Niay S, Brugeaud A, Travo C, Broussy A, Saleur A, Dyhrfjeld-Johnsen J, Wersinger E, Chabbert C (2012) Histamine H4 receptor antagonists as potent modulators of mammalian vestibular primary neuron excitability. Br J Pharmacol 167(4):905–916

Diener HC, Frank B (2015) Stroke: stroke prevention--time to say goodbye to the ABCD2 score? Nat Rev Neurol 11(10):552–553

Dieterich M, Brandt T (2019) Perception of verticality and vestibular disorders of balance and falls. Front Neurol 10:172

Duncan GW, Parker SW, Fisher CM (1975) Acute cerebellar infarction in the PICA territory. Arch Neurol 32(6):364–368

Dunlap PM, Holmberg JM, Whitney SL (2019) Vestibular rehabilitation: advances in peripheral and central vestibular disorders. Curr Opin Neurol 32(1):137–144

Eggers SDZ, Bisdorff A, von BM, Zee DS, Kim JS, Perez-Fernandez N, Welgampola MS, Della Santina CC, Newman-Toker DE (2019) Classification of vestibular signs and examination techniques: nystagmus and nystagmus-like movements. J Vestib Res 29(2–3):57–87

Eliezer M, Maquet C, Horion J, Gillibert A, Toupet M, Bolognini B, Magne N, Kahn L, Hautefort C, Attye A (2019) Detection of intralabyrinthine abnormalities using post-contrast delayed 3D-FLAIR MRI sequences in patients with acute vestibular syndrome. Eur Radiol 29(6):2760–2769

Eulenburg zu P, Stoeter P, Dieterich M (2010) Voxel-based morphometry depicts central compensation after vestibular neuritis. Ann Neurol

8

68:241–249
Ferber-Viart C, Dubreuil C, Vidal PP (2009) Effects of acetyl-DL-leucine in vestibular patients: a clinical study following neurotomy and labyrinthectomy. Audiol Neurootol 14(1):17–25
Fetter M, Dichgans J (1996a) Three-dimensional human VOR in acute vestibular lesions. Ann N Y Acad Sci 781:619–621
Fetter M, Dichgans J (1996b) Vestibular neuritis spares the inferior division of the vestibular nerve. Brain 119:755–763
Fife TD, Colebatch JG, Kerber KA, Brantberg K, Strupp M, Lee H, Walker MF, Ashman E, Fletcher J, Callaghan B, Gloss DS (2017) Practice guideline: cervical and ocular vestibular evoked myogenic potential testing: report of the guideline development, dissemination, and implementation Subcommittee of the American Academy of neurology. Neurology 89(22):2288–2296
Fishman JM, Burgess C, Waddell A (2011) Corticosteroids for the treatment of idiopathic acute vestibular dysfunction (vestibular neuritis). Cochrane Database Syst Rev 5:CD008607
Freund W, Weber F, Schneider D, Mayer U, Scheithauer M, Beer M (2020) Vestibular nerve atrophy after vestibular neuritis – results from a prospective high-resolution MRI study. Rofo 192:854–861
Gacek RR, Gacek MR (2002) The three faces of vestibular ganglionitis. Ann Otol Rhinol Laryngol 111(2):103–114
Gianoli G, Goebel J, Mowry S, Poomipannit P (2005) Anatomic differences in the lateral vestibular nerve channels and their implications in vestibular neuritis. Otol Neurotol 26(3):489–494
Gioacchini FM, Alicandri-Ciufelli M, Kaleci S, Magliulo G, Re M (2014) Prevalence and diagnosis of vestibular disorders in children: a review. Int J Pediatr Otorhinolaryngol 78(5):718–724
Goebel JA, O'Mara W, Gianoli G (2001) Anatomic considerations in vestibular neuritis. Otol Neurotol 22:512–518
Goldberg JM, Fernandez C (1971) Physiology of peripheral neurons innervating semicircular canals of the squirrel monkey. I Resting discharge and response to constant angular accelerations. J Neurophysiol 34(4):635–660
Goudakos JK, Markou KD, Franco-Vidal V, Vital V, Tsaligopoulos M, Darrouzet V (2010) Corticosteroids in the treatment of vestibular neuritis: a systematic review and meta-analysis. Otol Neurotol 31(2):183–189
Goudakos JK, Markou KD, Psillas G, Vital V, Tsaligopoulos M (2014) Corticosteroids and vestibular exercises in vestibular neuritis. Single-blind randomized clinical trial. JAMA Otolaryngol Head Neck Surg 140(5):434–440
Green KE, Gold DR (2021) HINTS Examination in acute vestibular neuritis: do not look too hard for the skew. J Neuroophthalmol 41:e672–e678
Gunther L, Beck R, Xiong G, Potschka H, Jahn K, Bartenstein P, Brandt T, Dutia M, Dieterich M, Strupp M, la FC, Zwergal A (2015) N-acetyl-L-leucine accelerates vestibular compensation after unilateral labyrinthectomy by action in the cerebellum and thalamus. PLoS One 10(3):e0120891
Gurley KL, Edlow JA (2019) Acute Dizziness. Semin Neurol 39(1):27–40
Hall CD, Herdman SJ, Whitney SL, Anson ER, Carender WJ, Hoppes CW, Cass SP, Christy JB, Cohen HS, Fife TD, Furman JM, Shepard NT, Clendaniel RA, Dishman JD, Goebel JA, Meldrum D, Ryan C, Wallace RL, Woodward NJ (2022) Vestibular rehabilitation for P peripheral vestibular hypofunction: an updated clinical practice guideline from the academy of neurologic physical therapy of the American Physical Therapy Association. J Neurol Phys Ther 46:(2)118–177
Halmagyi GM, Chen L, MacDougall HG, Weber KP, McGarvie LA, Curthoys IS (2017) The video head impulse test. Front Neurol 8:258
Halmagyi GM, McGarvie LA, Strupp M (2020) Nystagmus goggles: how to use them, what you find and what it means. Pract Neurol 20:446–450
Himmelein S, Lindemann A, Sinicina I, Horn AKE, Brandt T, Strupp M, Hufner K (2017) Differential involvement during latent herpes simplex virus 1 infection of the superior and inferior divisions of the vestibular ganglia: implications for vestibular neuritis. J Virol 91(14):e00331-17
Honrubia V (1994) Quantitative vestibular function tests and the clinical examination. In: Herdman SJ (ed) Vestibular rehabilitation. F.A. Davis, Philadelphia, pp 113–164
Huang CY, Yu YL (1985) Small cerebellar strokes may mimic labyrinthine lesions. J Neurol Neurosurg Psychiatry 48(3):263–265
Huh YE, Kim JS (2011) Patterns of spontaneous and head-shaking nystagmus in cerebellar infarction: imaging correlations. Brain 134(Pt 12):3662–3671
Huppert D, Strupp M, Theil D, Glaser M, Brandt T (2006) Low recurrence rate of vestibular neuritis: a long-term follow-up. Neurology 67(10):1870–1871
Hwang K, Kim BG, Lee JD, Lee ES, Lee TK, Sung KB (2019) The extent of vestibular impairment is important in recovery of canal paresis of patients with vestibular neuritis. Auris Nasus Larynx 46(1):24–26
Ismail EI, Morgan AE, Abdel Rahman AM (2019) Corticosteroids versus vestibular rehabilitation in long-term outcomes in vestibular neuritis. J Vestib Res 28:417–424
Jahn K, Langhagen T, Heinen F (2015) Vertigo and dizziness in children. Curr Opin Neurol 28(1):78–82
Jongkees LB, Maas J, Philipszoon A (1962) Clinical electronystagmography: a detailed study of electronystagmography in 341 patients with vertigo. Pract Otorhinolaryngol Basel 24:65–93
Karlberg ML, Magnusson M (2011) Treatment of acute vestibular neuronitis with glucocorticoids. Otol Neurotol 32(7):1140–1143
Kattah JC, Talkad AV, Wang DZ, Hsieh YH, Newman-Toker DE (2009) HINTS to diagnose stroke in the acute vestibular syndrome: three-step bedside oculomotor examination more sensitive than early MRI diffusion-weighted imaging. Stroke 40(11):3504–3510
Kerber KA (2020) Acute Vestibular Syndrome. Semin Neurol 40(1):59–66
Kim G, Seo JH, Lee SJ, Lee DH (2022) Therapeutic effect of steroids on vestibular neuritis: systematic review and meta-analysis. Clin Otolaryngol 47:34–43
Kim JS, Kim HJ (2012) Inferior vestibular neuritis. J Neurol 259(8):1553–1560
Kim HA, Lee H (2010) Isolated vestibular nucleus infarction mimicking acute peripheral vestibulopathy. Stroke 41(7):1558–1560
Kim SJ, Lee HY, Lee MY, Choi JY (2020) Initial degree of spontaneous nystagmus affects the length of

hospitalization of patients with vestibular neuritis. Otol Neurotol 41(6):836–842

Kim YH, Kim KS, Kim KJ, Choi H, Choi JS, Hwang IK (2011) Recurrence of vertigo in patients with vestibular neuritis. Acta Otolaryngol 131(11): 1172–1177

Kiss R, Keseru GM (2014) Novel histamine H4 receptor ligands and their potential therapeutic applications: an update. Expert Opin Ther Pat 24(11):1185–1197

Koors PD, Thacker LR, Coelho DH (2013) Investigation of seasonal variability of vestibular neuronitis. J Laryngol Otol 127(10):968–971

Korda A, Zamaro E, Wagner F, Morrison M, Caversaccio MD, Sauter TC, Schneider E, Mantokoudis G (2022) Acute vestibular syndrome: is skew deviation a central sign? J Neurol 269:1396–1403

Lacour M (2013) Betahistine treatment in managing vertigo and improving vestibular compensation: clarification. J Vestib Res 23(3):139–151

Lacour M, Ez Zaher L, Raymond J (1991) Plasticity mechanisms in vestibular compensation in the cat are improved by an extract of Ginkgo biloba (EGb 761). Pharmacol Biochem Behav 40:367–379

Lacour M, Helmchen C, Vidal PP (2016) Vestibular compensation: the neuro-otologist's best friend. J Neurol 263(Suppl 1):S54–S64

Le TN, Westerberg BD, Lea J (2019) Vestibular neuritis: recent advances in etiology, diagnostic evaluation, and treatment. Adv Otorhinolaryngol 82:87–92

Lee H, Sohn SI, Jung DK, Cho YW, Lim JG, Yi SD, Lee SR, Sohn CH, Baloh RW (2002) Sudden deafness and anterior inferior cerebellar artery infarction. Stroke 33(12):2807–2812

Lee H, Sohn SI, Cho YW, Lee SR, Ahn BH, Park BR, Baloh RW (2006) Cerebellar infarction presenting isolated vertigo: frequency and vascular topographical patterns. Neurology 67(7):1178–1183

Lee H, Kim BK, Park HJ, Koo JW, Kim JS (2009a) Prodromal dizziness in vestibular neuritis: frequency and clinical implication. J Neurol Neurosurg Psychiatry 80(3):355–356

Lee H, Kim JS, Chung EJ, Yi HA, Chung IS, Lee SR, Shin JY (2009b) Infarction in the territory of anterior inferior cerebellar artery: spectrum of audiovestibular loss. Stroke 40(12):3745–3751

Lee J, Song K, Yu IK, Lee HY (2019) A case of isolated nodular infarction mimicking vestibular neuritis on the contralateral side. J Audiol Otol 23(3):167–172

Lee JY, Park JS, Kim MB (2019) Clinical characteristics of acute vestibular neuritis according to involvement site. Otol Neurotol 40(6):797–805

Lehnen N, Kellerer S, Knorr AG, Schlick C, Jahn K, Schneider E, Heuberger M, Ramaioli C (2018) Head-movement-emphasized rehabilitation in bilateral vestibulopathy. Front Neurol 9:562

Lempert T, Olesen J, Furman J, Waterston J, Seemungal B, Carey J, Bisdorff A, Versino M, Evers S, Newman-Toker D (2012) Vestibular migraine: diagnostic criteria. J Vestib Res 22(4):167–172

Leong KJ, Lau T, Stewart V, Canetti EFD (2021) Systematic review and meta-analysis: effectiveness of corticosteroids in treating adults with acute vestibular neuritis. Otolaryngol Head Neck Surg 165:255–266

Lindner M, Gosewisch A, Eilles E, Branner C, Kramer A, Oos R, Wolf E, Ziegler S, Bartenstein P, Brandt T, Dieterich M, Zwergal A (2019) Ginkgo biloba extract EGb 761 improves vestibular compensation and modulates cerebral vestibular networks in the rat. Front Neurol 10:147

Lopez-Escamez JA, Carey J, Chung WH, Goebel JA, Magnusson M, Mandala M, Newman-Toker DE, Strupp M, Suzuki M, Trabalzini F, Bisdorff A (2015) Diagnostic criteria for Meniere's disease. J Vestib Res 25(1):1–7

Lorente de Nó R (1933) Vestibulo-ocular reflex arc. Arch Neurol Psychiatr 30:245–291

MacDougall HG, Weber KP, McGarvie LA, Halmagyi GM, Curthoys IS (2009) The video head impulse test: diagnostic accuracy in peripheral vestibulopathy. Neurology 73(14):1134–1141

Machner B, Erber K, Choi JH, Sprenger A, Helmchen C, Trillenberg P (2021a) A Simple gain-based evaluation of the video head impulse test reliably detects normal vestibulo-ocular reflex indicative of stroke in patients with acute vestibular syndrome. Front Neurol 12:741859

Machner B, Erber K, Choi JH, Trillenberg P, Sprenger A, Helmchen C (2021b) Usability of the head impulse test in routine clinical practice in the emergency department to differentiate vestibular neuritis from stroke. Eur J Neurol 28:1737–1744

Maclennan K, Smith PF, Darlington CL (1996) The effects of ginkgolide B (BN52021) on Guinea pig vestibular nucleus neurons in vitro: importance of controlling for effects of dimethylsulphoxide (DMSO) vehicles. Neurosci Res 26(4):395–399

Magnusson M, Norrving B (1991) Cerebellar infarctions as the cause of 'vestibular neuritis'. Acta Otolaryngol (Stockh) Suppl 481:258–259

Mantokoudis G, Saber Tehrani AS, Wozniak A, Eibenberger K, Kattah JC, Guede CI, Zee DS, Newman-Toker DE (2012) VOR gain by head impulse video-oculography differentiates acute vestibular neuritis from stroke. Otol Neurotol 36:457–465

Mantokoudis G, Korda A, Zee DS, Zamaro E, Sauter TC, Wagner F, Caversaccio MD (2021a) Bruns' nystagmus revisited: a sign of stroke in patients with the acute vestibular syndrome. Eur J Neurol 28:2971–2979

Mantokoudis G, Wyss T, Zamaro E, Korda A, Wagner F, Sauter TC, Kerkeni H, Kalla R, Morrison M, Caversaccio MD (2021b) Stroke prediction based on the spontaneous nystagmus suppression test in dizzy patients: a diagnostic accuracy study. Neurology 97:e42–e51

Mantokoudis G, Tehrani AS, Wozniak A, Eibenberger K, Kattah JC, Guede CI, Zee DS, Newman-Toker DE (2015) VOR gain by head impulse video-oculography differentiates acute vestibular neuritis from stroke. Otol Neurotol 36:457-465

Manzari L, Burgess AM, MacDougall HG, Curthoys IS (2013) Vestibular function after vestibular neuritis. Int J Audiol 52(10):713–718

Manzari L, Princi AA, De AS, Tramontano M (2021) Clinical value of the video head impulse test in patients with vestibular neuritis: a systematic review. Eur Arch Otorhinolaryngol 278: 4155–4167

McDonnell MN, Hillier SL (2015) Vestibular rehabilitation for unilateral peripheral vestibular dysfunction. Cochrane Database Syst Rev 1:CD005397

Montandon P, Gacek RR, Kimura RS (1970) Crista

8

neglecta in the cat and human. Ann Otol Rhinol Laryngol 79:105–112
Mossman S, Halmagyi GM (2000) Partial ocular tilt reaction due to unilateral cerebellar lesion. Neurology 49(2):491–493
Muller WE, Heiser J, Leuner K (2012) Effects of the standardized Ginkgo biloba extract EGb 761(R) on neuroplasticity. Int Psychogeriatr 24(Suppl 1):S21–S24
Murdin L, Hussain K, Schilder AG (2016) Betahistine for symptoms of vertigo. Cochrane Database Syst Rev 6:CD010696
Murofushi T, Halmagyi GM, Yavor RA, Colebatch JG (1996) Absent vestibular evoked myogenic potentials in vestibular neurolabyrinthitis. An indicator of inferior vestibular nerve involvement? Arch Otolaryngol Head Neck Surg 122(8):845–848
Nadol JB Jr (1995) Vestibular neuritis. Otolaryngol Head Neck Surg 112(1):162–172
Navari E, Casani AP (2020) Lesion patterns and possible implications for recovery in acute unilateral vestibulopathy. Otol Neurotol 41(2):e250–e255
Nauta JJ (2014) Meta-analysis of clinical studies with betahistine in Meniere's disease and vestibular vertigo. Eur Arch Otorhinolaryngol 271(5):887–897
Neuhauser HK (2016) The epidemiology of dizziness and vertigo. Handb Clin Neurol 137:67–82
Newman-Toker DE, Kattah JC, Alvernia JE, Wang DZ (2008) Normal head impulse test differentiates acute cerebellar strokes from vestibular neuritis. Neurology 70(24 Pt 2):2378–2385
Oh SY, Kim JS, Yang TH, Shin BS, Jeong SK (2013) Cervical and ocular vestibular-evoked myogenic potentials in vestibular neuritis: comparison between air- and bone-conducted stimulation. J Neurol 260(8):2102–2109
Ohle R, Montpellier RA, Marchadier V, Wharton A, McIsaac S, Anderson M, Savage D (2020) Can emergency physicians accurately rule out a central cause of vertigo using the HINTS exam? A systematic review and meta-analysis. Acad Emerg Med 27:887–896
Okinaka Y, Sekitani T, Okazaki H, Miura M, Tahara T (1993) Progress of caloric response of vestibular neuronitis. Acta Otolaryngol (Stockh) Suppl 503:18–22
Park HK, Kim JS, Strupp M, Zee DS (2013) Isolated floccular infarction: impaired vestibular responses to horizontal head impulse. J Neurol 260(6): 1576–1582
Redon C, Lopez C, Bernard-Demanze L, Dumitrescu M, Magnan J, Lacour M, Borel L (2011) Betahistine treatment improves the recovery of static symptoms in patients with unilateral vestibular loss. J Clin Pharmacol 51(4):538–548
Rosengren SM, Colebatch JG, Young AS, Govender S, Welgampola MS (2019) Vestibular evoked myogenic potentials in practice: methods, pitfalls and clinical applications. Clin Neurophysiol Pract 4:47–68
Rujescu D, Hartmann AM, Giegling I, Konte B, Herrling M, Himmelein S, Strupp M (2018) Genome-wide association study in vestibular neuritis: involvement of the host factor for HSV-1 replication. Front Neurol 9:591
Rujescu D, Herrling M, Hartmann AM, Maul S, Giegling I, Konte B, Strupp M (2020) High-risk allele for herpes labialis severity at the IFNL3/4 locus is associated with vestibular neuritis. Front Neurol 11:570638
Saber Tehrani AS, Kattah JC, Kerber KA, Gold DR, Zee DS, Urrutia VC, Newman-Toker DE (2018) Diagnosing stroke in acute dizziness and vertigo: pitfalls and pearls. Stroke 49(3):788–795
Sando I, Black FO, Hemenway WG (1972) Spatial distribution of vestibular nerve in internal auditory canal. Ann Otol 81:305–319
Schmid-Priscoveanu A, Bohmer A, Obzina H, Straumann D (2001) Caloric and search-coil head-impulse testing in patients after vestibular neuritis. J Assoc Res Otolaryngol 2:72–78
Schuknecht HF (1993) Pathology of the ear., 2 ed. Lea & Febinger, Philadelphia
Schuknecht HF, Kitamura K (1981) Vestibular neuritis. Ann Otol 90(Suppl. 78):1–19
Sekitani T, Imate Y, Noguchi T, Inokuma T (1993) Vestibular neuronitis: epidemiological survey by questionnaire in Japan. Acta Otolaryngol (Stockh) Suppl 503:9–12
Sjogren J, Magnusson M, Tjernstrom F, Karlberg M (2019) Steroids for acute vestibular Neuronitis-the earlier the treatment, the better the outcome? Otol Neurotol 40:372–374
Soto E, Vega R, Sesena E (2013) Neuropharmacological basis of vestibular system disorder treatment. J Vestib Res 23(3):119–137
Strupp M, Magnusson M (2015) Acute Unilateral Vestibulopathy. Neurol Clin 33(3):669–685
Strupp M, Zwergal A (2020) Pharmacotherapy of peripheral vestibular disorders. In: The senses. Academic Press/Elsevier, San Diego
Strupp M, Arbusow V, Dieterich M, Sautier W, Brandt T (1998a) Perceptual and oculomotor effects of neck muscle vibration in vestibular neuritis. Ipsilateral somatosensory substitution of vestibular function. Brain 121(Pt 4):677–685
Strupp M, Arbusow V, Maag KP, Gall C, Brandt T (1998b) Vestibular exercises improve central vestibulospinal compensation after vestibular neuritis. Neurology 51(3):838–844
Strupp M, Bisdorff A, Furman J, Hornibrook J, Jahn K, Maire R, Newman-Toker D, Magnusson M (2022) Acute unilateral vestibulopathy/vestibular neuritis:diagnostic criteria. J Vest Res 32:(5)389–406
Strupp M, Straumann D, Helmchen C (2021) Nystagmus: diagnosis, topographic anatomical localization and therapy. Klin Monbl Augenheilkd 238(11):1186–1195
Strupp M, Zingler VC, Arbusow V, Niklas D, Maag KP, Dieterich M, Bense S, Theil D, Jahn K, Brandt T (2004) Methylprednisolone, valacyclovir, or the combination for vestibular neuritis. N Engl J Med 351(4):354–361
Strupp M, Lopez-Escamez JA, Kim JS, Straumann D, Jen JC, Carey J, Bisdorff A, Brandt T (2016) Vestibular paroxysmia: diagnostic criteria. J Vestib Res 26:409–415
Sulway S, Whitney SL (2019) Advances in vestibular rehabilitation. Adv Otorhinolaryngol 82:164–169
Takumida M, Takumida H, Anniko M (2016) Localization of histamine (H1, H2, H3 and H4) receptors in mouse inner ear. Acta Otolaryngol 136(6):537–544
Theil D, Arbusow V, Derfuss T, Strupp M, Pfeiffer M, Mascolo A, Brandt T (2001) Prevalence of HSV-1 LAT in human trigeminal, geniculate, and vestibular ganglia and its implication for cranial nerve

syndromes. Brain Pathol 11(4):408–413

Thömke F, Hopf HC (1999) Pontine lesions mimicking acute peripheral vestibulopathy. J Neurol Neurosurg Psychiatry 66:340–349

Tighilet B, Leonard J, Lacour M (1995) Betahistine dihydrochloride treatment facilitates vestibular compensation in the cat. J Vestib Res 5(1):53–66

Tighilet B, Leonard J, Bernard-Demanze L, Lacour M (2015) Comparative analysis of pharmacological treatments with N-acetyl-dl-leucine (Tanganil) and its two isomers (N-acetyl-L-leucine and N-acetyl-D-leucine) on vestibular compensation: behavioral investigation in the cat. Eur J Pharmacol 769: 342–349

Tighilet B, Leonard J, Watabe I, Bernard-Demanze L, Lacour M (2018) Betahistine treatment in a cat model of vestibular pathology: pharmacokinetic and pharmacodynamic approaches. Front Neurol 9:431

Tjernstrom F, Zur O, Jahn K (2016) Current concepts and future approaches to vestibular rehabilitation. J Neurol 263(Suppl 1):S65–S70

Tokle G, Morkved S, Brathen G, Goplen FK, Salvesen O, Arnesen H, Holmeslet B, Nordahl SHG, Wilhelmsen KT (2020) Efficacy of vestibular rehabilitation following acute vestibular neuritis: a randomized controlled trial. Otol Neurotol 41(1):78–85

Ude C, Schubert-Zsilavecz M, Wurglics M (2013) Ginkgo biloba extracts: a review of the pharmacokinetics of the active ingredients. Clin Pharmacokinet 52(9):727–749

Vanderkam P, Blanchard C, Naudet F, Pouchain D, Vaillant RH, Perault-Pochat MC, Jaafari N, Boussageon R (2019) Efficacy of acetylleucine in vertigo and dizziness: a systematic review of randomised controlled trials. Eur J Clin Pharmacol 75(5):603–607

Venail F, Attali P, Wersinger E, Gomeni R, Poli S, Schmerber S (2018) Safety, tolerability, pharmacokinetics and pharmacokinetic-pharmacodynamic modelling of the novel H4 receptor inhibitor SENS-111 using a modified caloric test in healthy subjects. Br J Clin Pharmacol 84(12):2836–2848

Venkatasamy A, Huynh TT, Wohlhuter N, Vuong H, Rohmer D, Charpiot A, Meyer N, Veillon F (2019) Superior vestibular neuritis: improved detection using FLAIR sequence with delayed enhancement (1 h). Eur Arch Otorhinolaryngol 276(12):3309–3316

Vibert N, Vidal PP (2001) In vitro effects of acetyl-DL-leucine (tanganil) on central vestibular neurons and vestibulo-ocular networks of the guinea-pig. Eur J Neurosci 13(4):735–748

von Brevern M, Bertholon P, Brandt T, Fife T, Imai T, Nuti D, Newman-Toker D (2015) Benign paroxysmal positional vertigo: Diagnostic criteria. J Vestib Res 25(3–4):105–117

von Brevern M, Zeise D, Neuhauser H, Clarke AH, Lempert T (2005) Acute migrainous vertigo: clinical and oculographic findings. Brain 128(Pt 2): 365–374

Wersinger E, Gaboyard-Niay S, Travo C, Soto E, Baez A, Vega R, Brugeaud A, Chabbert C (2013) Symptomatic treatment of vestibular deficits: therapeutic potential of histamine H4 receptors. J Vestib Res 23(3):153–159

Whitney SL, Sparto PJ, Furman JM (2020) Vestibular rehabilitation and factors that can affect outcome. Semin Neurol 40(1):165–172

Yang TH, Lee J, Oh SY, Kang JJ, Kim JS, Dieterich M (2020) Clinical implications of head-shaking nystagmus in central and peripheral vestibular disorders: is perverted head-shaking nystagmus specific for central vestibular pathology? Eur J Neurol 27:1296–1303

Yip CW, Glaser M, Frenzel C, Bayer O, Strupp M (2016) Comparison of the bedside head-impulse test with the video head-impulse test in a clinical practice setting: a prospective study of 500 outpatients. Front Neurol 7:58

Zwergal A, Dieterich M (2020) Vertigo and dizziness in the emergency room. Curr Opin Neurol 33(1): 117–125

Zwergal A, Schlichtiger J, Xiong G, Beck R, Gunther L, Schniepp R, Schoberl F, Jahn K, Brandt T, Strupp M, Bartenstein P, Dieterich M, Dutia MB, la FC (2014) Sequential [F]FDG microPET whole-brain imaging of central vestibular compensation: a model of deafferentation-induced brain plasticity. Brain Struct Funct 221:159–170

第9章　良性阵发性位置性眩晕

目录

良性阵发性位置性眩晕（benign paroxysmal positional vertigo，BPPV）是第二大最常见的前庭疾病，其特征是由头部相对于重力位置的改变引起的短暂反复发作的旋转性眩晕，持续数秒，并伴有位置性眼球震颤。BPPV最常见的原因是头部位置的改变使耳石偏离壶腹在受累的半规管中自由移动。这种病理生理学机制解释了为什么旋转性眩晕和眼震的发作描述为位置性的更合适，而不是变位性。引起这些症状的是头部相对于重力的位置，而不是运动本身。这与中枢性位置性眩晕/眼震综合征相似，耳石相对于重力的位置是诱因（Choi and Kim 2019）。

在BPPV中，85%～95%为后半规管受累，10%～15%为外半规管受累，前半规管非常少见。通过诊断性的位置实验，可以确定受累侧、受累的半规管和发病机制。95%的病例是特发性的。治疗的原则是针对受累侧、半规管和机制的特异性的复位手法，几乎所有患者都可以成功治疗。然而，该疾病的累积复发率很高（50%）。

9.1 流行病学

尽管存在很大程度的诊断不足，在目前的统计中BPPV仍是最常见的外周性前庭疾病（相对频率见图1.3和表1.1）（Neuhauser 2016）。该病患病率在（10～140）/100 000，终生患病率至少为2.4%（von Brevern et al. 2007; van der Zaag-Loonen et al. 2015）。在75岁以上的受试者人群中，发现9%～11%的非常高的患病率（Oghalai et al. 2000; Kollen et al. 2012）。BPPV可发生于儿童期到老年期的任何一个阶段，尽管在儿童期很少见（Choi et al. 2020），但BPPV也是最常见的外周性前庭疾病。特发性BPPV是一种典型的老年疾病，发病高峰在50～70岁（Neuhauser 2016）。在特发性BPPV中，女性的发病率是男性的两倍（Katsarkas，1999）。报告眩晕的老年患者中有40%患有BPPV（Ekvall et al. 2005）。BPPV筛查技术可以是定制问卷（Lindell et al. 2018; Kim et al. 2020）或“智能”设备（Feil et al. 2018），这提高了通过流行病学评估BPPV患病率的准确性。

9.2 后半规管BPPV（pcBPPV）

后半规管BPPV（pcBPPV）的管结石症诊断标准如下（von Brevern et al. 2015）（框9.1）：

框9.1 巴拉尼协会针对pcBPPV管结石症的诊断标准（von Brevern et al. 2015）

1. 由坐起或躺下的体位改变或仰卧位翻身引起的反复发作的位置性眩晕/头晕。
2. 发作持续时间<1分钟。
3. Dix-Hallpike试验或侧卧试验（诊断性Semont试验）中出现潜伏期1秒或数秒的诱发性位置性眼震。为扭转性眼震（眼球上极朝向下位耳方向跳动）和垂直上跳性眼震（朝向前额）的组合，通常持续时间<1分钟。
4. 不能归因于其他疾病。

9

9.2.1 诊断

9.2.1.1 患者病史

pcBPPV的主要症状（图9.1）是反复发作的旋转性眩晕，持续数秒，这是由头部位置相对于重力方向的变化引起的（见框9.1）。可能伴有恶心、呕吐或振动幻视。典型的触发因素包括在床上躺下或坐起，在床上翻身，以及为了抬头或做头顶上的事情而弯腰或向后伸头。如果直立时诱发BPPV，则患者存在跌倒的风险。眩晕的发作是可变的：经常发生在早晨，因为在夜间耳石形成团块，形成的团块比单个耳石对内淋巴流动的影响更大（Obrist et al. 2010），反复的体位改变会导致发作的短暂减轻。典型的主诉常常是“我每天早晨眩晕”，通常仅根据患者的病史就能作出诊断。偶尔甚至可以识别哪侧耳受累“眩晕只在我向右侧躺下时发生”。专业的调查问卷也有助于诊断（Lindell et al. 2018; Kim et al. 2020）。除了旋转性眩晕发作外，有大约一半的患者在被专门询问时（von Brevern et al. 2007）会报告姿势不平衡和步态障碍。这是由耳石复位后的头晕引起的，可以用耳石部分复位回到椭圆囊来解释（见下文）。

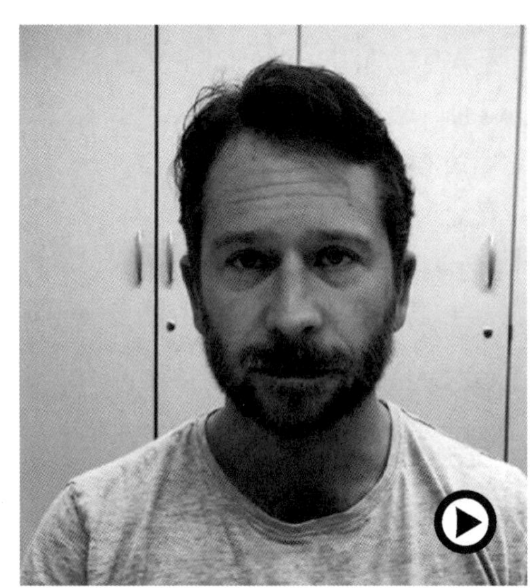

图9.1 良性阵发性位置性眩晕患者病史（见二维码中的视频）

9.2.1.2 床旁检查

诊断性Semont法

如图9.2～图9.5所示，将处于上身直立坐位的患者的头部向一侧转45°。随后，将患者的身体按照之前推荐的（Brandt et al. 1994）诊断性SemontPLUS法（图9.6）以中等速度朝向另一侧移动90°或150°。在这个姿势下，使用Frenzel眼镜或M形眼镜观察有无眼球震颤，持续1分钟，并询问患者是否出现旋转性眩晕。如果存在后半规管BPPV，则在几秒钟的短暂潜伏期后，将看到垂直扭转性位置性眼震，其时程是渐强→渐弱，持续时间小于1分钟。垂直眼震的快相向上（朝向前额），而扭转部分（眼球的上极）朝向下位耳（图9.4和图9.5）。眼震的方向取决于凝视的方向：当患者看向下位耳时，眼震主要是扭转的，当患者的眼球位置平行于受累的

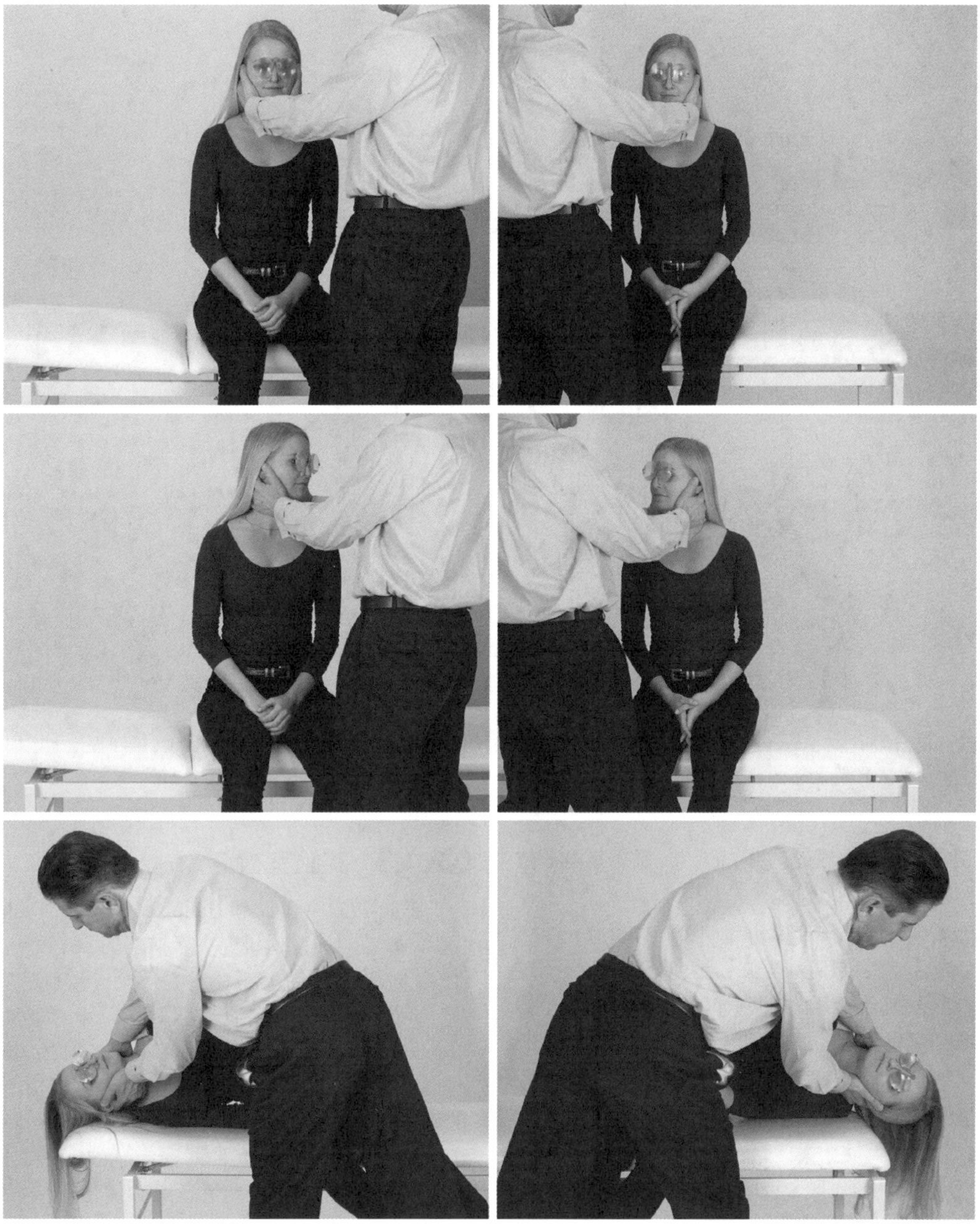

图 9.2　诊断性 Semont 试验。左侧为右后半规管，右侧为左后半规管。患者头部向一侧旋转 45°，然后将患者的身体转向另一侧 90°。如果不能从病史中推测出哪一侧半规管受累，应该从右侧开始，因为右侧比左侧更常见

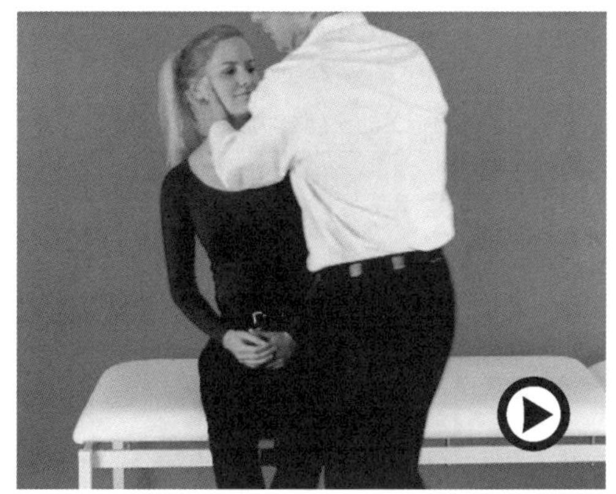

图 9.3　诊断性 SemontPLUS 试验（见二维码中的视频）

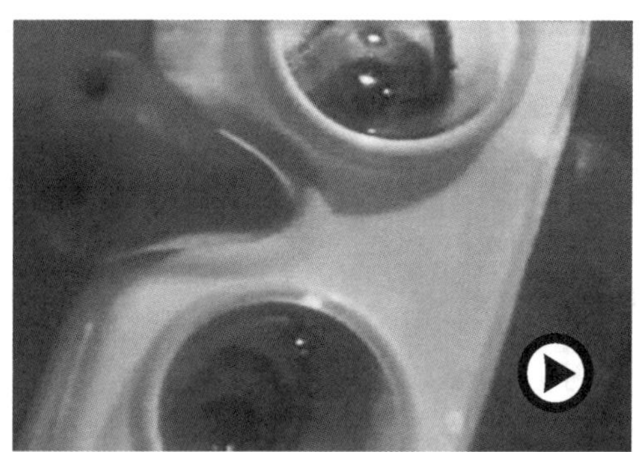

图 9.4　左后半规管 BPPV 的垂直扭转性位置性眼震（见二维码中的视频）

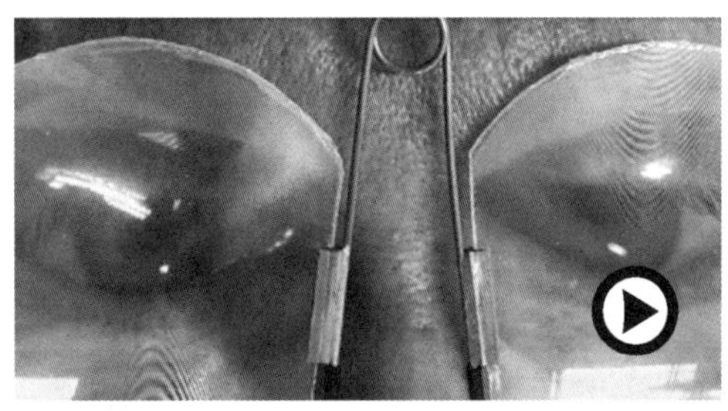

图9.5 右后半规管BPPV的垂直扭转性位置性眼震（见二维码中的视频）

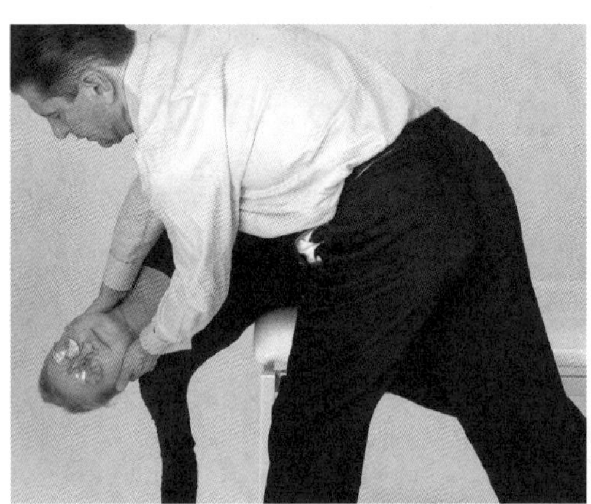

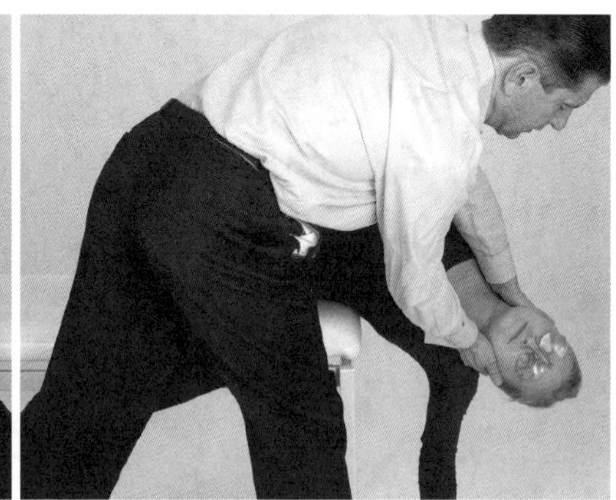

图9.6 诊断性SemontPLUS试验。与常规Semont试验的不同之处在于患者的头部过伸60°，这在理论上增加了诊断手法的灵敏度

后半规管时，眼震主要是垂直的（朝向前额）。眼震是由下位耳的后半规管（壶腹）兴奋引起的。

Dix-Hallpike试验（Dix and Hallpike 1952）。患者头部向一侧转动45°，然后，患者从直立坐位移至仰卧位，使头部过伸20°，如上文所述进行眼动检查。同样的方法检查另一侧。

如果能够从病史中推断出可能的患侧，则应从这一侧开始检查，否则应首先检查右后半规管（较左侧更常见）（Lopez-Escamez et al.2002）。这可能是由于大多数人睡觉时更愿意右侧卧。

如果检查期间未能诱发眩晕或眼震，我们建议患者根据指导方法每天早晨进行诊断性操作，持续10天。诊断的准确性可以通过使用智能手机在诊断定位操作期间拍摄患者的眼球运动（Shah et al.2019；Strupp et al.2023）来保证。使用专业调查问卷的筛选和智能设备（Feil et al.2018）可以进一步提高诊断的准确性。

9.2.1.3 实验室检查

正如1952年Dix和Hallpike（Dix and Hallpike 1952）对100名患者的一系列研究中所描述的，BPPV是一种相对良性、非破坏性的疾病，其本身并不会导致前庭功能障碍。因此，如果诊断确定，则通常不需要额外的实验室检查（von Brevern et al.2015；Bhattacharyya et al.2017）。如果患者病史不典型或临床表现不明确，则实验室检查和影像学检查在寻找其他原因（特别是中枢性位置性眩晕/眼球震颤）方面起着重要作用。如果有其他既往疾病的证据，如急性单侧前庭病或梅尼埃病，也需要进行实验室检查，这两种疾病都与BPPV的高风险相关（见下文）。

9.2.2 鉴别诊断和临床问题

pcBPPV最相关的鉴别诊断总结见表9.1。

表9.1 以短暂地反复发作的眩晕为主要症状的pcBPPV，以及与BPPV高风险相关的疾病或状况的鉴别诊断

外周性前庭疾病	中枢性疾病	其他疾病	与BPPV高风险相关的疾病或状况
外半规管BPPV	中枢性位置性眩晕/眼球震颤	直立性头晕	头部外伤
前半规管BPPV	前庭性偏头痛	代谢性疾病，如低血糖症	长期卧床
多半规管受累	TIA	药物引起的惊恐发作	体力活动减少
双侧BPPV	椎动脉压迫/闭塞综合征		年龄
内耳第三窗综合征	阵发性脑干发作		急性单侧前庭病后
前庭阵发症			梅尼埃病
			前庭性偏头痛
			听力下降

9

它们可分为以下几类：

1. 外周性前庭疾病，伴有反复发作的眩晕，比如：

- 罕见的外半规管 BPPV（hcBPPV，见 9.3 章节）和非常罕见的前半规管 BPPV（acBPPV，9.4 章节）。可通过观察位置眩晕的方向来诊断，位置眩晕的方向与受损的半规管相对应。
- 若 BPPV 患者存在两个或三个半规管受累，在这种情况下建议等待数天，然后重复检查患者，因为 hcBPPV 和 acBPPV 的自发缓解率很高。
- 双侧 BPPV 在头部创伤后相对更常见：约 10% 的创伤后 BPPV 是双侧的（Katsarkas 1999；Gordon et al.2004；Mumford 2019）；因此，在临床实践中建议对两侧均进行检查。
- 前庭阵发症（第 11 章）。
- 短臂 pcBPPV（Buki et al. 2011，Buki et al. 2014，Ping et al. 2020）。
- 内耳第三窗综合征（第 12 章），最常见的是前半规管裂综合征。

2. 中枢性疾病

- 中枢性位置性眩晕/眼球震颤，例如由于小脑病变（具体参见下文和表 9.2）。

表 9.2 良性阵发性位置性眩晕（BPPV）与中枢性位置性眩晕或眼震（CPV）的临床特征鉴别

特点	BPPV	CPV
位置试验后的潜伏期	1～15s（在 hcBPPV 时间更短）	无潜伏期或 1～5s
眩晕	典型的	典型的
发作持续的时间	5～40s（hcBPPV 中较长，在少见的壶腹嵴帽结石症中时间更长）	5～60s
眼震的方向	垂直扭转性眼震定位在后（pcBPPV）或前半规管（acBPPV），水平眼震定位在外半规管（hcBPPV）	纯垂直或纯扭转、扭转/线性结合的眼震，方向与头部运动刺激的半规管不一致
发作时眩晕和眼震的进程	渐强/渐弱（伴有典型的管结石症）	渐强/渐弱罕见，但可能也存在
恶心呕吐	在单次的头部位置试验中罕见（如果有，则与强烈位置性眼震相关）。频繁的重复操作	常常出现在单次头部位置试验中（不一定与强烈的眼震相关）
自然病程	70%～80% 患者在数天至数月内自发缓解	取决于病因，大多数病例在数周内自发缓解
相关神经系统体征和症状	无（特发性 BPPV）	常见小脑和眼动体征，如共济失调、扫视追踪、凝视诱发性眼震、下跳性眼震、VOR 的注视抑制受损
脑成像	正常	肿瘤、出血、梗死或多发性硬化导致的第四脑室背外侧和/或与眼球运动相关的背侧蚓部、小脑小结病变。特异性较低的病变（小脑变性、副肿瘤综合征、脑病、中毒）

改编自（Buttner et al. 1999）。

- 前庭性偏头痛，也可能与位置性眩晕有关（Dieterich and Brandt 1999；von Brevern et al. 2005；Radtke et al. 2012；Neugebauer et al. 2013；Beh 2018）。此外，偏头痛、前庭性偏头痛和 BPPV 存在高共病率（第 14 章）。

3. 其他疾病，特别是直立性头晕（诊断标准见 Kim et al. 2019a）。在这些患者中，症状通常发生在患者从躺着或坐着站起来时，而不是在患者躺着时。这在进行诊断性体位操作时也很有帮助，因为这些患者通常描述当他们从右侧和左侧卧位起身时出现头晕。

还应该注意的是，BPPV 经常与其他前庭疾病一起发生。例如急性单侧前庭病（Büchele and Brandt 1988；Karlberg et al. 2000），其中约 15% 的患者同时患有所谓的感染后 BPPV、梅尼埃病或前庭性偏头痛。因此，所有这些患者都应接受诊断性位置试验，以免忽略合并症（“眩晕平方/立方”）。对治疗无交叉的患者，需重点排除双侧 BPPV，其在头部创伤后更常见（Gordon et al. 2004）或考虑从 pcBPPV 转变为 hcBPPV，反之亦然。

9.2.2.1 中枢性位置性眩晕/眼球震颤

中枢性位置性眩晕和中枢性位置性眼球震颤（例如 Buttner et al. 1999；Macdonald et al. 2017；Lemos and Strupp 2022）是由小脑幕下病变引起的，这些病变会影响延髓前庭核之间的连接、靠近中线的小脑结构即小脑小结（例如 Nam et al. 2009；Kim et al. 2012a；Choi et al.2015；Tateno and Sakakibara 2019）或与眼球运动相关的背侧蚓部（例如 Shoman and Longridge 2007；Lee et al. 2014a；Kremmyda et al. 2013；也见第 13 章）。重点是要区分外周性和中枢性位置性眼震，因为后者需要进一步检查以明确诊断，尤其是影像学检查。系统的临床检查与影像学检查一样具有重要意义（De Schutter et al. 2019），详情见下文。尽管存在症状重叠或组合，中枢性位置性眩晕/眼球震颤可以区分出四种特征性形式：

- 在头悬位出现中枢性下跳性眼震（伴或不伴眩晕）是典型的小脑小结病变表现。
- 中枢性位置性眼球震颤（无眩晕）。
- 中枢性阵发性位置性眩晕伴眼球震颤是典型小脑小结病变表现。
- 中枢性位置性呕吐。

当具有典型的病史和发病形式时，pcBPPV 患者几乎不会与中枢前庭病变混淆。在没有与 BPPV 不一致的其他前庭/神经病学的体征和/或症状情况下，符合 BPPV 诊断标准的患者无须进行影像学检查和额外的前庭检查（Bhattacharyya et al. 2017）。

另外，必须将 hcBPPV 不同于常规的背地性眼震与中枢性病变（通常是前庭小脑）区分开。偏头痛也可表现为水平方向改变的位置性眼震和眩晕（Dieterich and Brandt 1999；von Brevern et al. 2005；Radtke et al. 2012；Neugebauer et al. 2013；Beh 2018）。最后，acBPPV（看起来像是位置性下跳性眼震）也必须与中枢性前庭疾病区别（见下文第 9.4 节）。

如前所述 BPPV 是第二常见的前庭疾病，中枢性前庭疾病比典型的 BPPV 少见得多。然而，在个别患者中很难区分外周性和中枢性功能障碍（表 9.2）。以下六条临床规则对于诊断中枢性位置性眩晕/眼球震颤很重要（Buttner et al.1999；Lemos and Strupp 2022）：

- 与头部运动所刺激的半规管平面不对应的位置性眼震（例如，外半规管刺激后的扭转性眼震）。在临床实践中，这可能是识别中枢性位置性眼震最重要的临床特征（Buttner et al. 1999）。
- 位置性眩晕伴单纯垂直性眼震（多为下跳，很少为上跳）或单纯扭转性眼震一般是中枢性的。而单纯水平眼震也是 hcBPPV 的典型表现（见第 9.3 节），鉴别比较困难，特别是背地性眼震。一项系统研究表明，在坐位和仰卧位时的自发性的背地性中枢性位置性眼震强度相似，但在 BPPV 的背地性眼震中，仰卧时自发性眼震的强度更大（Choi et al. 2018a）（图 9.7）。

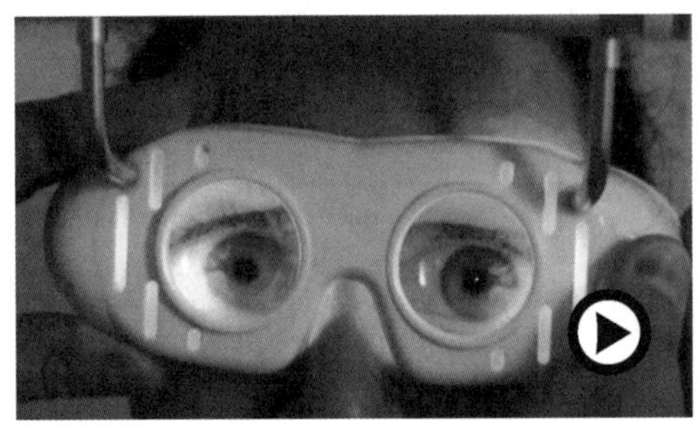

图 9.7 所有体位的中枢性位置性下跳性眼球震颤（见二维码中的视频）

- 持续性位置性眼震（慢相速度>5°/s），无相关眩晕。
- 单次头部运动后体位性呕吐，无明显眩晕或眼震。
- 相关的小脑中枢性眼球运动障碍，如扫视性平滑追踪、凝视诱发或下跳性眼震。
- 对耳石复位无反应或仅有轻微反应。

9

9.2.3 诊断：临床实践要点

与患者病史无关，所有眩晕和头晕的患者都应该进行位置试验。在具有典型病史和正确进行位置试验的病例中，可以确定诊断受累侧及受累的半规管（后>外>>前），而且外半规管 BPPV（见下文）也可明确其机制（管结石>>嵴帽结石）。最重要的鉴别诊断是中枢性位置性眩晕/眼球震颤，通常可以通过眼震的方向来鉴别，眼震与受累的半规管不对应。在诊断不明确的情况下，特别是患者有典型的病史但在位置试验中不能诱发出眩晕和眼震时，则患者在诊断性位置操作期间使用智能手机对眼震进行录像对后期诊断是有帮助的（Strupp et al. 2023）。临床实践表明，一方面 BPPV 仍然经常被忽视，但另一方面，BPPV 的诊断有时也过于频繁。因此，医生必须确保对每一个病例诊断的准确性。特别是在老年人中，BPPV 通常不被视为鉴别诊断。因为就诊的老年患者进行头部和身体运动非常缓慢，因此他们不会出现旋转性眩晕发作，只是提供姿势失衡和头晕的病史，从而没有检查 BPPV。

9.2.4 病理生理学和治疗原则

后半规管 BPPV 几乎都是由半规管管结石引起的（Brandt and Steddin 1993；Brandt et al.1994）。根据这一假说得出，BPPV 是由在半规管内自由移动的耳石所诱发的（Brandt and Steddin 1993；Brandt et al. 1994；Hall et al. 1979；Parnes and McClure 1992）（图 9.8）。根据耳石移动的方向的不同，引起远离壶腹或朝向壶腹的偏转，从而导致前庭毛细胞的刺激或抑制。1992 年的组织病理学研究（Parnes and McClure 1992）和最近的迷路生理模型已经支持了这一机制，这使得进一步的详细评估成为可能（Obrist et al. 2010；Obrist et al. 2016）。管结石症可以预测 BPPV 的所有特征（Brandt et al. 1994），如下所示：

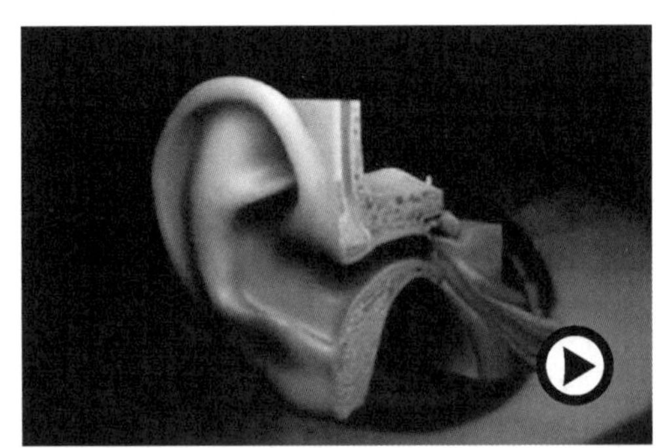

图 9.8 BPPV 中耳石运动的动画（见二维码中的视频）

■ 位置性眼震的方向

根据 Ewald 第一定律，后半规管的远离壶腹刺激通过 VOR 引起半规管平面的眼球运动。对检查者来说，这似乎是快相朝向兴奋的半规管的垂直眼震（朝向前额）和扭转性眼震（朝向下位耳）的组合。

■ 潜伏期

当半规管内的耳石由于重力作用而沉淀时会导致壶腹嵴帽细胞偏转，在 1～5 秒后超过感觉上皮细胞的刺激阈值，出现旋转性眩晕和眼震。

■ 持续时间

位置改变后，耳石朝向半规管内的最低点移动并沉淀。根据它们的大小和组成，这大约需要 10～40 秒（Obrist et al. 2010，Obrist et al. 2016）。

■ 发作的时间进程

在变位过程中，耳石从弯曲的半规管壁下落。它们在重力的作用下从静止到加速下落，在下落过程中达到最大速度，然后在半规管的最低点恢复静止。这就解释了发作时间的渐强到渐弱的过程。壶腹时间常数增加眼震和眩晕的持续时间最长可达 60 秒。

■ 眼震方向的逆转

如果定位移动的方向相反，例如，当坐起时，耳石就会朝相反的方向上运动。此时，壶腹嵴帽向相反的方向（朝向壶腹）偏转。由于后半规管前庭毛细胞的抑制导致旋转性眩晕和眼震方向的逆转。

■ 易疲劳性

耳石颗粒可形成团聚物。在头部位置改变或其他头部运动过程中，它们可能会出现分离（Dix and Hallpike 1952；Honrubia et al.1999）。在头部运动过程中，小的耳石颗粒引起内淋巴的运动较少，因此引起壶腹嵴帽的运动也较少，这一点已被生理实验所证实（Obrist et al.2010）。如果患者保持头部静止几个小时（例如，在睡眠期间），之前已经散开的耳石颗粒在半规管内的最低位置聚结成团，并且当头部位置相对于重力发生改变时再次引起旋转性眩晕的发生。这也解释了为什么症状通常在清晨开始并更严重，而在白天有所改善。

■ 耳石复位的效果

- 耳石复位方法的作用机制和功效也可以通过半规管结石假说来解释，即耳石在半规管内自由移动，最终朝向椭圆囊的方向移动（见下文）。

9.2.5 病因及相关因素

BPPV 有两种类型：特发性和继发性或症状性 BPPV。两者之间的区别有时并不明显。95% 以上的病例被归类为特发性（女性：男性 =2：1）（Karlberg et al. 2000）。在这些病例中，耳石器管的退化和耳廓似乎是相关的。

一些流行病学研究和荟萃分析已经评估了 BPPV 的相关因素。在一项针对 1 240 人的流行病学研究中，多变量分析显示年龄、跌倒的病史和体力活动减少与 BPPV 显著相关（Park et al. 2019）。其他流行病学研究显示，偏头痛患者中 BPPV 的风险增加，优势比（*OR*）为 2.54（Kim et al. 2019）。感音神经性听力损失患者 BPPV 风险增加（排除梅尼埃病患者后），*OR* 为 2.9（Lee et al. 2019）。另一项流行病学研究发现，体力活动水平差、不健康的生活方式、长时间卧位可能是 BPPV 的独立危险因素（Fu et al. 2020）。在一项荟萃分析中发现（2006 年至 2019 年发表的 19 项研究，包括 2 618 例 BPPV 患者和 11 668 例无 BPPV 的参与者），女性、维生素 D 缺乏、骨质疏松症、偏头痛、头部创伤和高总胆固醇水平是 BPPV 发生的危险因素（Chen et al. 2020）。

维生素 D 缺乏症和骨质疏松症的作用已被广泛讨论。首先，研究表明 BPPV 患者与对照组相比，骨密度降低，骨质疏松症发生率更高（Yu et al. 2014）。其次，BPPV 有季节性变化，在 12 月至次年 5 月患病率较高，与血清 25- 羟维生素 D 浓度呈负相关（Whitman and Baloh 2015）。再次，维生素 D 水平与 BPPV 的发展和复发率之间存在部分矛盾的结果。在一些文献中，低维生素 D 水平被确定为 BPPV 的危险因素，特别是在女性绝经后患者中尤为重要（例如 Song et al. 2020）。在复发性 BPPV 患者中也发现维生素 D 水平降低（Rhim 2016；Rhim 2019）。然而，其他文献报道 BPPV 与骨质疏松症和维生素 D 缺乏症共存可能是巧合（Karatas et al. 2017）。对 37 项研究的荟萃分析未能建立 BPPV 的发生与低维生素 D 水平之间的关系（AlGarni et al. 2018）。按地理区域划分为中国和非中国（韩国、土耳其），在不同种族患者之间的进一步荟萃分析和亚组分析：BPPV 患者的血液维生素 D 水平显著低于对照组，但与中国以外的研究相比无显著差异（Yang et al. 2020）。最后，在另一项研究中，检测了 680 名患者（661 名高加索人）的血清维生素 D 水平。158 例患者患有 BPPV（Goldschagg et al. 2021）；221 例患者患有其他前庭疾病，301 例患者患有其他神经系统非前庭疾病。BPPV 患者血清维生素 D 水平与其他前庭疾病患者无显著差异。患有其他神经系统疾病的血清维生素 D 水平甚至低于患有 BPPV 或其他前庭疾病的患者。这并不支持血清维生素 D 水平与 BPPV 或其他前庭疾病的发生之间存在特定关系的理论。

继发性或症状性病例（女性：男性 =1：1）：

- 最常见的原因是头部外伤（Karlberg et al. 2000；Balatsouras et al. 2017；Mumford 2019；Di Cesare et al. 2021）。
- AUVP/ 前庭神经炎（感染后 BPPV 可在高达 15% 的 AUVP 患者中发生）（Büchele and Brandt 1988）（Karlberg et al. 2000；Balatsouras et al. 2014）。这可以通过大多数 AUVP 患者中后半规管功能的保留来解释（Büchele and Brandt 1988），也可以通过 HSV-1 病毒感染损害迷路的证据来解释（Arbusow et al. 2000）（参见第 8.6 节）。

9.2.6 病程及转归

我们发现 50% 的患者在确诊前的病程超过 4 周，10% 的患者超过 6 个月（Brandt et al. 2010）。该病被称为“良性”是因为它通常在几周到几个月内自发消退，没有持续的障碍，理论上可以得到很好的治疗（见下文）。约 20% 的病例在 1 个月后症状自行恢复，约 50% 的病例在 3 个月后症状自行恢复（Lynn et al.1995；Burton et al. 2012）。如果不治疗，BPPV 在约 30% 的患者中持续存在（Imai et al. 2005）。

然而，未经诊断或未治疗的 BPPV 的预后根本不是良性的（Lopez-Escamez et al. 2003；Benecke et al. 2013），因为它们与高达 86% 的 BPPV 患者的跌倒风险增加和日常生活很大受限有关（Li et al. 2022）。

9.2.7 治疗：原则、目标和实用治疗

9.2.7.1 治疗原则

复位治疗的作用机制可以通过半规管结石假说来解释，

即在受累侧的半规管中自由移动的耳石或耳石团块（Brandt and Steddin 1993；Brandt et al. 1994）在头部位置相对于重力变化时可以将其移出受影响的半规管。

1980 年，Brandt 和 Daroff 首先设计了一个练习流程，通过简单的头部定位的躯体调节，使沉重的退化性耳石松动，并将其分布到迷路的其他区域，在那里耳石静止并且不再损害半规管功能（Brand and Daroff 1980）。

1988 年，Semont 及其同事（Semont et al. 1988）发表了复位操作，考虑了后半规管的三维方向：将患者的头部向非患侧转动 45°，然后将患者的身体向患侧移动 90°，接着将整个身体向非患侧移动 180°，然后患者恢复直立坐姿（图 9.9）。

1992 年，Epley 描述了 Epley 复位法（Epley 1992）：仰卧位转动患者的头部，同时头部过伸（图 9.10）。

1994 年，Brandt 及其同事推荐了全身向非患侧运动 195° 的 Semont 复位法（Brandt et al. 1994）。

最后，基于生理实验（Obrist et al. 2016），在两项前瞻性随机多中心试验中推荐了 SemontPLUS 法，认为其比常规 Semont 法（Strupp et al. 2021）以及 Epley 法（Strupp et al., Abstract, FP1127, Barany Society meeting, Madrid, 2022）更有效。

对于所有的诊断和治疗操作，重要的是半规管的方向平行于重力矢量。超过 20° 的偏差将导致复位失败（Gebhart et al. 2021）。总之，Semont、SemontPLUS 和 Epley 法是 pcBPPV 的治疗金标准。基于循证医学，这些治疗被归类为 1 级有效的治疗方法，如果操作正确，成功率高达 95% 以上（Hilton and Pinder 2014；Bhattacharyya et al. 2017）。治疗的效果不取决于患者的年龄或先前存在的神经系统疾病（Chen et al. 2018）。最后单次操作不足以治愈患者（见下文）。

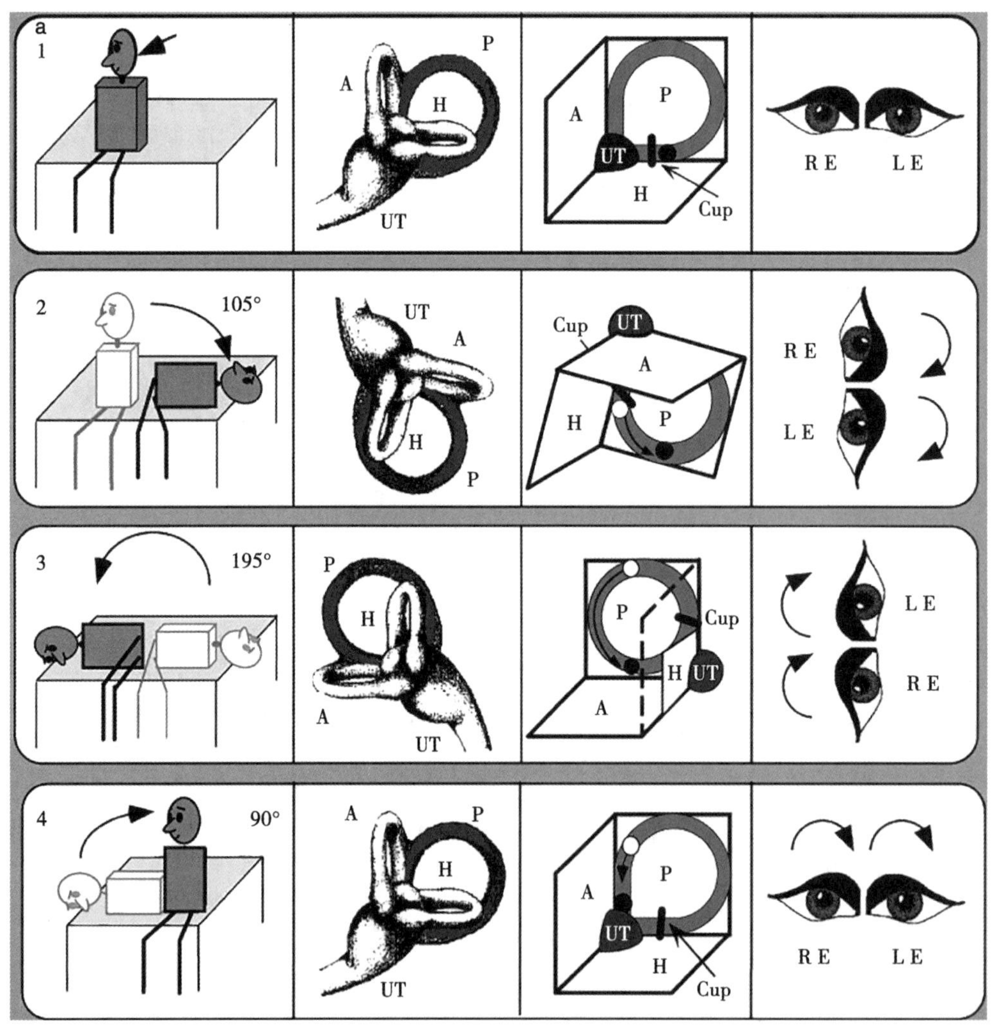

图 9.9　a. 左后半规管良性阵发性位置性眩晕患者的 Semont 解脱手法示意图。从左到右图示：身体和头部的位置、迷路在空间中的位置、后半规管中耳石的位置和运动（其引起壶腹嵴帽偏转）以及眼震的方向。黑色圆圈代表耳石的最终静止位置。①坐位时，头部向未受累的一侧耳朵水平转动 45°。耳石比内淋巴重，所以移动并沉积于左后半规管底部。②患者向左侧（受累侧）倾斜 90°。头部位置相对于重力的改变导致耳石移动到耳道的最低部分，并且壶腹嵴帽向下偏转，从而诱发 BPPV，其中扭转性眼震朝向下位耳。患者保持该位置 1 分钟。③患者侧翻 180° 鼻子朝下，耳石朝向半规管的出口移动。内淋巴流动再次使壶腹嵴帽偏转，使眼震偏向左耳，此时左耳位于最上方。患者保持该位置 1 分钟。④将患者缓慢扶起至坐位，耳石进入椭圆囊腔。A，P，H，前，后，外半规管；Cup，壶腹嵴帽；UT，椭圆囊；RE，右眼；LE，左眼（Adapted from Brandt et al.1994）

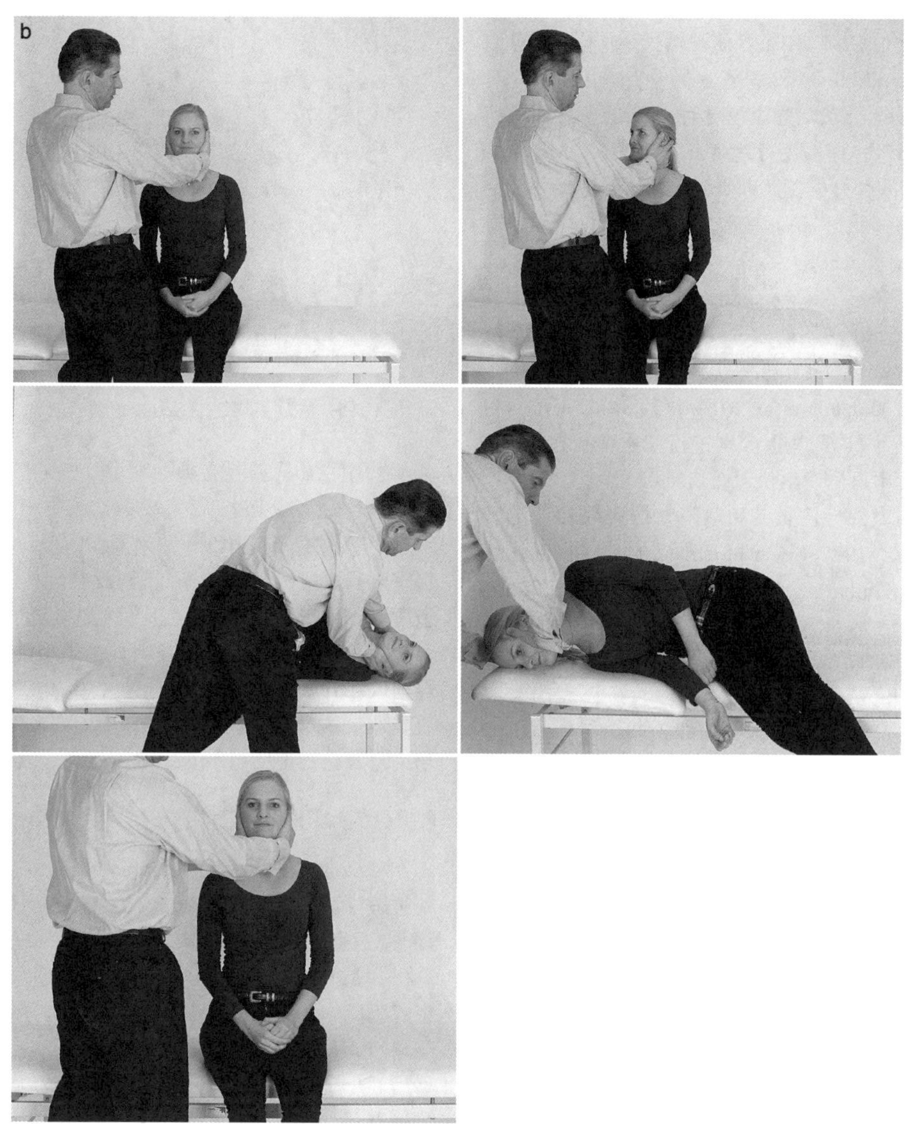

图9.9（续） b. 典型左后半规管良性阵发性位置性眩晕患者的Semont解脱手法（Bhattacharyya et al. 2017）

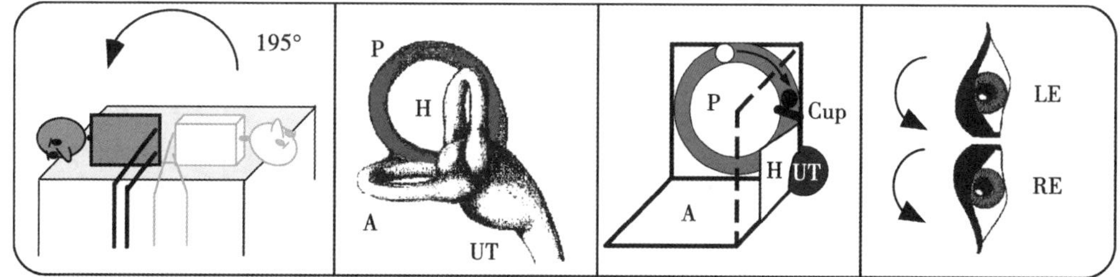

图9.10 无效的Semont复位法示意图（与图9.9的第三行比较）。左侧良性阵发性位置性眩晕患者向右倾斜后，耳石颗粒没有离开半规管，沉积物再次从壶腹移动到壶腹嵴帽。这导致伴位置性眼震的壶腹嵴帽偏转，在此位置，眼震向下朝向未受影响的右耳。这表明复位失败，必须立即重新复位。A，P，H，前，后，外半规管；Cup，壶腹嵴帽；UT，椭圆囊；RE，右眼；LE，左眼（Brandt et al.1994）

与 Epley 手法相比，Semont 手法的疗效似乎没有被很好地记录下来（见下文），因为只有少数研究使用未治疗或假治疗进行对照。一项未治疗作为对照的随机研究显示，经过一次或多次治疗后，94% 的患者症状消失，而未治疗对照组仅为 36%（Salvinelli et al. 2003）。在另一项双盲假治疗对照研究中，一次 Semont 法治疗 1 小时后 79% 的患者症状消失，24 小时后为 87%，而假治疗组症状没有消失（Mandala et al. 2012）。根据回顾性病例队列研究，Semont 法在一次治疗后的成功率约为 50%～70%，在多次治疗后的成功率超过 90%～98%（Semont et al.1988；Coppo et al.1996；Serafini et al. 1996；Levrat et al. 2003；Steenerson and Cronin 1996）。许多研究表明，单次 Semont 法不能治愈大多数 BPPV 患者，文献中报道的单次 Semont 法的成功率范围很广（例如 Lee et al. 2014b 中 37.5% 或 Mandala et al. 2012 中 79.3%）。因此，我们建议患者在早上，下午，晚上分别进行三次自我操作，直到连续三天的早上不再诱发出位置性眩晕。

Epley 手法的有效性已被几项随机对照研究和荟萃分析所证实（Lynn et al. 1995；Froehling et al. 2000；Yimtae et al. 2003；Cohen and Kimball 2004；von Brevern et al. 2006b；Strupp et al. 2007）。另一项荟萃分析显示，首次随访的患者无症状率是未治疗患者的 4.6 倍（Woodworth et al. 2004）。一项随机研究表明，单次复位操作与多次复位操作同样有效（Isaradisaikul et al. 2021）。然而，我们的经验是建议多次复位操作（见上文）。关于常规 Semont 法和 Epley 法与 SemontPLUS 法的比较，见下文。

不建议使用前庭抑制药物（抗组胺药和/或苯二氮䓬类药物）以及复位后头部运动或睡姿限制来治疗 BPPV（Bhattacharyya et al. 2017）。倍他司汀可能对复位后症状的改善有效，但对复位的效果无影响（Bhattacharyya et al. 2017；Jalali et al. 2020；Sayin et al. 2020）。

一些研究表明，补充维生素 D 可降低 BPPV 的复发率（Sheikhzadeh et al. 2016；Jeong et al. 2020）（关于复发性 BPPV 的参考文献，请参阅 Jeong et al. 2022）。然而，另一项研究并没有发现补充维生素的作用（Rhim 2020）。总而言之，有证据表明 BPPV 和维生素 D 含量低的患者应该补充维生素 D，主要因为维生素 D 的缺乏。然而，在不同种族的低维生素 D 和正常维生素 D 患者中进行随机安慰剂对照试验是必要的，才能得出一般性建议。

9.2.7.2 实用治疗

Semont 复位法

根据 Alain Semont 描述的复位法，首先将患者的头部向未受累的一侧旋转 45°，以使后半规管进入位置试验的平面（Semont et al.1988）（图 9.9 和图 9.11）。然后，将患者转向患侧 90°。保持这个姿势 1 分钟（Obrist et al. 2016）。之后就是所谓的大翻转：将患者翻转 180° 到未受累的一侧，在此位置患者必须再保持躺 1 分钟：

- 位置性眼震朝向上位耳提示耳石已离开半规管，即治疗成功。
- 相反，位置性眼震朝向下位耳，也就是健侧，表明复位失败（图 9.10），并且必须立即重复该过程。

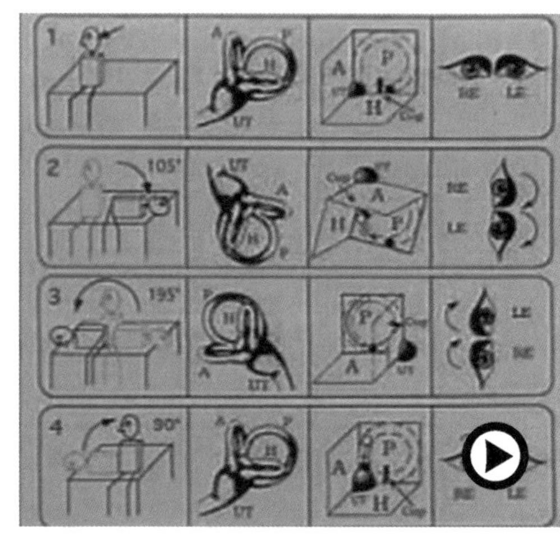

图 9.11 左后半规管的 Semont 复位法（见二维码中的视频）

- 最后，患者坐起来，并需要保持该位置 1 分钟。

第一次复位应由治疗医生操作，然后患者在早、中、晚分别重复三次进行自我训练，直到没有症状。使用具有详细的患者自我操作指导的应用程序（例如“位置性眩晕应用程序”）对患者可能会有所帮助。在明显的恐惧或恶心的情况下，我们建议在开始练习前约 30 分钟使用 50～100mg 的茶苯海明或其他抗眩晕药物。在治疗成功后保持直立 48 小时以避免早期复发已被证明是不必要的（Massoud and Ireland 1996）。

■ SemontPLUS 法

Semont 法改进后称为 SemontPLUS 法，它是基于 BPPV 的生理模型产生的（Obrist et al. 2016）：当患者身体向患侧移动时，角度应至少为 150°，即低于地面水平线以下至少 60°。这样，耳石在椭圆囊的方向上移动得更远。在 60 秒之后，将患者朝向未受累侧移动至少 240°，这样耳石已经超出半规管的顶点，这增加了操作的效果（图 9.12～图 9.14）。再过 60 秒后，患者应坐直并保持该位置 60 秒。这些动作应由患者分别在早、中、晚各重复三次，直到患者连续三天未诱发出眩晕。“位置性眩晕应用程序”为患者提供了如何执行这些操作的详细说明。如上所述，这种方法比常规的 Semont 法和 Epley 法更有效，因此目前推荐使用（Strupp et al. 2021）。

Epley 法

Epley 复位法要求患者仰卧位，患者的头部和身体向后倾斜到轻微头悬的位置后进行旋转（Epley 1992）（图 9.15）。为了使 Epley 操作成功，必须牢记以下细节：

- 从一个位置到下一个位置的转换是快速执行的，但不是突然的。
- 颈部活动受限的患者可在检查床上降低头枕，或交替采用 Semont 法进行治疗。
- 在该治疗操作期间将枕头放置在肩部下方可以减少 Epley 操作的不适（Lee et al. 2020）。
- 在 Epley 法的第二步中出现正向异性眼震（所谓的释放性眼球震颤），表明治疗将会成功（Oh et al. 2007）。
- 重复 2～3 次可提高成功率（Gordon and Gadoth 2004）。

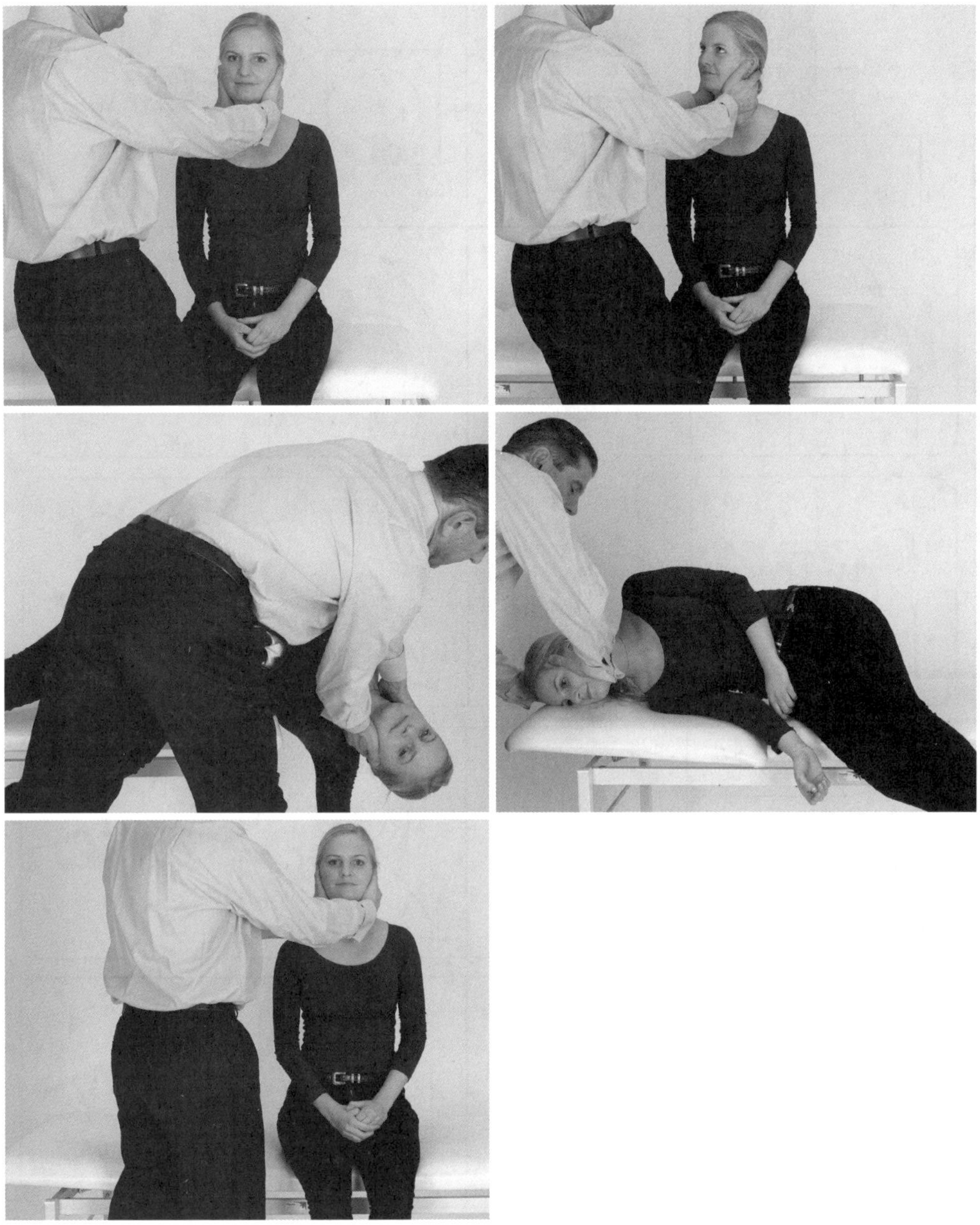

图 9.12　SemontPLUS 法。在该操作中，患者的头部在地平面以下至少 60°（第三幅图）。基于生理模型和两项随机试验，与常规的 Semont 法和 Epley 法相比，明显提高了手法的疗效。每个位置应保持 1 分钟。患者应在早、中、晚各重复三次操作，直到患者在连续的三天内未诱发出旋转性眩晕

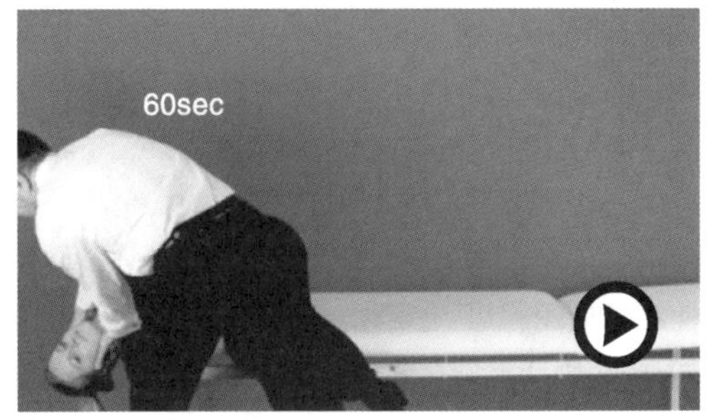

图 9.13　医生进行的治疗性 SemontPLUS（见二维码中的视频）

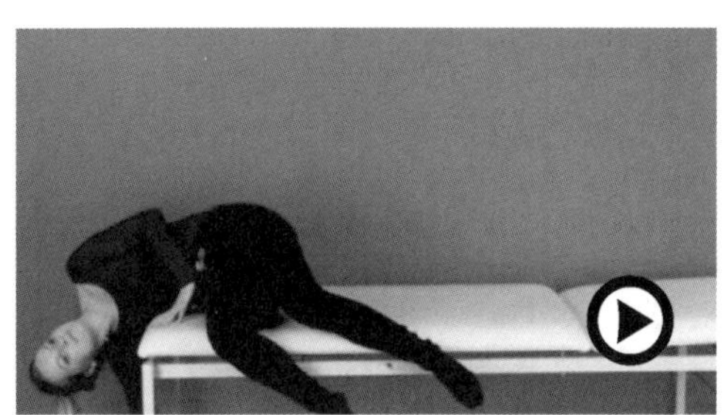

图 9.14　自主进行治疗性 SemontPLUS（见二维码中的视频）

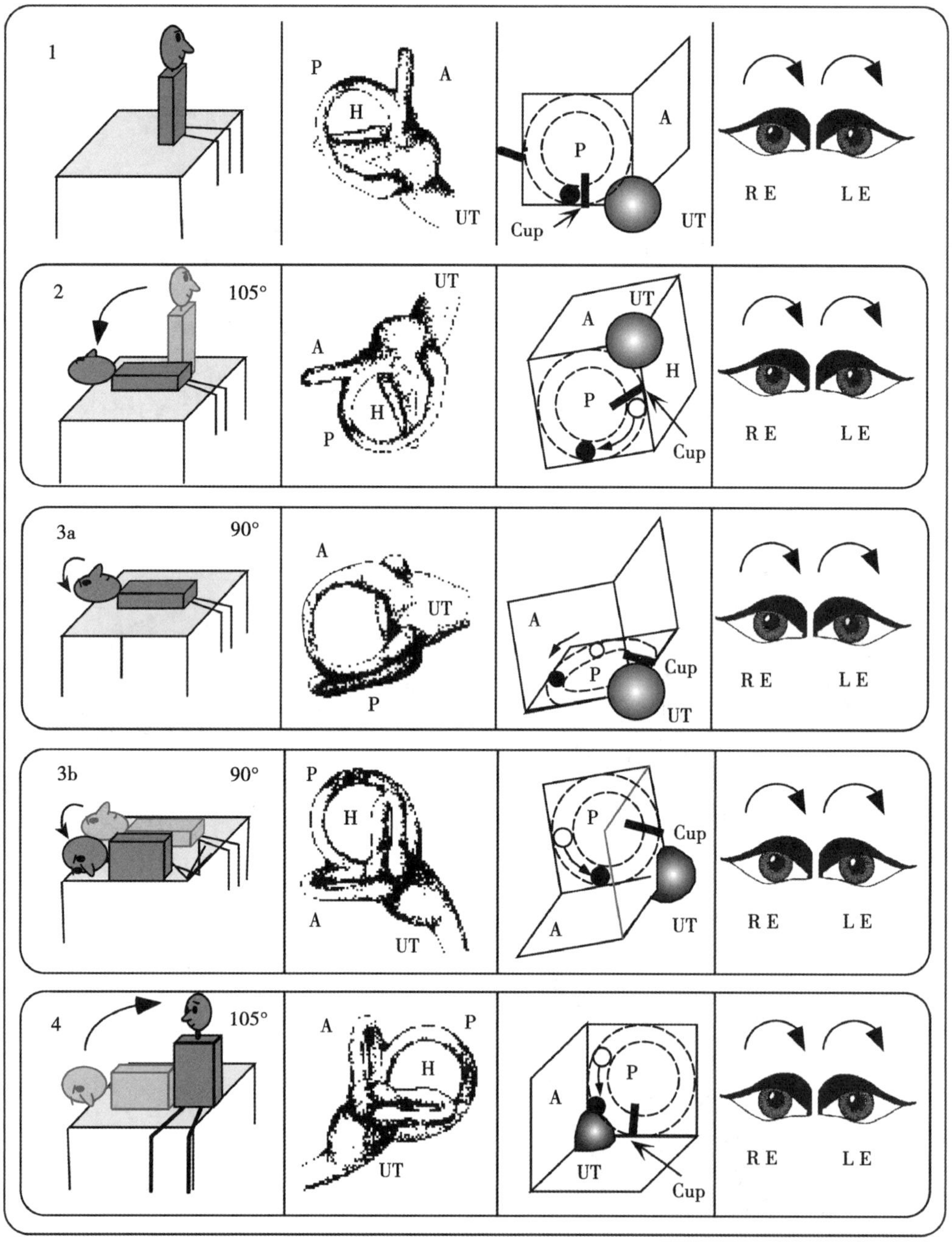

图 9.15 改良 Epley 法示意图。患者特征和缩写见图 9.9。1. 在坐位中，向受累的（左）耳头部水平转动 45°。2. 患者向后倾斜约 105° 至略微悬头位，导致耳石在半规管中移动，使壶腹嵴帽向下偏转，并诱发阵发性位置性眩晕。患者保持该位置 1 分钟。3. 图 3a 将头部向未受累的耳旋转 90°（目前是位于下方），图 3b 头部和躯干继续向右旋转另一个 90°，导致耳石向半规管出口移动。患者保持该位置 1 分钟。在位置 3a 和 3b 中出现朝向受累耳（最上面的）的位置性眼震提示治疗有效。4. 患者恢复到坐位。A，P，H，前，后，外半规管；Cup，壶腹嵴帽；UT，椭圆囊；RE，右眼；LE，左眼（adapted from Brandt et al.1994）

- Epley 最初建议在复位过程中振动乳突骨，但成功率并没有提高（Hain et al. 2000；Macias et al. 2004；Ruckenstein and Shepard 2007）。
- 治疗成功后保持直立 48 小时以避免早期复发的建议已被证明是不必要的（Marciano and Marcelli 2002；Roberts et al. 2005）。

自我治疗

Semont、SemontPLUS 和 Epley 手法复位能够由患者本人成功地应用（Radtke et al. 2004）。治疗在每天早上三次，中午三次，晚上三次，直到患者在连续的三天内未诱发出旋转性眩晕为止。通过演示和图片进行详细指导是必要的。“位置性眩晕应用程序”已经被证明对患者非常有帮助。自我复位的成功率并不像专业医生使用这种方法那样高（自我训练一周后也就是 21 次，训练后复位成功率为 50%～90%）。一般情况下，患者进行自我复位要花更长的时间才能完全康复（Radtke et al. 1999）。由于复发的 BPPV 可能不是来自同一半规管，所以自行实施的手法治疗可能无效（同侧和同一半规管复发率仅24%）（Kim and Kim 2017）。在临床实践中，建议自我训练结合专业医生的治疗，直到患者的症状消失。最后，我们建议对接受BPPV治疗的患者在治疗1～2周后进行随访，以检查自我治疗的效果（见下文）。

9.2.7.3 Semont、SemontPLUS 和 Epley 复位法、其他措施、随访检查和继发性功能性头晕的比较

直接比较这两种方法发现其疗效没有差别（Cohen and Jerabek 1999；Herdman and Tusa 1996；Massoud and Ireland 1996；Soto-Varela et al. 2001；Steenerson and Cronin 1996；Hilton and Pinder 2014）。在最近的两项前瞻性随机试验中（每项试验均超过190例患者），当患者向患侧移动时，Semont PLUS法（头部在地面水平线以下过伸至少60°）的有效性显示了以下结果：与Semont法相比，Semont PLUS法可使患者恢复所需的时间从3.6天显著缩短至1.8天（Strupp et al. 2021）。与Epley法相比，恢复时间可从3.3天显著缩短至1.9天（Strupp et al. Abstract，FP1127，Barany Society meeting，Madrid，2022）。因此，Semont PLUS法明显优于其他两种方法。复位方法的选择应取决于治疗的医生对哪一种手法最有经验，或是否有个体禁忌证。非常肥胖的患者更适用Epley法治疗，而Semont手法更适合肩颈问题患者。如果患者对治疗没有反应（例如，非常肥胖的个体），可以使用特殊的3D椅子来执行复位操作（Luryi et al. 2018）。然而，正如一项随机试验所显示的那样，它们并不优于医生正确执行的操作（Schuricht and Hougaard 2022）。不建议手术干预（见上文）。

创伤后BPPV（10%的病例为双侧）需要较长的治疗时间（Gordon et al. 2004），但也可以得到有效的治疗（Aron et al. 2015）。双侧BPPV应该从影响更严重的一侧开始治疗。

虽然复位手法本身对治疗位置性眩晕和位置性眼震是有效的，但一项荟萃分析显示，老年受试者，尤其受BPPV影响的时间更长，其受到的损害也比之前假设的要大得多（Sim et al. 2019）。

单侧半规管封堵术（例如Hotta et al. 2017）会导致严重的不良事件，如耳聋或前庭功能丧失（Maas et al. 2020）。在过去的30年里，我们诊治的所有BPPV患者都没有手术指征。因此，我们不推荐这种手术干预。

值得注意的是，目前的指南建议在2～4周后进行随访（Bhattacharyya et al. 2017）。最终发现，残余头晕（见下文）和焦虑（Lahmann et al. 2015；Vaduva et al. 2018；Wei et al. 2018）是BPPV患者的常见发现，专业的治疗可提高长期生活质量。成功的治疗会在1～4周后减少焦虑（Best et al. 2009a，b；Gunes and Yuzbasioglu 2019）。

9.2.7.4 治疗的副作用

诊断和治疗操作的潜在副作用是恶心和呕吐，特别是在重复操作之后。这种情况下需要使用抗眩晕药物进行治疗，例如，复位前半小时给予50～100mg茶苯海明。

约20%～40%的患者在成功复位后的1～3周出现头晕或姿势不平衡。这是由于耳石部分复位到椭圆囊引起的（von Brevern et al. 2006a；Bremova et al. 2013），称为耳石复位后头晕。因为这表明了耳石正在回落到椭圆囊上，应提前告知患者这是一种复位成功的表现。

偶尔会有从后半规管BPPV到外半规管BPPV的转变，反之亦然，这需要特殊的治疗措施（Herdman and Tusa 1996）。

9.2.7.5 治疗成功后的复发

根据平均10年的随访观察，治疗后患者的复发率约为50%。在这些复发患者中，80%的患者在第一年内复发，而与所应用的治疗手法类型无关（Brandt et al. 2006）。女性复发率为58%，男性复发率为39%，表明女性更容易受到影响。第7个十年的复发率低于第6个十年。一项荟萃分析确定了BPPV复发的危险因素：女性、年龄（≥65岁）、高脂血症、糖尿病、高血压、偏头痛、骨量减少/骨质疏松、头部创伤、中耳炎、前庭诱发肌源性电位异常和长时间使用电脑（Li et al. 2022）。对这些病例的治疗也是根据受累的半规管选择适当的治疗策略。

9.3 外半规管BPPV（hcBPPV）

hcBPPV（McClure 1985）比pcBPPV罕见得多（BPPV患者中占5%～15%）（Bhattacharyya et al. 2017）。hcBPPV与pcBPPV不同的特点如下：

1. 位置性眼震是线性和水平的，与受累侧外半规管受到刺激或抑制有关。

2. 眼震会根据头部位置、潜在机制、耳石在外半规管中的初始位置和动作顺序而改变方向（Bhandari et al. 2022）：

向地性：这是典型的管结石，即耳石在受累的外半规管内自由移动。

背地性：这是典型的壶腹嵴帽结石，即耳石附着在壶腹嵴帽上。

3. 临床检查时，患者仰卧位，头部抬高25°，使外半规管平行于重力矢量，头部向左和向右旋转60°～90°，诱发位置性眩晕和位置性眼球震颤（图9.16）。在临床实践中，我们现在建议从hcBPPV的诊断试验开始，然后是pcBPPV，以免忽略hcBPPV。

4. 由于外半规管的速度储存机制，发作和眼震的持续时间比pcBPPV更长。管结石症患者严重的位置性眼震在发作过程中也会出现方向逆转。这对应于旋转后眼震（即所谓的PⅠ和PⅡ）。在壶腹嵴帽结石症中，由于壶腹嵴帽持久地偏转，发作和眼震的持续时间要长得多。

5. hcBPPV自愈率高于pcBPPV（Imai et al. 2011）。在另一项106例患者的研究中（43例为向地性眼震，63例为背地性眼震），向地性眼震恢复平均需6.7天，背地性眼震恢复平均需3.7天（Shim et al. 2015）。这种高自愈率显然也解释了hcBBPV和pcBPPV相对不同的患病率，也取决于症状发作和诊断之间的时间延迟。

9.3.1 外半规管管结石症

由外半规管管结石症引起的BPPV定义如下（von Brevern

et al. 2015)：

1. 仰卧位 因躺下或翻身引起的体位性眩晕或体位性头晕的反复发作。
2. 发作持续时间＜1 分钟。
3. 仰卧翻滚试验头部转向任一侧时诱发出短暂潜伏期或无潜伏期的水平位置性眼震，朝向下位耳(向地性变向性眼震)且持续时间＜1 分钟。
4. 不能归因于其他疾病。

9.3.1.1 临床检查

- 进行诊断性位置试验时，患者仰卧，头部抬高 25°，头部左右旋转 60°～90°(图 9.16)。
- 在管结石症的情况下，能够诱发出线性水平直接变化的眼震，该眼震朝向下位耳(向地性)。
- 患侧表现为较高强度的眼震和旋转性眩晕。说明：根据 Ewald 第二定律，如果半规管结石患者的头部转向患侧，则壶腹嵴帽会出现向壶腹的偏转，导致外半规管的兴奋，这比对侧管的抑制更强(图 9.17)。

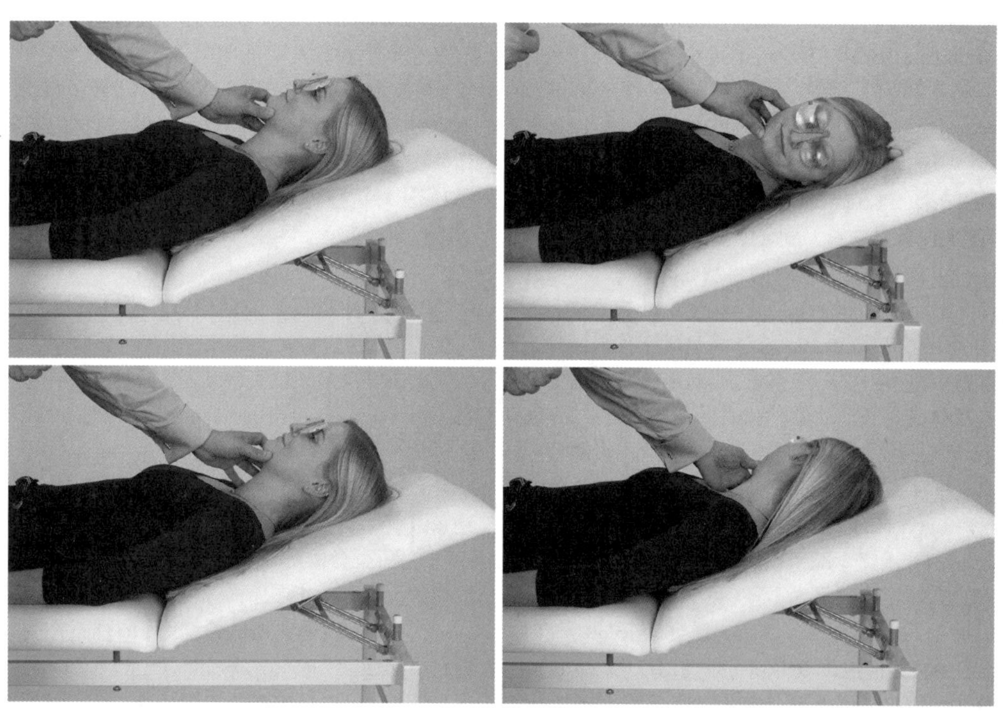

图 9.16 疑似外半规管 BPPV(hcBPPV)的诊断性位置试验。患者的头部沿着身体的纵向轴线向右和向左转动，同时受试者仰卧，头部抬高 25°，以使外半规管处于垂直位置(类似于冷热试验)。诱发线性水平眼震。如果眼震是向地性的，则提示管结石症。在管结石症中，受累侧是具有较高强度和更严重旋转性眩晕的一侧(由于向壶腹运动导致外半规管兴奋)。如果眼震是背地性的，这表明是患侧眼震和眩晕强度较低的壶腹嵴帽结石(由于背离壶腹运动导致抑制)

- 临床表现还取决于耳石在外半规管中的起始位置(壶腹部与非壶腹部)和诊断操作的顺序，这使解释临床变化变得困难(Bhandari et al. 2022)。
- 如上所述，由于速度储存机制，眩晕和眼震的发生持续时间通常比 pcBPPV 中的长。如果存在非常强的眼震，则在发作期间可以经常观察到眼震的方向改变，对应于初始阶段的旋转后眼震 PⅠ和随后的 PⅡ。
- 与 pcBPPV 相比，重复操作后的疲劳性通常较低。

9

为了进行特定的治疗，有必要识别受累的一侧，然而这并不总是可能。以下方法可能会有额外的帮助：

1. 如果从 pcBPPV 转变为 hcBPPV，则最有可能影响同一侧。

2. 俯仰试验 如果头部前倾(面朝下)，则眼震向患侧。如果头部过度伸展(面朝上)，眼震向非患侧(Choung et al. 2006；Choi et al. 2018b)。

9.3.1.2 外半规管管结石症的治疗

在开始治疗前，重要的是要知道并告知患者 hcBPPV 的自愈率高于 pcBPPV(见上文)。多年来，针对外半规管管结石症许多不同类型的治疗策略如下所述(Zuma e Maia et al. 2020)：

- 翻滚试验和改良翻滚试验：患者仰卧位，理想情况为将头部抬高 25°，并将头部向非患侧转 90°，每个体位保持 30 秒(Lempert and Tiel-Wilck 1996；White et al. 2005)(图 9.18)。这种方法比安慰治疗(假治疗)更有效(61% vs. 35%，Kim et al. 2012b)。患者平卧时进行这些动作并尽可能多地将身体转向未受影响的健侧对恢复是有益的。尽管如此，患者通常需要几天才能康复。用于治疗 hcBPPV 的各种治疗策略的模拟(Bhandari et al. 2021a)表明，改良翻滚法，即先向患侧 90° 转头，然后再向非患侧 90° 转头，理论上比常规翻滚法更有效。基于解剖学的考虑，可以通过一种特殊的枕头来提高翻滚法的有效性，该

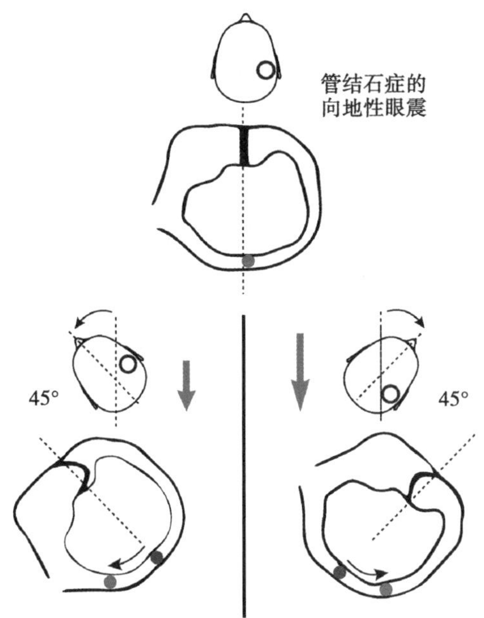

图9.17　右侧外半规管管结石症导致水平线性向地性眼震。病理机制示意图：耳石（实心点）在受累半规管内移动。头向左转动会导致壶腹嵴帽离壶腹运动，从而引起眼震抑制。将头部转向受累的右侧导致向壶腹运动，这引起眼震强度增加。根据Ewald第二定律，兴奋比抑制要强得多，所以头转向患侧会导致比对侧更强的眼震（右侧箭头）

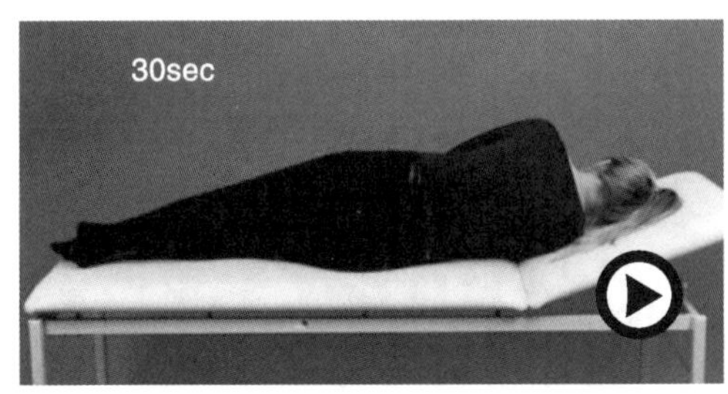

图9.18　翻滚法治疗外半规管管结石症（见二维码中的视频）

枕头是为了在复位期间保持外半规管的位置一直垂直。

- 强迫侧卧体位疗法：患者在非患侧休息至少12小时（Vannucchi et al. 1997）。一项研究表明，与未接受治疗的患者复位成功率的30%相比，强迫侧卧体位疗法成功率约为70%。翻滚法也是如此（Nuti et al. 1998）。在一项对照研究中，治疗成功率为77%，而假治疗的成功率为11%（Mandala et al. 2021）。
- 前两种方法结合，成功率约90%（Casani et al. 2002）。
- Gufoni手法（Gufoni et al. 1998）：这可以应用于治疗管结石和壶腹嵴帽结石的患者（见下文）。这种方法的优点是不需要区分两种形式的BPPV。这个操作很简单，因为只需让患者躺向眼震强度较小的一侧。随后，将患者头部向下转动45°（Gufoni et al. 1998；Casani et al. 2002；Asprella 2005）。Gufoni法被证明是有效的（RCT：69% vs. 35%）假治疗（Kim et al. 2012b）。
- 改良Zuma手法（Zuma e Maia et al. 2020）：在坐位将头转向非患侧45°（步骤1）。然后要求患者在患侧躺下（步骤2）。接下来，患者移动至仰卧位，并且头部朝向非患侧旋转45°（步骤3）。然后将头部朝向非患侧旋转90°（步骤4）。最后，患者的头部稍微向前倾斜，然后缓慢返回到坐姿（步骤5）。

9.3.1.3　实用的治疗方法

虽然已经开发了几种复位方法并证明了其有效性，但我们推荐重复改良的翻滚试验（Bhandari et al. 2021a）简单组合，其中头部抬高25°（图9.16），随后在非患侧强制长时间休息12小时。

9.3.2　外半规管嵴帽结石症

更罕见的hcBPPV壶腹嵴帽结石定义如下（von Brevern et al. 2015）：

1. 仰卧位　因躺下或翻身引起的体位性眩晕/头晕的反复发作。
2. 翻滚试验头部转向任一侧时诱发出短暂潜伏期或无潜伏期的水平位置性眼震，朝向上位耳（背地性变向性眼震）并持续>1分钟。
3. 不能归因于其他疾病。

9.3.2.1　临床检查

- 在hcBPPV的壶腹嵴帽结石中，患者通常已经在直立位置出现水平线性眼震，这可能导致误诊为AUVP。这种水平线性眼震可以解释为：在头部直立位置时，水平管向上倾斜25°，这导致壶腹嵴帽持久性偏转，伴有持续的旋转性眩晕和水平线性眼震。
- 当在仰卧位进行诊断性位置试验时，头抬高25°，当头向右或向左转动时，可诱发背地性眼震，这种眼震持续时间很长（Bisdorff and Debatisse 2001）（图9.19和图9.20）。
- 患侧是眼震强度较小的一侧，这是由壶腹嵴帽的离壶腹运动引起的（图9.19）。
- 俯仰试验：如果头部向下倾斜（面部朝下），眼震朝向未受累侧。如果头部过伸（面部朝上），则眼震朝向受累侧（Choi et al. 2018b）。这是管结石症的镜像表现。

总之，眼震的方向和强度的研究结果与管结石症相反。如上所述，由于持续的旋转性眩晕和直立位时的自发性眼震，壶腹嵴帽结石常被误诊为AUVP。位置试验和对复位治疗的反应有助于区分两者。

水平背地性眼震的一个重要鉴别诊断是中枢性位置性眼震，最常见的是由于前庭小脑的病变引起的。这两种形式的眼震的主要区别如下：背地性中枢性位置性眼震坐位和仰卧位时的自发性眼震强度相似，而背地性hcBPPV仰卧位时的自发性眼震强度较大（Choi et al. 2015，2018a）。线性水平变向性眼震也见于前庭性偏头痛，这是旋转性眩晕发作时的另一个鉴别诊断（见上文）。

9.3.2.2　hcBPPV壶腹嵴帽结石的治疗

目前已经描述和应用了几种hcBPPV壶腹嵴帽结石的

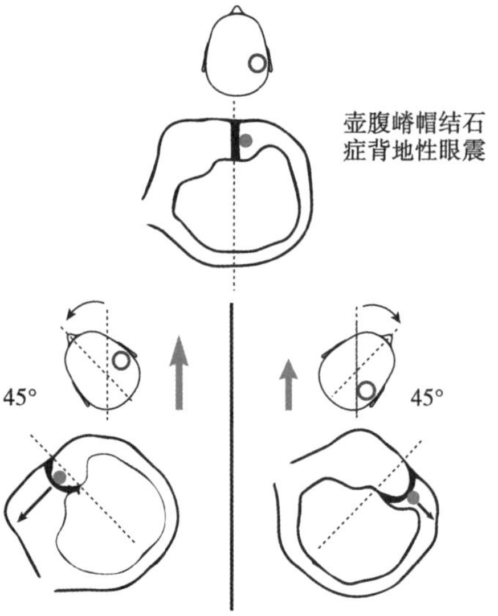

壶腹嵴帽结石症背地性眼震

45° 45°

图 9.19 右侧外半规管壶腹嵴帽结石症伴线性水平背地性眼震。附着在壶腹嵴帽上的耳石运动示意图（实心点）。在仰卧位将头部转向左侧导致壶腹嵴帽朝向壶腹偏移，引起更高强度的眼震。在仰卧位将头部转向受累的右侧会导致耳石的远离壶腹运动，从而导致眼震强度较低。综上所述，根据 Ewarld 第二定律，将头部转向患侧会导致强度较低的眼震（右侧箭头）

复位方法（Zuma e Maia et al. 2020），我们推荐以下两种方法：

- 以约 3Hz 的频率，将头部前倾 120° 摇头（图 9.21），将壶腹嵴帽结石转化为半规管结石，随后的治疗与半规管结石相似（见上文）（Kim et al. 2012c）。
- Gufoni 手法：将患者头部置于眼球震颤强度较小的一侧。随后，将患者头部向下转动 45°（Gufoni et al. 1998；Casani et al. 2002；Asprella 2005）。

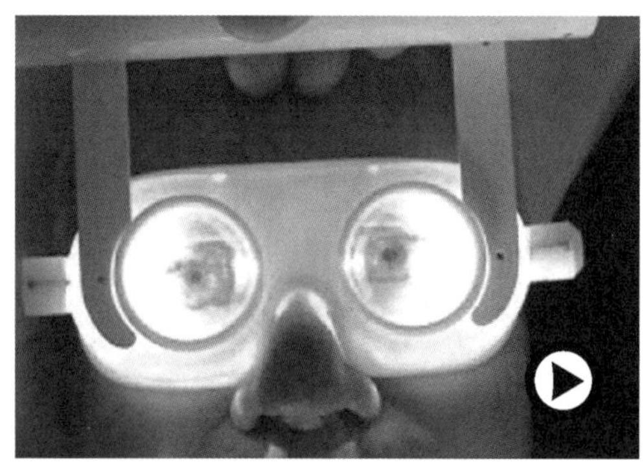

图 9.20 左侧外半规管壶腹嵴帽结石症合并线性水平背地性眼震（见二维码中的视频）

一项随机对照试验显示，两种操作都是有效的：假手术组恢复率为 35%，摇头组恢复率为 62%，Gufoni 手法复位组恢复率为 69%（Kim et al. 2012c）。最近，在一项前瞻性随机研究中比较了治疗 hcBPPV 壶腹结石的三种方法：仅摇头、Gufoni 手法和翻滚试验。三种手法的疗效无差异（Kong et al. 2020）。

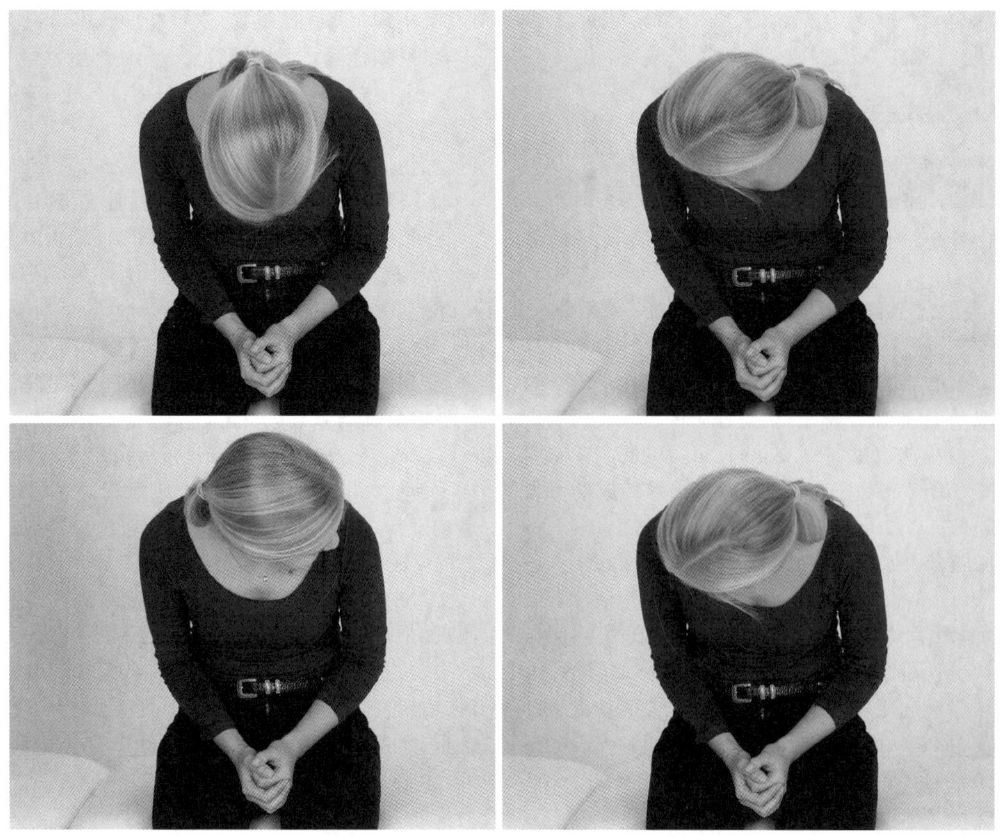

图 9.21 外半规管壶腹嵴帽结石症的治疗可通过摇头法转化为管结石症。患者头部向下弯曲 120°，然后以约 3Hz 的频率摇动患者头部，每天约 100 次。按上述方法处理从壶腹嵴帽结石到半规管结石的转变可以通过背地性眼震转变为向地性眼震来识别

9.3.2.3　实用的治疗方法

我们建议在向管结石症过度时采用摇头的组合治疗，然后采用改良的滚动运动和强制长时间卧床休息（图 9.22）。

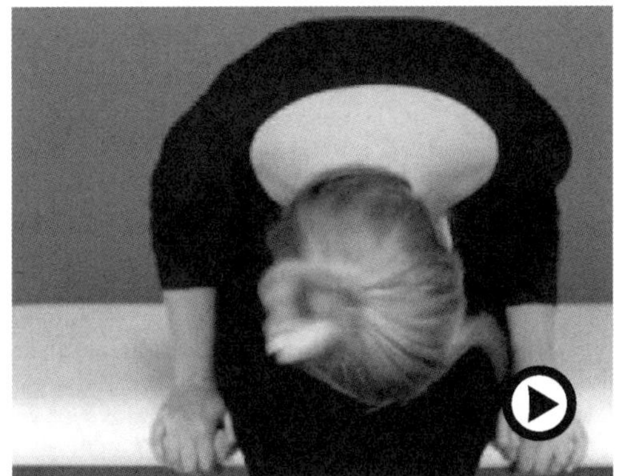

图 9.22　用摇头法治疗水平管壶腹嵴帽结石症（见二维码中的视频）

9.4　前半规管 BPPV（acBPPV）

acBPPV 的发病率（Bertholon et al. 2002；Herdman and Tusa 1996）非常低，这可以通过该管的解剖位置来解释（前半规管也被称为上半规管）（Bhandari et al. 2021b），有较高的自愈率。在一项针对 577 例 BPPV 患者的研究中，只有 2.2% 的患者是 acBPPV（Yacovino et al. 2009）。而且许多被诊断为 acBPPV 的患者结果都是中枢性位置性眼震。这与临床实践指南（Bhattacharyya et al. 2017）和病例队列（Joshi et al. 2020）相一致。

acBPPV 的主要症状与 pcBPPV 相似。然而，在位置试验过程中，人们会发现一种带有扭转成分的下跳性眼震（Steddin and Brandt 1994；Imai et al. 2006），即 pcBPPV 的镜像。在出现下跳性眼震时，最重要的鉴别诊断是中枢性位置性眼震（见上文）。由于操作期间眼睛在眼眶中的位置不同，眼震可能会出现不同方向的扭转，导致混淆外周性和中枢性眼震：如果患者的眼睛位置平行于受累的外半规管，则眼震不存在扭转性成分，如果患者直视前方，则扭转成分朝向受累的半规管。

最初描述的 acBPPV 的简单治疗方法（Yacovino et al. 2009）：在仰卧位，患者首先将头部过度伸展至地面水平线以下 30°，然后将头部屈曲到地面水平线以上 30°，最后恢复坐位。单次操作后，成功率为 85%。这些发现得到了一系列病例研究的支持（Yang et al. 2019）。对各种复位法的模拟表明，Yacovino 法理论上可能失败，应进行改良来提高效果：改良的 Yacovino 法。这一方法可能更简单，将受试者从悬头位直接改变到头部直立的坐姿。在 30 秒的间隔之后，受试者的颈部以 45° 的角度向前弯曲。这种改变使耳石碎片更好地重新固定到椭圆囊中。最初推荐的颏胸位必须省略，以避免耳石碎片从半规管总脚移动到后半规管的风险（Bhandari et al. 2021b）。

（陈世娇　潘永惠　译）

参考文献

AlGarni MA, Mirza AA, Althobaiti AA, Al-Nemari HH, Bakhsh LS (2018) Association of benign paroxysmal positional vertigo with vitamin D deficiency: a systematic review and meta-analysis. Eur Arch Otorhinolaryngol 275(11): 2705–2711

Arbusow V, Theil D, Strupp M, Mascolo A, Brandt T (2000) HSV-1 not only in human vestibular ganglia but also in the vestibular labyrinth. Audiol Neurootol 6(5):259–262

Aron M, Lea J, Nakku D, Westerberg BD (2015) Symptom resolution rates of posttraumatic versus nontraumatic benign paroxysmal positional vertigo: a systematic review. Otolaryngol Head Neck Surg 153(5):721–730

Asprella LG (2005) Diagnostic and treatment strategy of lateral semicircular canal canalolithiasis. Acta Otorhinolaryngol Ital 25(5):277–283

Balatsouras DG, Koukoutsis G, Ganelis P, Economou NC, Moukos A, Aspris A, Katotomichelakis M (2014) Benign paroxysmal positional vertigo secondary to vestibular neuritis. Eur Arch Otorhinolaryngol 271(5):919–924

Balatsouras DG, Koukoutsis G, Aspris A, Fassolis A, Moukos A, Economou NC, Katotomichelakis M (2017) Benign paroxysmal positional vertigo secondary to mild head trauma. Ann Otol Rhinol Laryngol 126(1):54–60

Beh SC (2018) Horizontal direction-changing positional nystagmus and vertigo: a case of vestibular migraine masquerading as horizontal canal BPPV. Headache 58(7):1113–1117

Benecke H, Agus S, Kuessner D, Goodall G, Strupp M (2013) The burden and impact of vertigo: findings from the REVERT patient registry. Front Neurol 4:136

Bertholon P, Bronstein AM, Davies RA, Rudge P, Thilo KV (2002) Positional down beating nystagmus in 50 patients: cerebellar disorders and possible anterior semicircular canalithiasis. J Neurol Neurosurg Psychiatry 72(3):366–372

Best C, Eckhardt-Henn A, Tschan R, Dieterich M (2009a) Psychiatric morbidity and comorbidity in different vestibular vertigo syndromes. Results of a prospective longitudinal study over one year. J Neurol 256(1):58–65

Best C, Tschan R, Eckhardt-Henn A, Dieterich M (2009b) Who is at risk for ongoing dizziness and psychological strain after a vestibular disorder? Neuroscience 164(4):1579–1587

Bhandari A, Bhandari R, Kingma H, Zuma e Maia, Strupp M (2021a) Three-dimensional simulations of six treatment maneuvers for horizontal canal benign paroxysmal positional vertigo canalithiasis. Eur J Neurol 28:4178–4183

Bhandari A, Bhandari R, Kingma H, Strupp M (2021b) Diagnostic and therapeutic maneuvers for anterior canal BPPV canalithiasis: three-dimensional simulations. Front Neurol 12:740599

Bhandari A, Bhandari R, Kingma H, Strupp M (2022) Modified interpretations of the supine roll test in horizontal canal BPPV based on simulations: How the initial position of the debris in the canal and the sequence of testing affects the direction of the nystagmus and the diagnosis. Front Neurol 13:881156

Bhattacharyya N, Gubbels SP, Schwartz SR, Edlow JA, El-Kashlan H, Fife T, Holmberg JM, Mahoney K, Hollingsworth DB, Roberts R, Seidman MD, Steiner RW, Do BT, Voelker CC, Waguespack RW, Corrigan MD (2017) Clinical practice guideline: benign paroxysmal positional vertigo (update). Otolaryngol Head Neck Surg 156(3_suppl):S1–S47

Bisdorff AR, Debatisse D (2001) Localizing signs in positional vertigo due to lateral canal cupulolithiasis. Neurology 57(6):1085–1088

Brandt T, Daroff RB (1980) Physical therapy for benign paroxysmal positional vertigo. Arch Otolaryngol 106:484–485

Brandt T, Steddin S (1993) Current view of the mechanism of benign paroxysmal positioning vertigo: cupulolithiasis or canalolithiasis? J Vestib Res 3(4):373–382

Brandt T, Steddin S, Daroff RB (1994) Therapy for benign paroxysmal positioning vertigo, revisited. Neurology 44:796–800

Brandt T, Huppert D, Hecht J, Karch C, Strupp M (2006) Benign paroxysmal positioning vertigo: a long-term follow-up (6-17 years) of 125 patients. Acta Otolaryngol 126(2):160–163

Brandt T, Huppert T, Hufner K, Zingler VC, Dieterich M, Strupp M (2010) Long-term course and relapses of vestibular and balance disorders. Restor Neurol Neurosci 28(1):69–82

Bremova T, Bayer O, Agrawal Y, Kremmyda O, Brandt T, Teufel J, Strupp M (2013) Ocular VEMPs indicate repositioning of otoconia to the utricle after successful liberatory maneuvers in benign paroxysmal positioning vertigo. Acta Otolaryngol 133(12):1297–1303

Büchele W, Brandt T (1988) Vestibular neuritis--a horizontal semicircular canal paresis? Adv Otorhinolaryngol 42:157–161

Buki B, Simon L, Garab S, Lundberg YW, Junger H, Straumann D (2011) Sitting-up vertigo and trunk retropulsion in patients with benign positional vertigo but without positional nystagmus. J Neurol Neurosurg Psychiatry 82(1):98–104

Buki B, Mandala M, Nuti D (2014) Typical and atypical benign paroxysmal positional vertigo: literature review and new theoretical considerations. J Vestib Res 24(5):415–423

Burton MJ, Eby TL, Rosenfeld RM (2012) Extracts from the Cochrane Library: modifications of the Epley (canalith repositioning) maneuver for posterior canal benign paroxysmal positional vertigo. Otolaryngol Head Neck Surg 147(3): 407–411

Buttner U, Helmchen C, Brandt T (1999) Diagnostic criteria for central versus peripheral positioning nystagmus and vertigo: a review. Acta Otolaryngol 119(1):1–5

Casani AP, Vannucci G, Fattori B, Berrettini S (2002) The treatment of horizontal canal positional vertigo: our experience in 66 cases. Laryngoscope 112(1):172–178

Chen CC, Cho HS, Lee HH, Hu CJ (2018) Efficacy of repositioning therapy in patients with benign paroxysmal positional vertigo and preexisting central neurologic disorders. Front Neurol 9:486

Chen J, Zhao W, Yue X, Zhang P (2020) Risk factors for the occurrence of benign paroxysmal positional vertigo: a systematic review and meta-analysis. Front Neurol 11:506

Choi JY, Kim JS (2019) Central positional nystagmus: characteristics and model-based explanations. Prog Brain Res 249:211–225

Choi JY, Kim JH, Kim HJ, Glasauer S, Kim JS (2015) Central paroxysmal positional nystagmus: characteristics and possible mechanisms. Neurology 84(22):2238–2246

Choi JY, Glasauer S, Kim JH, Zee DS, Kim JS (2018a) Characteristics and mechanism of apogeotropic central positional nystagmus. Brain 141(3):762–775

Choi S, Choi HR, Nahm H, Han K, Shin JE, Kim CH (2018b) Utility of the bow and lean test in predicting subtype of benign paroxysmal positional vertigo. Laryngoscope 128(11):2600–2604

Choi HG, Kim G, Kim BJ, Hong SK, Kim HJ, Lee HJ (2020) How rare is benign paroxysmal positional vertigo in children? A review of 20 cases and their epidemiology. Int J Pediatr Otorhinolaryngol 132:110008

Choung YH, Shin YR, Kahng H, Park K, Choi SJ (2006) 'Bow and lean test' to determine the affected ear of horizontal canal benign paroxysmal positional vertigo. Laryngoscope 116(10):1776–1781

Cohen HS, Jerabek J (1999) Efficacy of treatments for posterior canal benign paroxysmal positional vertigo. Laryngoscope 109(4):584–590

Cohen HS, Kimball KT (2004) Treatment variations on the Epley maneuver for benign paroxysmal positional vertigo. Am J Otolaryngol 25(1):33–37

Coppo GF, Singarelli S, Fracchia P (1996) Benign paroxysmal positional vertigo: follow-up of 165 cases treated by Semont's liberating maneuver. Acta Otorhinolaryngol Ital 16(6):508–512

De Schutter E, Adham ZO, Kattah JC (2019) Central positional vertigo: a clinical-imaging study. Prog Brain Res 249:345–360

Di Cesare T, Tricarico L, Passali GC, Sergi B, Paludetti G, Galli J, Picciotti PM (2021) Traumatic benign paroxysmal positional vertigo: personal experience and comparison with idiopathic BPPV. Int J Audiol 60:393–397

Dieterich M, Brandt T (1999) Episodic vertigo related to migraine (90 cases): vestibular migraine? J Neurol 246(10):883–892

Dix MR, Hallpike CS (1952) The pathology, symptomatology, and diagnosis of certain common disorders of the vestibular system. Ann Otol 61:987–991

Ekvall HE, Mansson NO, Hakansson A (2005) Benign paroxysmal positional vertigo among elderly patients in primary health care. Gerontology 51(6):386–389

Epley JM (1992) The canalith repositioning procedure: for treatment of benign paroxysmal positional vertigo. Otolaryngol Head Neck Surg 107(3):399–404

Feil K, Feuerecker R, Goldschagg N, Strobl R, Brandt T, Von MA, Grill E, Strupp M (2018) Predictive capability of an iPad-based medical device (medx) for the diagnosis of vertigo and dizziness. Front Neurol 9:29

Froehling DA, Bowen JM, Mohr DN, Brey RH, Beatty CW, Wollan PC, Silverstein MD (2000) The canalith repositioning procedure for the treatment of benign paroxysmal positional vertigo: a randomized controlled trial. Mayo Clin Proc 75(7):695–700

Fu CY, Zhang ZZ, Chen J, Jaiswal SK, Yan FL (2020) Unhealthy lifestyle is an important risk factor of idiopathic BPPV. Front Neurol 11:950

Gebhart I, Götting C, Hool SL, Morrison M, Korda A, Caversaccio M, Obrist D, Mantokoudis G (2021) Semont maneuver for benign paroxysmal positional vertigo treatment: moving in the correct plane matters. Otol Neurotol 42:e341–e347

Goldschagg N, Teupser D, Feil K, Strupp M (2021) No evidence for a specific vitamin D deficit in benign paroxysmal positional vertigo. Eur J Neurol 28:3182–3186

Gordon CR, Gadoth N (2004) Repeated vs single physical maneuver in benign paroxysmal positional vertigo. Acta Neurol Scand 110(3):166–169

Gordon CR, Levite R, Joffe V, Gadoth N (2004) Is posttraumatic benign paroxysmal positional vertigo different from the idiopathic form? Arch Neurol 61(10):1590–1593

Gufoni M, Mastrosimone L, Di NF (1998) Repositioning maneuver in benign paroxysmal vertigo of horizontal semicircular canal. Acta Otorhinolaryngol Ital 18(6):363–367

Gunes A, Yuzbasioglu Y (2019) Effects of treatment on anxiety levels among patients with benign paroxysmal positional vertigo. Eur Arch Otorhinolaryngol 276(3):711–718

Hain TC, Helminski JO, Reis IL, Uddin MK (2000) Vibration does not improve results of the canalith repositioning procedure. Arch Otolaryngol Head Neck Surg 126(5):617–622

Hall SF, Ruby RR, McClure JA (1979) The mechanics of benign paroxysmal vertigo. J Otolaryngol 8(2):151–158

Herdman SJ, Tusa RJ (1996) Complications of the canalith repositioning procedure. Arch Otolaryngol Head Neck Surg 122(3):281–286

Hilton MP, Pinder DK (2014) The Epley (canalith repositioning) manoeuvre for benign paroxysmal positional vertigo. Cochrane Database Syst Rev 12:CD003162

Honrubia V, Baloh RW, Harris MR, Jacobson KM (1999) Paroxysmal positional vertigo syndrome. Am J Otol 20(4):465–470

Hotta S, Imai T, Higashi-Shingai K, Okazaki S, Okumura T, Uno A, Ohta Y, Morihana T, Sato T, Inohara H (2017) Unilateral posterior canal-plugging surgery for intractable bilateral posterior canal-type benign paroxysmal positional vertigo. Auris Nasus Larynx 44(5):540–547

Hulse R, Biesdorf A, Hormann K, Stuck B, Erhart M, Hulse M, Wenzel A (2019) Peripheral vestibular disorders: an epidemiologic survey in 70 million individuals. Otol Neurotol 40:88–95

Imai T, Ito M, Takeda N, Uno A, Matsunaga T, Sekine K, Kubo T (2005) Natural course of the remission of vertigo in patients with benign paroxysmal positional vertigo. Neurology 64:920–921

Imai T, Takeda N, Ito M, Nakamae K, Sakae H, Fujioka H, Kubo T (2006) Three-dimensional analysis of benign paroxysmal positional nystagmus in a patient with anterior semicircular canal variant. Otol Neurotol 27(3):362–366

Imai T, Takeda N, Ito M, Inohara H (2011) Natural course of positional vertigo in patients with apogeotropic variant of horizontal canal benign paroxysmal positional vertigo. Auris Nasus Larynx 38(1):2–5

Isaradisaikul SK, Chowsilpa S, Hanprasertpong C, Rithirangsriroj T (2021) Single cycle versus multiple cycles of Canalith repositioning procedure for treatment of posterior canal benign paroxysmal positional vertigo: a randomized controlled trial. Otol Neurotol 42(1):121–128

Jalali MM, Gerami H, Saberi A, Razaghi S (2020) The impact of betahistine versus dimenhydrinate in the resolution of residual dizziness in patients with benign paroxysmal positional vertigo: a randomized clinical trial. Ann Otol Rhinol Laryngol 129(5):434–440

Jeong SH, Kim JS, Kim HJ, Choi JY, Koo JW, Choi KD, Park JY, Lee SH, Choi SY, Oh SY, Yang TH, Park JH, Jung I, Ahn S, Kim S (2020) Prevention of benign paroxysmal positional vertigo with vitamin D supplementation: a randomized trial. Neurology 95(9):e1117–e1125

Jeong SH, Lee SU, Kim JS (2022) Prevention of recurrent benign paroxysmal positional vertigo with vitamin D supplementation: a meta-analysis. J Neurol 269:619–626

Joshi P, Mossman S, Luis L, Luxon LM (2020) Central mimics of benign paroxysmal positional vertigo: an illustrative case series. Neurol Sci 41(2):263–269

Karatas A, Acar YG, Yuce T, Haci C, Cebi IT, Salviz M (2017) Association of benign paroxysmal positional vertigo with osteoporosis and vitamin D deficiency: a case controlled study. J Int Adv Otol 13(2):259–265

Karlberg M, Hall K, Quickert N, Hinson J, Halmagyi GM (2000) What inner ear diseases cause benign paroxysmal positional vertigo? Acta Otolaryngol 120(3):380–385

Katsarkas A (1999) Benign paroxysmal positional vertigo (BPPV): idiopathic versus post-traumatic. Acta Otolaryngol 119(7):745–749

Kim HJ, Kim JS (2017) The patterns of recurrences in idiopathic benign paroxysmal positional vertigo and self-treatment evaluation. Front Neurol 8:690

Kim HA, Yi HA, Lee H (2012a) Apogeotropic central positional nystagmus as a sole sign of nodular infarction. Neurol Sci 33(5):1189–1191

Kim JS, Oh SY, Lee SH, Kang JH, Kim DU, Jeong SH, Choi KD, Moon IS, Kim BK, Kim HJ (2012b) Randomized clinical trial for geotropic horizontal canal benign paroxysmal positional vertigo. Neurology 79(7):700–707

Kim JS, Oh SY, Lee SH, Kang JH, Kim DU, Jeong SH, Choi KD, Moon IS, Kim BK, Oh HJ, Kim HJ (2012c) Randomized clinical trial for apogeotropic horizontal canal benign paroxysmal positional vertigo. Neurology 78(3):159–166

Kim HA, Bisdorff A, Bronstein AM, Lempert T, Rossi-Izquierdo M, Staab JP, Strupp M, Kim JS (2019a) Hemodynamic orthostatic dizziness/vertigo: diagnostic criteria. J Vestib Res 29(2–3):45–56

Kim SK, Hong SM, Park IS, Choi HG (2019b) Association between migraine and benign paroxysmal positional vertigo among adults in South Korea. JAMA Otolaryngol Head Neck Surg 145(4):307–312

Kim HJ, Song JM, Zhong L, Yang X, Kim JS (2020) Questionnaire-based diagnosis of benign paroxysmal positional vertigo. Neurology 94(9):e942–e949

Kollen L, Frandin K, Moller M, Fagevik OM, Moller C (2012) Benign paroxysmal positional vertigo is a common cause of dizziness and unsteadiness in a large population of 75-year-olds. Aging Clin Exp Res 24(4):317–323

Kong TH, Song MH, Kang JW, Shim DB (2020) Double-blind randomized controlled trial on efficacy of cupulolith repositioning maneuver for treatment of apogeotropic horizontal canal benign paroxysmal positional vertigo. Acta Otolaryngol

140:473–478
Kremmyda O, Zwergal A, la FC, Brandt T, Jahn K, Strupp M (2013) 4-Aminopyridine suppresses positional nystagmus caused by cerebellar vermis lesion. J Neurol 260(1):321–323
Lahmann C, Henningsen P, Brandt T, Strupp M, Jahn K, Dieterich M, Eckhardt-Henn A, Feuerecker R, Dinkel A, Schmid G (2015) Psychiatric comorbidity and psychosocial impairment among patients with vertigo and dizziness. J Neurol Neurosurg Psychiatry 86(3):302–308
Lee HJ, Kim ES, Kim M, Chu H, Ma HI, Lee JS, Koo JW, Kim HJ, Hong SK (2014a) Isolated horizontal positional nystagmus from a posterior fossa lesion. Ann Neurol 76(6):905–910
Lee JD, Shim DB, Park HJ, Song CI, Kim MB, Kim CH, Byun JY, Hong SK, Kim TS, Park KH, Seo JH, Shim BS, Lee JH, Lim HW, Jeon EJ (2014b) A multicenter randomized double-blind study: comparison of the Epley, Semont, and sham maneuvers for the treatment of posterior canal benign paroxysmal positional vertigo. Audiol Neurootol 19(5):336–341
Lee SY, Kong IG, Oh DJ, Choi HG (2019) Increased risk of benign paroxysmal positional vertigo in patients with a history of sudden sensory neural hearing loss: a longitudinal follow-up study using a national sample cohort. Otol Neurotol 40(2):e135–e141
Lee HJ, Jeon EJ, Lee DH, Seo JH (2020) Therapeutic efficacy of the modified Epley maneuver with a pillow under the shoulders. Clin Exp Otorhinolaryngol 13(4):376–380
Lemos J, Strupp M (2022) Central positional nystagmus: an update. J Neurol 269:1851–1860
Lempert T, Tiel-Wilck K (1996) A positional maneuver for treatment of horizontal-canal benign positional vertigo. Laryngoscope 106(4):476–478
Levrat E, Van Melle G, Monnier P, Maire R (2003) Efficacy of the Semont maneuver in benign paroxysmal positional vertigo. Arch Otolaryngol Head Neck Surg 129(6):629–633
Li S, Wang Z, Liu Y, Cao J, Zheng H, Jing Y, Han L, Ma X, Xia R, Yu L (2022) Risk factors for the recurrence of benign paroxysmal positional vertigo: a systematic review and meta-analysis. Ear Nose Throat J 1101:NP112–NP134
Lindell E, Finizia C, Johansson M, Karlsson T, Nilson J, Magnusson M (2018) Asking about dizziness when turning in bed predicts examination findings for benign paroxysmal positional vertigo. J Vestib Res 28(3–4):339–347
Lopez-Escamez JA, Gamiz MJ, Finana MG, Perez AF, Canet IS (2002) Position in bed is associated with left or right location in benign paroxysmal positional vertigo of the posterior semicircular canal. Am J Otolaryngol 23(5):263–266
Lopez-Escamez JA, Gamiz MJ, Fernandez-Perez A, Gomez-Finana M, Sanchez-Canet I (2003) Impact of treatment on health-related quality of life in patients with posterior canal benign paroxysmal positional vertigo. Otol Neurotol 24(4):637–641
Luryi AL, Lawrence J, LaRouere M, Babu S, Bojrab DI, Zappia J, Sargent EW, Schutt CA (2018) Treatment of patients with benign paroxysmal positional vertigo and severe immobility using the particle repositioning chair: a retrospective cohort study. Ann Otol Rhinol Laryngol 127(6):390–394
Lynn S, Pool A, Rose D, Brey R, Suman V (1995) Randomized trial of the canalith repositioning procedure. Otolaryngol Head Neck Surg 113(6):712–720
Maas BDPJ, van der Zaag-Loonen HJ, van Benthem PPG, Bruintjes TD (2020) Effectiveness of canal occlusion for intractable posterior canal benign paroxysmal positional vertigo: a systematic review. Otolaryngol Head Neck Surg 162(1):40–49
Macdonald NK, Kaski D, Saman Y, Al-Shaikh SA, Anwer A, Bamiou DE (2017) Central positional nystagmus: a systematic literature review. Front Neurol 8:141
Macias JD, Ellensohn A, Massingale S, Gerkin R (2004) Vibration with the canalith repositioning maneuver: a prospective randomized study to determine efficacy. Laryngoscope 114(6):1011–1014
Mandala M, Santoro GP, Asprella LG, Casani AP, Faralli M, Giannoni B, Gufoni M, Marcelli V, Marchetti P, Pepponi E, Vannucchi P, Nuti D (2012) Double-blind randomized trial on short-term efficacy of the Semont maneuver for the treatment of posterior canal benign paroxysmal positional vertigo. J Neurol 259(5):882–885
Mandala M, Califano L, Casani AP, Faralli M, Marcelli V, Neri G, Pecci R, Scasso F, di SL S, Vannucchi P, Giannoni B, Dasgupta S, Bindi I, Salerni L, Nuti D (2021) Double-blind randomized trial on the efficacy of the forced prolonged position for treatment of lateral canal benign paroxysmal positional vertigo. Laryngoscope 131:E1296–E1300
Marciano E, Marcelli V (2002) Postural restrictions in labyrintholithiasis. Eur Arch Otorhinolaryngol 259(5):262–265
Massoud EA, Ireland DJ (1996) Post-treatment instructions in the nonsurgical management of benign paroxysmal positional vertigo. J Otolaryngol 25(2):121–125
McClure JA (1985) Horizontal canal BPV. J Otolaryngol 14:30–35
Mumford CJ (2019) Post-traumatic benign paroxysmal positional vertigo. Pract Neurol 19(4):354–355
Nam J, Kim S, Huh Y, Kim JS (2009) Ageotropic central positional nystagmus in nodular infarction. Neurology 73(14):1163
Neugebauer H, Adrion C, Glaser M, Strupp M (2013) Long-term changes of central ocular motor signs in patients with vestibular migraine. Eur Neurol 69(2):102–107
Neuhauser HK (2016) The epidemiology of dizziness and vertigo. Handb Clin Neurol 137:67–82
Nuti D, Agus G, Barbieri MT, Passali D (1998) The management of horizontal-canal paroxysmal positional vertigo. Acta Otolaryngol 118(4):455–460
Obrist D, Hegemann S, Kronenberg D, Hauselmann O, Rosgen T (2010) In vitro model of a semicircular canal: design and validation of the model and its use for the study of canalithiasis. J Biomech 43(6):1208–1214
Obrist D, Nienhaus A, Zamaro E, Kalla R, Mantokoudis G, Strupp M (2016) Determinants for a successful semont maneuver: an in vitro study with a semicircular Canal model. Front Neurol 7:150
Oghalai JS, Manolidis S, Barth JL, Stewart MG, Jenkins HA (2000) Unrecognized benign paroxysmal positional vertigo in elderly patients. Otolaryngol Head Neck Surg 122(5):630–634
Oh HJ, Kim JS, Han BI, Lim JG (2007) Predicting a successful treatment in posterior canal benign

paroxysmal positional vertigo. Neurology 68(15):1219–1222

Park MK, Lee DY, Kim YH (2019) Risk factors for positional vertigo and the impact of vertigo on daily life: the Korean National Health and nutrition examination survey. J Audiol Otol 23(1): 8–14

Parnes LS, McClure JA (1992) Free-floating endolymph particles: a new operative finding during posterior semicircular canal occlusion. Laryngoscope 102(9):988–992

Ping L, Yi-Fei Z, Shu-Zhi W, Yan-Yan Z, Xiao-Kai Y (2020) Diagnosis and treatment of the short-arm type posterior semicircular canal BPPV. Braz J Otorhinolaryngol. https://doi.org/10.1016/j.bjorl.2020.10.012

Radtke A, Neuhauser H, von Brevern M, Lempert T (1999) A modified Epley's procedure for self-treatment of benign paroxysmal positional vertigo. Neurology 53(6):1358–1360

Radtke A, von BM, Tiel-Wilck K, Mainz-Perchalla A, Neuhauser H, Lempert T (2004) Self-treatment of benign paroxysmal positional vertigo: Semont maneuver vs Epley procedure. Neurology 63(1): 150–152

Radtke A, von BM, Neuhauser H, Hottenrott T, Lempert T (2012) Vestibular migraine: long-term follow-up of clinical symptoms and vestibulo-cochlear findings. Neurology 79(15):1607–1614

Rhim GI (2016) Serum vitamin D and recurrent benign paroxysmal positional vertigo. Laryngoscope Investig Otolaryngol 1(6):150–153

Rhim GI (2019) Serum vitamin D and long-term outcomes of benign paroxysmal positional vertigo. Clin Exp Otorhinolaryngol 12(3):273–278

Rhim GI (2020) Effect of vitamin D injection in recurrent benign paroxysmal positional vertigo with vitamin D deficiency. Int Arch Otorhinolaryngol 24(4):e423–e428

Roberts RA, Gans RE, DeBoodt JL, Lister JJ (2005) Treatment of benign paroxysmal positional vertigo necessity of postmaneuver patient restrictions. J Am Acad Audiol 16(6):357–366

Ruckenstein MJ, Shepard NT (2007) The canalith repositioning procedure with and without mastoid oscillation for the treatment of benign paroxysmal positional vertigo. ORL J Otorhinolaryngol Relat Spec 69(5):295–298

Salvinelli F, Casale M, Trivelli M, D'Ascanio L, Firrisi L, Lamanna F, Greco F, Costantino S (2003) Benign paroxysmal positional vertigo: a comparative prospective study on the efficacy of Semont's maneuver and no treatment strategy. Clin Ter 154(1):7–11

Sayin I, Koç RH, Temirbekov D, Gunes S, Cirak M, Yazici ZM (2020) Betahistine add-on therapy for treatment of subjects with posterior benign paroxysmal positional vertigo: a randomized controlled trial. Braz J Otorhinolaryngol S1808-8694(20)30141–30145

Schuricht A, Hougaard DD (2022) Is a mechanical rotational chair superior to manual treatment maneuvers on an examination bed in the treatment of benign paroxysmal positional vertigo? Otol Neurotol 43:e235–e242

Semont A, Freyss G, Vitte E (1988) Curing the BPPV with a liberatory maneuver. Adv Otorhinolaryngol 42:290–293

Serafini G, Palmieri AM, Simoncelli C (1996) Benign paroxysmal positional vertigo of posterior semicircular canal: results in 160 cases treated with Semont's maneuver. Ann Otol Rhinol Laryngol 105(10):770–775

Shah MU, Lotterman S, Roberts D, Eisen M (2019) Smartphone telemedical emergency department consults for screening of nonacute dizziness. Laryngoscope 129(2):466–469

Sheikhzadeh M, Lotfi Y, Mousavi A, Heidari B, Bakhshi E (2016) The effect of serum vitamin D normalization in preventing recurrences of benign paroxysmal positional vertigo: a case-control study. Caspian J Intern Med 7(3):173–177

Shim DB, Ko KM, Lee JH, Park HJ, Song MH (2015) Natural history of horizontal canal benign paroxysmal positional vertigo is truly short. J Neurol 262(1):74–80

Shoman N, Longridge N (2007) Cerebellar vermis lesions and tumours of the fourth ventricle in patients with positional and positioning vertigo and nystagmus. J Laryngol Otol 121(2):166–169

Sim E, Tan D, Hill K (2019) Poor treatment outcomes following repositioning maneuvers in younger and older adults with benign paroxysmal positional vertigo: a systematic review and meta-analysis. J Am Med Dir Assoc 20(2):224

Song P, Zhao X, Xu Y, Zhao Z, Wang L, Liu Y, Gao Q (2020) Correlation between benign paroxysmal positional vertigo and 25-hydroxyvitamin D. Front Neurol 11:576

Soto-Varela A, Bartual-Magro J, Santos-Perez S, Velez-Regueiro M, Lechuga-Garcia R, Perez-Carro-Rios A, Caballero L (2001) Benign paroxysmal vertigo: a comparative prospective study of the efficacy of Brandt and Daroff exercises, Semont and Epley maneuver. Rev Laryngol Otol Rhinol (Bord) 122(3):179–183

Steddin S, Brandt T (1994) Benign paroxysmal positional vertigo. Differential diagnosis of posterior, horizontal and anterior canalolithiasis. Nervenarzt 65(8):505–510

Steenerson RL, Cronin GW (1996) Comparison of the canalith repositioning procedure and vestibular habituation training in forty patients with benign paroxysmal positional vertigo. Otolaryngol Head Neck Surg 114(1):61–64

Strupp M, Cnyrim C, Brandt T (2007) Vertigo and dizziness: treatment of benign paroxysmal positioning vertigo, vestibular neuritis and Menère's disease. In: Candelise L (ed) Evidence-based neurology – management of neurological disorders. Blackwell Publishing, Oxford, pp 59–69

Strupp M, Goldschagg N, Vinck AS, Bayer O, Vandenbroeck S, Salerni L, Hennig A, Obrist D, Mandala M (2021) BPPV: Comparison of the SemontPLUS with the semont maneuver: a prospective randomized trial. Front Neurol 12:652573

Strupp M, Mavrodiev V, Goldschagg N (2023) Triple benign paroxysmal positional vertigo and the stremgth of video-based remote management. JAMA Neurol https://doi.org/10.1001/jamaneurol.2022.4861

Tateno F, Sakakibara R (2019) Positional vertigo after isolated cerebellar nodulus stroke: a report of 3 cases. J Stroke Cerebrovasc Dis 28(2):487–489

Vaduva C, Esteban-Sanchez J, Sanz-Fernandez R, Martin-Sanz E (2018) Prevalence and management of post-BPPV residual symptoms. Eur Arch

Otorhinolaryngol 275(6):1429–1437
van der Zaag-Loonen H, van Leeuwen RB, Bruintjes TD, van Munster BC (2015) Prevalence of unrecognized benign paroxysmal positional vertigo in older patients. Eur Arch Otorhinolaryngol 272(6):1521–1524
Vannucchi P, Giannoni B, Pagnini P (1997) Treatment of horizontal semicircular canal benign paroxysmal positional vertigo. J Vestib Res 7(1):1–6
von Brevern M, Zeise D, Neuhauser H, Clarke AH, Lempert T (2005) Acute migrainous vertigo: clinical and oculographic findings. Brain 128(Pt 2): 365–374
von Brevern M, Schmidt T, Schonfeld U, Lempert T, Clarke AH (2006a) Utricular dysfunction in patients with benign paroxysmal positional vertigo. Otol Neurotol 27(1):92–96
von Brevern M, Seelig T, Radtke A, Tiel-Wilck K, Neuhauser H, Lempert T (2006b) Short-term efficacy of Epley's manoeuvre: a double-blind randomised trial. J Neurol Neurosurg Psychiatry 77(8):980–982
von Brevern M, Radtke A, Lezius F, Feldmann M, Ziese T, Lempert T, Neuhauser H (2007) Epidemiology of benign paroxysmal positional vertigo: a population based study. J Neurol Neurosurg Psychiatry 78(7):710–715
von Brevern M, Bertholon P, Brandt T, Fife T, Imai T, Nuti D, Newman-Toker D (2015) Benign paroxysmal positional vertigo: Diagnostic criteria. J Vestib Res 25(3–4):105–117
Wei W, Sayyid ZN, Ma X, Wang T, Dong Y (2018) Presence of anxiety and depression symptoms affects the first time treatment efficacy and recurrence of benign paroxysmal positional vertigo. Front Neurol 9:178
White J, Savvides P, Cherian N, Oas J (2005) Canalith repositioning for benign paroxysmal positional vertigo. Otol Neurotol 26(4):704–710
Whitman GT, Baloh RW (2015) Seasonality of benign paroxysmal positional vertigo. JAMA Otolaryngol Head Neck Surg 141(2):188–189
Woodworth BA, Gillespie MB, Lambert PR (2004) The canalith repositioning procedure for benign positional vertigo: a meta-analysis. Laryngoscope 114(7):1143–1146
Yacovino DA, Hain TC, Gualtieri F (2009) New therapeutic maneuver for anterior canal benign paroxysmal positional vertigo. J Neurol 256(11):1851–1855
Yang X, Ling X, Shen B, Hong Y, Li K, Si L, Kim JS (2019) Diagnosis strategy and Yacovino maneuver for anterior canal-benign paroxysmal positional vertigo. J Neurol 266(7):1674–1684
Yang B, Lu Y, Xing D, Zhong W, Tang Q, Liu J, Yang X (2020) Association between serum vitamin D levels and benign paroxysmal positional vertigo: a systematic review and meta-analysis of observational studies. Eur Arch Otorhinolaryngol 277(1):169–177
Yimtae K, Srirompotong S, Srirompotong S, Sae-Seaw P (2003) A randomized trial of the canalith repositioning procedure. Laryngoscope 113(5):828–832
Yu S, Liu F, Cheng Z, Wang Q (2014) Association between osteoporosis and benign paroxysmal positional vertigo: a systematic review. BMC Neurol 14:110
Zuma e Maia, Ramos BF, Cal R, Brock CM, Mangabeira Albernaz PL, Strupp M (2020) Management of lateral semicircular canal benign paroxysmal positional vertigo. Front Neurol 11:1040

9

第 10 章　梅尼埃病

目录

梅尼埃病（Menière's disease，MD）是一种发作性眩晕综合征，通常伴前庭和耳蜗的症状和体征。它是外周前庭性眩晕的第二大常见病因，自1861年以来被称为内耳疾病（Lustig and Lalwani 1997）。病理特征为组织内淋巴积液。然而，尽管目前有许多研究，但MD的病因学和病理生理学迄今为止未完全了解（Nakashima et al. 2016）。目前，MD的诊断标准如框10.1所示（Lopez-Escamez et al. 2015）：对于确诊，记录受累耳中低至中频感音神经性听力损失非常重要。最好将听力损失与眩晕发作（±24小时）相关联。如果没有这个条件，只能做出可能的MD诊断。这强调了使用便携式平板电脑或智能手机音频应用程序在患者眩晕发作前、发作中和发作后测量听力的重要性（Tse et al. 2019）。

框10.1 MD诊断标准

MD诊断标准

1. 两次或两次以上的自发性眩晕发作，每次持续20分钟至12小时。
2. 听力测量记录单耳低至中频感音神经性听力损失（sensorineural hearing loss，SNHL）。
3. 在一次眩晕发作前、发作中或发作后至少有一次确定患耳（±24小时）。
4. 患耳的不稳定听觉症状（听力、耳鸣或耳胀）。
5. 不能被另一种前庭诊断更好地解释。

可能是MD的诊断标准

1. 眩晕或头晕发作2次或2次以上，每次持续20分钟至24小时。
2. 患耳的不稳定听觉症状（听力损失、耳鸣或耳胀）。
3. 不能被另一种前庭诊断更好地解释。

10.1 流行病学

根据报道，MD报告的患病率因种族而异，从日本的35/10万人（Shojaku et al. 2005）到芬兰513/10万人（Havia et al. 2005，Harris and Alexander 2010）。这支持了遗传和环境因素的相关性（见下文）。典型的发病年龄范围在30岁到70岁之间。MD也可以从儿童早期开始（chount et al. 2006；Brantberg et al. 2012；Chen et al. 2020）。一项流行病学调查结果显示，从2013年到2017年，韩国的MD发病率逐年上升，原因可能是社会老龄化、医疗普及率的提高和生活方式的改变（Kim and Cheon 2020）。关于MD多发于女性患者的结论尚未得到证实，但可能是因为前庭性偏头痛被误诊为MD（Becker-Bense et al. 2019）。老年受试者（校正后每增加10岁，*OR*=1.5），白人（*OR*=1.7）和严重肥胖者（*OR*=1.7）患MD的风险较高（Alexander and Harris 2010；Tyrrell et al. 2014）。据报道MD与其他几种疾病存在相关性，例如偏头痛（*OR*=2.0）、关节炎（*OR*=1.8）或牛皮癣（*OR*=1.8）（Tyrrell et al. 2014），后两者可能表明MD存在免疫过程的相关性（见下文）。

10

10.2 诊断

10.2.1 病史

MD的主要症状包括反复发作的眩晕，持续至少20分钟到数小时，伴随听力损失、耳鸣或耳闷胀感（图10.1），这些症状发作通常没有明显诱因。在至少三分之一的病例中，在发作前耳鸣和耳闷胀感会增加，听力损失会变得更加严重。

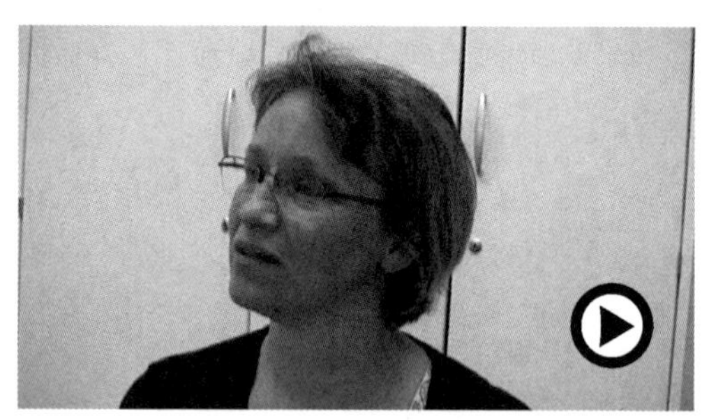

图10.1 梅尼埃病：患者病史（见二维码中的视频）

发作的持续时间被定义为患者需要休息并且不能活动的时间。持续时间可能不到20分钟，也可能超过12小时，但这两种情况都不常见，当记录到这种持续时间时，应考虑其他疾病的可能性（Perez-Garrigues et al. 2008）。由于患者可能在发作后出现残留症状，因此发作的持续时间可能难以确定，因为旋转性或非旋转性眩晕发作后可能会出现姿势失衡和步态障碍，这些症状可能持续较长时间，直到外周前庭功能恢复或得到中枢代偿。

听力损失与眩晕发作之间的时间关联通常表现为在眩晕发作后±24小时内出现听力改变，这是一个重要的诊断标准。在发病的前几年，听力常常会有大幅波动。在反复发作的眩晕后，听力损失往往会持续恶化。此后，眩晕发作后往往不再伴有其他耳部症状。

发病初期可能出现单纯的前庭或耳蜗发作。总体而言，前庭和听力学症状的变异程度较高，这可能使得早期诊断具有挑战性，尤其是在MD、前庭性偏头痛以及自身免疫性和遗传性内耳疾病之间进行鉴别诊断。在双侧MD患者中，后两种鉴别诊断尤为重要。发作性眩晕可能在听力丧失发作前数周或数月出现，但耳鸣或耳闷胀感通常与眩晕的首次发作有关。相反，感音神经性听力损失可能在眩晕发作前几个月或几年出现（Belinchon et al. 2012）。这种临床变异称为迟发性MD。受影响的耳朵主要表现为听力损失（详情见下文）。

由于MD的表型特征是前庭和听力学症状的可变组合，因此MD的临床亚分类似乎与诊断和未来的治疗研究相关，因为不同的病理机制可能是这些不同亚型的基础（Phillips et al. 2018）。MD联盟（一个针对MD进行大规模临床和基因组研究的欧洲耳鼻喉科倡议组织）推荐了单侧和双侧MD患者的5个主要临床组（框10.2）。这主要是基于使用临床变量（如听力发病、偏头痛、家族史或共患自身免疫性疾病）进行的聚类分析，以确定MD患者的亚组（Frejo et al. 2016，2017）。

> **框 10.2　MD 患者临床亚组分型（Frejo et al. 2017）**
>
> **单侧梅尼埃病**
>
> - 1 型散发性 MD（如果并发偏头痛、自身免疫性疾病或家族性 MD，患者不属于该亚组）。
> - 2 型迟发性 MD（听力损失比眩晕发作早几个月或几年）。
> - 3 型家族性 MD（至少有两名患者为一或二度）。
> - 4 型散发性 MD 伴偏头痛（不需要时间关系）。
> - 5 型伴有自身免疫性疾病的散发性 MD。
>
> **双侧梅尼埃病**
>
> - 1 型单侧听力损失变为双侧听力损失。
> - 2 型散发性，同时性听力损失（通常对称）。
> - 3 型家族性 MD（大多数家族有双侧听力损失，但单侧患者可能同时存在于同一家族）。
> - 4 型散发性 MD 伴偏头痛。
> - 5 型伴有自身免疫性疾病的散发性 MD。

"Tumarkin" 耳石危象（又称前庭跌落发作）是 MD 的另一种表现形式，最早由 Tumarkin 于 1936 年描述（图 10.2）。这种病症的特点是突然发作和突然跌倒，原因是前庭脊髓张力突然丧失。患者也可能会向一侧倾倒。这种发作只持续几秒钟，很少超过此时间，大多数情况下患者不会失去意识（Black et al. 1982）。如果在发作后患者失去意识，则被称为前庭性晕厥（Pyykko et al. 2018b）。这些发作与生活质量的显著下降相关（Pyykko et al. 2018a）。

MD 患者还可能出现第三窗综合征的症状：压力或低频声音的变化（Tullio 现象）可能诱发持续数秒钟到数分钟的短暂发作。这些症状通常出现在疾病进程中，可能是由于明显的内淋巴积液，使内淋巴迷路靠近镫骨足板。

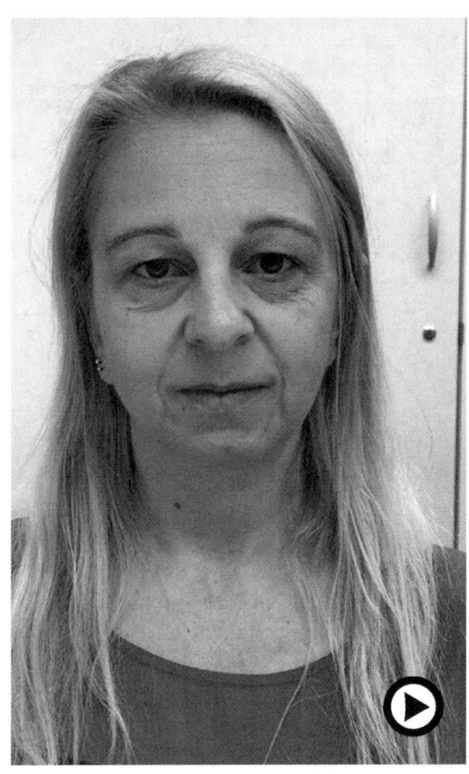

图 10.2　Tumarkin 耳石危象（见二维码中的视频）

10.2.2　临床检查

发作间期：

- 听力测试，包括手指摩擦测试、Rinne 和 Weber 试验。可能需要额外的听力评估（详见下文）。耳镜检查，以排除带状疱疹、中耳炎或其他病理情况的存在。
- 床旁检查前庭和眼动系统，排查其他外周或中枢疾病以进行鉴别诊断。需要注意的是，尽管减少了冷热刺激，但头脉冲试验在 MD 中通常是正常的（详见下文）。

发作期：

在病理生理学方面，MD 会存在持续数分钟的单侧短暂性前庭兴奋，随后出现持续时间更长的前庭耳蜗抑制 / 缺陷。其临床表现如下：

- 在与旋转或非旋转性眩晕相关的初始兴奋期：眼球震颤的快相朝向受影响的迷路侧。
- 随后，出现一个方向的反转，眼球震颤的快相朝向未受影响的迷路侧。这种反转（首先是兴奋期，然后是传导阻滞期）通常在 MD 发作的最初几分钟内出现（图 10.3 和图 10.4）。

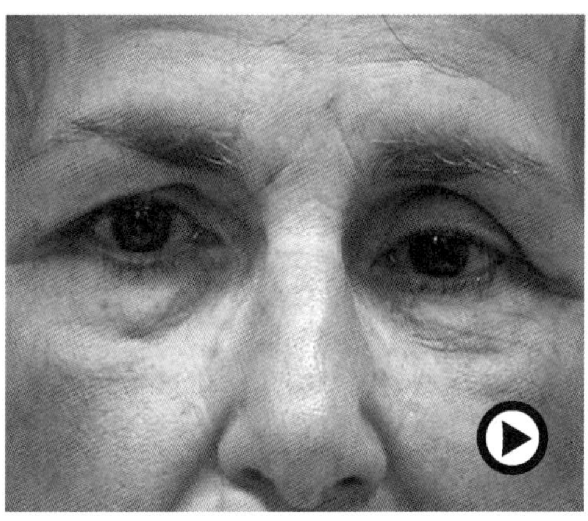

图 10.3　MD 急性发作初期：眼震向患侧跳动（见二维码中的视频）

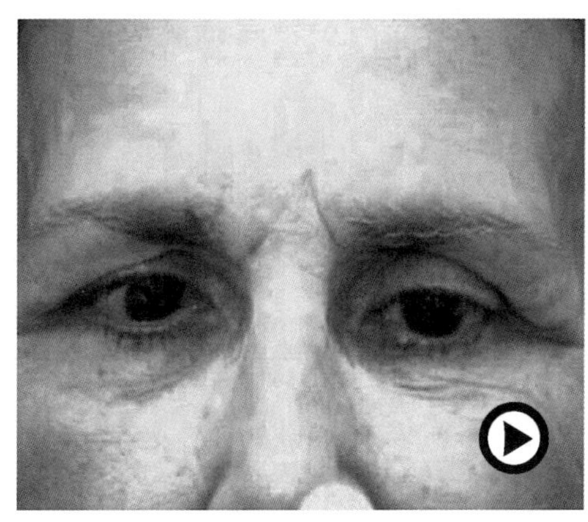

图 10.4　MD 发作晚期：眼震向非患侧跳动（见二维码中的视频）

在诊断方面，已经证明在患者眩晕发作时记录眼球运动，并使用音频应用程序记录听力对诊断非常有帮助（Tse et al. 2019）。

10.2.3 实验室检查

根据目前的MD诊断标准，听力测试是最重要的实验室检查。低频和中频范围的感音神经性听力损失是诊断和确定受累耳的必要条件（Lopez-Escamez et al. 2015）。

低频SNHL被定义为受影响耳朵在2000Hz以下两个连续频率的骨传导纯音阈值比对侧耳朵高（即更差）至少3dB HL（听阈）。在双侧低频SNHL的情况下，在低于2 000Hz的两个连续频率中，每个频率的骨传导声音绝对阈值必须为35dB HL或更高。如果存在多个听力图，表明低频SNHL在某个时间点有恢复，则进一步支持MD的诊断（图10.5和图10.6，彩图见文末彩插）。

在许多病例中，听力测试可以区分MD和前庭性偏头痛，尽管两者之间存在明确的重叠（Battista 2004；Cha et al. 2007；De Valck et al. 2007）。一些MD患者可能表现为双侧同步（对称或不对称）的感音神经性听力损失（Nabi Parnes 2009；Belinchon et al. 2011），然而这种发作形式应引起对自身免疫性内耳疾病（参见鉴别诊断部分）作为眩晕发作病因或共病的可能性的关注。MD的感音神经性听力损失也可以在多次眩晕发作后在中高频范围内出现，导致泛音性听力损失。

10.2.4 补充性实验室检查

通常存在病理性冷热反应和假阴性视频头脉冲试验（vHIT）（McGarvie et al. 2015；Jerin et al. 2019；Hannigan et al. 2019）（图10.7，彩图见文末彩插）。这种分离有助于诊断和鉴别诊断（Kaci et al. 2020；Shugyo et al. 2020）。然而，这种特殊的分离的原因尚不完全清楚（Shaw and Raghavan 2018；Rey-Martinez et al. 2020）。可能的解释是由于内淋巴间隙直径随着流体力学的改变而增大。

前庭功能缺损和疾病的进展可以通过冷热试验进行记

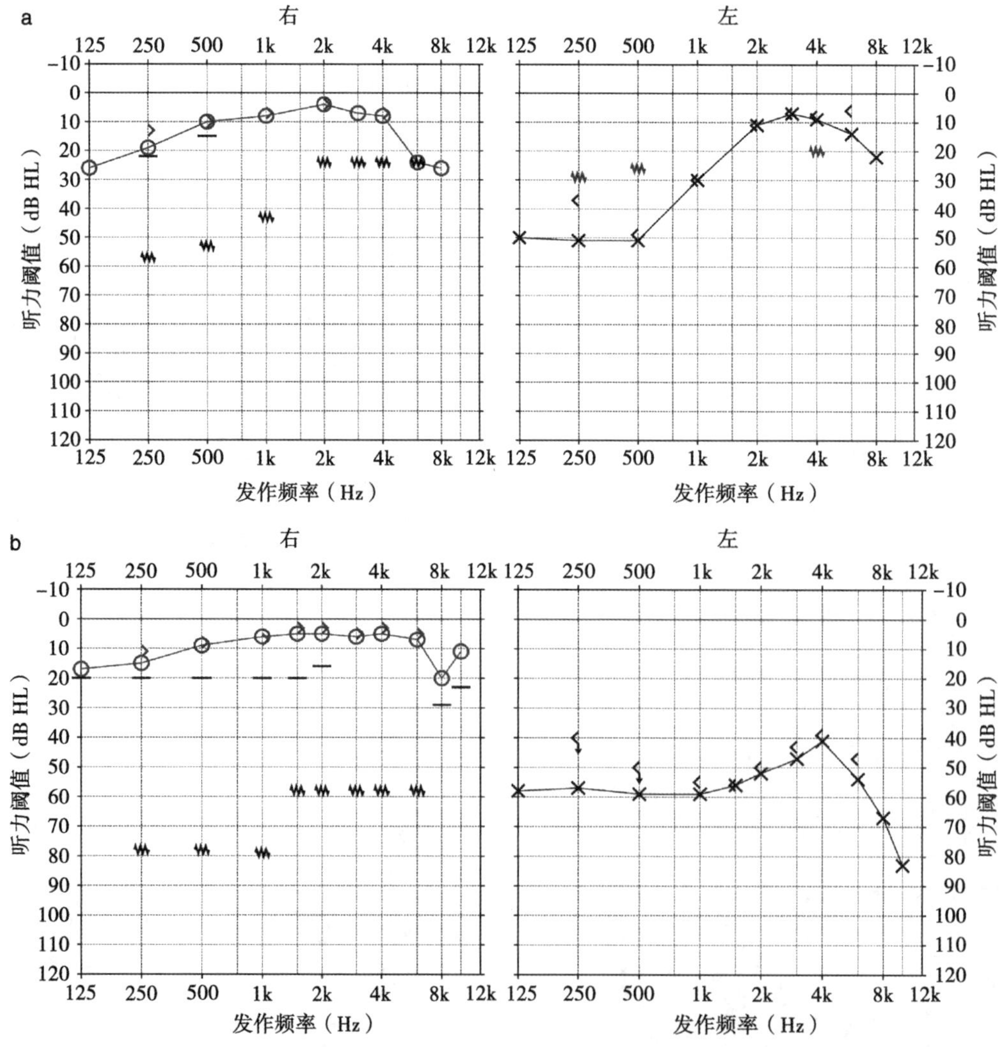

图10.5 a，b. 两例左侧MD患者的纯音听力图（红色o：右侧空气传导；蓝色x：左侧空气传导；红色>：右侧骨传导；蓝色<：左侧骨传导）。a. 左侧感音神经性听力损失在低频范围内。在2 000Hz以下的两个相邻频率中，听力必须至少降低30dB（Lopez-Escamez et al. 2015）。b. 左侧感音神经泛听力损失

左耳
250（Hz）
500（Hz）
1 000（Hz）
2 000~8 000（Hz）
阈值水平（dB HL）
0
20
40
60
因素（频率）
250
500
1 000
2 000
4 000
8 000

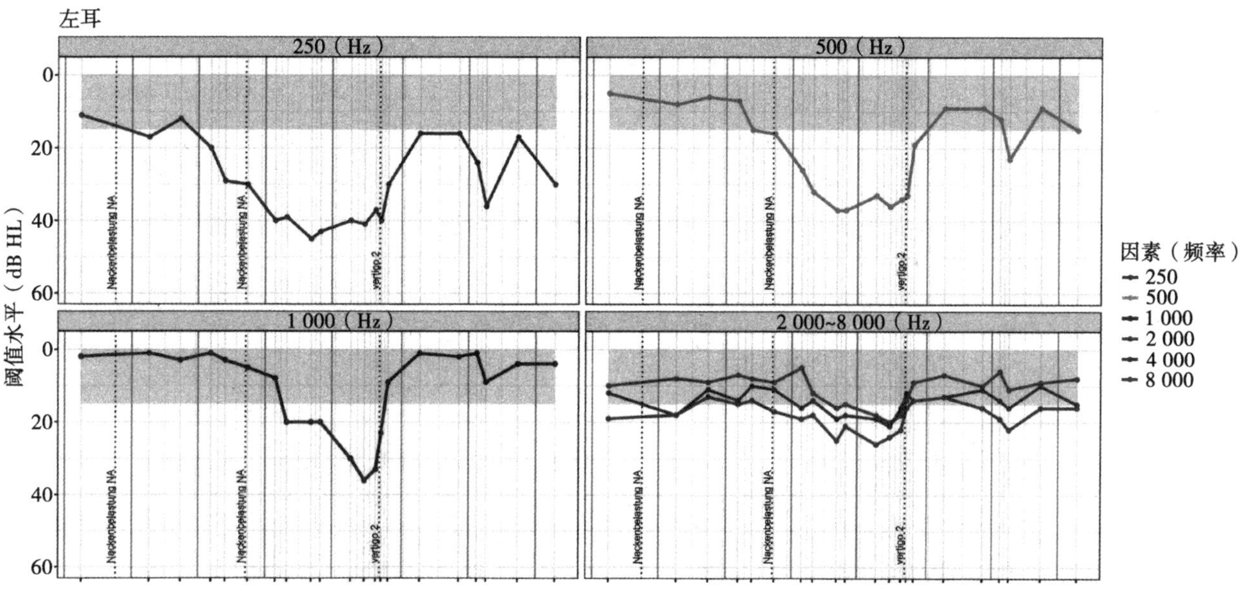

图 10.6 患者在发作前、发作中、发作后使用音频应用程序记录四种不同频谱的听力图。在发作前和发作中，低频范围的听力均有下降，发作后则有所改善

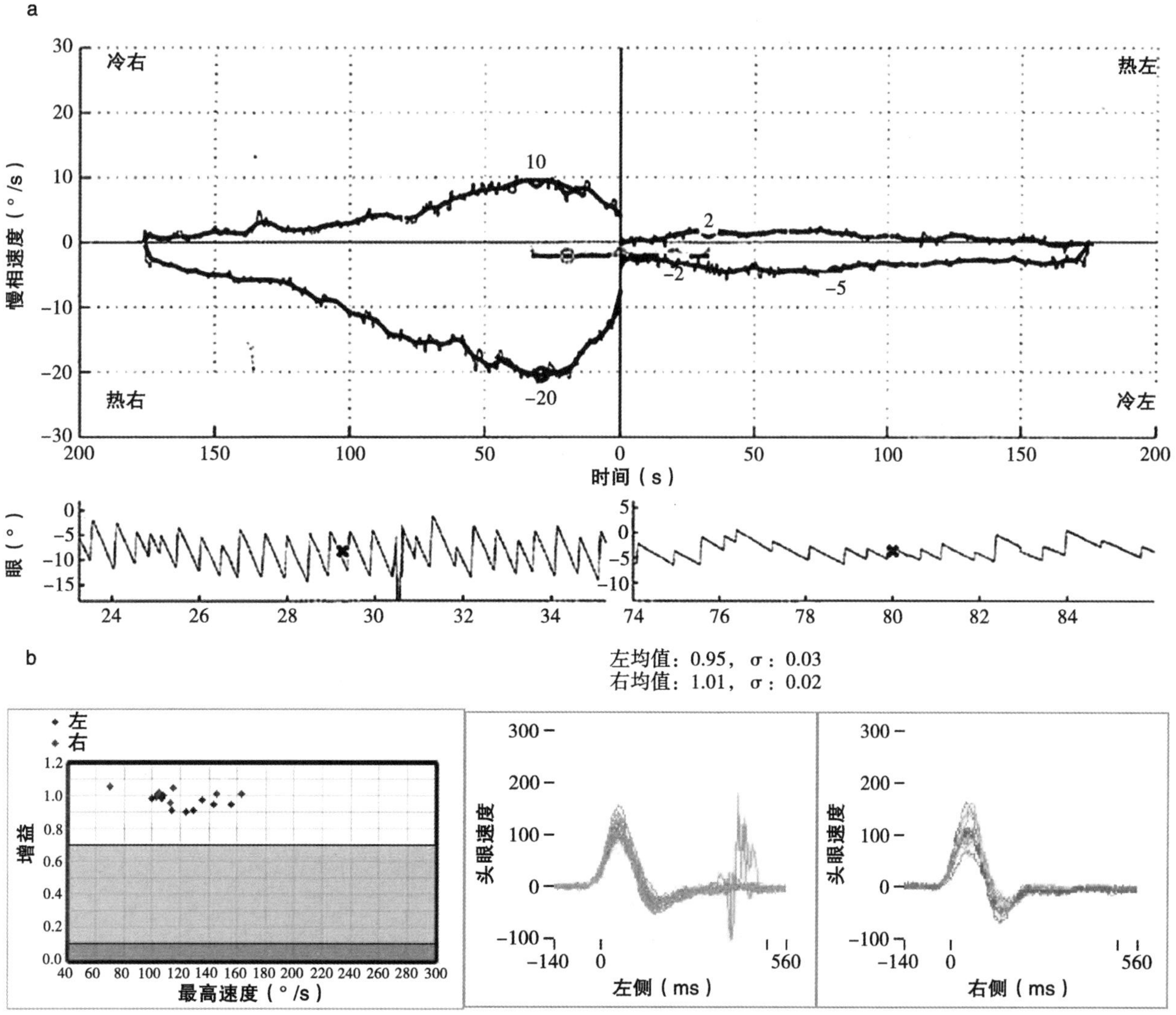

a
冷右
热左
热右
冷左
10
2
−2
−5
−20
慢相速度（°/s）
时间（s）
眼（°）
b
左均值：0.95，σ：0.03
右均值：1.01，σ：0.02
左
右
增益
最高速度（°/s）
头眼速度
左侧（ms）
右侧（ms）

图 10.7 a，b. 左侧 MD 患者的前庭检测。a. 冷热试验：左侧低频范围内部分缺陷。b. 视频 HIT：高频范围正常（或假阴性）VOR 增益。这种分裂是 MD 的典型特征，可能是由于内淋巴管直径的增加，导致假阴性的视频 HIT

录。视频 HIT 或 VEMP 检查出的受损情况较少。这些检查的联合应用有助于更好地确定患病侧，特别是识别是否存在双侧 MD。

10.3 影像学

10.3.1 内耳和内淋巴积水的对比 MRI

在大多数 MD 患者中，鼓室内注射钆（Nakashima et al. 2007; Gurkov et al. 2011）或静脉注射钆（Naganawa et al. 2010, Kirsch et al. 2019）后进行对比 MRI 显示了内淋巴间隙的扩大，钆不会扩散至其中：内淋巴积水（endolymphatic hydrop, ELH）（图 10.8，彩图见文末彩插）（Bernaerts and De 2019, Loureiro et al. 2020, Tyrrell Connor and Pai 2021）。例如，在一项涉及 148 名 MD 患者和健康对照组的研究中，ELH 的检测显示出 84.6% 的诊断灵敏度和 92.3% 的特异度（Bernaerts et al. 2019）。这些发现得到了其他关注 ELH 体积测定的研究的支持研究（Ito et al. 2019）。然而，在这些研究中，ELH 也在健康受试者中存在（详见下文）。ELH 与听力损失之间存在显著相关性，但与前庭功能障碍无关（Zhang et al. 2020）

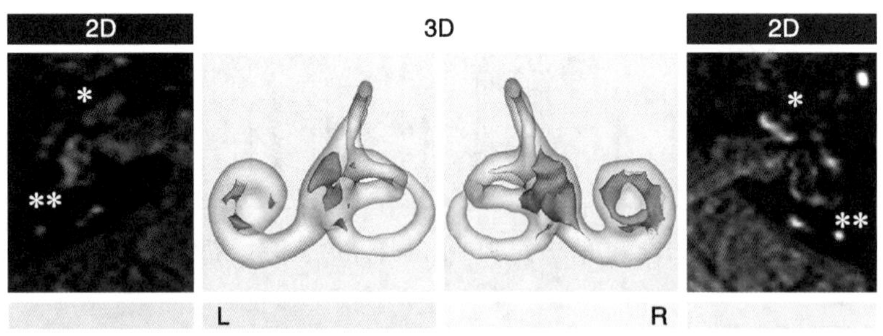

图 10.8 双侧 MD 患者静脉注射钆后的高分辨率内耳 MRI 显示双侧迷路，右耳症状较明显，右侧 ELH 不对称（R），左侧（L）正常。钆仅扩散到淋巴管周围间隙（白色，* 耳蜗，** 迷宫），这就解释了为什么 ELH 只能通过对比保留间接可视化。在二维成像中，ELH 只能在特定的层面上显示，这取决于 ELH 的大小和方向。三维重建（中）可以显示 ELH 的整个范围（蓝色）（由 V. Kirsch 提供）

自 20 世纪 80 年代以来，ELH 在 MD 诊断中的作用一直备受争议（Rauch et al. 1989），至今仍然存在着争议（详见下文：病理解剖、病理生理学和病因学）（Lopez-Escamez and Attye 2019; Kay-Rivest et al. 2020）。在健康受试者的内耳成像中，也发现了 ELH（Ito et al. 2019）。例如，在球囊中有 40% 的 ELH 在没有前庭症状的感音神经性听力损失超过 45dB 的患者中（Attye et al. 2018）。一方面，几乎所有的 MD 患者在影像学上都表现出 ELH，另一方面，ELH 也出现在其他累及内耳的前庭综合征中，例如伴有听力问题的前庭性偏头痛（约占 20%）（Gurkov et al. 2014; Kirsch et al. 2018）。在一篇叙述性综述中，有报道称，放射学上 ELH 在 99.4% 的 MD 患者中发现，但在 31% 的健康受试者中也发现了 ELH，前庭性偏头痛患者中有 28.1% 发现，前庭神经鞘瘤患者中有 25.9% 发现（van der Lubbe et al. 2020）。在另一项前庭性偏头痛和同时伴有 MD 的影像学研究中，ELH 在 MD 中占 80%，在同时伴有 MD 和前庭性偏头痛的患者中占 25%，在前庭性偏头痛患者中占 8%（Oh et al. 2021）。从这些研究中可以得出结论，ELH 的放射学证明是诊断 MD 的必要条件，但不是充分条件。因此，对于 ELH 的影像学证明来诊断 MD 并没有普遍的建议（Kay-Rivest et al. 2020）。ELH 的影像学和淋巴管周围间隙的造影增强结果相结合（Nahmani et al. 2020）可能对 MD 的诊断有更大的贡献（van stekelenburg et al. 2020）。

当然，应进行脑部 MRI 造影剂检查以排除其他病理改变，特别是前庭神经鞘瘤，它也可能与眩晕发作、听力损伤和耳鸣有关。

10.4 鉴别诊断和临床问题

典型的患者病史结合典型的听力图是诊断的关键。相关的鉴别诊断见框 10.3。

框 10.3 MD 的重要鉴别诊断

- 常染色体显性感音神经性听力损失
- 自身免疫性内耳疾病
- 良性复发性前庭病
- 脑血管疾病（脑卒中/椎基底动脉系统 TIA）（见第 13 章）
- Cogan 综合征
- 内淋巴囊肿瘤
- 脑膜瘤和其他桥小脑脚肿瘤
- 耳梅毒
- Susac 综合征（由自身免疫性微血管病变引起的低频听力损失、耳鸣、视力损失和/或中枢神经系统/精神症状）
- 第三窗综合征（见第 12 章）
- 前庭性偏头痛（见第 14 章）
- 前庭阵发性发作（见第 11 章）
- 前庭神经鞘瘤

两种最重要的鉴别诊断如下：

- 在反复发作的患者中：前庭性偏头痛（见第 14 章）：应该

注意的是，有些患者符合这两种疾病的标准（Murofushi et al. 2018）（另见框 10.2），这也可以从病理生理学上解释。

- 首次发作的 MD 患者没有明显的急性听力问题：AUVP（见第 8 章）或脑卒中（见第 13 章）。

在反复发作的眩晕患者中，前庭性偏头痛是最重要的鉴别诊断，因为发作时间从 5 分钟到 72 小时不等，与 MD 发作时间重叠（Lempert et al. 2012）。如上所述，患者可以满足这两种疾病的诊断标准。Prosper meni 已经描述了 MD 和头痛之间的联系，此后又有研究加强了这种联系（Moshtaghi et al. 2016；Atkinson 1962）。

MD 与前庭性偏头痛之间也存在病理生理关联（Liu and Xu 2016），因为前庭性偏头痛也会导致内耳功能障碍，从而导致 ELH（Gurkov et al. 2014；Kirsch et al. 2018）；例如，视网膜偏头痛。

前庭性偏头痛作为鉴别诊断的诊断得到以下方面的支持：

- 尽管有几次发作，但没有明显的听力损失（特别是＜2 000Hz）的证据。3%～12% 的患者出现轻度单侧听力障碍（Kayan and Hood 1984；Cass et al. 1997；Battista 2004），在一项为期 9 年的前庭性偏头痛患者纵向研究中，双侧的发生率为 18%（Radtke et al. 2012）。甚至有偏头痛患者出现了听力和前庭功能障碍的报道（Benjamin et al. 2022）。
- 大于 50% 的发作有典型的偏头痛症状。
- 患者存在偏头痛病史或并发偏头痛。
- 高达 60% 的患者在发作间期出现轻度至中度中枢性眼运动功能障碍（Dieterich and Brandt 1999）。
- 应用治疗偏头痛的药物进行急性发作期的治疗和预防性治疗的效果显著。

就 AUVP 的鉴别诊断而言，应询问和检查患者的听力学症状和体征以及症状的持续时间，AUVP 通常持续＞24 小时。

另一种罕见但严重的鉴别诊断是 Cogan 综合征，其表现为双重三联征：眩晕、听力和视力问题，以及前庭功能受损、感音神经性听力损失和间质性角膜炎，通常影响两侧，如果不治疗，通常会导致双侧前庭病变和耳聋（Durtette et al. 2017）。在这种情况下，应特别注意眼部症状和体征的检查以及显示全身性炎症的实验室检查（红细胞沉降率、CRP 和白细胞）。即使只是怀疑 Cogan 综合征，也完全需要立即进行积极的免疫抑制治疗：例如，最初，甲泼尼龙静脉注射 1g/d，持续 5 天，以保持听觉前庭功能（Durtette et al. 2017）。

另一种鉴别诊断是良性复发性前庭病变，它也与前庭性偏头痛重叠（van Esch et al. 2017；Ducroz et al. 2022）。对于反复发作的短暂性眩晕患者，前庭阵发性发作是另一种鉴别诊断（见第 11 章）；它也可能与听力学症状和体征有关。通常，发作的持续时间要短得多，听力学和前庭功能的缺陷只是轻微的。同样，对钠通道阻滞剂治疗的反应也支持前庭阵发性发作的诊断。

对于 Tumarkin 耳石危象、阵发性脑干发作、椎基底动脉系统 TIA 或心血管疾病的患者，应考虑作为鉴别诊断。

另一个相关的鉴别诊断，特别是首次发作的患者，是 AICA 梗死。其也表现为急性旋转或非旋转性眩晕和其他耳部症状；然而，经常有明显甚至完全的前庭功能缺损，这在 MD 首次发作时很少发现，并且还存在中枢症状和体征（见第 13 章）。

10.4.1　诊断：临床实践要点

目前的诊断标准（框 10.1）要求对伴有眩晕发作的低、中频范围的感音神经性听力损失进行纯音测听，这在大多数情况下可以得到可靠的诊断。听力测试有几个临床意义：在急性前庭综合征中，它可以区分 MD 和 AUVP。在听力缺陷的情况下，它可能支持急性中枢性前庭综合征导致小脑下前动脉梗死的诊断。包括音频应用程序在内的设备也有助于诊断，因为它们允许在眩晕发作期间测试患者的听力。单侧和双侧 MD 有不同的临床亚型，值得注意的是，MD 与前庭性偏头痛有相当大重叠，这也是最重要的鉴别诊断。为了排查前庭神经鞘瘤，需要完善内耳 MRI 造影；ELH 的影像学表现需要进一步评估。

10.5　病理解剖、病理生理学和病因学

尽管进行了大量的研究，但至今对梅尼埃病的病因学和病理生理学尚不完全清楚（Nakashima et al. 2016）。梅尼埃病病理组织学上的发现是内淋巴积水（ELH），早在 1880，德国生理学家 Hensen 就怀疑其存在（称为"内耳青光眼"），并在 1938 年进行了组织病理学描述（Hallpike and Cairns 1938；Yamakawa 1938）。在对颞骨进行的研究中，发现 ELH 是梅尼埃病的一个非常普遍的特征（99.4%）（van der Lubbe et al. 2020）。

在病理生理学上，ELH 的发生显然是由于内淋巴产生相对过多或再吸收相对过少引起的。增高的内淋巴压力可以导致内淋巴膜破裂（Schuknecht and Gulya 1983）和/或张力敏感的非选择性离子通道的开放（Yeh et al. 1998）。这会导致淋巴管周围空间钾浓度增加，钾离子诱导去极化，最初引起短暂的兴奋，随后传导阻滞，导致眩晕和听觉问题的发作，并伴有方向改变性眼球震颤（见上文）。

如前所述，内淋巴积水也可能在未患有梅尼埃病的患者中发现。这在 1989 年的一项盲法组织病理学研究中已经得到了证实（Rauch et al. 1989）。自那时起，人们对内淋巴积水的作用进行了广泛讨论，并且在 2007 年发表放射学证据之后，这一讨论再次被提起（Nakashima et al. 2007；Naganawa et al. 2010；Gurkov et al. 2011；Kirsch et al. 2019；van der Lubbe et al. 2020）（见图 10.6）。

导致内淋巴积水的最终的病因假设非常广泛（见 Nakashima et al. 2016）。一个复杂的离子稳态损伤后可能涉及从遗传到自身免疫性疾病等不同因素的组合，最终终点是 ELH（Caulley et al. 2018；Tyrrell et al. 2014；Frejo and Lopez-Escamez 2022；Escalera-Balsera et al. 2020；Gallego-Martinez and Lopez-Escamez 2020）在 6%～9% 的病例中存在家族性病例（Lee et al. 2015；Requena et al. 2014），这也导致了上述子分类的产生（框 10.2）。

10.6 病程

MD的特点是在同一个体内和不同个体间的病程长短差异较大，以及听力损失和前庭功能障碍的不断进展。正如前面所提到的，发病年龄范围从30岁到70岁不等，很少在儿童期发生（chount et al. 2006；Brantberg et al. 2012；Chen et al. 2020）。最初，患者在发作间期没有症状。然后，如果不进行预防措施，他们会出现越来越严重的耳鸣、低频听力下降和前庭功能障碍。随着时间的推移，另一只耳朵也会受到影响。

随着对这些患者的长期追踪，发现双侧患病越来越常见（Nabi and Parnes 2009）。在疾病早期阶段（长达2年），大约有15%的病例是双侧的。在10年后，约有35%的患者发展为双侧病变，20年后达到47%（Takumida et al. 2006；Huppert et al. 2010）。这也解释了为什么梅尼埃病是导致双侧前庭病变的第二大常见病因（Zingler et al. 2007）（见第7章）。据报道，亚洲人群中双侧梅尼埃病的发病率较低（Suh et al. 2019）。在双侧MD患者中，早期出现双侧进展的患者预后较晚期进展的患者预后更差。（Lee et al. 2019）。

许多患者的长期病程比之前认为的更为良性（许多患者的远期病程比之前预估的更好）（Huppert et al. 2010）：在前5年至10年内发作频率有所下降。

Turmarkin耳石突变在梅尼埃病患者中发生的比例为3%～7%。它可能发生在疾病的早期或晚期。尽管其他症状和体征可能会进展，但通常会自发缓解（Huppert et al. 2010）。

10.7 治疗

梅尼埃病的治疗包括预防治疗和急性发作的对症治疗。如果患者主诉姿势不平衡，可以进行前庭训练（关于后两者，另见第5章）。

10.7.1 药物治疗：目的和原则

MD的预防治疗旨在预防眩晕、听力损失、耳鸣和耳闷胀感的发作，并且减缓前庭和听力损失的进展。理想情况下，这可以通过减少内淋巴积水（ELH）来实现。

然而，从方法学上，个体治疗MD的疗效很难评估，因为由于该病的临床异质性、波动病程、对安慰剂的高反应率（高达70%）（Adrion et al. 2016；Otonomy, press release 30.8.2017）以及与VM的潜在重叠。此外，目前缺乏最新的安慰剂对照研究（van Esch et al.2022a，2022b）。只是没有至少一种明确批准且安全的治疗方法，仅比较两种没有安慰剂组的治疗方法是不合理的。这就是为什么对于梅尼埃病的预防治疗未达成普遍共识的一些原因，这也导致出现了各种不同的治疗建议（Sharon et al. 2015；Magnan et al. 2018；Quaranta et al. 2019；Espinosa-Sanchez and Lopez Escamez 2020）。

10

已经提出了许多治疗方案。然而，到目前为止尚无证据表明低盐饮食、戒除咖啡或酒精（Hussain et al. 2018）、利尿剂（Thirlwall and Kundu 2006）、内淋巴囊手术（Pullens et al. 2013）、“Meniett装置”（Russo et al. 2017）以及高剂量的倍他司汀（betahistine）（高达144mg/d）对预防梅尼埃病发作的有效性超过安慰剂。同样，关于鼓室内地塞米松的预防治疗效果也没有明确的证据支持（Otonomy, press release 30.8.2017）。

因此，需要进行进一步的研究和临床试验，以寻找更有效的预防治疗方法，并进行安慰剂对照研究来评估治疗的实际效果。

10.7.1.1 口服治疗

倍他司汀是一种弱H_1激动剂和H_3拮抗剂，在人内淋巴膜中发现H_1受体的直接或间接的高密度激活（Moller et al. 2016），可以增加膜通透性，理论上可以降低ELH。作为H_3受体的拮抗剂，它还能增加剂量依赖性耳蜗血流量，这可能有助于其在MD中的作用（Ihler et al. 2012；Bertlich et al. 2017；Bertlich et al. 2015）。倍他司汀与单胺氧化酶抑制剂selegiline联合使用（见下文）即使使用低剂量倍他司汀也会增加耳蜗血流量（Kloos et al. 2022）。

虽然一些综述或荟萃分析得出结论，倍他司汀对MD有积极影响（Nauta 2014；Ramos et al. 2015；Ahmadzai et al. 2020），并建议使用（Casani et al. 2018），其他人没有发现证据表明其在高达144mg/d的剂量下有效（Devantier et al. 2020；van Esch et al. 2022a，2022b）。一项针对221名患者的随机对照试验发现——其中发现的70%的强安慰剂效应——48mg /d或144mg /d的倍他司汀剂量并不优于安慰剂（Adrion et al. 2016）；然而，这项研究的方法受到了其他人的批评（Ernst et al. 2017）（图10.9）。

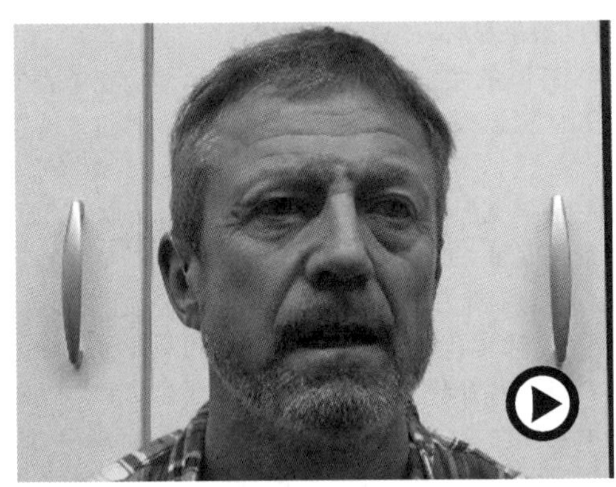

图10.9 口服倍他司汀治疗（见二维码中的视频）

非对照观察性研究表明，倍他司汀剂量越大，疗效越好（Lezius et al. 2011）。一个基本的药代动力学问题是，99%口服摄入的倍他司汀在胃肠道中被MAO-B/A代谢（Sternson et al. 1974），例如，可以通过MAO-B抑制剂司来吉兰（Myllyla et al. 1992）或拉沙吉兰来抑制。这种方法得到了动物模型实验研究的支持（Tighilet et al. 2018；Kloos et al. 2022）。对个别患者的非标治疗表明，将口服倍他司汀与MAO-B抑制剂司来吉兰联合使用可能会增强其疗效（图10.10）。一项针对15名健康个体的I期药代动力学研究（Pk-best研究）表明，每增加5mg司来吉兰，倍他司汀的生物利用度可提高100

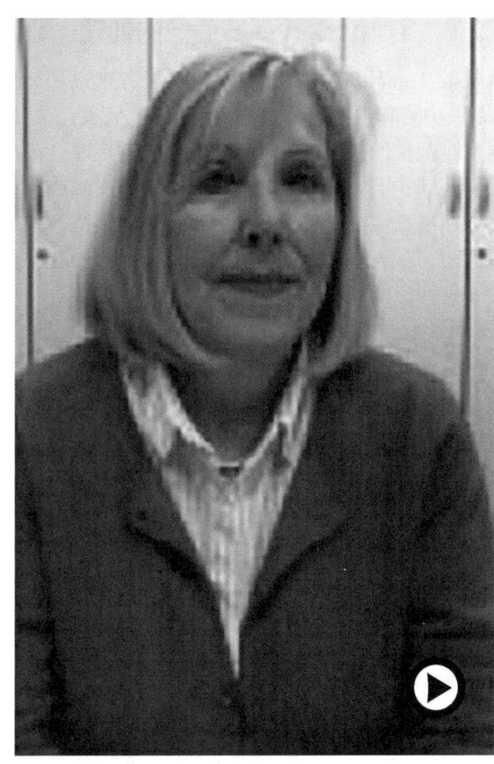

图10.10 倍他司汀联合司来吉兰口服治疗(见二维码中的视频)

倍(Strupp et al. Abstract, FP1126, Barany Society meeting, Madrid, 2022)。这些发现可以作为安慰剂对照前瞻性随机临床试验的基础。

在未来,需要进行先进的随机、安慰剂对照试验,考虑不同的亚型(参见表10.2),并具有临床相关的终点指标,以研究倍他司汀的疗效,如与MAO-B抑制剂联合治疗的效果。

10.7.1.2 鼓室内给药

迄今为止,发表的关于糖皮质激素和庆大霉素在鼓室内应用的研究是异质性的,在一定程度上是矛盾的(Schoo et al. 2017; van Esch et al. 2022a)。

鼓室内给予类固醇激素 类固醇激素既没有前庭毒性也没有耳蜗毒性。然而,它们在MD中的作用机制尚不清楚。一项双盲、安慰剂对照研究显示鼓室内给予地塞米松有积极作用(82%vs.安慰剂组57%)(Garduno-Anaya et al. 2005)。一项大剂量长疗程(3个月)应用地塞米松的最新研究发现,与安慰剂相比,主要终点没有差异(Otonomy, press release 30.8. 2017)。3个月后的安慰剂效果约为60%。一个基本的方法学问题是,类固醇的药代动力学变化很大,内耳给药领域的命名缺乏准确性,这使得很难对研究进行比较(Salt and Plontke 2020; Salt et al. 2019)。

鼓室内给予庆大霉素 鼓室内给予庆大霉素可降低眩晕发作的频率[多项随机对照试验和荟萃分析(Schooet al. 2017)和Cochrane综述(Pullens and van Benthem 2011)]。然而,一项广泛的荟萃分析得出了一个不同的结论:"总体来说,我们的结果似乎提供了(鼓室内庆大霉素)疗效和毒性作用的有限证据"(Zhang et al. 2019)。一项荟萃分析也得出结论,庆大霉素在MD中的疗效证据很少(van Esch et al. 2022a)。因此,有必要进一步进行具有临床意义终点的最先进的安慰剂对照试验。

庆大霉素有效治疗的基础是其耳毒性,导致前庭功能下降(Nicolas et al. 2019)。庆大霉素主要积累和损害Ⅰ型毛细胞(Lyford-Pike et al. 2007)。氨基糖苷类的耳毒性作用会延迟数周(Magnusson et al. 1991)。因此,治疗方案在许多前就改变了:要么是间隔至少4周的单独注射,要么是单次注射,并根据反应进行个体化剂量的随访检查(Lange et al. 2004)。还应该注意的是,大约20%的患者——取决于剂量和使用频率——会出现听力障碍(Colletti et al. 2007; Flanagan et al. 2006)。这是庆大霉素使用的局限性。因此,它应该只给那些已经有严重听力损失的患者。我们还应该注意到,因为47%的MD患者会出现双侧发病(Takumida et al. 2006; Huppert et al. 2010),庆大霉素的应用进一步受到限制。

鼓室内给予糖皮质激素和庆大霉素的比较 这类研究目前不推荐,因为上面提到的约70%的强安慰剂效应,而且到目前为止,还没有建立起治疗MD的良好耐受性金标准作为比较物,这也解释了此类研究结果相互矛盾的原因。

一项随机对照试验得出的结论是庆大霉素优于地塞米松(庆大霉素有效率为93%,地塞米松为61%)(Casani et al. 2012)。然而,另一项随机对照试验发现,甲泼尼龙和庆大霉素的疗效没有差异(Patel et al. 2016),在疾病的远期病程中也没有差异(Harcourt et al. 2019)。然而,在非对照试验中比较两种方法时,必须始终考虑到安慰剂效应。根据一项荟萃分析(Jiang et al. 2020),鼓室内给予庆大霉素在减少眩晕发作次数方面优于鼓室内给予糖皮质激素OR=3.08, $P<0.01$),但纳入的研究质量较低。在听力方面,两种治疗方法之间没有差异。在一项系统综述中指出,在主观结果方面,鼓室内给予庆大霉素比鼓室内给予糖皮质激素略受欢迎,但在客观结果和并发症方面,没有发现显著差异(Yaz et al. 2020)。这意味着这些研究结果是非结论性的,这很可能是由于基础研究的局限性所致。

联合鼓室内治疗 在一项安慰剂对照研究中,将鼓室内给予地塞米松与48mg每日三次倍他司汀或安慰剂进行比较。联合治疗显著优于单药治疗(Albu et al. 2016)。在另一项研究中,发现鼓室内注射庆大霉素和地塞米松的混合物优于仅在鼓室内注射地塞米松(Otzturk and Ata 2019)。

10.7.1.3 外科治疗

虽然内淋巴囊手术已被许多外科医生推荐(Lim et al. 2015),一项Cochrane综述显示,其疗效尚未得到证实(Pullens et al. 2013),这得到了详细的荟萃分析的支持(van Esch et al. 2022a)。对于前庭功能和听力明显损失的晚期MD患者,迷路切除和同时植入人工耳蜗可停止眩晕发作(如果患者确实患有单侧MD),并改善听力。

10.7.2 实用治疗

10.7.2.1 发作的对症治疗

对于梅尼埃病的发作,通常是自我限制的,尽管持续时间可能长达数小时。眩晕、恶心和呕吐可以通过使用抗眩晕药物来进行治疗，这些药物通常也用于治疗急性前庭综合征。我们推荐口服茶苯海明 50～100mg，作为栓剂或静脉滴注[（1～3）×100mg/d]。如果患者无反应，可给予昂丹司琼（4～8mg）或苯二氮䓬类药物（如劳拉西泮 0.5～1.0mg 舌下）。

10.7.2.2 预防性治疗

针对每月发作两次或更频繁的患者，建议采取预防性治疗。目前，预防性治疗方案一般采用逐步递进的方法，从保守治疗开始（如倍他司汀）、半侵入性非破坏性技术（如鼓膜内应用可的松）和半侵入性破坏措施（如鼓室内应用庆大霉素），最后才考虑侵入性破坏技术作为最终手段（通常用于极少数出现严重听力损失的病例，如迷路切除术联合耳蜗植入）。

需要注意的是，迄今为止，大多数预防性治疗方法的有效性缺乏足够的证据支持。因此，以下建议仅基于个人经验，并且属于最低水平的证据。

10.7.2.3 盐酸倍他司汀

建议每天至少服用 3 次，每次 4 片，每片含 24mg，即至少 96mg，每天 3 次。这个剂量应持续至少 12 个月。如果患者在治疗 6 个月后没有发作或几乎没有发作，可以逐渐减少剂量：每 3 个月减少一片。由于梅尼埃病是一种慢性复发性疾病，通常需要长期进行预防性治疗。这些建议是基于观察性研究得出的。如果治疗 3 个月后发作频率没有减少，剂量可以增加至每天 480mg（即每天 20 片 24mg 的药片）或更高剂量。根据“超说明书用药个例”，一个潜在的替代方案是将盐酸倍他司汀（如 4 次 48mg/d）与每天 5mg 的司来吉兰或每天 1mg 的雷沙吉兰联合使用，并且需要严格考虑这些 MAO-B 抑制剂的禁忌证和相互作用。

10.7.2.4 鼓室内治疗

很少见到需要进行鼓室内治疗的情况。如果确实有指征，可以从没有耳毒性的糖皮质激素开始治疗。建议使用甲泼尼龙 50mg 或地塞米松 2mg 进行两次注射，注射间隔为 2 周。如果在 3 个月后仍未获得满意的效果，并且前庭和听力学功能有相当大的损害，并且可以确定受损的耳朵，可以考虑使用庆大霉素进行治疗：单次剂量为 12～40mg，并观察效果至少 4～8 周（Stokroos and Kingma 2004；Postema et al. 2008；Prins and Van Den Berge 2011）。如果治疗无效，可以考虑进行一次或多次额外注射。同时，需要监测听力和前庭功能。

10.7.2.5 手术治疗

如果上述治疗方案均无效（根据我们的经验，这种情况非常罕见），可以考虑手术治疗。对于具有相当程度的前庭和耳蜗损伤的晚期梅尼埃病患者，迷路切除术结合耳蜗植入可以停止眩晕发作并改善听力（Westhofen 2013）。在所有破坏性治疗方法中，必须考虑到双侧梅尼埃病的高发病率。

10.7.2.6 Tumarkin 耳石危象的处理

反复的 Tumarkin 耳石危象发作对患者来说是非常危险的，会导致功能和生活质量显著下降（详见上文）。如果即使应用非常高剂量的倍他司汀和 MAO-B 抑制剂联合治疗仍然无法改善症状，可以考虑使用鼓室内给予类固醇或庆大霉素治疗。与所有鼓室内治疗一样，需要使用多种措施确定受累的耳朵，例如结合听力图、冷热刺激、HIT 和 VEMP。目前还没有关于这方面的对照研究。

10.7.2.7 日常平衡和终身训练

适用于因功能性外周前庭缺损导致姿势失衡和头晕的患者，尤其是双侧梅尼埃病患者。它也被认为可以改善一过性外周前庭功能缺损（见 Hall et al.2022 和第 5 章）。

（翟庆龄 潘永惠 译）

参考文献

Adrion C, Fischer CS, Wagner J, Gurkov R, Mansmann U, Strupp M (2016) Efficacy and safety of betahistine treatment in patients with Meniere's disease: primary results of a long term, multicentre, double blind, randomised, placebo controlled, dose defining trial (BEMED trial). BMJ 352:h6816

Ahmadzai N, Cheng W, Kilty S, Esmaeilisaraji L, Wolfe D, Bonaparte J, Schramm D, Fitzpatrick E, Lin V, Skidmore B, Hutton B (2020) Pharmacologic and surgical therapies for patients with Meniere's disease: a systematic review and network meta-analysis. PLoS One 15(9):e0237523

Albu S, Nagy A, Doros C, Marceanu L, Cozma S, Musat G, Trabalzini F (2016) Treatment of Meniere's disease with intratympanic dexamethasone plus high dosage of betahistine. Am J Otolaryngol 37(3):225–230

Alexander TH, Harris JP (2010) Current epidemiology of Meniere's syndrome. Otolaryngol Clin N Am 43(5):965–970

Atkinson M (1962) Migraine and Meniere's disease. Arch Otolaryngol 75:220–225

Attye A, Eliezer M, Medici M, Tropres I, Dumas G, Krainik A, Schmerber S (2018) In vivo imaging of saccular hydrops in humans reflects sensorineural hearing loss rather than Meniere's disease symptoms. Eur Radiol 28(7):2916–2922

Battista RA (2004) Audiometric findings of patients with migraine-associated dizziness. Otol Neurotol 25(6):987–992

Becker-Bense S, Wittmann C, Dieterich M (2019) Balanced sex distribution in patients with Meniere's disease. J Neurol 266(Suppl 1):42–46

Belinchon A, Perez-Garrigues H, Tenias JM, Lopez A (2011) Hearing assessment in Meniere's disease. Laryngoscope 121(3):622–626

Belinchon A, Perez-Garrigues H, Tenias JM (2012) Evolution of symptoms in Meniere's disease. Audiol Neurootol 17(2):126–132

Benjamin T, Gillard D, Abouzari M, Djalilian HR, Sharon JD (2022) Vestibular and auditory manifestations of migraine. Curr Opin Neurol 35:84–89

Bernaerts A, De FB (2019) Imaging of Meniere disease. Neuroimaging Clin N Am 29(1):19–28

Bernaerts A, Vanspauwen R, Blaivie C, van DJ,

Zarowski A, Wuyts FL, Vanden Bossche S, Offeciers E, Casselman JW, De FB (2019) The value of four stage vestibular hydrops grading and asymmetric perilymphatic enhancement in the diagnosis of Meniere's disease on MRI. Neuroradiol 61(4):421–429

Bertlich M, Ihler F, Freytag S, Weiss BG, Strupp M, Canis M (2015) Histaminergic H-heteroreceptors as a potential mediator of betahistine-induced increase in Cochlear blood flow. Audiol Neurootol 20(5):283–293

Bertlich M, Ihler F, Weiss BG, Freytag S, Strupp M, Canis M (2017) Cochlear pericytes are capable of reversibly decreasing capillary diameter in vivo after tumor necrosis factor exposure. Otol Neurotol 38(10):e545–e550

Black FO, Effron MZ, Burns DS (1982) Diagnosis and management of drop attacks of vestibular origin: Tumarkin's otolithic crisis. Otolaryngol Head Neck Surg 90(2):256–262

Brantberg K, Duan M, Falahat B (2012) Ménière's disease in children aged 4-7 years. Acta Otolaryngol 132(5):505–509

Casani AP, Piaggi P, Cerchiai N, Seccia V, Franceschini SS, Dallan I (2012) Intratympanic treatment of intractable unilateral Meniere disease: gentamicin or dexamethasone? A randomized controlled trial. Otolaryngol Head Neck Surg 146(3):430–437

Casani AP, Guidetti G, Schoenhuber R (2018) Report from a consensus conference on the treatment of Ménière's disease with betahistine: rationale, methodology and results. Acta Otorhinolaryngol Ital 38(5):460–467

Cass SP, Furman JM, Ankerstjerne K, Balaban C, Yetiser S, Aydogan B (1997) Migraine-related vestibulopathy. Ann Otol Rhinol Laryngol 106(3): 182–189

Caulley L, Quimby A, Karsh J, Ahrari A, Tse D, Kontorinis G (2018) Autoimmune arthritis in Meniere's disease: a systematic review of the literature. Semin Arthritis Rheum 48(1):141–147

Cha YH, Brodsky J, Ishiyama G, Sabatti C, Baloh RW (2007) The relevance of migraine in patients with Meniere's disease. Acta Otolaryngol 127:1241–1245

Chen W, Chen Y, Geng Y, Lin N, Luo S, Wang Z, Yu S, Sha Y (2020) The value of 3D-real IR MRI with intravenous gadolinium injection in the diagnosis of suspected Meniere's disease in children. Acta Otolaryngol 141:117–121

Choung YH, Park K, Kim CH, Kim HJ, Kim K (2006) Rare cases of Meniere's disease in children. J Laryngol Otol 120(4):343–352

Colletti V, Carner M, Colletti L (2007) Auditory results after vestibular nerve section and intratympanic gentamicin for Meniere's disease. Otol Neurotol 28(2):145–151

Connor SEJ, Pai I (2021) Endolymphatic hydrops magnetic resonance imaging in Ménière's disease. Clin Radiol 76(1):76.e1–76.e19

De Valck CF, Claes GM, Wuyts FL, Van de Heyning PH (2007) Lack of diagnostic value of high-pass noise masking of auditory brainstem responses in Meniere's disease. Otol Neurotol 28(5):700–707

Devantier L, Hougaard D, Handel MN, Liviu-Adelin GF, Schmidt JH, Djurhuus B, Callesen HE (2020) Using betahistine in the treatment of patients with Ménière's disease: a meta-analysis with the current randomized-controlled evidence. Acta Otolaryngol 140(10):845–853

Dieterich M, Brandt T (1999) Episodic vertigo related to migraine (90 cases): vestibular migraine? J Neurol 246(10):883–892

Ducroz C, Dumas G, Quatre R, Attyai A, Fabre C, Schmerber S (2022) Benign recurrent vestibulopathy: MRI and vestibular tests results in a series of 128 cases. Eur Arch Otorhinolaryngol 279:169–173

Durtette C, Hachulla E, Resche-Rigon M, Papo T, Zenone T, Lioger B, Deligny C, Lambert M, Landron C, Pouchot J, Kahn JE, Lavigne C, De WB, Dhote R, Gondran G, Pertuiset E, Quemeneur T, Hamidou M, Seve P, Le GT, Grasland A, Hatron PY, Fain O, Mekinian A (2017) Cogan syndrome: characteristics, outcome and treatment in a French nationwide retrospective study and literature review. Autoimmun Rev 16(12):1219–1223

Ernst A, Schlattmann P, Waldfahrer F, Westhofen M (2017) Die Behandlung des M. Menière mit Betahistin: Kritische Anmerkungen zur BEMED-Studie. Laryngorhinootol 96(8):519–521

Escalera-Balsera A, Roman-Naranjo P, Lopez-Escamez JA (2020) Systematic review of sequencing studies and gene expression profiling in familial meniere disease. Genes (Basel) 11:(12)

Espinosa-Sanchez JM, Lopez-Escamez JA (2020) The pharmacological management of vertigo in Meniere disease. Expert Opin Pharmacother 21(14):1753–1763

Flanagan S, Mukherjee P, Tonkin J (2006) Outcomes in the use of intra-tympanic gentamicin in the treatment of Meniere's disease. J Laryngol Otol 120(2):98–102

Frejo L, Lopez-Escamez JA (2022) Cytokines and inflammation in meniere disease. Clin Exp Otorhinolaryngol 15:(1)49–59

Frejo L, Soto-Varela A, Santos-Perez S, Aran I, Batuecas-Caletrio A, Perez-Guillen V, Perez-Garrigues H, Fraile J, Martin-Sanz E, Tapia MC, Trinidad G, Garcia-Arumi AM, Gonzalez-Aguado R, Espinosa-Sanchez JM, Marques P, Perez P, Benitez J, Lopez-Escamez JA (2016) Clinical subgroups in bilateral Meniere disease. Front Neurol 7:182

Frejo L, Martin-Sanz E, Teggi R, Trinidad G, Soto-Varela A, Santos-Perez S, Manrique R, Perez N, Aran I, Almeida-Branco MS, Batuecas-Caletrio A, Fraile J, Espinosa-Sanchez JM, Perez-Guillen V, Perez-Garrigues H, Oliva-Dominguez M, Aleman O, Benitez J, Perez P, Lopez-Escamez JA (2017) Extended phenotype and clinical subgroups in unilateral Meniere disease: a cross-sectional study with cluster analysis. Clin Otolaryngol 42(6):1172–1180

Gallego-Martinez A, Lopez-Escamez JA (2020) Genetic architecture of Meniere's disease. Hear Res 397:107872

Garduno-Anaya MA, Couthino De TH, Hinojosa-Gonzalez R, Pane-Pianese C, Rios-Castaneda LC (2005) Dexamethasone inner ear perfusion by intratympanic injection in unilateral Meniere's disease: a two-year prospective, placebo-controlled, double-blind, randomized trial. Otolaryngol Head Neck Surg 133(2):285–294

Gurkov R, Flatz W, Louza J, Strupp M, Krause E (2011) In vivo visualization of endolyphatic hydrops in patients with Meniere's disease: correlation with audiovestibular function. Eur Arch Otorhinolaryngol 268(12):1743–1748

Gurkov R, Kantner C, Strupp M, Flatz W, Krause E, Ertl-Wagner B (2014) Endolymphatic hydrops in patients with vestibular migraine and auditory symptoms. Eur Arch Otorhinolaryngol 271(10):2661–2667

Hall CD, Herdman SJ, Whitney SL, Anson ER, Carender WJ, Hoppes CW, Cass SP, Christy JB, Cohen HS, Fife TD, Furman JM, Shepard NT, Clendaniel RA, Dishman JD, Goebel JA, Meldrum D, Ryan C, Wallace RL, Woodward NJ (2022) Vestibular rehabilitation for peripheral vestibular hypofunction: an updated clinical practice guideline from the academy of neurologic physical therapy of the american physical therapy association. J Neurol Phys Ther 46:(2)118–177

Hallpike CS, Cairns H (1938) Observations on the pathology of Meniere's syndrome: (section of otology). Proc R Soc Med 31(11):1317–1336

Hannigan IP, Welgampola MS, Watson SRD (2019) Dissociation of caloric and head impulse tests: a marker of Meniere's disease. J Neurol 268:431–439

Harcourt JP, Lambert A, Wong PY, Patel M, Agarwal K, Golding JF, Bronstein AM (2019) Long-term follow-up of Intratympanic methylprednisolone versus gentamicin in patients with unilateral Meniere's disease. Otol Neurotol 40(4):491–496

Harris JP, Alexander TH (2010) Current-day prevalence of Meniere's syndrome. Audiol Neurootol 15(5):318–322

Havia M, Kentala E, Pyykko I (2005) Prevalence of Meniere's disease in general population of Southern Finland. Otolaryngol Head Neck Surg 133(5):762–768

Huppert D, Strupp M, Brandt T (2010) Long-term course of Meniere's disease revisited. Acta Otolaryngol 130(6):644–651

Hussain K, Murdin L, Schilder AG (2018) Restriction of salt, caffeine and alcohol intake for the treatment of Meniere's disease or syndrome. Cochrane Database Syst Rev (12):CD012173

Ihler F, Bertlich M, Sharaf K, Strieth S, Strupp M, Canis M (2012) Betahistine exerts a dose-dependent effect on cochlear stria vascularis blood flow in Guinea pigs in vivo. PLoS One 7(6):e39086

Ito T, Inui H, Miyasaka T, Shiozaki T, Hasukawa A, Yamanaka T, Kichikawa K, Kitahara T (2019) Endolymphatic volume in patients with meniere's disease and healthy controls: three-dimensional analysis with magnetic resonance imaging. Laryngoscope Investig Otolaryngol 4(6):653–658

Jerin C, Maxwell R, Gurkov R (2019) High-frequency horizontal semicircular canal function in certain Meniere's disease. Ear Hear 40(1):128–134

Jiang M, Zhang Z, Zhao C (2020) What is the efficacy of gentamicin on the incidence of vertigo attacks and hearing in patients with Meniere's disease compared with steroids? A meta-analysis. J Neurol 268:3717–3727

Kaci B, Nooristani M, Mijovic T, Maheu M (2020) Usefulness of video head impulse test results in the identification of Meniere's disease. Front Neurol 11:581527

Kayan A, Hood JD (1984) Neuro-otological manifestations of migraine. Brain 107(Pt 4):1123–1142

Kay-Rivest E, Friedmann DR, Roland JT (2020) Imaging for Menière disease. AJNR Am J Neuroradiol 41(11):1964–1965

Kim MH, Cheon C (2020) Epidemiology and seasonal variation of Ménière's disease: data from a population-based study. Audiol Neurootol 25(4):224–230

Kirsch V, Becker-Bense S, Berman A, Kierig E, Ertl-Wagner B, Dieterich M (2018) Transient endolymphatic hydrops after an attack of vestibular migraine: a longitudinal single case study. J Neurol 265(Suppl 1):51–53

Kirsch V, Nejatbakhshesfahani F, Ahmadi SA, Dieterich M, Ertl-Wagner B (2019) A probabilistic atlas of the human inner ear's bony labyrinth enables reliable atlas-based segmentation of the total fluid space. J Neurol 266(Suppl 1):52–61

Kloos B, Bertlich M, Spiegel JL, Freytag S, Lauer SK, Canis M, Weiss BG, Ihler F (2022) Low dose betahistine in combination with selegiline increases cochlear blood flow in guinea pigs. Ann Otol Rhinol Laryngol 34894221098803

Lange G, Maurer J, Mann W (2004) Long-term results after interval therapy with intratympanic gentamicin for Meniere's disease. Laryngoscope 114(1):102–105

Lee JM, Kim MJ, Jung J, Kim HJ, Seo YJ, Kim SH (2015) Genetic aspects and clinical characteristics of familial Meniere's disease in a South Korean population. Laryngoscope 125(9):2175–2180

Lee HJ, Lee JM, Shim DB, Jung J, Kwak SH, Kim SH (2019) Is early progression to bilateral involvement in Ménière's disease a poor prognostic indicator? Otol Neurotol 40(10):1333–1338

Lempert T, Olesen J, Furman J, Waterston J, Seemungal B, Carey J, Bisdorff A, Versino M, Evers S, Newman-Toker D (2012) Vestibular migraine: diagnostic criteria. J Vestib Res 22(4):167–172

Lezius F, Adrion C, Mansmann U, Jahn K, Strupp M (2011) High-dosage betahistine dihydrochloride between 288 and 480 mg/day in patients with severe Meniere's disease: a case series. Eur Arch Otorhinolaryngol 268(8):1237–1240

Lim MY, Zhang M, Yuen HW, Leong JL (2015) Current evidence for endolymphatic sac surgery in the treatment of Meniere's disease: a systematic review. Singap Med J 56(11):593–598

Liu YF, Xu H (2016) The intimate relationship between vestibular migraine and Meniere disease: a review of pathogenesis and presentation. Behav Neurol 2016:3182735

Lopez-Escamez JA, Attye A (2019) Systematic review of magnetic resonance imaging for diagnosis of Meniere disease. J Vestib Res 29(2–3):121–129

Lopez-Escamez JA, Carey J, Chung WH, Goebel JA, Magnusson M, Mandala M, Newman-Toker DE, Strupp M, Suzuki M, Trabalzini F, Bisdorff A (2015) Diagnostic criteria for Meniere's disease. J Vestib Res 25(1):1–7

Loureiro RM, Sumi DV, Tames HLVC, Soares CR, Salmito MC, Gomes RLE, Daniel MM (2020) Endolymphatic hydrops evaluation on MRI: practical considerations. Am J Otolaryngol 41(2):102361

Lustig LR, Lalwani A (1997) The history of Meniere's disease. Otolaryngol Clin N Am 30(6):917–945

Lyford-Pike S, Vogelheim C, Chu E, Della Santina CC, Carey JP (2007) Gentamicin is primarily localized in vestibular type I hair cells after intratympanic administration. J Assoc Res Otolaryngol 8(4):497–508

Magnan J, Ozgirgin ON, Trabalzini F, Lacour M, Escamez AL, Magnusson M, Guneri EA, Guyot JP, Nuti D, Mandala M (2018) European position statement on diagnosis, and treatment of Meniere's disease. J Int Adv Otol 14(2):317–321

Magnusson M, Padoan S, Karlberg M, Johansson R (1991) Delayed onset of ototoxic effects of gentamicin in patients with Meniere's disease. Acta Otolaryngol Suppl Stockh 485:120–122

McGarvie LA, Curthoys IS, MacDougall HG, Halmagyi GM (2015) What does the dissociation between the results of video head impulse versus caloric testing reveal about the vestibular dysfunction in Ménière's disease? Acta Otolaryngol 135(9): 859–865

Moller MN, Kirkeby S, Vikesa J, Nielsen FC, Caye-Thomasen P (2016) Expression of histamine receptors in the human endolymphatic sac: the molecular rationale for betahistine use in Menieres disease. Eur Arch Otorhinolaryngol 273(7):1705–1710

Moshtaghi O, Sahyouni R, Lin HW, Ghavami Y, Djalilian HR (2016) A historical recount: discovering Ménière's disease and its association with migraine headaches. Otol Neurotol 37(8):1199–1203

Murofushi T, Tsubota M, Kitao K, Yoshimura E (2018) Simultaneous presentation of definite vestibular migraine and definite Meniere's disease: overlapping syndrome of two diseases. Front Neurol 9:749

Myllyla VV, Sotaniemi KA, Vuorinen JA, Heinonen EH (1992) Selegiline as initial treatment in de novo parkinsonian patients. Neurology 42(2):339–343

Nabi S, Parnes LS (2009) Bilateral Meniere's disease. Curr Opin Otolaryngol Head Neck Surg 17(5):356–362

Naganawa S, Yamazaki M, Kawai H, Bokura K, Sone M, Nakashima T (2010) Visualization of endolymphatic hydrops in Meniere's disease with single-dose intravenous gadolinium-based contrast media using heavily T(2)-weighted 3D-FLAIR. Magn Reson Med Sci 9(4):237–242

Nahmani S, Vaussy A, Hautefort C, Guichard JP, Guillonet A, Houdart E, Attye A, Eliezer M (2020) Comparison of enhancement of the vestibular perilymph between variable and constant flip angle-delayed 3D-FLAIR sequences in Meniere disease. AJNR Am J Neuroradiol 41:706–711

Nakashima T, Naganawa S, Sugiura M, Teranishi M, Sone M, Hayashi H, Nakata S, Katayama N, Ishida IM (2007) Visualization of endolymphatic hydrops in patients with Meniere's disease. Laryngoscope 117(3):415–420

Nakashima T, Pyykko I, Arroll MA, Casselbrant ML, Foster CA, Manzoor NF, Megerian CA, Naganawa S, Young YH (2016) Meniere's disease. Nat Rev Dis Primers 2:16028

Nauta JJ (2014) Meta-analysis of clinical studies with betahistine in Meniere's disease and vestibular vertigo. Eur Arch Otorhinolaryngol 271(5):887–897

Nicolas S, Kmeid M, Mansour C, Fraysse B, Deguine O, Marx M, Fraysse ME (2019) Long-term vertigo control and vestibular function after low-dose on-demand transtympanic gentamicin for refractory Meniere's disease. Otol Neurotol 40(2):218–225

Oh S-Y, Dieterich M, Lee B, Boegle R, Kang J-J, Lee N-R, Gerb J, Hwang S-B, Kirsch V (2021) Endolymphatic hydrops in patients with vestibular migraine and concurrent Meniere's disease. Front Neurol 12:594481

Otzturk K, Ata N (2019) Intratympanic mixture gentamicin and dexamethasone versus dexamethasone for unilateral Meniere's disease. Am J Otolaryngol 40(5):711–714

Patel M, Agarwal K, Arshad Q, Hariri M, Rea P, Seemungal BM, Golding JF, Harcourt JP, Bronstein AM (2016) Intratympanic methylprednisolone versus gentamicin in patients with unilateral Meniere's disease: a randomised, double-blind, comparative effectiveness trial. Lancet 388(10061):2753–2762

Perez-Garrigues H, Lopez-Escamez JA, Perez P, Sanz R, Orts M, Marco J, Barona R, Tapia MC, Aran I, Cenjor C, Perez N, Morera C, Ramirez R (2008) Time course of episodes of definitive vertigo in Meniere's disease. Arch Otolaryngol Head Neck Surg 134(11):1149–1154

Phillips JS, Murdin L, Rea P, Sutton L (2018) Clinical subtyping of Meniere's disease. Otolaryngol Head Neck Surg 159(3):407–409

Postema RJ, Kingma CM, Wit HP, Albers FW, Van Der Laan BF (2008) Intratympanic gentamicin therapy for control of vertigo in unilateral Menire's disease: a prospective, double-blind, randomized, placebo-controlled trial. Acta Otolaryngol 128(8):876–880

Pullens B, van Benthem PP (2011) Intratympanic gentamicin for Meniere's disease or syndrome. Cochrane Database Syst Rev (3):CD008234

Pullens B, Verschuur HP, van Benthem PP (2013) Surgery for Meniere's disease. Cochrane Database Syst Rev (2):CD005395

Pyykko I, Manchaiah V, Zou J, Levo H, Kentala E (2018a) Impact of Tumarkin attacks on complaints and work ability in Meniere's disease. J Vestib Res 28(3–4):319–330

Pyykko I, Manchaiah V, Zou J, Levo H, Kentala E (2018b) Vestibular syncope: a disorder associated with drop attack in Ménière's disease. Auris Nasus Larynx 45(2):234–241

Quaranta N, Picciotti P, Porro G, Sterlicchio B, Danesi G, Petrone P, Asprella LG (2019) Therapeutic strategies in the treatment of Meniere's disease: the Italian experience. Eur Arch Otorhinolaryngol 276:1943–1950

Radtke A, von BM, Neuhauser H, Hottenrott T, Lempert T (2012) Vestibular migraine: long-term follow-up of clinical symptoms and vestibulo-cochlear findings. Neurology 79(15):1607–1614

Ramos AR, Ledezma Rodriguez JG, Navas RA, Cardenas Nunez JL, Rodriguez MV, Deschamps JJ, Liviac Ticse JA (2015) Use of betahistine in the treatment of peripheral vertigo. Acta Otolaryngol 135(12):1205–1211

Rauch SD, Merchant SN, Thedinger BA (1989) Meniere's syndrome and endolymphatic hydrops. Double-blind temporal bone study. Ann Otol Rhinol Laryngol 98(11):873–883

Requena T, Espinosa-Sanchez JM, Cabrera S, Trinidad G, Soto-Varela A, Santos-Perez S, Teggi R, Perez P, Batuecas-Caletrio A, Fraile J, Aran I, Martin E, Benitez J, Perez-Fernandez N, Lopez-Escamez JA (2014) Familial clustering and genetic heterogeneity in Meniere's disease. Clin Genet 85(3): 245–252

Rey-Martinez J, Altuna X, Cheng K, Burgess AM, Curthoys IS (2020) Computing endolymph hydrodynamics during head impulse test on normal and hydropic vestibular labyrinth models. Front Neurol 11:289

Russo FY, Nguyen Y, De SD, Bouccara D, Sterkers O, Ferrary E, Bernardeschi D (2017) Meniett device in meniere disease: randomized, double-blind, placebo-controlled multicenter trial. Laryngoscope 127(2):470–475

Salt AN, Plontke SK (2020) Steroid nomenclature in inner ear therapy. Otol Neurotol 41(6):722–726

Salt AN, Hartsock JJ, Hou J, Piu F (2019) Comparison of the pharmacokinetic properties of triamcinolone and dexamethasone for local therapy of the inner ear. Front Cell Neurosci 13:347

Schoo DP, Tan GX, Ehrenburg MR, Pross SE, Ward BK, Carey JP (2017) Intratympanic (IT) therapies for Meniere's disease: some consensus among the confusion. Curr Otorhinolaryngol Rep 5(2): 132–141

Schuknecht HF, Gulya AJ (1983) Endolymphatic hydrops: an overview and classification. Ann Otol 92(Suppl 106):1–20

Sharon JD, Trevino C, Schubert MC, Carey JP (2015) Treatment of Meniere's disease. Curr Treat Options Neurol 17(4):341

Shaw B, Raghavan RS (2018) Dissociation between caloric and head impulse testing in patients with congenital abnormalities of the semicircular canals. J Laryngol Otol 132(10):932–935

Shojaku H, Watanabe Y, Fujisaka M, Tsubota M, Kobayashi K, Yasumura S, Mizukoshi K (2005) Epidemiologic characteristics of definite Meniere's disease in Japan. A long-term survey of Toyama and Niigata prefectures. ORL J Otorhinolaryngol Relat Spec 67(5):305–309

Shugyo M, Ito T, Shiozaki T, Nishikawa D, Ohyama H, Fujita H, Yamanaka T, Kitahara T (2020) Comparison of the video head impulse test results with caloric test in patients with Meniere's disease and other vestibular disorders. Acta Otolaryngol 140(9):728–735

Sood AJ, Lambert PR, Nguyen SA, Meyer TA (2014) Endolymphatic sac surgery for Meniere's disease: a systematic review and meta-analysis. Otol Neurotol 35(6):1033–1045

Sternson LA, Tobia AJ, Walsh GM, Sternson AW (1974) The metabolism of betahistine in the rat. Drug Metab Dispos 2(2):123–128

Stokroos R, Kingma H (2004) Selective vestibular ablation by intratympanic gentamicin in patients with unilateral active Meniere's disease: a prospective, double-blind, placebo-controlled, randomized clinical trial. Acta Otolaryngol 124(2):172–175

Suh MJ, Jeong J, Kim HJ, Jung J, Kim SH (2019) Clinical characteristics of bilateral Meniere's disease in a single Asian ethnic group. Laryngoscope 129(5):1191–1196

Takumida M, Kakigi A, Takeda T, Anniko M (2006) Meniere's disease: a long-term follow-up study of bilateral hearing levels. Acta Otolaryngol 126(9):921–925

Thirlwall AS, Kundu S (2006) Diuretics for Meniere's disease or syndrome. Cochrane Database Syst Rev (3):CD003599

Tighilet B, Leonard J, Watabe I, Bernard-Demanze L, Lacour M (2018) Betahistine treatment in a cat model of vestibular pathology: pharmacokinetic and pharmacodynamic approaches. Front Neurol 9:431

Tse D, Ramsay T, Lelli DA (2019) Novel use of portable audiometry to track hearing fluctuations in Meniere's disease: a pilot study. Otol Neurotol 40(2):e130–e134

Tumarkin A (1936) The otolithic catastrophe: a new syndrome. Br Med J 2(3942):175–177

Tyrrell JS, Whinney DJ, Ukoumunne OC, Fleming LE, Osborne NJ (2014) Prevalence, associated factors, and comorbid conditions for Meniere's disease. Ear Hear 35(4):e162–e169

van der Lubbe MFJA, Vaidyanathan A, Van RV, Postma AA, Bruintjes TD, Kimenai DM, Lambin P, van HM, van de Berg R (2020) The "hype" of hydrops in classifying vestibular disorders: a narrative review. J Neurol 267(Suppl 1):197–211

van Esch BF, van WE, van der Zaag-Loonen HJ, PPGV B, van Leeuwen RB (2017) Clinical characteristics of benign recurrent Vestibulopathy: clearly distinctive from vestibular migraine and Ménière's disease? Otol Neurotol 38(9):e357–e363

van Esch BF, Zaag-Loonen H, Bruintjes T, Kuijpers T, van Benthem PPG (2022a) Interventions for Meniere's disease: an umbrella systematic review. BMJ Evid Based Med 27:(4)235–245

van Esch BF, Zaag-Loonen H, Bruintjes T, van Benthem PP (2022b) Betahistine in Meiniere's Disease or Syndrome: A Systematic Review. Audiol Neurootol 27:(1)1–3

van Steekelenburg JM, van WA, LMH d P, Vijlbrief OD, Bommelje CC, Koopman JP, Verbist BM, Blom HM, Hammer S (2020) Value of endolymphatic hydrops and perilymph signal intensity in suspected Meniere disease. AJNR Am J Neuroradiol 41(3):529–534

Westhofen M (2013) Indications for operative therapy of vestibular vertigo and the associated success rates. HNO 61(9):752–761

Yamakawa K (1938) Über die pathologische Veränderung bei einem Meniere-Kranken. J Otorhinolaryngol Soc (Jpn) 44:2310–2312

Yaz F, Ziylan F, Smeeing DPJ, Thomeer HGXM (2020) Intratympanic treatment in Ménière's disease, efficacy of aminoglycosides versus corticosteroids in comparison studies: a systematic review. Otol Neurotol 41(1):1–10

Yeh TH, Herman P, Tsai MC, Tran-Ba-Huy P, Vanden-Abbeele T (1998) A cationic nonselective stretch-activated channel in the Reissner's membrane of the Guinea pig cochlea. Am J Phys 274(3 Pt 1):C566–C576

Zhang Y, Fu J, Lin H, Shen C, Wang X, Wu J (2019) The clinical outcomes after intratympanic gentamicin injection to treat Meniere's disease: a meta-analysis. Otol Neurotol 40(4):419–429

Zhang W, Hui L, Zhang B, Ren L, Zhu J, Wang F, Li S (2020) The correlation between endolymphatic hydrops and clinical features of Meniere disease. Laryngoscope 131:E144–E150

Zingler VC, Cnyrim C, Jahn K, Weintz E, Fernbacher J, Frenzel C, Brandt T, Strupp M (2007) Causative factors and epidemiology of bilateral vestibulopathy in 255 patients. Ann Neurol 61(6):524–532

第 11 章　前庭阵发症

目录

11

前庭阵发症（vestibular paroxysmia，VP）是一种罕见的前庭疾病，主要症状是反复发作的、持续时间短的自发性旋转性或非旋转性眩晕（Brandt and Dieterich 1994）。该病被重新分为两种亚型：前庭阵发症和可能的前庭阵发症，二者的主要区别是对钠通道阻滞剂的反应（Strupp et al. 2016b）（框 11.1）。

框 11.1 根据巴拉尼协会分类委员会修订前庭阵发症诊断标准（Strupp et al. 2016b）

前庭阵发症（每一项均需符合）：

1. 至少有 10 次自发性旋转性或非旋转性眩晕发作。
2. 持续时间小于 1min。
3. 特定患者的刻板症状。
4. 钠通道阻滞剂治疗有效。
5. 不能用其他诊断更好地解释。

可能的前庭阵发症（每一项均需符合）：

1. 至少有 5 次旋转性或非旋转性眩晕发作。
2. 持续时间小于 5min。
3. 自发发生或由某些头部运动引起。
4. 特定患者的刻板症状。
5. 不能用其他诊断更好地解释。

11.1 流行病学

虽然没有关于前庭阵发症终生患病率的数据，但它可以被认为是一种罕见的疾病。目前已经发表了一些病例集系列和病例个案（例如 Best et al. 2013；Brandt and Dieterich 1994；Chang et al. 2013；He et al. 2009；Hüfner et al. 2008a；Lehnen et al. 2015；Strupp et al. 2013；Steinmetz et al. 2022；Hanskamp et al. 2022）。在一家三级护理中心就诊的 39 918 例眩晕和头晕患者中，VP 的相对频率约为 3.1%。

例如，在 3 个超过 10 例患者的病例系列中，患者的平均年龄为 51 岁（平均 25～67 岁）（Brandt and Dieterich 1994），（48.0±15.3）岁（±SD）（Hüfner et al. 2008a），（47.2±14.7）年（Best et al. 2013）。前庭阵发症也发生在儿童身上，其特征与成人相似（Lehnen et al. 2015）。在上述 3 项成人研究中，共有 63 例患者，其中 32 例为女性。

11.2 诊断

11.2.1 患者病史

前庭阵发症的主要症状是反复发作的旋转性或非旋转性眩晕，通常持续几秒钟到一分钟，但有时持续时间更长（图 11.1 和图 11.2）。在极端情况下，每天可出现 70 次发作。在绝大多数情况下，这些发作都是自发的。在一些患者中，发作可能是由头部左右转动引起的。在这些情况下，应确保头部转动发生在直立的身体和头部位置，这对于区分 VP 和 BPPV 很重要。过度换气也可引起疾病发作（Hüfner et al. 2008a；Lee et al. 2020），这是另一个相关的临床症状。在一项包含 146 例患者（73 例 VP，73 例可能 VP）的研究中（Steinmetz et al. 2022）发现患者的发作频率在每天 5～30 次。旋转性眩晕是最常见的类型。这在 VP 患者中比在可能的前庭阵发症患者中更常见。三分之二的患者会自发发作。四分之一是由头部运动引发的。大多数（约 70%）没有报告伴随症状。有症状的患者中，以轻度单侧耳蜗症状为主。三分之一的患者最初表现为过度通气引起的眼震。

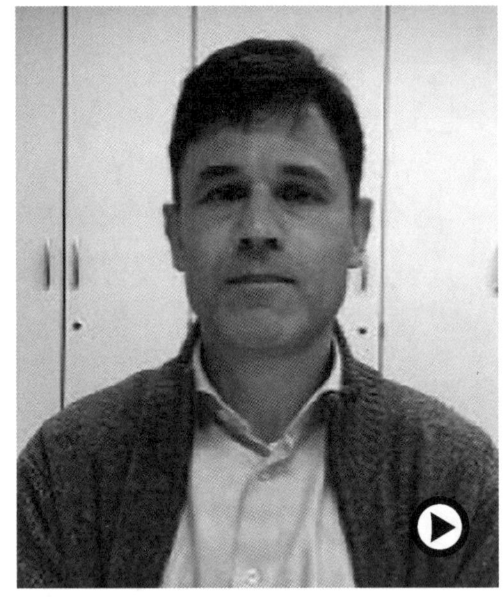

图 11.1 可能的前庭阵发症：患者病史（见二维码中的视频）

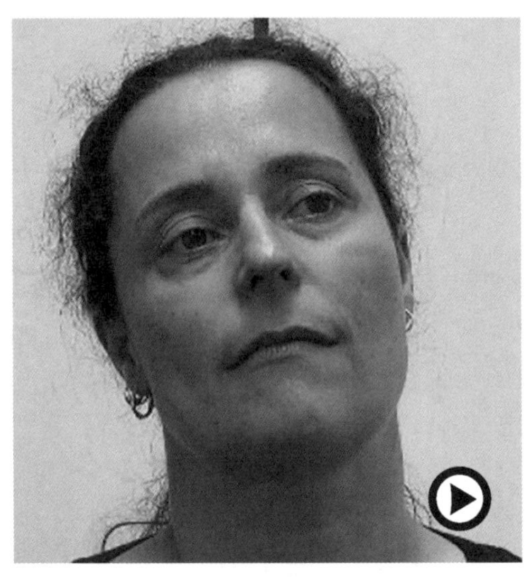

图 11.2 可能的前庭阵发症：患者病史（见二维码中的视频）

在一些患者中，发作伴有患耳的听觉过敏或听觉减退和/或耳鸣（例如 Kim and Choi 2021）。如果发作经常与听力症状或其他单侧症状相关（见下文），患侧可以被识别出来，这对于极少数需要手术的患者尤为重要。

如上所述，对足量的钠通道阻滞剂，如奥卡西平、卡马西平或拉考沙胺（见下文）的治疗有令人信服的反应，这对诊断很重要，即诊断只能通过排除诊断进行。只要治疗效果尚不明确，就只能诊断为可能的VP。如果患者对充分的药物治疗没有反应，诊断就是可疑的（见下面的鉴别诊断）（框11.2）。

还有一些患者，除了反复发作的眩晕外，还有其他神经系统症状和体征，例如，面肌痉挛（Straube et al. 1994；Silva-Hernandez et al. 2019），这是由于耳道中彼此靠近的两条第八脑神经和第七脑神经的联合刺激。还描述了三叉神经痛和面肌痉挛的组合（即这两种类型的脑神经血管压迫）（Han et al. 2018）以及其他组合（Goldschagg et al. 2022）。还有一种类似的疾病是由于耳蜗神经受压引起，其特征是反复发作的短期耳鸣（又称打字机耳鸣）（Russell and Baloh 2009；Sunwoo et al. 2017）。在这里，同样只能通过排除作出诊断。

11.2.2 床旁检查

发作间期 有证据表明，在约20%的患者中存在轻度单侧外周前庭功能减退（病理性头脉冲试验、摇头眼震）或轻度的听力障碍的证据。在一些患者中，过度通气可引起眩晕和眼震，并改变其方向（Hüfner et al. 2008a；Lee et al. 2020；Steinmetz et al. 2022）。

发作期 患者可以使用摄像机将典型的自发性眼震记录下来，这对诊断有很大帮助（图11.3）（另请参见第11.2.3节）。

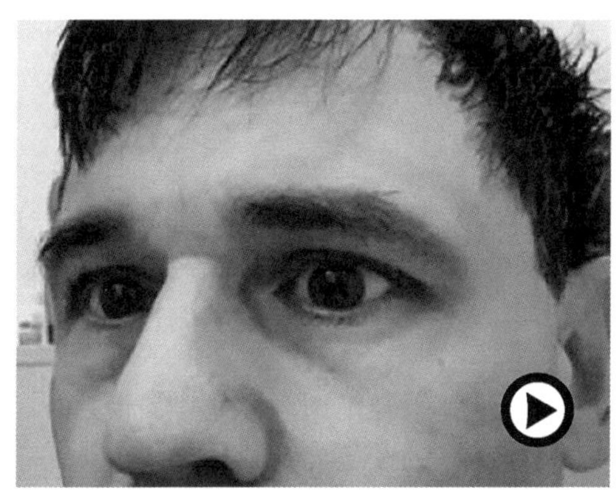

图11.3 前庭阵发症发作时自发性眼震（见二维码中的视频）

11.2.3 实验室检查

发作间期 约45%～50%的患者有轻至中度外周前庭-耳蜗功能障碍的证据（Hüfner et al. 2008a；Best et al. 2013；Steinmetz et al. 2022）。听力障碍远不如大多数梅尼埃病的病例明显。除了轻度前庭功能障碍外，还可以在各种试验［主观视觉垂直线测定、眼扭转测量、冷热试验或前庭诱发肌源性电位（Best et al. 2013）］中出现兴奋或兴奋和抑制的组合。一项关于脑干听觉诱发电位的研究表明，与非前庭阵发症患者相比，前庭阵发症患者Ⅰ～Ⅲ波的峰间潜伏期和波Ⅲ潜伏期较长，这也支持病理生理学（见下文）（Sun et al. 2022）。

发作期 在一个记录充分的右侧神经血管交叉压迫病例中，最初通过视频眼震VOG记录到47秒左向跳动性眼震，而后出现10秒右向跳动性眼震。这与前庭神经的抑制和兴奋相一致（Choi et al. 2018）。在另一个病例中，记录到了兴奋性眼震（Young et al. 2019），这支持了前庭阵发症的病理生理学假设（见下文）和对钠通道阻滞剂治疗的反应。

11.2.4 影像学

MRI在显示神经血管压迫（图11.4）及对患侧识别方面的作用已经在多个病例系列中进行了评估。在一项对32例前庭阵发症患者的研究中，95%的患者发现了第八脑神经的神经血管压迫。42%的患者发现双侧神经血管压迫（Hüfner et al. 2008a）。在另一项对20例前庭阵发症患者的研究中，所有患者均发现第八脑神经的神经血管压迫，但在20例对照组中有7例发现神经血管压迫（MRI诊断前庭阵发症，灵敏度：100%，特异度：65%）（Best et al. 2013）。脑干和压迫血管之间的距离在0.0mm到10.2mm之间不等，这部分神经与移行区有部分接近［可达15mm（Lang 1982）］，并被少突胶质细胞覆盖。压迫血管为小脑下前动脉15例（75%），小脑下后动脉1例（5%），2例为一条静脉（10%），另外2例为椎动脉（10%）（Best et al. 2013）。因此，脑干的3D-CISS/FIESTA序列高分辨率MRI可能支持诊断（Karamitros et al. 2022）。在第3个病例系列中，在45%的健康受试者中也发现了第八脑神经的神经血管压迫（Sivarasan et al. 2019）。然而，这项研究仅包括20名健康对照组和9名前庭阵发症患者。其中5例（44%）在接触点发生神经成角，但在对照组中没有出现。本研究支持前庭阵发症中神经血管压迫的概念，并提示神经成角形成可能是一种特定的特征。在第4项包含470次MRI扫描的影像学研究中，作者还得出结论，血管袢是一种正常变异，可能会也可能不会引起听觉前庭症状或前庭阵发症，临床评估仍然是诊断前庭阵发症的最重要工具，MRI可能有助于排除其他中枢性原因（Teh et al. 2022）。最后，在一项对18名前庭阵发症患者和18名年龄匹配的健康对照组的研究中，由于个体差异性和缺乏诊断特异性，即使结合各种影像技术也不足以在单一受试者水平上诊断前庭阵发症（Kierig et al. 2022）。总之，需要注意的是，神经血管接触是无症状患者的常见现象，特异性较低，因此与症状和体征的相关性仍然至关重要（Sivarasan et al. 2019）。

由于反复发作的眩晕也可能有其他原因，因此应进行颅脑MRI检查，以排除在桥小脑角区域存在的肿瘤，蛛网膜囊肿（Arbusow et al. 1998）、基底动脉梭形动脉瘤、多发性硬化的脑干斑块、脑干梗死（两者均可导致阵发性脑干发作）或其他脑干病变，如脑干黑色素细胞瘤（Lee et al. 2018）。

11.2.5 鉴别诊断

如上所述，对于反复发作的自发性短暂性眩晕发作进行诊断，对钠通道阻滞剂的治疗有反应，以及MRI排除了其他病理因素是很重要的（见上文）。前庭阵发症的重要鉴别诊断总结见框11.2。

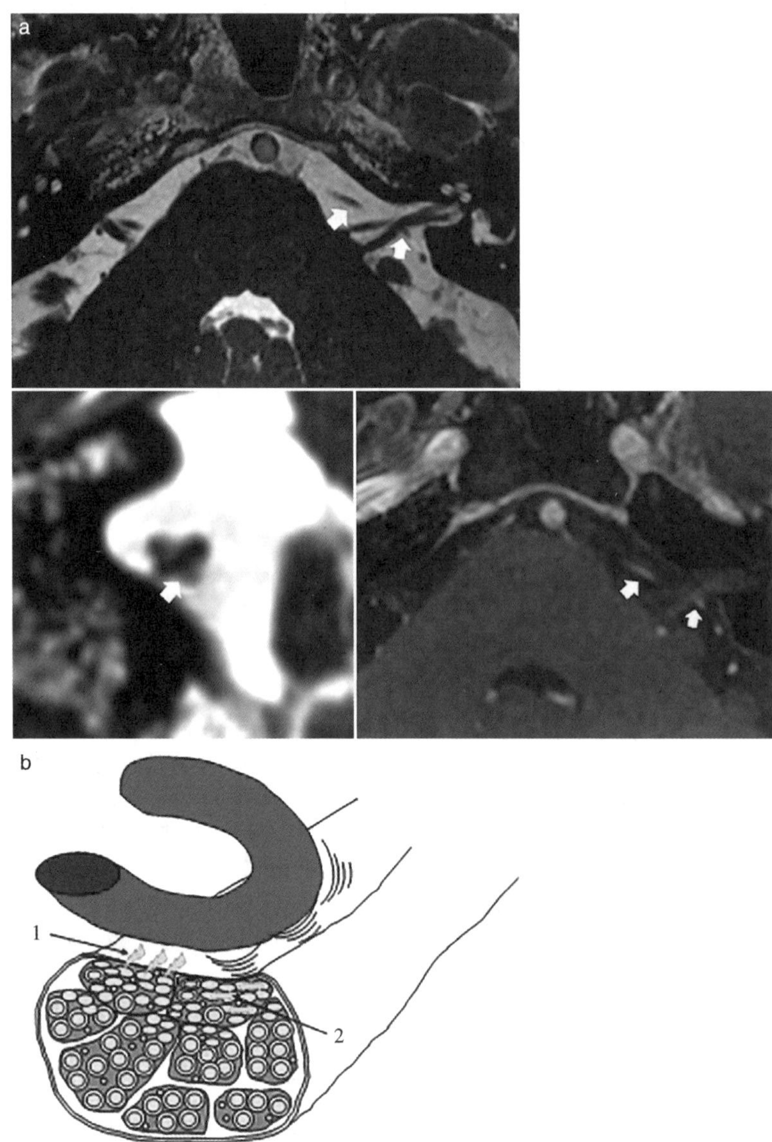

图 11.4 前庭阵发症（VP）的神经血管压迫。a. 桥小脑角的 MRI 检查。小脑下前动脉 AICA（白色箭头）与左侧第八脑神经的神经血管交叉压迫。b. 前庭阵发症的病理生理学类似于其他神经血管压迫综合征。①部分因搏动性压迫导致的脱髓鞘的轴突中受影响的轴突传递示意图；②轴突内触觉传递部位示意图，即邻近部分脱髓鞘轴突之间的病理性阵发性传递（Hüfner et al. 2009）

还有其他几种疾病，可能以反复发作的自发性短暂性眩晕为主要症状：

阵发性脑干或小脑发作 这种伴有眩晕、构音障碍或共济失调（脑卒中后或多发性硬化后）的发作可能难以区分，因为它们也可能导致脑干通路邻近纤维的触觉放电，并可对低剂量的钠通道阻滞剂产生反应（Li et al. 2011）。在这种情况下，使用脑干薄层扫描 MRI 有助于确定诊断。

桥小脑角的肿瘤 复发性短暂性眩晕，也可能由过度通气引起，并可能与眼震有关，也可在前庭神经鞘瘤患者中发生（Minor et al. 2000）。蛛网膜囊肿是一种罕见的引起短暂头部位置依赖性眩晕发作的原因，它会导致神经的延伸（Arbusow et al. 1998）。在这种情况下，症状可以用神经传导阻滞来解释，持续数小时至数天，并伴有额外的头部位置依赖性神经兴奋，从而导致方向改变的眼震。

位置性眩晕 与 BPPV 之间的区别（见第 9 章）基于患者因头部或身体位置相对于重力的改变而引起的反复发作的眩晕病史，与受影响侧半规管相对应的诊断性诱发实验相关的典型眼震及复位动作的效果来进行区分。在前庭阵发症患者中，头部运动也可能导致症状发作，通常是在头部和身体直立的情况下将头部向右和向左转动时，这不是典型的 BPPV。另一种鉴别诊断是中枢性位置性眩晕和眼震（见第 13 章），这通常与中枢位置性下跳性眼震有关。

梅尼埃病和 Tumarkin 耳石危象（见第 10 章） 在眩晕发作持续时间较长的患者中，一种鉴别诊断是梅尼埃病。然而，其发作的持续时间通常在 20 分钟到 12 小时之间，而后会发现存在一个低到中频感音神经性听力损失（＞30dB，

框 11.2 前庭阵发症最相关的鉴别诊断

- BPPV
- 中枢性位置性眩晕
- 发作性共济失调
- 功能性头晕
- 梅尼埃病
- 直立性头晕
- 惊恐发作
- 阵发性脑干发作
- 第三窗综合征
- Tumarkin 耳石危象
- 脑干肿瘤（如黑色素细胞瘤）或桥小脑角肿瘤（如前庭神经鞘瘤或脑膜瘤）
- 椎动脉压迫/闭塞综合征
- 椎基底动脉 TIA
- 前庭性癫痫
- 前庭性偏头痛

<2 000Hz）（LopezEscamez et al. 2015）。Tumarkin 耳石危象（“前庭跌倒发作”）最常发生在梅尼埃病患者中，通常发生在站立时，而前庭阵发症则可在任何体位发生。

前庭性偏头痛（见第 14.1 节） 另一种鉴别诊断是前庭性偏头痛（VM）（Dieterich and Brandt 1999；Lempert et al. 2012）。即使是非常短暂的眩晕发作也可能发生在前庭性偏头痛中。鉴别诊断需要注意的是，在大多数前庭性偏头痛患者中，在眩晕发作期间有偏头痛病史和/或典型的额外偏头痛特征。

椎基底动脉短暂性脑缺血发作 这些也可以表现为短暂的无症状性眩晕发作（Paul et al. 2013），但其频率远低于大多数前庭阵发症患者。对于椎基底动脉严重狭窄的患者，眩晕的发作通常取决于血压或体位。在这些病例中 CT、MRI 或常规血管造影有助于作出诊断。

惊恐发作 根据 DSM-5，惊恐发作的诊断标准包括一段不连续的强烈恐惧或不适期，其中以下四种（或更多）症状突然出现，并在几分钟内达到峰值：感到眩晕、不稳定、头晕目眩或昏厥；恶心或腹部不适；心悸和/或心率加快；出汗；颤抖或摇晃；呼吸短促或憋闷感；窒息感；胸痛或不适；现实感丧失或人格解体；害怕失去控制或精神失常；濒死感；感觉异常；发冷或发热。惊恐发作的时间通常比前庭阵发症的典型发作时长更长。询问患者哪种症状最先出现对区分这两者可能是有帮助的。最后，在发作期间拍摄眼球运动的视频（图 11.4）在很大程度上有助于鉴别。

第三窗综合征（见第 12 章） 该综合征的主要症状是反复发作性眩晕，由压力的变化（如打喷嚏、咳嗽、按压或举重）或某些声音引起（Minor et al. 1998）。此外，许多患者也有自听增强。偶尔在患者改变头部位置时也有发作。

发作性共济失调（请参见第 13.4 节和第 16.3 节） 在最常见的亚类型中，EA2 发作的持续时间从几分钟到几小时不等，其中 90% 以上的患者有小脑症状，特别是小脑凝视诱发的眼震和下跳性眼震（Jen and Wan 2018）。很少在 20 岁以后出现症状。更罕见的 EA1 是另一种鉴别诊断。其特征是反复发作的共济失调、头晕和视觉模糊，由突然的姿势变化、情绪、前庭刺激引起，持续数分钟。这些患者也有神经性肌强直，即持续的自发性肌纤维活动（Jen and Wan 2018）。

具有前庭先兆的癫痫 前庭先兆可表现为短暂的眩晕发作，通常持续几秒钟（Tarnutzer et al. 2015）并且伴有眼震（Pfefferkorn et al. 2004）。有附加症状的前庭先兆，即所谓的非孤立性前庭先兆，比罕见的孤立性前庭先兆更为普遍。前庭先兆主要与颞叶癫痫发作有关。

椎动脉压迫/闭塞综合征 短暂的眩晕发作通常是由头部转动导致椎动脉受压导致流向脑干和迷路的血流量短暂地减少而引起的（Kim et al. 2022）。它们也可能与兴奋性眼震有关（Strupp et al. 2000；Choi et al. 2005）。

血流动力学直立性头晕/眩晕 主要症状是头晕反复发作，很少眩晕，是由从躺卧或坐到直立姿势的改变引起的。必须证明存在直立性低血压才能作出诊断（Kim et al. 2019）。

11.2.6 诊断：要点

如上所述，前庭阵发症的主要症状是反复发作的，通常是自发性的，短暂的眩晕发作，症状在个体内部是一致的，并且对钠通道阻滞剂治疗有效。由于没有确诊试验，意味着只有在排除其他病因后才能做出诊断。对患者来说，在发作时记录患者的眼球运动是有帮助的，这样人们就可以寻找眼震。在一些患者中，神经耳科检查显示有细微的外周前庭和/或听力学缺陷。MRI 显示第八脑神经的神经血管压迫具有很高的灵敏度，但只有很低的特异度，因为高达 45% 的健康受试者也有神经血管接触。因此，影像学检查主要用于排除其他病理因素。

11.3 病程

有两项关于该疾病的远期病程的研究得出了相反的结论。在一项对 61 例患者进行的研究中，平均随访时间为 3.4 年，44 例患者（72%）在随访时仍然出现眩晕发作，71% 的患者报告他们的生活质量受到限制（Hanskamp et al. 2022）。作者的结论是，前庭阵发症患者在眩晕发作和生活质量方面的预后相当不利，并建议在最初诊断后进行随访以监测临床结果。在第二项研究（Steinmetz et al. 2022）的 146 例患者中，四分之三的前庭阵发症患者在平均 4.8 年的随访期间没有发作，其中超过一半的患者没有任何药物治疗。作者认为前庭阵发症的长期预后看起来似乎是好的，不一定需要持续的治疗。我们建议定期进行随访检查，以评估疾病的病程以及治疗的效果和副作用（见下文），并调整药物剂量。

11.4 病理生理学和病因学

早在 1975 年，Jannetta 和他的同事就描述了前庭阵发症的病理生理学：“第八脑神经过度活跃功能障碍症状患者的神经血管交叉压迫”（Jannetta 1975）。类似于三叉神经痛、面肌痉挛、舌咽神经痛或上斜肌纤维抽搐的短暂复发性症状

（Yousry et al. 2002；Hüfner et al. 2008b）。假设眩晕的短暂发作是由前庭神经受到压迫引起的（图 11.5，彩图见文末彩插）。在病理生理学上，压迫可导致轴突的部分脱髓鞘，从而导致突触放电，即相邻轴突之间的病理性发作性轴突间传输，这种传输可由动脉搏动和头部运动时的感觉输入进一步触发，类似于三叉神经痛的感觉输入。前庭神经兴奋的假设得到了在发作期间发现由高兴奋性引起的眼球震颤的病例的支持（Young et al. 2019）。记录了由低兴奋性和高兴奋性引起的眼球震颤的转变（Choi et al. 2018）。甚至在两次发作之间也发现了高兴奋性和前庭功能障碍的证据（Best et al. 2013）。

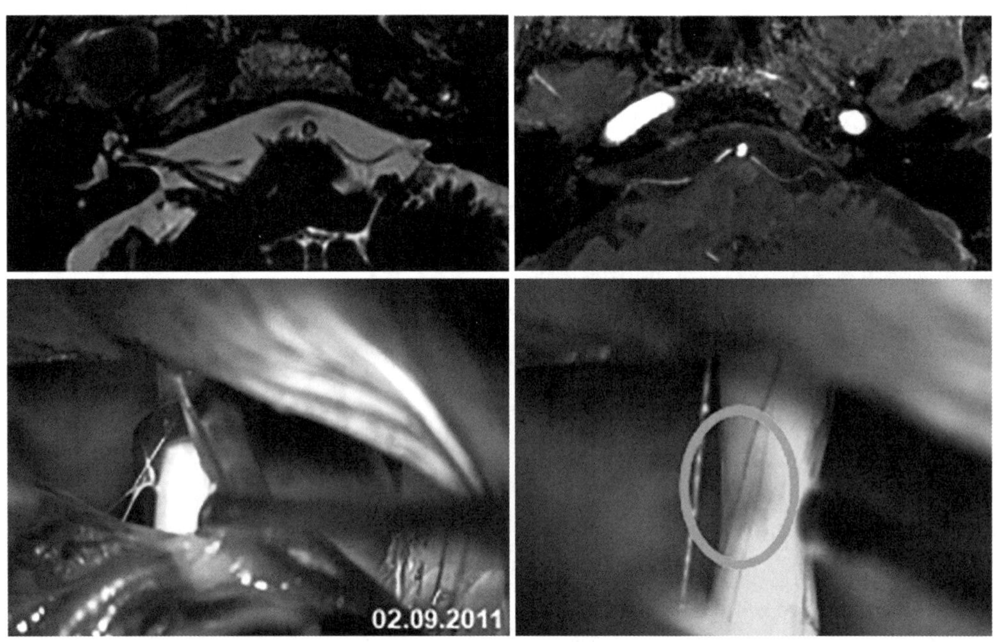

图 11.5　右侧前庭阵发症患者伴有眩晕发作和右耳嗡嗡声。颅脑 MRI（左上角：稳态序列中的构造性干扰，右上角：TOF）显示右侧第八脑神经与小脑下前动脉之间的接触。术中显微照片显示血管接触（左下角），动脉切除后第八脑神经受到相当大的压迫（右下角，圆圈）。该患者自 2011 年手术以来一直没有任何症状（Strupp et al. 2013）

6 名前庭阵发症患者的 7T MRI 证实了神经血管交叉压迫，但没有发现任何患者的结构异常（Rommer et al. 2015）。这些结果表明，这些患者的 VP 症状至少不是由主要的结构性神经损伤引起的。

11.5　治疗：原理和实用治疗

基于假定的病理生理学和与其他神经血管交叉综合征类似，主要推荐使用钠通道阻滞剂预防眩晕发作（Brandt and Dieterich 1994），因为它们降低了周围神经的兴奋性（Strupp et al. 2016a）。

如果患者的诊断明确，对治疗有效，符合当前的诊断标准（框 11.1）并且患侧被完全识别，但患者不能耐受药物治疗，在罕见的个别病例中可以考虑手术治疗（Jannetta 1975）。

药物治疗

卡马西平的治疗效果已在非对照病例系列中被描述。在其中一个病例系列中，11 例患者中有 11 例有效（Brandt and Dieterich 1994）。在另一个病例系列中，8 名患者中有 7 名出现了症状改善（Kanashiro et al. 2005）。在一项对 32 例患者进行的观察性研究中，平均观察期为 3 年，在使用卡马西平或奥卡西平治疗期间，患者的发作频率显著且持续地降低到初始频率的 10%，发作的强度和持续时间也有所减少（Hüfner et al. 2008a）。

在一项随机、安慰剂对照试验中，发现奥卡西平（900mg/d）具有显著的治疗效果，其副作用和相互作用比卡马西平少（降至 0.53，$P<0.001$）（图 11.6）。然而，由于不良事件而导致的退出率为 60%（Bayer et al. 2018）。由于卡马西平和奥卡西平存在一些禁忌证、副作用和药物相互作用，患者用药的持久性和依从性可能很低。一种耐受性良好（Li et al. 2020）且明显有效的替代方案是拉考沙胺（100～400mg/d），正如一项对 7 例患者的观察性研究显示的那样（Strupp et al.

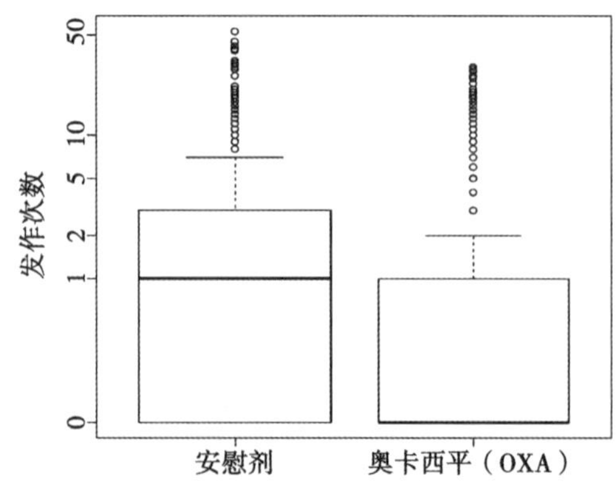

图 11.6　奥卡西平治疗（OXA：300mg 1-1-1 vs. 安慰剂）。在一项前瞻性、随机、安慰剂对照、双盲研究中，OXA 将每天的平均发作次数从 5.9 次减少到 3.2 次。安慰剂组每天至少有一次眩晕发作的概率为 0.62，OXA 组为 0.41。因此，相对危险度降低到 0.67［95%*CI*（0.47，0.95），P=0.025］。然而，退出率为 60%：43 例患者被随机分配，18 例患者因不良事件而未完成研究（Bayer et al. 2018）

2019)：平均每月发作次数从13次减少到3次，所有患者都能很好地耐受这种药物。

外科治疗 1986年，Jannetta和同事(Møller et al. 1986)报道了21例接受微血管减压治疗的患者病例系列，其中16人受益于这个手术。这些结果与41例患者(Møller and Møller 1990)和207例患者(Møller et al. 1993)的更大的病例系列相一致，成功率在73%～80%。后来有人评判手术的选择标准多变，并且没有使用标准化的结果衡量标准(Yap et al. 2008)。

11.5.1 实用治疗

11.5.1.1 药物治疗

低剂量奥卡西平(300～900mg/d)或卡马西平(200～800mg/d)的治疗试验通常是有效的(Brandt et al. 2016; Strupp et al. 2016a)。为了评估药物的疗效，建议治疗期至少为4周，并应通过患者的日记记录其效果，记录每天的发作次数。此外，积极的反应支持诊断。

如果对这些药物不耐受，可给予耐受性良好(Li et al. 2020)的拉考沙胺(100～400mg/d)(Strupp et al. 2019)。其他理论上有效的钠通道阻滞剂有苯妥英(300～900mg/d)或拉莫三嗪(25mg/d，缓慢增加至每日剂量为100～200mg/d)。对于后两种情况，目前还没有病例系列和临床研究。

11.5.1.2 外科治疗

尽管有部分成功的报告(Møller et al. 1986, 1993; Møller and Møller 1990)和临床记录充分的病例个案(Strupp et al. 2013)，但有以下前提条件的前庭阵发症患者应保留给予手术微血管减压：①诊断明确且对药物治疗的效果显著。②对各种药物都不耐受。③清楚识别出患侧。由于术中或术后血管痉挛有导致脑干和/或小脑梗死的风险(1%～3%)，故必须考虑这些限制。由于迷路动脉起源于小脑下前动脉(AICA)，并且AICA占必须移动的压迫血管的75%，因此梗死也可能导致听力和/或前庭功能障碍。

(张宁 潘永惠 译)

参考文献

Arbusow V, Strupp M, Dieterich M, Jäger L, Hischa A, Schulz P, Brandt T (1998) Alternating episodes of vestibular nerve excitation and failure. Neurology 51(5):1480–1483

Bayer O, Bremova T, Strupp M, Hüfner K (2018) A randomized double-blind, placebo-controlled, cross-over trial (Vestparoxy) of the treatment of vestibular paroxysmia with oxcarbazepine. J Neurol 265(2):291–298

Best C, Gawehn J, Kramer HH, Thömke F, Ibis T, Müller-Forell W, Dieterich M (2013) MRI and neurophysiology in vestibular paroxysmia: contradiction and correlation. J Neurol Neurosurg Psychiatry 84(12):1349–1356

Brandt T, Dieterich M (1994) Vestibular paroxysmia: vascular compression of the eighth nerve? Lancet 343(8900):798–799

Brandt T, Huppert T, Hüfner K, Zingler VC, Dieterich M, Strupp M (2010) Long-term course and relapses of vestibular and balance disorders. Restor Neurol Neurosci 28(1):69–82

Brandt T, Strupp M, Dieterich M (2016) Vestibular paroxysmia: a treatable neurovascular cross-compression syndrome. J Neurol 263 Suppl 1:90–96

Chang TP, Wu YC, Hsu YC (2013) Vestibular paroxysmia associated with paroxysmal pulsatile tinnitus: a case report and review of the literature. Acta Neurol Taiwanica 22(2):72–75

Choi KD, Shin HY, Kim JS, Kim SH, Kwon OK, Koo JW, Park SH, Yoon BW, Roh JK (2005) Rotational vertebral artery syndrome: oculographic analysis of nystagmus. Neurology 65(8):1287–1290

Choi SY, Choi JH, Choi KD (2018) The nystagmus of vestibular paroxysmia. J Neurol 265(7):1711–1713

Dieterich M, Brandt T (1999) Episodic vertigo related to migraine (90 cases): vestibular migraine? J Neurol 246(10):883–892

Goldschagg N, Brem C, Strupp M (2022) Case report: bitter vertigo. Front Neurol 13:1028597

Han J, Wang T, Xie Y, Cao D, Kang Z, Song X (2018) Successive occurrence of vertebrobasilar dolichectasia induced trigeminal neuralgia, vestibular paroxysmia and hemifacial spasm: a case report. Medicine (Baltimore) 97(25):e11192

Hanskamp LAJ, Schermer TR, van Leeuwen RB (2022) Long-term prognosis of vertigo attacks and health-related quality of life limitations in patients with vestibular paroxysmia. Otol Neurotol 43:e475–e481

He LY, Dong WW, Huang W, Luo Y, Lu FJ (2009) [Clinical manifestations and imaging features of peripheral vestibular paroxysmia: a report of 7 cases]. Zhonghua Yi Xue Za Zhi 89(13):909–911

Hüfner K, Barresi D, Glaser M, Linn J, Adrion C, Mansmann U, Brandt T, Strupp M (2008a) Vestibular paroxysmia: diagnostic features and medical treatment. Neurology 71(13):1006–1014

Hüfner K, Linn J, Strupp M (2008b) Recurrent attacks of vertigo with monocular oscillopsia. Neurology 71(11):863

Hüfner K, Jahn K, Linn J, Strupp M, Brandt T (2009) Vestibularisparoxysmie Nervenheilkunde 28:26–30

Jannetta PJ (1975) Neurovascular cross-compression in patients with hyperactive dysfunction symptoms of the eighth cranial nerve. Surg Forum 26:467–468

Jen JC, Wan J (2018) Episodic ataxias. Handb Clin Neurol 155:205–215

Kanashiro AM, Alexandre PL, Pereira CB, Melo AC, Scaff M (2005) [Vestibular paroxysmia: clinical study and treatment of eight patients]. Arq Neuropsiquiatr 63(3A):643–647

Karamitros A, Kalamatianos T, Stranjalis G, Anagnostou E (2022) Vestibular paroxysmia: Clinical features and imaging findings; a literature review. J Neuroradiol 49:225–233

Kierig E, Gerb J, Boegle R, Ertl-Wagner B, Dieterich M, Kirsch V (2022) Vestibular paroxysmia entails vestibular nerve function, microstructure and endolymphatic space changes linked to root-entry zone neurovascular compression. J Neurol. https://doi.org/10.1007/s00415-022-11399-y

Kim HA, Bisdorff A, Bronstein AM, Lempert T, Rossi-Izquierdo M, Staab JP, Strupp M, Kim JS (2019) Hemodynamic orthostatic dizziness/vertigo: diagnostic criteria. J Vestib Res 29(2–3):45–56

Kim CH, Choi KD (2021) Periodic Tinnitus and

11

Direction-Changing Nystagmus in Vestibular Paroxysmia. J Clin Neurol 17:493–495

Kim JS, Newman-Toker DE, Kerber KA, Jahn K, Bertholon P, Waterston J, Lee H, Bisdorff A, Strupp M (2022) Vascular vertigo and dizziness: Diagnostic criteria. J Vestib Res 32:(3)205–222

Lang J (1982) [Anatomy, length and blood vessel relations of "central" and "peripheral" paths of intracisternal cranial nerves]. Zentralbl Neurochir 43:217–258

Lee SU, Kim HJ, Choi JY, Kim JS (2018) Lower brainstem melanocytoma masquerading as vestibular paroxysmia. J Neurol 265(5):1222–1225

Lee SM, Oh EH, Choi SY, Jo JW, Choi JH, Choi KD (2020) Hyperventilation-triggered vertigo and nystagmus in vestibular paroxysmia. J Clin Neurol 16(3):507–509

Lehnen N, Langhagen T, Heinen F, Huppert D, Brandt T, Jahn K (2015) Vestibular paroxysmia in children: a treatable cause of short vertigo attacks. Dev Med Child Neurol 57(4):393–396

Lempert T, Olesen J, Furman J, Waterston J, Seemungal B, Carey J, Bisdorff A, Versino M, Evers S, Newman-Toker D (2012) Vestibular migraine: diagnostic criteria. J Vestib Res 22(4):167–172

Li Y, Zeng C, Luo T (2011) Paroxysmal dysarthria and ataxia in multiple sclerosis and corresponding magnetic resonance imaging findings. J Neurol 258(2):273–276

Li J, Sun M, Wang X (2020) The adverse-effect profile of lacosamide. Expert Opin Drug Saf 19:131–138

Lopez-Escamez JA, Carey J, Chung WH, Goebel JA, Magnusson M, Mandala M, Newman-Toker DE, Strupp M, Suzuki M, Trabalzini F, Bisdorff A (2015) Diagnostic criteria for Meniere's disease. J Vestib Res 25(1):1–7

Minor LB, Solomon D, Zinreich JS, Zee DS (1998) Sound- and/or pressure-induced vertigo due to bone dehiscence of the superior semicircular canal. Arch Otolaryngol Head Neck Surg 124(3):249–258

Minor LB, Haslwanter T, Straumann D, Zee DS (2000) Hyperventilation-induced nystagmus in patients with vestibular schwannoma. Neurology 53(9):2158–2168

Møller MB, Møller AR (1990) Vascular compression syndrome of the eighth nerve. Clinical correlations and surgical findings. Neurol Clin 8(2):421–439

Møller MB, Møller AR, Jannetta PJ, Sekhar L (1986) Diagnosis and surgical treatment of disabling positional vertigo. J Neurosurg 64:21–28

Møller MB, Møller AR, Jannetta PJ, Jho HD, Sekhar LN (1993) Microvascular decompression of the eighth nerve in patients with disabling positional vertigo: selection criteria and operative results in 207 patients. Acta Neurochir 125(1–4):75–82

Paul NL, Simoni M, Rothwell PM (2013) Transient isolated brainstem symptoms preceding posterior circulation stroke: a population-based study. Lancet Neurol 12(1):65–71

Pfefferkorn T, Holtmannspotter M, Querner V, Dudel C, Noachtar S, Strupp M, Brandt T (2004) Epileptic nystagmus. Neurology 63(7):E14

Rommer PS, Wiest G, Kronnerwetter C, Zach H, Loader B, Elwischger K, Trattnig S (2015) 7-Tesla MRI demonstrates absence of structural lesions in patients with vestibular paroxysmia. Front Neuroanat 9:81

Russell D, Baloh RW (2009) Gabapentin responsive audiovestibular paroxysmia. J Neurol Sci 281(1–2):99–100

Silva-Hernandez L, Silva-Hernandez M, Gutierrez-Viedma A, Yus M, Cuadrado ML (2019) Hemifacial spasm and vestibular paroxysmia: copresence of two neurovascular compression syndromes in a patient. Neurologia 34(2):131–133

Sivarasan N, Touska P, Murdin L, Connor S (2019) MRI findings in vestibular paroxysmia - an observational study. J Vestib Res 29(2–3):137–145

Steinmetz K, Becker-Bense S, Strobl R, Grill E, Seelos K, Huppert D (2022) Vestibular paroxysmia: clinical characteristics and long-term course. J Neurol https://doi.org/10.1007/s00415-022-11151-6

Straube A, Büttner U, Brandt T (1994) Recurrent attacks with skew deviation, torsional nystagmus, and contraction of the left frontalis muscle. Neurology 44:177–178

Strupp M, Planck JH, Arbusow V, Steiger HJ, Brückmann H, Brandt T (2000) Rotational vertebral artery occlusion syndrome with vertigo due to "labyrinthine excitation". Neurology 54(6):1376–1379

Strupp M, von Stuckrad-Barre S, Brandt T, Tonn JC (2013) Teaching NeuroImages: compression of the eighth cranial nerve causes vestibular paroxysmia. Neurology 80(7):e77

Strupp M, Dieterich M, Brandt T, Feil K (2016a) Therapy of vestibular paroxysmia, superior oblique myokymia, and ocular neuromyotonia. Curr Treat Options Neurol 18(7):34

Strupp M, Lopez-Escamez JA, Kim JS, Straumann D, Jen JC, Carey J, Bisdorff A, Brandt T (2016b) Vestibular paroxysmia: diagnostic criteria. J Vestib Res 26:409–415

Strupp M, Elger C, Goldschagg N (2019) Treatment of vestibular paroxysmia with lacosamide. Neurol Clin Pract 9(6):539–541

Sun H, Tian X, Zhao Y, Jiang H, Gao Z, Wu H (2022) Application of ABR in pathogenic neurovascular compression of the 8th cranial nerve in vestibular paroxysmia. Acta Neurochir (Wien) https://doi.org/10.1007/s00701-022-05157-2

Sunwoo W, Jeon YJ, Bae YJ, Jang JH, Koo JW, Song JJ (2017) Typewriter tinnitus revisited: the typical symptoms and the initial response to carbamazepine are the most reliable diagnostic clues. Sci Rep 7(1):10615

Tarnutzer AA, Lee SH, Robinson KA, Kaplan PW, Newman-Toker DE (2015) Clinical and electrographic findings in epileptic vertigo and dizziness: a systematic review. Neurology 84(15):1595–1604

Teh CS, Noordiana SH, Shamini S, Prepageran N (2022) Vascular loops: the innocent bystander for vestibular paroxysmia. Ann Otol Rhinol Laryngol 131:604-608

Yap L, Pothula VB, Lesser T (2008) Microvascular decompression of cochleovestibular nerve. Eur Arch Otorhinolaryngol 265(8):861–869

Young AS, Jonker B, Welgampola MS (2019) Vestibular paroxysmia presenting with irritative nystagmus. Neurology 92(15):723–724

Yousry I, Dieterich M, Naidich TP, Schmid UD, Yousry TA (2002) Superior oblique myokymia: magnetic resonance imaging support for the neurovascular compression hypothesis. Ann Neurol 51(3):361–368

第12章 第三窗综合征

目录

12

这些罕见疾病的主要症状是反复发作的眩晕，这可能与振动幻视有关，并由压力或声音的变化引起。此外，许多患者可以听到自己身体的声音（自体共鸣）或外部声音在患侧耳中更大。这些症状是由于骨性缺陷导致压力向内耳的病理性传导，从而导致“第三窗综合征”。最常见的亚型是管裂综合征，如（上）前半规管裂综合征（superior semicircular canal dehiscence syndrome，SCDS），这是由 Minor 和他的同事最早描述的（Minor et al. 1998，Eberhard et al. 2021）。后半规管（Chien et al. 2011；Philip et al. 2019；Lee et al. 2020）和外半规管（Zhang et al. 2011）也可能受到影响。很少有患者出现双侧 SCDS。前庭水管扩张也会出现类似的症状（Stahl and Otteson 2022）。一种非常罕见的实体是“淋巴管周围瘘”［这个术语在严格意义上来说并不正确，因为它不是瘘管；可以称之为短暂性淋巴外漏（transient perilymphatic leakage，TPL），参见第 12.2 节］。

12.1 前半规管裂综合征（SCDS）

目前 SCDS 的标准如下框 12.1：

框 12.1 前半规管裂综合征（SCDS）的诊断标准

前半规管裂综合征的诊断需要以下所有标准：

1. 至少有 1 种符合内耳第三窗病变的症状
   （1）骨导听觉过敏。
   （2）声音诱发性眩晕和/或振动幻视且与刺激同步。
   （3）压力诱发性眩晕和/或振动幻视且与刺激同步。
   （4）搏动性耳鸣。
2. 以下至少 1 个体征或诊断性试验提示内耳第三窗病变
   （1）病变前半规管呈现相应的声音或中耳压或颅内压改变诱发的兴奋性或抑制性眼震特征。
   （2）纯音测听低频骨导听阈呈负值。
   （3）前庭诱发肌源性电位（VEMP）反应增强（cVEMP 阈值降低或 oVEMP 波幅增高）。
3. 高分辨率颞骨 CT 多平面重组影像显示有前半规管裂
4. 不能用其他前庭疾病或疾患作出更好的解释

Adapted from Ward et al. 2021。

12.1.1 诊断

12.1.1.1 患者病史

在第三窗综合征患者中，可能存在广泛的前庭和听觉症状（Ward et al. 2017；Steenerson et al. 2020；Naert et al. 2021；Ward et al. 2021），这常常使诊断变得困难。也有患者只有眩晕发作或只有听力问题（Watson et al. 2000）。主要的症状有：

持续数秒至数分钟的旋转性或非旋转性眩晕发作，由压力变化引起，如打喷嚏、咳嗽、按压、举重和/或最常见的是低频或振动的声音（Tullio 现象）（Morrison et al. 2022）。这些发作可能与振动幻视或姿势失衡有关。其他潜在的诱发因素包括：海拔高度的显著变化（例如，使用滑雪缆车、登山、飞行）、进入或离开隧道时的压力的变化、身体位置的变化（例如，弯腰），或将手指按压在患侧耳的外耳道上。有时患者也报告搏动性耳鸣或跳动性的振动幻视。其他患者主诉为运动引起的姿势失衡和步态障碍（很可能是运动引起的颅内压变化）。有一例复发性位置性眩晕的患者报告（Young et al. 2019）。

- 自体共鸣音，即患者的患侧耳听到自己身体里的声音，如脉搏、吞咽、说话、眼球运动、眨眼的声音，甚至可以听到肠道运动的声音。
- 此外，一些患者还可以听到更响的外部声音，即低频范围内的声音，而这可能导致严重的损伤。

这种疾病往往是自发的。在记录患者的病史时，重要的是要询问可能导致或引发此类发作的创伤，例如，气压创伤，头部创伤（McCrary et al. 2021），耳部外伤（也包括耳部手术），或由于举重而进行过度的 Valsalva 动作。第三窗综合征也可能发生在儿童中，通常只有听觉症状（Lee et al. 2011）。

12.1.1.2 体格检查

前庭系统的临床检查

通常，颅内压或中耳压力的变化会引起以下症状和体征：在受影响的管平面内出现短暂的旋转性或非旋转性眩晕、振动幻视和/或眼球震颤。临床检查也可显示脉冲同步的垂直扭转性眼球震颤（Karam et al. 2021；Milenkovic et al. 2021）。引发因素如下：

经外耳道产生的压力变化 通过波利第球囊或耳屏的压力（Hennebert 征）；压力的增加应该持续至少 30 秒。同时，也可以使用 Frenzel 眼镜或 M 形眼镜或视频眼动仪来观察患者的眼球运动（见下文）。眼球震颤可发生在压力的增加和/或随后的压力下降期间。在 SCDS 中，通常在前半规管平面发生垂直扭转性眼球震颤（外半规管和后半规管，见下文）：Hennebert 征（图 12.1）。来自外部的正压通过前庭窗因壶腹嵴帽的离心运动而引起受影响的前半规管兴奋。这些测试可以识别患侧和受影响的半规管，因为压力的变化仅来自一侧。

Valsalva 动作 通过腹部加压压迫闭合的声门而增加颅内压。这时我们也可以观察到垂直扭转性眼球震颤（图 12.2）。这一动作导致了前庭窗方向的压力增加，并抑制了前半规管

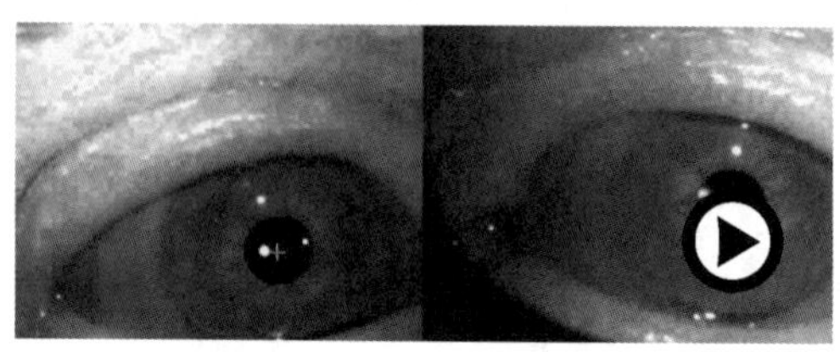

图 12.1 左侧 SCDS 的压力诱发眼球震颤（Hennebert 征）（见二维码中的视频）

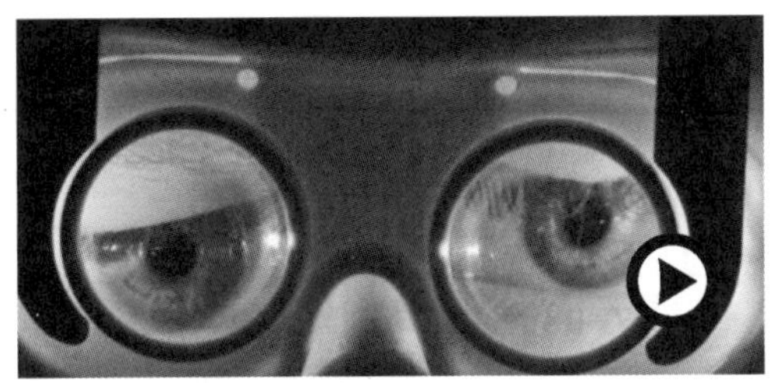

图 12.2　左前半规管裂综合征患者 Valsalva 动作时的垂直扭转性眼球震颤（见二维码中的视频）

（壶腹偏移）。按压闭合的鼻孔导致颅内压和中耳压同时升高，这也会引起眼球震颤。然而，后两种操作不能明确患侧，因为它们导致了双侧压力的变化。

临床听力测试和耳鼻喉科检查

在 Weber 试验（512Hz）中，患侧的声音通常会更大，这与自体共鸣有关。Rinne 试验可以在低频范围内提供患侧骨传导受损的证据。

当用音叉在四肢或胸骨上测试振动感觉时，患者可以听到患侧耳的振动，这样可以很容易地识别患侧（Strupp and Zwergal 2019）（图 12.3）。鼓室内镜检查可以提供镫骨过度活动的证据。

12.1.1.3　实验室检查

疑似 SCDS 的患者需要联合进行前庭和听力检查，并进行高分辨率骨 CT 检查，才能进行诊断并确定患侧。在颅骨上施加振动也有助于诊断，因为这可能引起患侧管平面的眼球震颤（Dumas et al. 2019）。

前庭实验室检查

视频眼图　这项检查可以记录由压力变化或某些声音所引起的眼球运动，以确定诱发眼球震颤的方向。眼球震颤发生在受影响的半规管的平面上，根据刺激方法的不同，可能是由于兴奋，也可能是由于抑制（见上文）。对于 SCDS 患者，在记录中患者朝前半规管平面的方向看是有意义的（例如，如果是左侧 SCDS，则看向左侧 45°），因为会诱发单纯的垂直眼球震颤，从而支持诊断（图 12.4）。

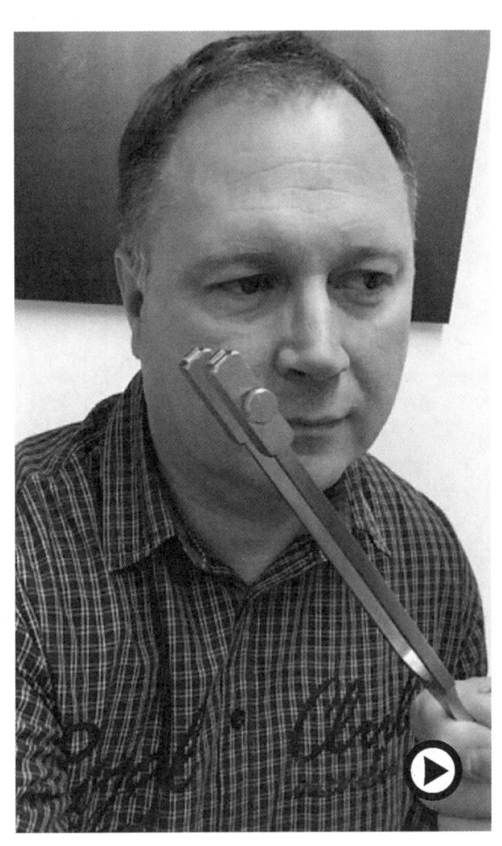

图 12.3　使用音叉来诊断和定位 SCDS 的患侧（Strupp and Zwergal 2019）（见二维码中的视频）

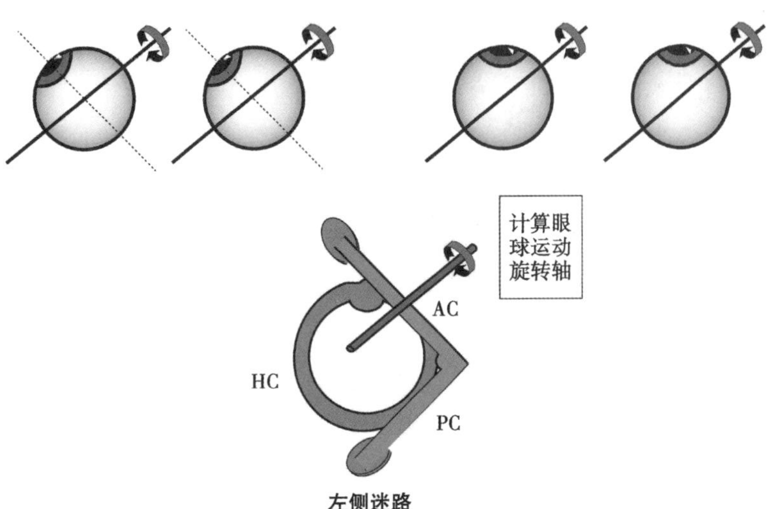

图 12.4　左侧 SCDS 患者的眼球震颤方向与凝视方向的依赖关系。如果患者向左看 45°，就会出现一个纯垂直的眼球震颤（左上）。如果患者直视前方（右上），就会出现垂直的扭转性眼球震颤

12

前庭诱发肌源性电位(VEMP) 许多研究(Fife et al. 2017; Papathanasiou and Straumann 2019)已经证明,VEMP对SCDS的诊断有很大的帮助,因为患侧的振幅通常会增加。对于眼肌VEMP(oVEMP),结果显示最佳刺激频率为4kHz(Tran et al. 2020)。另一项研究表明,如果oVEMP的振幅高于16.7μV,则灵敏度为100%,特异度为89%(Verrecchia et al. 2019)。在图12.5中给出了一个例子。然而oVEMP在没有SCDS的患者中也可以升高,即在梅尼埃病中(Hassannia et al. 2021),这强调了诊断必须满足几个一致的标准。对于有阈值记录的颈VEMP(cVEMP),最佳刺激频率为2kHz。在该条件下,报道的特异度几乎为100%,灵敏度为92%(Noij et al. 2019)。由于oVEMP更容易执行,且不依赖于阈值测量,因此推荐作为临床常规检查方法。此外,对已发表论文的回顾显示,oVEMP明显比cVEMP的灵敏度和特异度更高(Fife et al. 2017)。

用听力计测试Tullio现象 一定频率的声音可在受影响的半规管平面上引起眩晕和眼球震颤,理想情况下应该用视频眼图记录下来。其他前庭实验室检查主要用于排除其他疾病。

12.1.1.4 听力检查

患者常在低频范围(≤500Hz)存在负性骨传导(图12.6),这与自体共鸣相对应,并支持诊断。

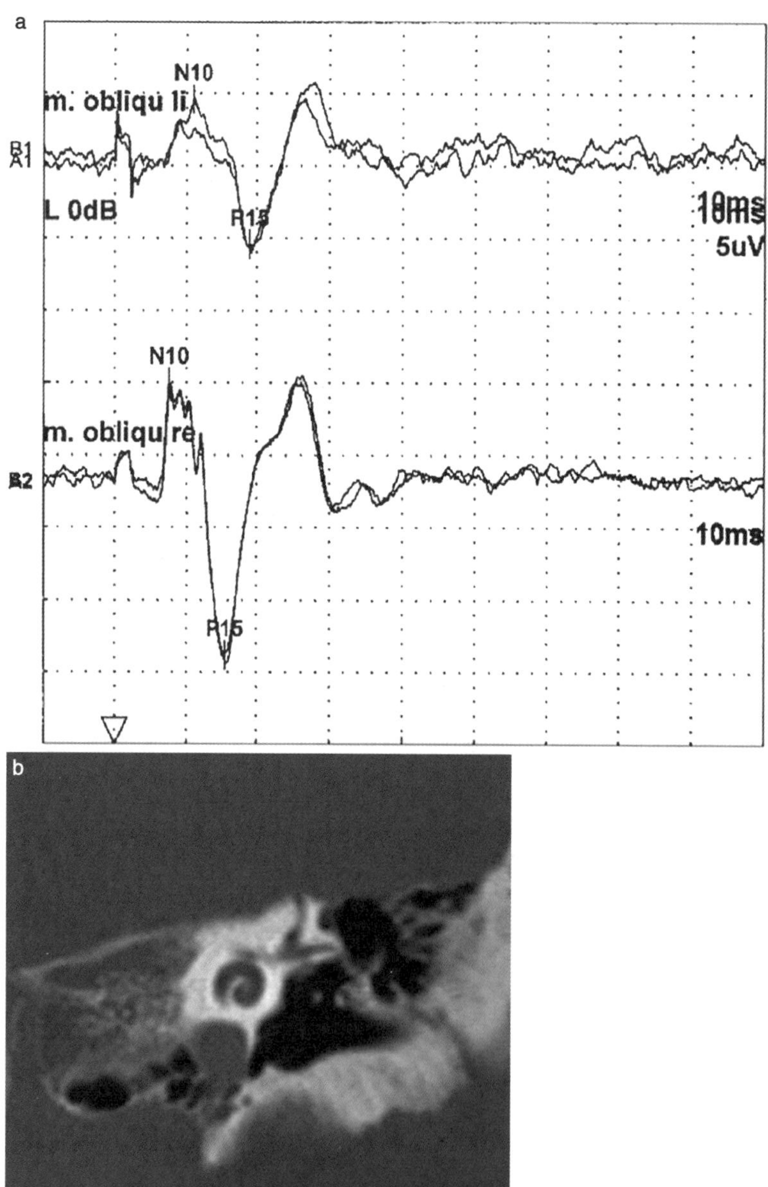

图12.5 a.左侧SCDS患者的眼肌前庭诱发肌源性电位(oVEMP)。在刺激左侧迷路时,从右下斜肌记录N10-P15的波幅为19.8μV,而非患侧记录N10-P15的波幅为10.1μV(上半部分曲线)。b.颞骨高分辨率CT显示前半规管顶部有骨缺损

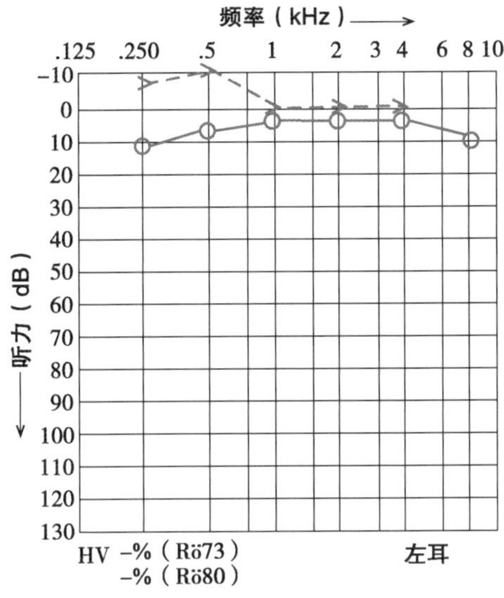

图12.6 患侧右耳低频骨传导为负的纯音测听

12.1.2 影像学

前半规管的骨缺损（图12.7）可在颞骨高分辨率CT上显示。分辨率必须≤0.6mm，三维重建垂直（“Stenvers”）和平行（“Poschel”）到受影响的半规管（图12.7）（Mau et al. 2018；Ho 2019；Duman and Dogan 2020），理想情况下使用平扫CT（Tunkel et al. 2019）。重要的是不要产生假性病理性缺陷。需要注意的是，健康受试者在前半规管的颞骨CT上也可能有骨缺损。在一项针对500名健康受试者的研究中，2%存在单侧骨缺损，双侧占0.6%；在110例有听力和/或前庭症状的患者中，14%存在单侧骨缺损，1.8%存在双侧骨缺损，且不伴SCDS症状（Berning et al. 2019）。这清楚地表明，仅凭“病理CT”并不足以诊断SCDS。另外，即使是CT难以看到的细小的斑点状骨缺损，也可导致SCDS（Niesten et al. 2015）。MRI应用于排除其他病理变化（Spear et al. 2016）。

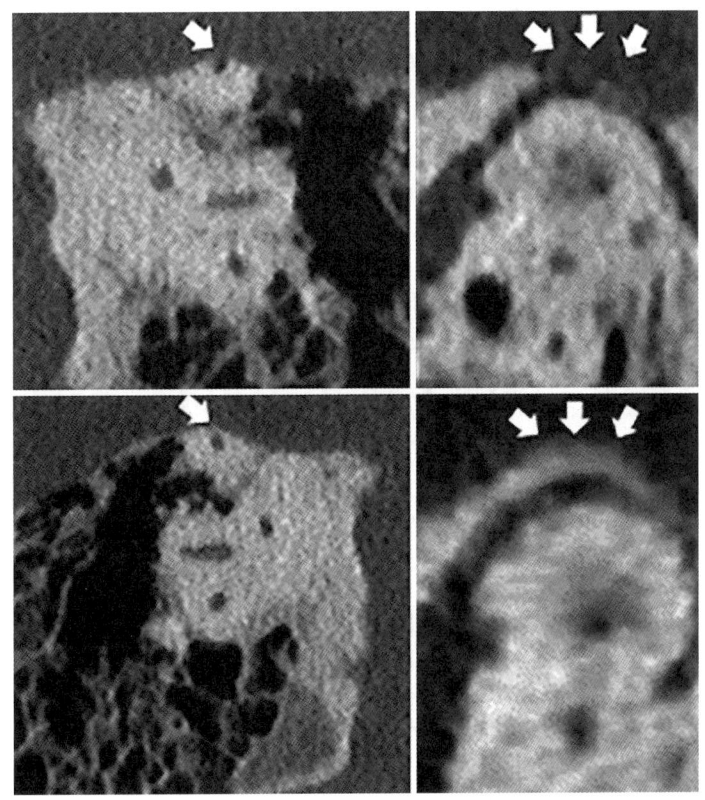

图12.7 高分辨率双平面颞骨CT。上图：左侧前半规管骨性缺损。然而，这并不足以用于诊断，因为大约2%的健康受试者可能表现出类似的CT表现，且没有任何症状。下图：右侧前半规管的正常颞骨CT

12.1.3 不同的第三窗综合征、鉴别诊断及临床问题

以下类型也有相关性：

水平管裂综合征 （Zhang et al. 2011）或后半规管裂综合征（Chien et al. 2011，Philip et al. 2019）。其症状与SCDS相似。然而，通过对诱发眼球震颤的方向和影像学的分析可以区分这三种亚型。值得注意的是，前庭水管扩张也会导致类似的症状（Stahl and Otteson 2022），即自体共鸣和负性骨传导。因此，这种疾病必须被认为是CT上可见的第三窗综合征的一种亚型。

双侧SCDS 高达50%的SCDS患者两侧的前半规管顶在解剖上都非常薄（Carey et al. 2000），却不一定有双侧的症状。因此，对症状性双侧SCDS作出正确诊断，不仅要满

12

足影像学检查，双侧都应满足上述的其他标准。双侧 SCDS 可导致垂直振动幻视和垂直性眼震（Deutschlander et al. 2004）。

继发性第三窗综合征 上述症状和体征也可发生在其他损害颞骨完整性的内耳疾病中，特别是胆脂瘤、脑膜瘤或脑膜膨出和头部创伤后（McCrary et al. 2021）。梅尼埃病患者也可发展为继发性第三窗综合征。

近半规管裂综合征（N-SCDS） 即前半规管的顶部变薄，但不缺失。在一项研究中，分析了 17 例 N-SCDS 患者手术治疗成功的临床和神经生理学结果和预测因素，并与 16 例 SCDS 患者进行了比较（Baxter et al. 2019）。结果发现，N-SCDS 患者较少出现由压力或声音诱发的眼球震颤，cVEMP 阈值较高，oVEMP 振幅较低。在这两个队列中，手术的结果是相似的。因此，可以得出结论，SCDS 和 N-SCDS 是广泛临床谱系的一部分，这可能解释了这种疾病的多样性。

外淋巴瘘（见下文，框 12.2）。

框 12.2 第三窗综合征的重要鉴别诊断

- 双侧第三窗综合征
- 双侧前庭病
- BPPV
- 中枢性位置性眩晕
- 功能性头晕
- 梅尼埃病
- 惊恐发作
- 椎动脉压迫/闭塞综合征
- 前庭阵发症
- 前庭性偏头痛

12.1.4 诊断：要点

如表 12.1 所总结的，第三窗综合征（大多数情况下为 SCDS）的诊断依赖于一致的发现，即结合典型症状、临床检查和实验室检查，特别是 o/cVEMP 和颞骨三维重建高分辨率 CT。系统化的方法可达到诊断的高一致性和可靠性（Naert et al. 2021）。这样就可以避免不必要的手术。然而，在临床实践的案例中，往往没有系统性的方法（Cozart et al. 2021）。

此外，在过去的 20 年里，思维发生了变化：上述症状往往被错误地归因于“外淋巴瘘”（见 12.2）；而如今达成了共识，即绝大多数第三窗综合征患者并没有瘘管。最后，许多患有第三窗综合征的患者被误诊为功能性疾病。

12.1.5 病理生理学和病因学

病理生理学 上述症状和体征是通过第三窗（除蜗窗和前庭窗外）病理性压力传导引起的（图 12.7）。这既解释了前庭和听力的症状和体征，也解释了实验室检查的结果（Iversen and Rabbitt 2020）。在健康受试者中，存在从前庭窗到内耳的压力传导，并通过蜗窗传导。第三窗显著地改变了内耳的生物力学特性（Rosowski et al. 2004）：压力变化和声音在第三窗的方向上被部分传导，这导致压力诱发的症状，例如，Tullio 现象，即在受影响的半规管平面上产生由声音诱发的眼球震颤。SCD 促进了低频下通过耳蜗区的声体速度的传播，导致骨传导过敏（Guan et al. 2020），这也可以解释自体共鸣（Mikulec et al. 2004）以及 oVEMP 振幅的增加和 cVEMP 阈值的降低（Overview in Ward et al. 2017）。

病因学 确切的病因尚不清楚。推测前半规管上方的骨生长存在原发性先天性延迟（Carey et al. 2000）。另外，有一些破骨细胞破坏过程的证据（Kamakura and Nadol Jr. 2017）。也有一些病例的症状出现在头部创伤，气压创伤，或举重、咳嗽以及按压后的压力变化，这可能会由于颅内压升高而导致骨破裂。

12.1.6 治疗：原则和实用治疗

对于只有轻微症状和体征的患者，解释疾病的机制并建议他们避免压力的变化，通常就足够了。对于损伤更严重的情况，可以讨论和推荐手术治疗。

12.1.6.1 实用治疗

1. 对疾病的机制和病因的解释。

2. 对于症状可耐受的轻型病例，应采取保守的方法，即建议尽可能避免压力的变化。

3. 如果有严重的体征和症状以及生活质量下降的病例，可以考虑进行手术（图 12.8）：

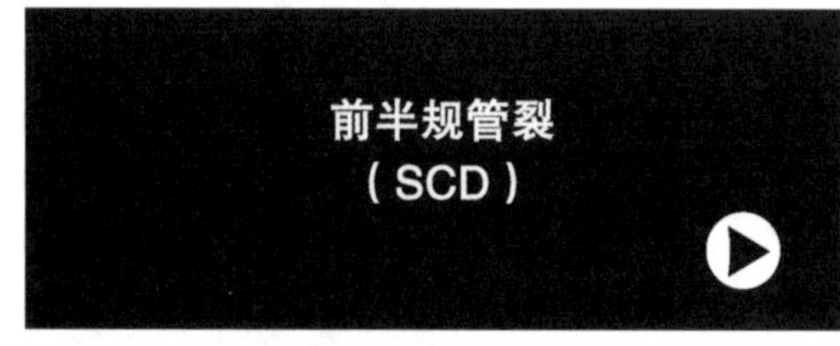

图 12.8 SCDS 病例的不同治疗方案（Louis Hofmeyr Cape Town SA）（见二维码中的视频）

（1）半规管封堵。

（2）表面重建，即恢复前半规管的表面。

（3）盖帽，即简单地覆盖骨缺损处。

可能的手术入路是通过颅中窝或乳突。已发表了大量的病例系列（Romiyo et al. 2019）。在一项对 10 例患者进行的回顾性研究中，发现经乳突软骨的 SCDS 表面置换术会伴有许多并发症（33%），特别是脑脊液渗漏，长期结果并不乐观：33% 的患者需要二次手术（Al et al. 2019）。一项对 118 例患者的研究显示，由于前半规管功能缺陷，半规管堵塞可导致更多的前庭症状，但耳鸣发病率较低（Wung et al. 2019）。总之，目前对最佳手术方案和手术入路尚未达成共识（Ward et al. 2017，Ossen et al. 2017）。值得注意的是，对生活质量的评估应该作为治疗干预措施评估的一部分(Allsopp et al. 2020),手术确实可以提高生活质量(de Wolf et al. 2021)。

另外,也可以对镫骨进行固定或对前庭窗进行稳定(Gona and Phillips 2020),以减少共振振荡。然而,这只使少数患者得到了改善(Ahmed et al. 2019)。但也解释了为什么一些在过去被误诊为"外淋巴瘘"的半规管裂综合征患者对这种治疗有反应(见下文)。

12.2 外淋巴瘘/短暂性外淋巴漏

"外淋巴瘘"(perilymphatic fistula,PLF)非常罕见,也可以称为短暂性外淋巴漏(TPL,见下文),其主要症状是由压力的变化或某些声音的变化引起的反复的眩晕发作,因此也是由第三窗引起的(Deveze et al. 2018; Weinreich and Carey 2019; Sarna et al. 2020)。大多数先前被误诊为PLF并接受过手术治疗的患者很有可能患有SCDS,特别是由于镫骨固定(见上文)也可以使SCDS症状改善。总之,PLF是一种非常罕见的第三窗综合征的亚型。

虽然PLF早在100多年前就已经被首次描述,但关于诊断标准和治疗方法的讨论仍在继续。框12.3中总结了目前的分类。除了上述对SCDS的检查和颞骨影像学的研究外,耳蜗蛋白的测量已被证明有助于支持PLF的诊断(Ikezono et al. 2018)。

框12.3 外淋巴瘘亚型和可能病因的日本建议分类(2017)

- 第一类:有创伤、中耳或内耳疾病及相关手术病史:
  (1a) 直接的迷路创伤(镫骨脱位、耳膜破裂等)
  (1b) 其他创伤(脑外伤、多发性创伤等)
  (2a) 中耳或内耳疾病(胆脂瘤、其他肿瘤、畸形、裂开等)
  (2b) 医源性(手术或其他药物治疗等)
- 第二类外部气压损伤:巨大压力变化史(如潜水或飞行)
- 第三类内部气压损伤:内部压力变化史(如体力消耗、打喷嚏、咳嗽、按压)
- 第四类:在病史上没有明显的原因

12.2.1 术语、病理生理学和治疗原则

12.2.1.1 术语

瘘管(拉丁语fistula,即管子或管道)被定义为在两个中空器官之间或中空器官与身体表面之间的病理性管状连接。如果将这个术语转移到外淋巴间隙,就可以假设有外淋巴渗漏,从而导致内耳功能受损或功能持续丧失。因此,我们也可以称之为"短暂性外淋巴漏"(TPL)。

12.2.1.2 病理生理学

淋巴外腔和淋巴内腔位于骨迷路内。骨迷路和中耳之间的组织边界形成了镫骨基部的环状韧带和蜗窗膜。TPL可以局限于蜗窗或前庭窗,也可能是由于骨缺陷,如骨折、骨侵蚀或迷路微裂隙所致。因此,TPL是由内耳的外淋巴间隙与中耳、乳突或甚至颅内方向之间的病理连接引起的。

12.2.1.3 病因学

可能的原因是头部创伤、气压损伤、伴有骨侵蚀的慢性炎症、肿瘤,特别是胆脂瘤,或外科手术,如镫骨切除术或人工耳蜗植入术。然而,如果膜或骨覆盖物很薄,由打喷嚏、咳嗽、按压或举重引起的简单创伤可能会导致TPL(见框12.3)。特殊原因可以是:

1. 硬膜外间隙方向的骨缺损,如SCDS(见12.1)。
2. 镫骨或前庭窗膜、蜗窗膜或听骨链的病理性活动过度,伴有镫骨足板的过度活动(Dieterich et al. 1989)。
3. 前庭窗的先天性病理性膨出/突出,引起经镫骨脑脊液漏,导致儿童外淋巴积水和感音神经性听力损失。
4. 骨折或微裂隙,例如,从后半规管壶腹延伸到蜗窗。
5. 迷路侧壁区域(朝向中耳)的骨缺损,以及淋巴周围间隙的部分塌陷("迷路震荡"(Nomura et al. 1992)或
6. 慢性中耳炎,也可导致外半规管裂(Chien et al. 2011)。

所有这些都可能导致从中耳到迷路的病理性压力传导,这就导致了在Valsalva动作期间出现的症状。治疗原则源于病理生理学:保守(自发)或手术封堵渗漏。

12.2.2 实用治疗

TPL的首选治疗方法是保守的,因为大多数瘘会自发闭合。

12.2.3 保守治疗

保守治疗包括1～3周的卧床休息,头部适度抬高,必要时给予轻度镇静剂,服用泻药(避免排便时增压),以及保持数周限制体力活动,包括所有举重、腹部按压、剧烈咳嗽或打喷嚏,即使在好转后也要避免。这通常会促进恢复。如果保守治疗失败,且令人烦恼的前庭症状持续存在,建议采用鼓室内镜检查前庭窗和蜗窗。然而,一项回顾性分析和文献综述质疑了对突发性听力下降和疑似TPL患者常规进行鼓室内镜检查的益处:只有11%～14%的患者发现有渗漏。结论是,TPL患者的症状在探索性鼓室切开和膜封闭后没有显著的改善(Heilen et al. 2020)。

12.2.4 外科治疗

手术封堵渗漏仅成功缓解了70%患者的眩晕(Deveze et al. 2018)。先前存在的听力下降通常一点也没有改善。手术过程包括切除瘘管区域的黏膜,用自体材料(通过凝胶泡沫

形成的耳屏或筋膜的软骨周围组织）替代。镫骨足板附近的前庭窗渗漏需要镫骨切除术和假体。即使手术成功，患者术后对极端身体压力（腹部按压、气压损伤）的敏感性也大于健康受试者。因此，复发的情况并不少见。

（张宁 潘永惠 译）

12

参考文献

Ahmed W, Rajagopal R, Lloyd G (2019) Systematic review of round window operations for the treatment of superior semicircular canal dehiscence. J Int Adv Otol 15(2):209–214

Al AA, Farmer R, Bance M (2019) Outcomes of transmastoid resurfacing for superior canal dehiscence using a cartilage overlay technique. Laryngoscope 129(9):2164–2169

Allsopp T, Kim AH, Robbins AM, Page JC, Dornhoffer JL (2020) Quality of life outcomes after transmastoid plugging of superior semicircular canal dehiscence. Am J Otolaryngol 41(2):102287

Baxter M, McCorkle C, Trevino GC, Zuniga MG, Carter AM, Della Santina CC, Minor LB, Carey JP, Ward BK (2019) Clinical and physiologic predictors and postoperative outcomes of near dehiscence syndrome. Otol Neurotol 40(2):204–212

Berning AW, Arani K, Branstetter BF (2019) Prevalence of superior semicircular canal dehiscence on high-resolution CT imaging in patients without vestibular or auditory abnormalities. AJNR Am J Neuroradiol 40(4):709–712

Carey JP, Minor LB, Nager GT (2000) Dehiscence or thinning of bone overlying the superior semicircular canal in a temporal bone survey. Arch Otolaryngol Head Neck Surg 126(2):137–147

Chien WW, Carey JP, Minor LB (2011) Canal dehiscence. Curr Opin Neurol 24(1):25–31

Cozart AC, Kennedy JT, III, Seidman MD (2021) A basis for standardizing superior semicircular canal dehiscence management. Ear Nose Throat J 100:NP444–NP453

Deveze A, Matsuda H, Elziere M, Ikezono T (2018) Diagnosis and treatment of perilymphatic fistula. Adv Otorhinolaryngol 81:133–145

de Wolf MJF, Dawe N, Jervis S, Kumar R, Dalton CL, Lindley K, Irving R (2021) Transmastoid occlusion surgery for superior semicircular canal dehiscence syndrome improves patient-reported quality-of-life measures and corrects cVEMP thresholds and amplitudes. Otol Neurotol 42:1534–1543

Deutschlander A, Strupp M, Jahn K, Jager L, Quiring F, Brandt T (2004) Vertical oscillopsia in bilateral superior canal dehiscence syndrome. Neurology 62:784–787

Dieterich M, Brandt T, Fries W (1989) Otolith function in man: results from a case of otolith Tullio phenomenon. Brain 112:1377–1392

Duman IS, Dogan SN (2020) Contribution of reformatted multislice temporal computed tomography images in the planes of Stenvers and Poschl to the diagnosis of superior semicircular canal dehiscence. J Comput Assist Tomogr 44(1):53–58

Dumas G, Tan H, Dumas L, Perrin P, Lion A, Schmerber S (2019) Skull vibration induced nystagmus in patients with superior semicircular canal dehiscence. Eur Ann Otorhinolaryngol Head Neck Dis 136(4):263–272

Eberhard KE, Chari DA, Nakajima HH, Klokker M, Cayo-Thomasen P, Lee DJ (2021) Current trends, controversies, and future directions in the evaluation and management of superior canal dehiscence syndrome. Front Neurol 12:638574

Fife TD, Colebatch JG, Kerber KA, Brantberg K, Strupp M, Lee H, Walker MF, Ashman E, Fletcher J, Callaghan B, Gloss DS (2017) Practice guideline: cervical and ocular vestibular evoked myogenic potential testing: report of the guideline development, dissemination, and implementation Subcommittee of the American Academy of Neurology. Neurology 89(22):2288–2296

Gona A, Phillips JS (2020) 'Soft reinforcement' of the round window for superior semi-circular canal dehiscence syndrome. J Laryngol Otol 134:366–368

Guan X, Cheng YS, Galaiya DJ, Rosowski JJ, Lee DJ, Nakajima HH (2020) Bone-conduction hyperacusis induced by superior canal dehiscence in human: the underlying mechanism. Sci Rep 10(1):16564

Hassannia F, Misale P, Harvey K, Yu E, Rutka JA (2021) Elevated ocular VEMP responses in the absence of a superior semicircular canal dehiscence. Am J Otolaryngol 42:102789

Heilen S, Lang CP, Warnecke A, Lenarz T, Durisin M (2020) Exploratory tympanotomy in sudden sensorineural hearing loss for the identification of a perilymphatic fistula - retrospective analysis and review of the literature. J Laryngol Otol 134(6):501–508

Ho ML (2019) Third window lesions. Neuroimaging Clin N Am 29(1):57–92

Ikezono T, Matsumura T, Matsuda H, Shikaze S, Saitoh S, Shindo S, Hasegawa S, Oh SH, Hagiwara Y, Ogawa Y, Ogawa H, Sato H, Tono T, Araki R, Maeda Y, Usami SI, Kase Y (2018) The diagnostic performance of a novel ELISA for human CTP (Cochlin-tomoprotein) to detect perilymph leakage. PLoS One 13(1):e0191498

Iversen MM, Rabbitt RD (2020) Biomechanics of third window syndrome. Front Neurol 11:891

Kamakura T, Nadol JB Jr (2017) Evidence of osteoclastic activity in the human temporal bone. Audiol Neurootol 22(4–5):218–225

Karam EZ, Moreno AF, Benavides MA (2021) Slit lamp demonstration of heartbeat nystagmus due to superior canal dehiscence. Neurology 97:642–643

Lee GS, Zhou G, Poe D, Kenna M, Amin M, Ohlms L, Gopen Q (2011) Clinical experience in diagnosis and management of superior semicircular canal dehiscence in children. Laryngoscope 121(10):2256–2261

Lee JA, Liu YF, Nguyen SA, McRackan TR, Meyer TA, Rizk HG (2020) Posterior Semicircular Canal Dehiscence: Case Series and Systematic Review. Otol Neurotol 41:511–521

Mau C, Kamal N, Badeti S, Reddy R, Ying YM, Jyung RW, Liu JK (2018) Superior semicircular canal dehiscence: diagnosis and management. J Clin Neurosci 48:58–65

McCrary HC, Babajanian E, Patel N, Yang S, Kircher M, Carlson ML, Gurgel RK (2021) Superior semicircular canal dehiscence syndrome following head trauma: a multi-institutional review. Laryngoscope 131:E2810–E2818

Mikulec AA, McKenna MJ, Ramsey MJ, Rosowski JJ, Herrmann BS, Rauch SD, Curtin HD, Merchant SN (2004) Superior semicircular canal dehiscence presenting as conductive hearing loss without vertigo. Otol Neurotol 25(2):121–129

Milenkovic I, Sycha T, Berger-Sieczkowski E, Rommer P, Czerny C, Wiest G (2021) Pulse-synchronous torsional nystagmus. Pract Neurol 21:445–447

Minor LB, Solomon D, Zinreich JS, Zee DS (1998) Sound- and/or pressure-induced vertigo due to bone dehiscence of the superior semicircular canal. Arch Otolaryngol Head Neck Surg 124(3): 249–258

Morrison M, Korda A, Wagner F, Caversaccio MD, Mantokoudis G (2022) Case report: fremitus nystagmus in superior canal dehiscence syndrome. Front Neurol 13:844687

Naert L, Ocak I, Griet M, van de Berg R, Stultiens JJA, Van de Heyning P, Bisdorff A, Sharon JD, Ward BK, Van Rompaey V (2021) Prospective analysis of an evidence-based symptom set in superior canal dehiscence syndrome. Otol Neurotol 42(2): e186–e192

Niesten ME, Stieger C, Lee DJ, Merchant JP, Grolman W, Rosowski JJ, Nakajima HH (2015) Assessment of the effects of superior canal dehiscence location and size on intracochlear sound pressures. Audiol Neurootol 20(1):62–71

Noij KS, Herrmann BS, Guinan JJ Jr, Rauch SD (2019) Toward optimizing cVEMP: 2,000-Hz tone bursts improve the detection of superior canal dehiscence. Audiol Neurootol 23(6):335–344

Nomura Y, Okuno T, Hara M, Young YH (1992) "Floating" labyrinth. Pathophysiology and treatment of perilymph fistula. Acta Otolaryngol 112(2):186–191

Ossen ME, Stokroos R, Kingma H, van Tongeren J, Van Rompaey V, Temel Y, van de Berg R (2017) Heterogeneity in reported outcome measures after surgery in superior canal dehiscence syndrome-a systematic literature review. Front Neurol 8:347

Papathanasiou ES, Straumann D (2019) Why and when to refer patients for vestibular evoked myogenic potentials: a critical review. Clin Neurophysiol 130(9):1539–1556

Philip A, Mammen MD, Lepcha A, Alex A (2019) Posterior semicircular canal dehiscence: a diagnostic and surgical conundrum. BMJ Case Rep 12(7):e229573

Romiyo P, Duong C, Ng E, Wung V, Udawatta M, Nguyen T, Sheppard JP, Preet K, Alemnew M, Seo D, Gopen Q, Yang I (2019) Superior semicircular canal dehiscence postoperative outcomes: a case series of 156 repairs. J Clin Neurosci 68:69–72

Rosowski JJ, Songer JE, Nakajima HH, Brinsko KM, Merchant SN (2004) Clinical, experimental, and theoretical investigations of the effect of superior semicircular canal dehiscence on hearing mechanisms. Otol Neurotol 25(3):323–332

Sarna B, Abouzari M, Merna C, Jamshidi S, Saber T, Djalilian HR (2020) Perilymphatic fistula: a review of classification, etiology, diagnosis, and treatment. Front Neurol 11:1046

Spear SA, Jackson NM, Mehta R, Morel CE, Miller LS, Anderson D, Arriaga MA (2016) Is MRI equal to CT in the evaluation of thin and dehiscent superior semicircular canals? Otol Neurotol 37(2):167–170

Stahl MC, Otteson T (2022) Systematic review on vestibular symptoms in patients with enlarged vestibular aqueducts. Laryngoscope 132:873–880

Steenerson KK, Crane BT, Minor LB (2020) Superior semicircular canal dehiscence syndrome. Semin Neurol 40(1):151–159

Strupp M, Zwergal A (2019) Teaching video NeuroImages: use your tuning fork to diagnose vertigo. Neurology 93(15):e1497

Tran ED, Swanson A, Sharon JD, Vaisbuch Y, Blevins NH, Fitzgerald MB, Steenerson KK (2020) Ocular vestibular-evoked myogenic potential amplitudes elicited at 4 kHz optimize detection of superior semicircular canal dehiscence. Front Neurol 11:879

Tunkel AE, Carey JP, Pearl M (2019) Flat panel computed tomography in the diagnosis of superior semicircular canal dehiscence syndrome. Otol Neurotol 40(2):213–217

Verrecchia L, Brantberg K, Tawfique Z, Maoli D (2019) Diagnostic accuracy of ocular vestibular evoked myogenic potentials for superior canal dehiscence syndrome in a large cohort of dizzy patients. Ear Hear 40(2):287–294

Ward BK, Carey JP, Minor LB (2017) Superior canal dehiscence syndrome: lessons from the first 20 years. Front Neurol 8:177

Ward BK., van de Berg R, van Rompaey V, Bisdorff A, Hullar TE, Welgampola MS, Carey JP (2021) Semicircular canal dehiscence syndrome (SCDS): diagnostic criteria of the Bàrány Society 31(3):131–141

Watson SRD, Halmagyi GM, Colebatch JG (2000) Vestibular hypersensitivity to sound (Tullio phenomenon): structural and functional assessment. Neurology 54(3):722–728

Weinreich HM, Carey JP (2019) Perilymphatic fistulas and superior semi-circular canal dehiscence syndrome. Adv Otorhinolaryngol 82:93–100

Wung V, Romiyo P, Ng E, Duong C, Nguyen T, Seo D, Yang I, Gopen Q (2019) Sealing of superior semicircular canal dehiscence is associated with improved balance outcomes postoperatively versus plugging of the canal in middle fossa craniotomy repairs: a case series. J Neurosurg 28:1–5

Young AS, McMonagle B, Pohl DV, Magnussen J, Welgampola MS (2019) Superior semicircular canal dehiscence presenting with recurrent positional vertigo. Neurology 93(24):1070–1072

Zhang LC, Sha Y, Dai CF (2011) Another etiology for vertigo due to idiopathic lateral semicircular canal bony defect. Auris Nasus Larynx 38(3):402–405

第13章　中枢性前庭疾病

目录

13.1　中枢性前庭综合征概况

13.1.1　临床概述

中枢性前庭形式的眩晕是由脑干前庭通路的病变引起的，脑干前庭通路从延髓的前庭核延伸到中脑吻侧端的眼球运动核和整合中枢，并延伸到前庭小脑、丘脑和颞顶叶皮质的多感觉前庭皮质区域（Brandt and Dieterich 1994；Dieterich and Brandt 1993a；Baier et al. 2008；Baier and Dieterich 2009）（图 13.1）。在三级跨学科门诊头晕诊室中，包括前庭性偏头痛在内的中枢性前庭疾病约占已确定诊断的 25%（Newman-Toker et al .2008；Kerber et al. 2017；Vanni et al. 2015；Brandt and Dieterich 2017；Zwergal and Dieterich 2020）。

一方面，中枢性前庭疾病是各种原因引起的定义明确的临床综合征，例如，下跳性或上跳性眼震。这些典型的眼球运动仅出现在小脑或脑干病变中，从而使其定位明确。

另一方面，中枢性前庭症状也可能是更复杂的幕下临床综合征的一部分，伴有其他症状或核上/核/束性眼球运动障碍和/或其他神经性脑干缺陷（Wallenberg 综合征或中脑梗死）。症状的开始和持续时间有助于中枢性前庭形式眩晕的鉴别诊断：

- **短暂发作的旋转性眩晕或姿势失衡，持续数秒至数分钟**或数小时，是由椎基底动脉区域内的短暂性脑缺血发作、前庭性偏头痛、发作性共济失调 2 型、MS 中伴有共济失调/构音障碍的阵发性脑干发作引起，很少由前庭性癫痫引起。
- **持续数小时至数天的旋转性眩晕或姿势失衡发作**，通常伴有额外的脑干功能障碍，可能由脑干的梗死、出血或多发性硬化斑块引起，很少由前庭性偏头痛的长期发作引起。
- **持续数天至数周（甚至更长时间）的体位不平衡**（很少为持续性旋转性眩晕），并伴有朝某一方向跌倒的倾向，通常由双侧脑干或小脑的永久性损伤引起，例如，下跳性眼震综合征（图 13.2）最常见的原因是小脑退行性疾病。短暂的上跳性眼震综合征（图 13.3）是由脑桥延髓旁正中结构或脑桥中脑的损伤（梗死、出血、肿瘤、中毒）引起。

在外周性前庭疾病中，特定的功能障碍如自发性或位置性眼震可以精确地归因于受影响的迷路结构。例如，良性阵发性位置性眩晕的后半规管或外半规管结石可以通过头部在受影响的管平面内运动引起的位置性眼震的方向来明确识别。相反，中枢性前庭疾病中相同的综合征可以是由起源于前庭回路中的不同病变引起，特别是脑干和小脑病变。（Dieterich and Brandt 1993a；Brandt and Dieterich 1994；Baier et al. 2008，2012b）。重力感觉通路的单侧损伤导致的中枢前庭张力失衡很好地说明了这一点。重力感觉通路起源于迷路耳石和后半规管，它们调节我们对垂直的感知并将视

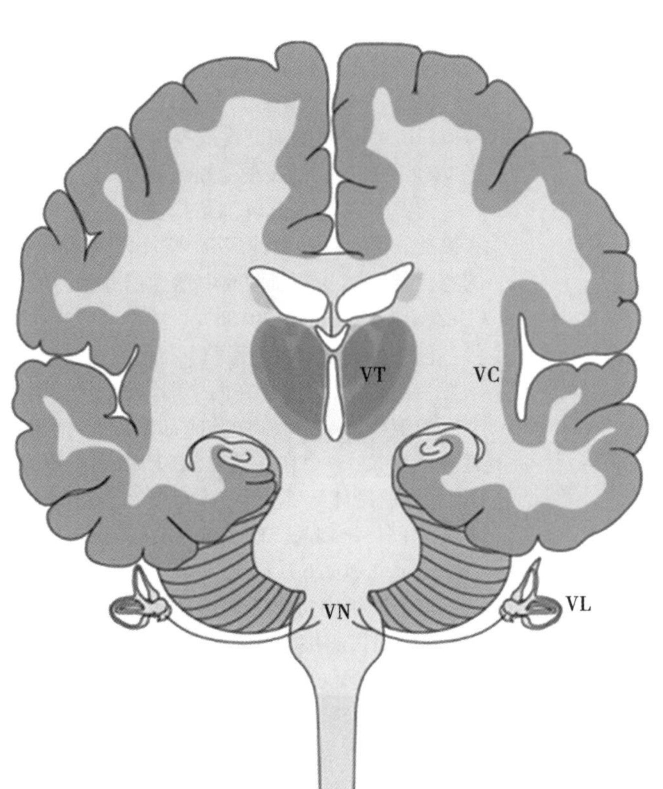

图 13.1　中枢性前庭综合征和高级前庭功能障碍。示意图列出了一个不完整的归因于皮质、丘脑、脑干或小脑病变的综合征列表。一些疾病在多个层面上与中枢性病变有关。例如，眼倾斜反应可能是由脑干或小脑病变引起。在某些情况下，局部解剖支配区域是不确的。VC，前庭皮质；VL，前庭迷路；VN，前庭神经核；VT，前庭丘脑。［假性前庭神经炎（pseudoneuritis）是一种急性中枢性前庭综合征，简称 ACVS］（Brandt and Dieterich 2017）

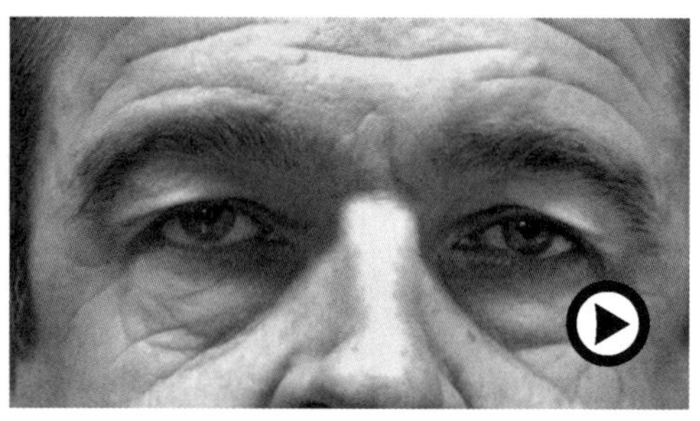

图 13.2 下跳性眼震（见二维码中的视频）

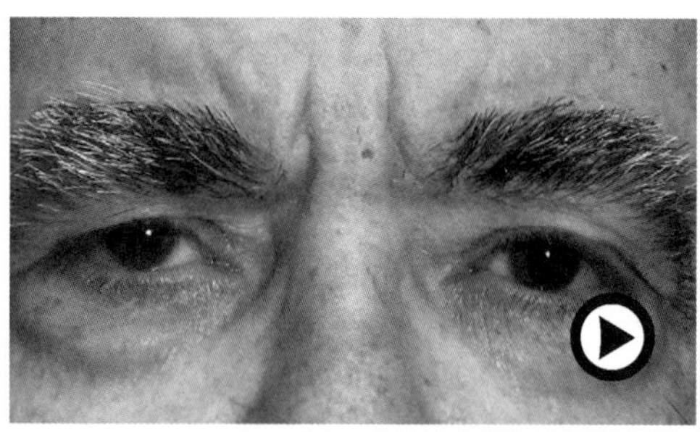

图 13.3 上跳性眼震（见二维码中的视频）

线、头部和躯体稳定在直立位置。例如，这些通路的病变可导致类似的前庭神经张力失衡综合征（Dieterich and Brandt 1993a，b）（图 13.4）。

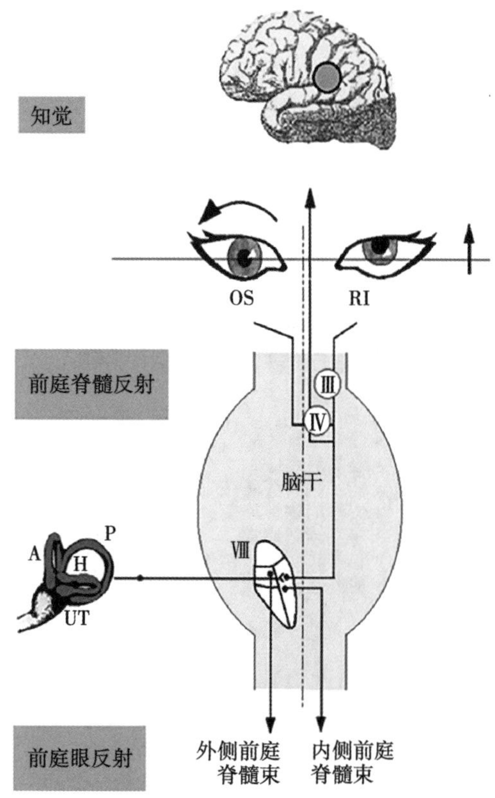

图 13.4 前庭眼反射（VOR）及其三级神经元反射弧的示意图及其对眼球运动、知觉和姿势功能的调节，以及由于重力感觉通路的张力失衡而导致的伴眼扭转和眼球垂直偏斜的眼倾斜反应（箭头所指即为眼扭转和向上的眼偏斜）。A，P，H，前，后，外半规管；RI，下直肌；OS，上直肌；Ⅲ、Ⅳ、Ⅷ，第三、第四、第八脑神经核；UT，椭圆囊

多感觉前庭网络的单侧皮质病变可能导致由单侧丘脑-前庭皮质调节的高级前庭认知功能障碍（右利手者右半球优势，左利手者左半球优势）。表现为急性右侧大脑中动脉梗死后更频繁、更严重的偏侧忽视和瘫痪侧倾倒综合征（Brandt et al. 2014）。

对于管理头晕患者的医生来说，上述提到的中枢性前庭综合征的例子可能很难理解，因为其体征和症状与外周性前庭疾病非常相似。前庭系统的双侧结构有助于我们了解其感觉运动、知觉和认知功能，以及其功能障碍情况。

13.1.2 双侧中枢前庭神经网络

中枢性前庭眩晕最重要的结构是介导前庭眼反射（VOR）的神经通路（图 13.4）。它们从外周迷路穿过延髓脑干的前庭核到达眼球运动核团（Ⅲ、Ⅳ、Ⅵ）以及脑桥和中脑的核上性整合中心[Cajal 间位核（INC）和内侧纵束的吻侧间位核（riMLF）]（Brandt and Dieterich 1994，2017）（图 13.4 和图 13.5）。在头部和身体快速运动过程中，三级神经元反射弧会产生代偿性眼球运动。作为中脑垂直和扭转眼球运动的整合中心，INC 和 riMLF 与作为眼球水平运动整合中心的舌下神经前置核、前庭核和小脑同样重要。

上行通路在对侧和同侧均可通过丘脑后外侧到达颞顶叶皮质和岛叶后部的前庭区域网络（Zwergal et al. 2008），例如，顶岛前庭皮质（PIVC），以及主要负责感知、自我运动和空间定向的颞上回和顶下叶区域。下行通路从前庭核沿内侧前庭脊髓束和外侧束进入脊髓，以调节姿势控制。此外，还有许多通往前庭小脑的通路。

因此，VOR 的障碍不仅表现为眼动障碍，还表现为感知障碍（由于 VOR 的前庭皮质投射受损）和姿势控制障碍（由于 VOR 的前庭脊髓投射受损）（图 13.4）。

前庭系统的双侧解剖结构提供了四个功能优势：主动和被动头部运动的最佳区分、空间定向、单侧外周功能障碍的感觉替代以及外周性或中枢性前庭张力失衡的中枢代偿（Dieterich and Brandt 2015a）。

该结构基于双侧上行和下行的通路和至少五个交叉，其中三个在脑干（第一个在两个前庭核之间，第二个在前庭核上方的脑桥，第三个在中脑喙部被盖）。两个半球之间至少有两个交叉：一个在岛盖皮质（即前庭皮质的核心区域）之间，穿过胼胝体压部，另一个可能在多感觉皮质视觉运动区 MST 之间（Kirsch et al. 2016；Dieterich and Brandt 2018a，b；Conrad et al. 2022b）（图 13.5）。

这个网络中负责感觉运动和认知功能的结构从脑干尾部到皮质可以再细分为三大类（Dieterich and Brandt 2015a）：

1. 在脑干-小脑水平上对凝视、头部和躯体三个空间平面（水平面、矢状面、冠状面）的反射性控制。

2. 皮质/皮质下水平对自我运动的感知以及对自主运动和平衡的控制。

3. 更高级的前庭认知功能，例如空间记忆和导航。

关于前庭脊髓下行通路，可以区分第四种功能：脑干延髓外侧病变为单一症状性轴向侧倾，没有额外的前庭症状和体征（Thömke et al. 2005；Kim et al. 2007，2015a）。

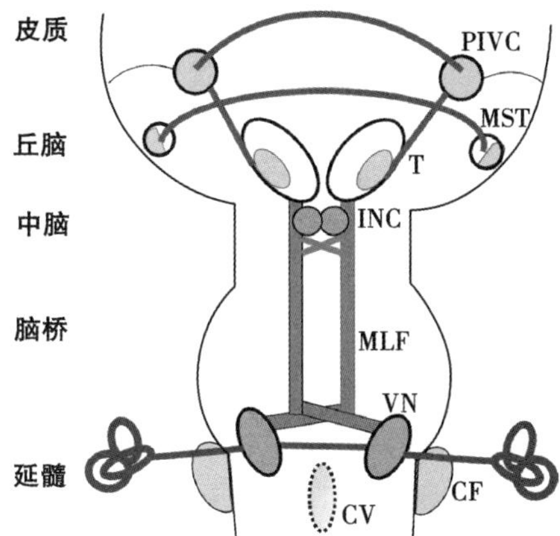

图 13.5 从迷路经前庭神经和前庭神经核(VN)到多感觉前庭皮质(顶岛前庭皮质,PIVC)和视觉皮质内侧颞上区(MST)的双侧前庭通路解剖结构示意图。前庭外周终末器官(红色)的前庭输入由同侧和对侧介导连接到中脑被盖,特别是通过内侧纵束(MLF)与Cajal 间位核(INC)。在脑干中发现了 3 个重要的上行前庭通路交叉点:一个在前庭核之间,第二个在前庭核上方的脑桥中,第三个在中脑动眼神经核和 INC 的水平。已知在皮质水平有 2 个交叉点,其中最重要的一个交叉点位于两侧大脑半球的 PIVC 核心区域之间,穿过胼胝体压部后部。另一个交叉连接两侧大脑半球次级视觉皮质中负责运动检测 MST 的多感觉区域。MST,视觉皮质内侧颞上区;T,丘脑;PIVC,顶岛前庭皮质;CF,小脑绒球;CV,小脑蚓部;INC,Cajal 间位核;MLF,内侧纵束;VN,前庭神经核

特异性反射和自主感觉运动功能以及认知功能取决于从延髓脑干到皮质的病变部位水平,这一概念有助于临床医生定位局灶性病变。

13.1.3 外周和中枢前庭结构的解剖学

前庭疾病的传统分类主要根据病变解剖部位,分为外周前庭系统和中枢前庭系统。前者包括迷路和前庭神经,即一级神经元被归类为外周前庭系统。相比之下,脑桥延髓中的前庭神经核和从这些核团投射到前庭小脑(通过小脑脚)、脑干、丘脑和皮质区域的前庭通路被归类为中枢前庭系统(图 13.4)。在临床上应用时,这种简单的解剖学分类存在某些缺点。第一个缺点是对起源于从外周到中枢的过渡区域的疾病的诊断不准确(即第八脑神经根入口区)。该区域由从前庭神经节到前庭神经核的外周前庭神经元支配,根据定义是"外周"。因此,虽然第八脑神经根部入口区的病变在解剖学上定义为外周,但仍然需要用更多的神经学方法来揭示此区域的腔隙性梗死或多发性硬化斑块(急性中枢性前庭综合征。既往称为"假性前庭神经炎")(Kim and Lee 2010; Brandt et al. 2014)。单纯在解剖学上区分外周性和中枢性前庭疾病的另一个缺点涉及将不同功能障碍归因于受损结构的灵敏度和特异度,这对于外周疾病比中枢疾病更容易做到(Brandt and Dieterich 2017)。

13.1.4 中枢丘脑皮质前庭系统的支配地位

人类大脑功能的双侧结构的特点是半球特异性,这是由系统发育、遗传和发育因素共同决定的(Tzourio-Mazoyer 2016; Tzourio-Mazoyer et al. 2017; Dieterich and Brandt 2018a, b; Brandt and Dieterich 2019)。这主要是针对惯用手和语言的优势侧进行研究发现的(Ocklenburg et al. 2013a, b)。显然,语言并不严格依赖于惯用手习惯,因为几乎所有右利手和近 70% 的左利手都显示为左半球控制语言功能(Scharoun and Bryden 2014)。左右利手和语言的半球偏侧优势是大脑在发育中慢慢建立起来的,似乎在 3 岁时相对确定(Hodgson et al. 2016)。感觉模态的输入在两个半球介导,但偏侧化也可能要看语境。一项功能磁共振成像和脑磁图的研究表明,在被动聆听不同声音定位时,在脑磁图中应用复杂的周期性声音时,以及在脑电图和功能磁共振成像相结合时,右侧听觉皮质主要被激活(Brunetti et al. 2005; Coffey et al.2016; Coffey et al. 2017)。

具有两个迷路的前庭网络是特殊的,因为它需要不同水平的左右网络结构之间的持续交互作用——尤其是大脑半球——对自身运动、重力矢量和空间方向的整体感知。这对于在身体加速时做出足够的运动反应以保持姿势平衡十分必要(Dieterich and Brandt 2018a, b)。然而,多感觉皮质前庭综合征(如偏侧空间忽视、瘫痪侧倾倒综合征)的症状和病程只能在大脑半球功能特异性和偏侧优势的基础上理解。

一项 PET 研究发现,前庭皮质网络在右利手中具有右半球优势,而左利手中具有左半球优势(Dieterich et al. 2003)(图 13.6,彩图见文末彩插)。这项研究基于前庭冷热刺激,在前庭电刺激和听觉诱发的前庭(耳石)刺激期间,可以通过 fMRI 得到证实(Fink et al. 2003; Schlindwein et al. 2008; Janzen et al. 2008)(图 13.7,彩图见文末彩插)。使用激活概率估计法对迄今为止已发表的人类前庭系统神经影像学结果进行整合的荟萃分析,证实了右利手的右半球优势,并发现前庭皮质环路的核心区域是顶盖区,即 OP2 (Eulenburg zu et al. 2012)。另一项荟萃分析也通过功能磁共振对前庭皮质网络的精确定位进行了研究,确定了后岛叶(短岛回Ⅲ,长岛回Ⅳ)、岛后皮质(Ri)和顶盖区(OP2)作为核心区域,其激活取决于前庭受到冷热、电流或听觉刺激(Lopez et al. 2012a)。后一区域似乎是与最初在对猴子的电生理学研究中发现的"顶岛前庭皮质"(PIVC)核心区域的人类同源区域(Grüsser et al. 1990a, b; Guldin and Grüsser 1998)。还有研究发现单侧的脑桥延髓卒中影响前庭核,在前庭通路受损 6 个月后,右侧大脑半球内的后岛叶、岛后皮质和岛盖皮质区域显示出体积增加(Conrad et al. 2020, 2021, 2022a, b)(图 13.8)。对右利手和左利手的两个半球基于功能磁共振连通性的前庭网络分割显示,前庭优势位于脑岛后部和顶盖区域,而周围的多感觉前庭皮质区域(颞上回、顶下小叶、额下回)呈对称分布,连接着其他感觉系统(听觉、视觉)(Kirsch et al. 2018)。

前庭中枢系统的结构和功能偏侧优势并不局限于前庭皮质,似乎还包括丘脑和脑干上部。右利手的双侧前庭脑干通路磁共振弥散张量成像显示这些通路从前庭核经旁正中和后外侧丘脑亚核到达多感觉前庭皮质(Dieterich et al.2017)(图 13.9,彩图见文末彩插)。定量分析显示,脑干中有一个类似绳梯状的前庭通路系统,在脑桥和中脑水平有交叉点。可以描绘出三种左右纤维分布结构类型:①从前庭核到脑桥交叉点的下脑桥水平均匀分布的通路。②脑桥和中

13

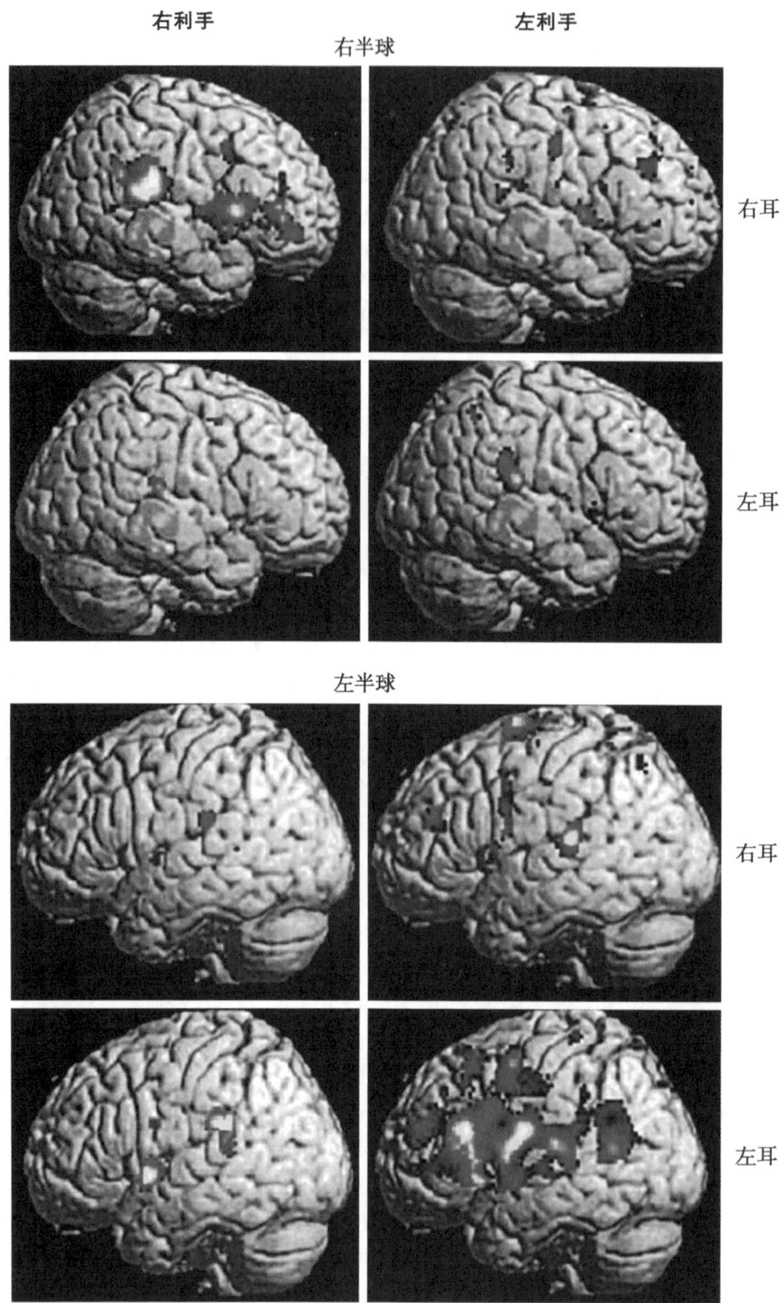

图 13.6 12名健康右利手志愿者和12名健康左利手志愿者在对右耳或左耳进行前庭冷热刺激时的PET激活模式（$H_2^{15}O$-PET）。两个半球的颞顶岛区都发现了激活，右利手者以右半球激活为主，左利手者以左半球激活为主。激活区域网络包括岛盖后区、颞上回、额下回、岛前叶、顶下小叶、海马和扣带回（Modifed from Dieterich et al. 2003）

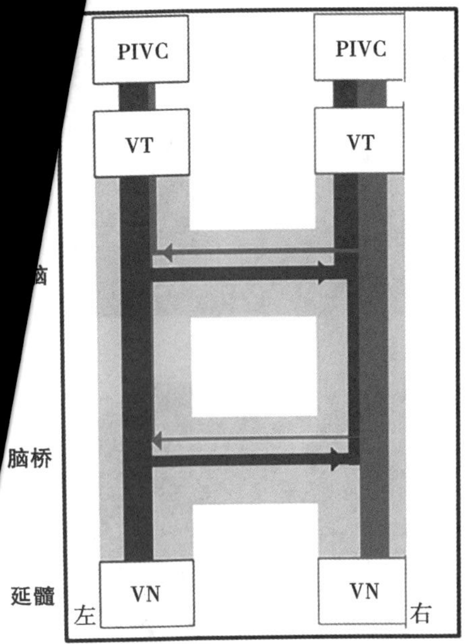

3.9 自延髓脑干的前庭神经核经旁正中和后外侧丘脑至后岛 的顶岛前庭皮质的前庭通路的磁共振弥散加权纤维束成像图。 过线条的宽度可视化纤维的数量，从丘脑旁正中和后外侧的两个 兴趣区域（ROI）分析了同侧（垂直）和对侧（水平交叉）通路的定 示意图。由于脑桥和中脑水平的交叉纤维数量不同（从左到右较 ），导致了中脑上部、丘脑和皮质的神经纤维的不对称，右侧占优 势。箭头方向表示从起点到目标点的纤维方向，但无法区分是传 入/上升还是传出/下降通路。起自右侧前庭核的通路用红色表示，起自左侧的通路用蓝色表示。VN，前庭神经核；VT，后外侧丘脑；PIVC，顶岛前庭皮质（Dieterich et al. 2017）

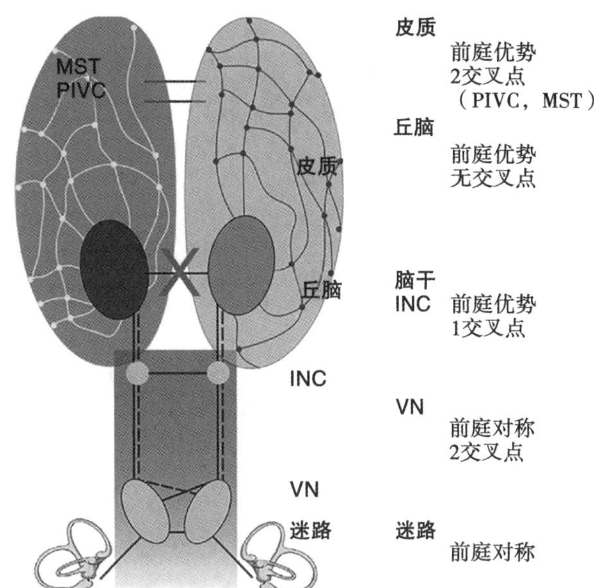

图 13.10 从迷路到丘脑的双侧中枢前庭通路及其左右对称或不对称示意图。发现了前庭通路有 3 处脑干交叉点：①前庭神经核（VN）之间；②脑桥的前庭神经核上方；③在中脑 Cajal 间位核（INC）水平。大脑皮质中，两处经胼胝体的交叉[在脑岛的顶岛前庭皮质（PIVC）之间，以及在视觉皮质的内侧颞上区（MST）之间]。最重要的一个发现是，两侧丘脑之间没有直接联系（红 ×）。双侧大脑半球广泛分布的两个网络的分离，允许不同的复杂的感觉运动和认知功能同时进行工作。两侧半球丘脑-皮质网络的这种分离是儿童时期大脑发育的先决条件，不同的大脑功能会形成不同的网络，比如，一边形成惯用手，另一边是空间中的多感觉定向。VN，前庭神经核；INC，Cajal 间位核；PIVC，顶岛前庭皮质；MST，内侧颞上区（Brandt and Dieterich 2018，2019）

脑交叉之间，存在中度的脑桥中脑右侧偏侧化（右侧优势）。③通向丘脑前庭亚核的中脑交叉点上方右侧优势进一步增加。脑干偏侧优势的增加是脑桥和中脑交叉纤维数量不对称的结果，从左向右交叉纤维的数量更多。右利手者右侧前庭中脑-间脑环路的优势对应前庭皮质网络的右侧半球优势。

前庭偏侧优势的建立是基于两个独立的丘脑-皮质网络（Brandt and Dieterich 2018，2019）（图 13.10，彩图见文末彩插），它们是通过协作和连接整合非反射性高级多感觉运动功能和前庭认知功能的结构基础（Hwang et al. 2017）。两个丘脑核团之间缺乏直接的相互联系，使得左右丘脑皮质网络“分开”。这使得两个半球能够同时使用不同的空间参照系：以自我为中心的物体操纵（惯用手）和非自我为中心的空间定向。两个丘脑皮质网络的分离可能是不同神经元网络在婴儿期成熟过程中发育的先决条件，从而允许某些大脑功能的偏侧优势，比如前庭优势（Brandt and Dieterich 2015）。

这与空间注意偏侧优势的概念是一致的：左半球自我中心的焦点用于物体的分类识别，右半球整体的异中心焦点用于调节大范围空间坐标（Van der Ham et al. 2014）。

13.1.5 前庭觉、视觉和躯体感觉系统间的相互抑制作用

当两个半球的颞顶叶前庭网络中的神经元被激活时，双侧视觉和躯体感觉皮质会发生下调（失活）（Wenzel et al. 1996；Bense et al. 2001）。由于在视觉诱导的自我运动感知过程中发现了相反的激活-失活模式，例如，枕叶和顶叶视觉区域的激活与多感觉前庭皮质（例如，PIVC）的失活同时发生（Brandt et al. 1998，2000；Dieterich et al. 2003），推测在视觉和前庭系统这两个感觉系统之间存在皮质相互抑制作用（Brandt et al. 1998）。这种相互作用在感觉输入不匹配的情况下为解决潜在的感知冲突提供了一种强有力的方式，以将感觉权重从较少的模态转移到更可靠的模态。感觉系统之间的相互抑制和相互作用是皮质的基本感知机制（Brandt and Dieterich 1999）。在其他感觉模式之间也发现了这种相互作用形式，例如，躯体感觉和伤害感受、伤害感受和前庭觉、触觉和视觉，以及视觉和听觉系统（Bense et al. 2001；Laurienti et al. 2002；Maihöfner et al. 2006；Merabet et al. 2007）。

在引起严重的旋转性眩晕和急性自发性眼震的急性期单侧前庭神经炎患者中，PET 研究很好地证明了视觉与前庭觉相互作用的临床相关性（Bense et al. 2004；Becker-Bense et al. 2014）。一方面，视觉皮质功能下调的有益作用可以用心理物理学实验来解释，这些实验表明，由于眼球不自主运动，获得性眼震患者的眼震幅度总是显著小于视网膜净滑移（Brandt and Dieterich 1988；Dieterich et al. 1998）。此外，这些获得性眼震（Dieterich et al. 1998）以及由于双侧前庭功能减退而导致 VOR 功能障碍的患者（Mesland et al. 1996；

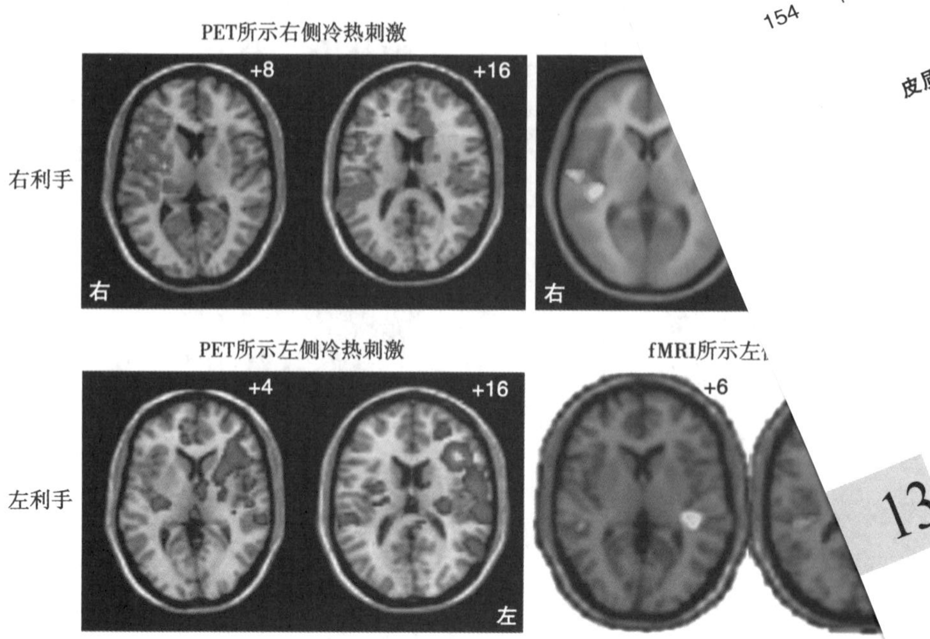

图 13.7　健康的右利手和左利手者在前庭刺激时不同 PET 和 fMRI 研究的激活模式。在 PET 中，…规管进行了前庭冷热刺激。在 fMRI 中，对球囊进行了短声刺激诱发颈肌前庭诱发肌源性电位（cVE…分别对右利手和左利手进行演示。激活区域位于岛叶和后岛叶皮质、颞上回和顶下小叶，右利手在右…和左利手在左半球的激活区域显著增强（Dieterich and Brandt 2018b）

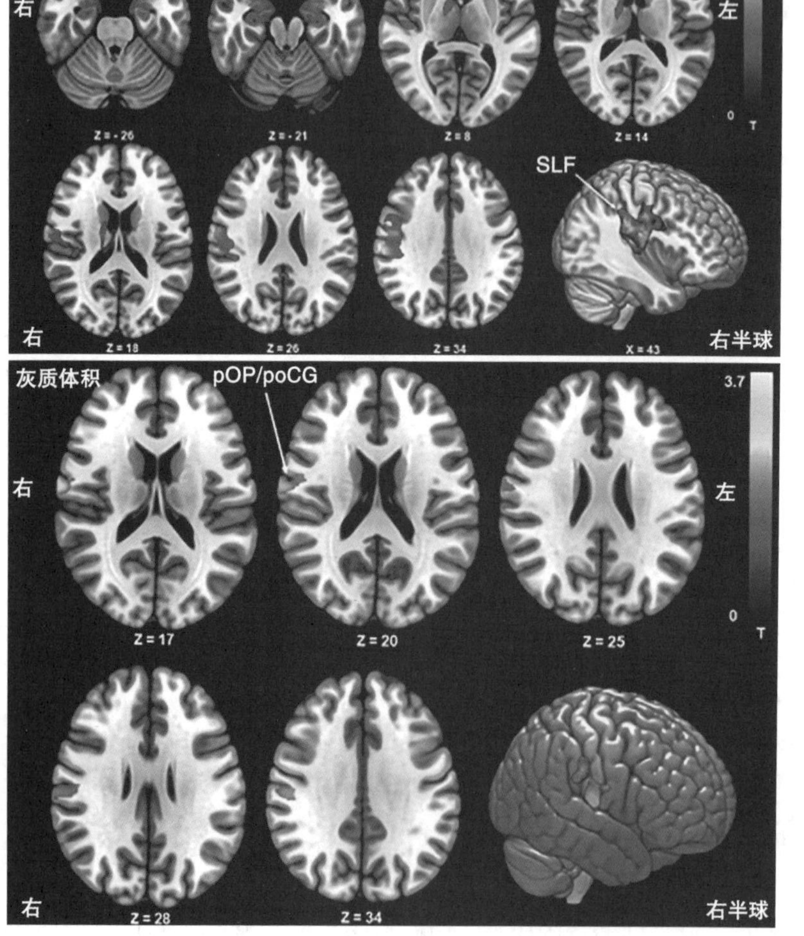

图 13.8　与年龄匹配的健康志愿者相比，15 例急性单侧脑桥延髓梗死患者在脑卒中发作后 6 个月基于体素的形态学测量。显示灰质体积（GMV）和白质体积（WMV）增加。GMV 和 WMV 增加主要位于右半球（RH）的岛后皮质、顶盖、中央后回和颞上回。急性期出现自发性眼震的患者（n=9）中，WMV 和 GMV 增加仅见于右半球的顶盖皮质和中央后回以及右侧丘脑前部（WMV 增加）。这些数据证实了右利手的右半球前庭优势的概念。pOP，顶盖；poCG，中央后回；SLF，上纵束（Conrad et al. 2020）

Shallo-Hoffmann and Bronstein 2003）均存在对物体运动的感知能力降低。有趣的是，后一种患者的双侧视觉皮质活动增强，包括运动敏感区 MT/V5（Dieterich et al. 2007），而单侧前庭功能减退的患者视觉皮质运动处理区的活动减少（Deutschländer et al. 2008）。

另一方面，视觉皮质的失活不仅取决于眼球运动（由于前庭性眼震或 VOR 障碍引起的视网膜滑动），还完全取决于前庭输入。视觉皮质的失活似乎更依赖于前庭的输入，因为通过功能磁共振发现前庭神经电刺激也会导致视觉皮质的双侧信号显著降低（Bense et al. 2001），尽管此时并没有引起前庭眼震。唯一的眼球运动是轻微的强直性眼扭转，没有振动幻视。

罕见的房间倾斜错觉阵发性综合征可以作为视觉和前庭系统之间相互抑制和作用的临床例子。在单侧外周和中枢性前庭病变（Sierra-Hidalgo et al. 2012）患者中发现存在反复的短暂性的视野倒置症状。短暂的视觉倒置或视觉出现 90° 倾斜是明显的前庭体征，表明垂直度的感知存在错误。因此，房间倾斜错觉的短暂过程可能反映了重力感受从误导性前庭觉转移到更可靠的视觉系统的感知结果。在必须解决视觉和前庭系统之间感知不匹配的同时，大脑还必须解决两侧半球之间潜在的感知错配问题。

13.1.6 中枢性前庭疾病的常见病因

中枢性前庭综合征通常是神经通路、神经核团或核心区域的病变或病理性兴奋刺激的结果。病变最常由以下原因引起：

- 梗死
- 出血
- 多发性硬化
- 肿瘤
- 脑退行性疾病

病理性兴奋刺激很少发生在多发性硬化的阵发性脑干发作（伴共济失调和构音障碍）、腔隙性脑梗死后或前庭性癫痫中。由于颞-顶-枕交界处的兴奋刺激所致的前庭性癫痫更罕见（Brandt 1999；Hewett et al. 2011；Hewett and Bartolomei 2013）。

表 13.1 概述了中枢前庭系统腔隙性或区域性脑梗死所造成的缺血性损害，描述了典型的临床综合征和受累血管（图 13.11）。

表 13.1 单侧血管病变所致的临床综合征及累及的相应动脉区域

脑部部位/临床症状		动脉
延髓	Wallenberg 综合征（DVD）合并 OTR 及其相关表现（头倾斜、眼垂直偏斜、眼扭转、SVV 偏斜）：前庭内侧核损害	椎动脉或 PICA 的分支 罕见：脊髓后动脉
	急性前庭综合征（DVD）=“假性前庭神经炎”：前庭神经束、前庭内侧核和/或上核或小脑上脚的损害	椎动脉分支或 PICA
	OTR 向同侧：前庭上核损害	AICA
脑桥和中脑	OTR 或其组成部分朝向对侧：MLF 的损害	起自基底动脉的旁正中动脉
	UBN 联合 INO：前庭上核和 CVTT 损害	起自基底动脉的旁正中动脉
	SVV 偏斜：内侧丘系损害（IVTT）	起自基底动脉的旁正中动脉
中脑吻侧	OTR 或其组成部分朝向对侧：INC 和 riMLF 的损害	起自基底动脉的中脑旁正中动脉
丘脑旁正中	当吻侧中脑受累（INC 病变）时，OTR 朝向病变侧的对侧	50% 的中脑旁正中动脉与丘脑旁正中动脉同起源于基底动脉
	丘脑性站立不能伴向对侧侧倾和 SVV 偏斜：丘脑中央区病变（罕见）	起自基底动脉的丘脑旁正中动脉
丘脑后外侧/腹外侧	向一侧倾倒的倾向，SVV 偏斜呈反向或拮抗性	丘脑前动脉或者可能为大脑后动脉分支
	丘脑性站立不能伴向后/对侧跌倒	丘脑前动脉或者可能为大脑后动脉分支（右侧更多见）
	瘫痪侧倾倒综合征（罕见）	丘脑前动脉或者可能为 8 大脑后动脉分支
颞顶叶和岛叶皮质	向一侧倾倒的倾向，SVV 偏斜呈反向或同向	大脑中动脉分支
	瘫痪侧倾倒综合征（罕见）	大脑中动脉分支
前庭小脑	OTR 及其成分为反向（60%）或同向（25%）：小脑绒球、小结、扁桃体、齿状核或小脑半球的损害	AICA 和 PICA 的分支
	急性前庭综合征（DVD）=“假性前庭神经炎”：小脑脚、绒球、小结、扁桃体的损害，常合并中枢性位置性眼震	椎动脉分支，PICA，AICA

OTR，眼倾斜反应；MLF，内侧纵束；riMLF，MLF 吻侧间位核；INC，Cajal 间位核；CVTT，中脑腹侧被盖束；IVTT，同侧前庭丘脑束；SVV，主观视觉垂直线；AICA，小脑下前动脉；PICA，小脑下后动脉。

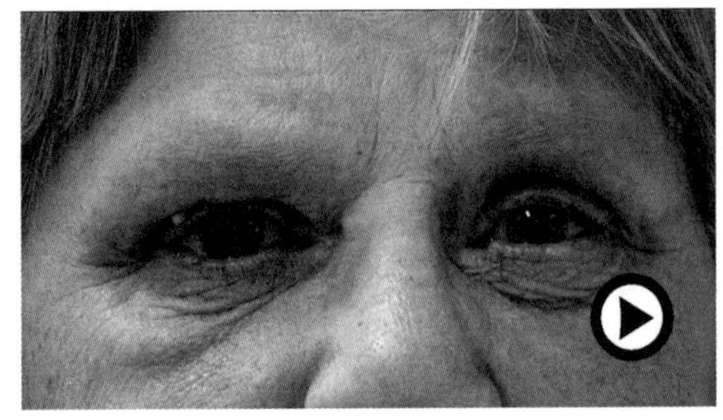

图13.11 右侧Wallenberg综合征(见二维码中的视频)

13

13.2 中枢性眩晕和头晕疾病的临床特点

13.2.1 急性前庭综合征(AVS)的鉴别诊断:外周性与中枢性

在突然发生的旋转或姿势性眩晕/头晕后的急性期,首要问题是鉴别诊断:它是急性外周性还是中枢性前庭综合征,例如,如果是由急性卒中引起的(Brandt and Dieterich 2017),则必须立即毫不拖延地开始具体的诊断和治疗。因此,如果主要症状是急性眩晕,建议按照以下6个步骤进行首次检查:

- 进行头脉冲试验(HIT,图3.5)(Cnyrim et al. 2008; Kattah et al. 2009; Newman-Toker et al. 2008)最好使用视频摄像进行量化和记录(视频HIT)测试高频VOR(Mantokoudis et al. 2015; Mossman et al. 2015)(图4.1)。
- 利用遮盖试验寻找眼偏斜(垂直偏斜)(图3.2)。
- (使用Frenzel眼镜或M形眼镜)寻找自发性外周前庭性眼震,而非中枢固定性眼震(图3.4)。
- 与可能的自发性眼震相反的方向或垂直向上/向下的方向寻找凝视诱发的眼震(图3.12)。
- 在水平和垂直方向检查平滑追踪(图3.13)和扫视(图3.15)的缺陷。
- Romberg试验(图3.8):严重的身体侧倾表明很可能是中枢性病变而非外周性病变。

这6步程序相比3步HINTS测试[HINTS=头脉冲试验(甩头试验)、眼震方向观察及扭转偏斜]能更敏感地识别出中枢性损害,因为其还检查了平滑追踪和扫视的眼球运动缺陷。HIT与凝视诱发眼震和扭转偏斜测试相结合,可以快速区分中枢和外周性AVS。在AVS中,出现眼偏斜、甩头试验阴性(Newman-Toker et al. 2008)以及与自发性眼震方向相反的凝视诱发眼震,表明脑干或小脑的损害(图13.12,彩图见文末彩插和图13.13)。缺血性梗死灶的重叠区域集中在前庭核团的内侧和上部、小脑下脚(Brandt and Dieterich 2017)和小脑中线结构。

如果前庭神经根的入口区受到影响,例如腔隙性梗死或MS斑块,则头脉冲试验可能是病理性的,提示为迷路或外周性神经疾病。即使是三步床旁检查也能检测到中枢性缺血,灵敏度为100%,特异度为96%,优于早期磁共振弥散加权序列(88%)(Kattah et al. 2009)。该方法使得普通神经科医生也能发现疾病的中枢性原因(Halmagyi and Curthoys1988, Kattah et al. 2009; Mantokoudis et al. 2015; Chen et al. 2011),此时需要立即进行检查以进一步诊断,例如,在单一症状的脑干或小脑卒中的情况下。如果可能,应

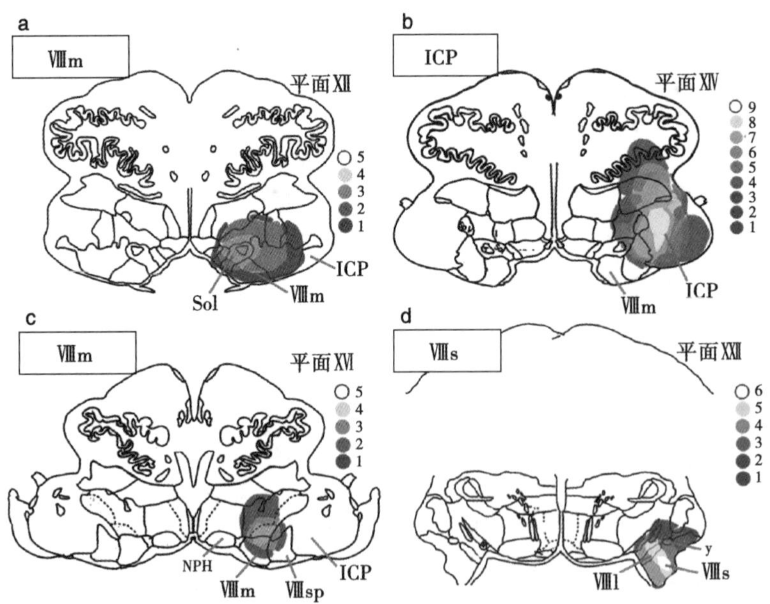

图13.12 引起急性中枢性前庭综合征(以前称为假性前庭神经炎)的脑干病变定位。来自5篇出版物的23个梗死灶的重叠区域显示病变部位重叠在Olszewski和Baxter(1982)的脑干图谱的四个截面a~d上:a.前庭内侧核。b.小脑下脚。c.前庭内侧核;d.前庭上核和前庭外侧核。ICP,小脑下脚;Sol,孤束核;NPH,舌下神经前置核;Ⅷm,前庭内侧核;Ⅷs,前庭上核;Ⅷsp,脊髓或下前庭核;Ⅷl,前庭外侧核;y,脑桥背外侧被盖中的一小群细胞,称为y群(Modifed after Brandt and Dieterich 2017)

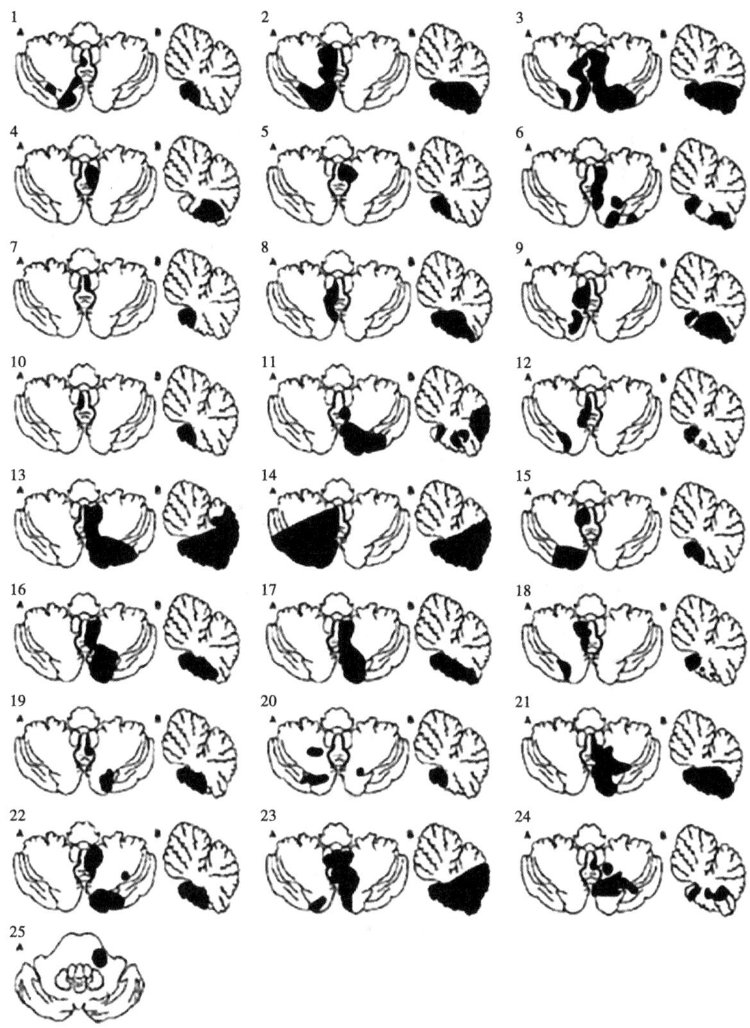

图 13.13　25 例急性中枢性前庭综合征患者小脑梗死的定位。病变部位主要在中线附近的小脑小结、结节和扁桃体区域中线周围（Lee et al. 2006）

在急诊室进行定量视频 HIT 检查，以帮助鉴别外周 AVS 中单侧和高度不对称的半规管功能障碍和中枢 AVS 的异常（Chen et al. 2011；Mantokoudis et al. 2015）。脑桥-小脑卒中和急性外周病变之间的 HIT 增益和代偿性扫视可能不同。外周病变导致同侧增益降低，由小脑后下动脉（PICA）卒中引起的中枢性损害的特征是对侧增益偏倚，而小脑前下动脉（AICA）卒中的特征是双侧对称性增益降低（Chen et al. 2011；Mantokoudis et al. 2015）。一些伴有单侧迷路缺血的 AICA 卒中如果仅根据 VOR 增益来判断，则有被错误分类的风险（Mantokoudis et al. 2015）。

伴有 AVS 的小脑梗死主要影响小脑中线结构，例如小结、小脑结节和小脑扁桃体（Lee et al. 2006；Choi and Kim 2019）（图 13.14，彩图见文末彩插），通常伴有自发性和中枢性位置性眼震。

必须强调的是，急性、孤立性眩晕发作后，未来 4 年内发生卒中的风险约为 6%，相比同年龄对照组的风险高出 3 倍。如果存在额外的血管危险因素，风险甚至会高出 5.5 倍（Lee et al. 2011）。

此外，仔细了解患者病史也很有帮助：病程（首次发作）、诱因（自发发生）、持续时间（>60 分钟）以及 ABCD2 评分（年龄、血压、中枢伴随症状、持续时间、糖尿病）（Tehrani et al. 2018）。

综上所述，眼偏斜是中枢性 AVS 的唯一特异但不灵敏的标志。水平 HIT 是非特异性的，因为在 9% 的 AVS 患者中，第八脑神经根进入区附近的脑桥小脑梗死是病理性的（Newman-Toker et al. 2008）。然而，在正常 HIT 伴自发性眼震的 AVS 患者中，几乎所有病例都存在中枢性病变（Newman-Toker et al. 2008）。

13.2.2 在 VOR 的三个作用平面的中枢性前庭综合征

为了简化临床概述，中枢前庭脑干综合征可根据 VOR 的三个主要作用平面进行分类（Brandt and Dieterich 1994；Dieterich and Brandt 1995）（图 13.15 和图 13.16，彩图见文末彩插）。

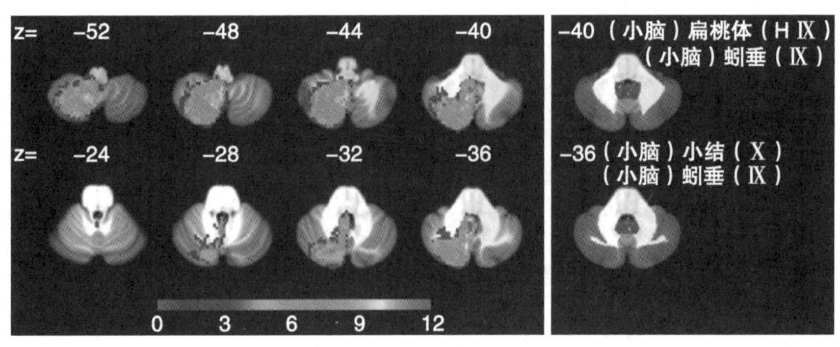

图 13.14 急性中枢性前庭综合征患者小脑梗死的重叠区域，在急性期出现自发性眼震和中枢性位置性眼震。病灶主要位于小脑小结、蚓垂和扁桃体。重叠的数量用不同的颜色表示，从紫色（n=1）到红色（n=12）（Choi and Kim 2019）

13

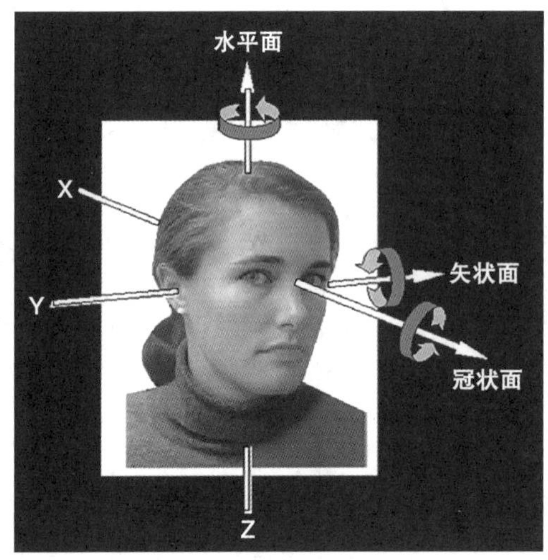

图 13.15 前庭眼反射（VOR）的三个主要作用平面的空间方向：水平面，矢状面，冠状面

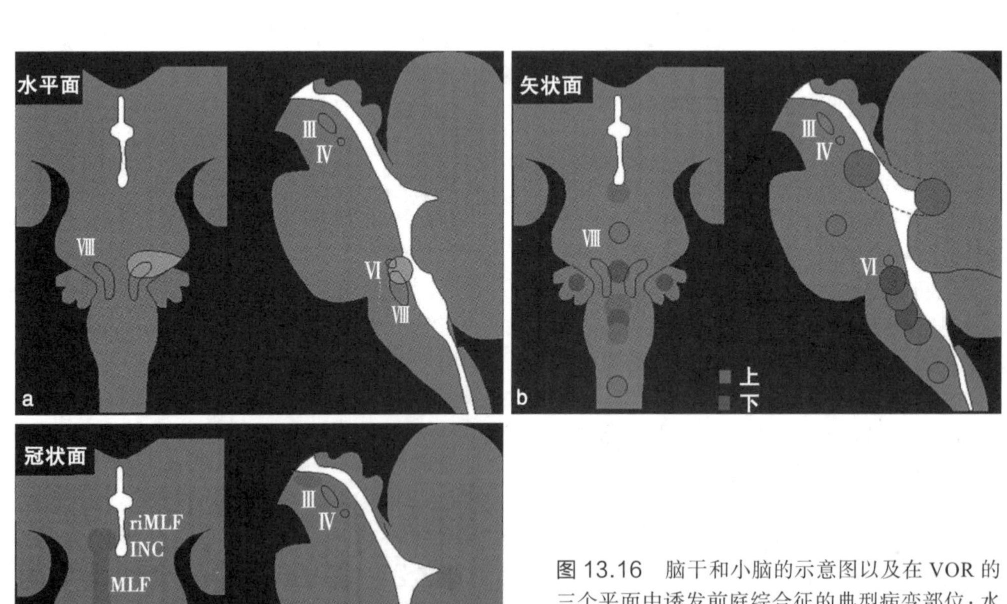

图 13.16 脑干和小脑的示意图以及在 VOR 的三个平面中诱发前庭综合征的典型病变部位：水平面（a）、矢状面（b）和冠状面（c）。Ⅲ，Ⅳ，Ⅵ，Ⅷ，脑神经核；MLF，内侧纵束；riMLF，内侧纵束的吻侧间位核；INC，Cajal 间位核

13.2.2.1　概述 3.2.1VOR 综合征及其临床症状

水平面（YAW）

- 急性中枢性前庭综合征（ACVS），以前称为“假性前庭神经炎”（图 13.17）
- 自发性水平眼震（通常不受固视抑制）
- 过指试验水平向右/左（主观向前）
- 姿势不稳
- 侧倾

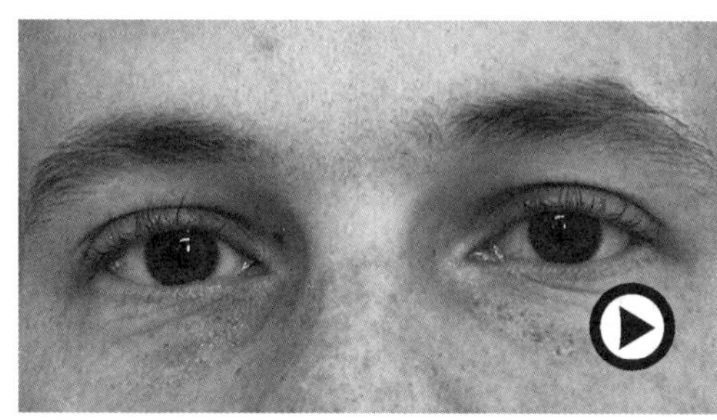

图 13.17　急性中枢性前庭综合征（ACVS）（见二维码中的视频）

矢状面（PITCH）

- 下跳/上跳性眼震（图 13.2 和图 13.3）
- 向上或向下的主观视觉水平偏离
- 过指试验向上/下（主观向前）
- 姿势不稳
- 向前或向后跌倒的倾向

冠状面（ROLL）

- 眼倾斜反应（图 13.18）伴
  - 眼偏斜
  - 双眼眼扭转
  - 头倾斜和/或
  - 主观视觉垂直线偏离
- 姿势不稳
- 侧倾

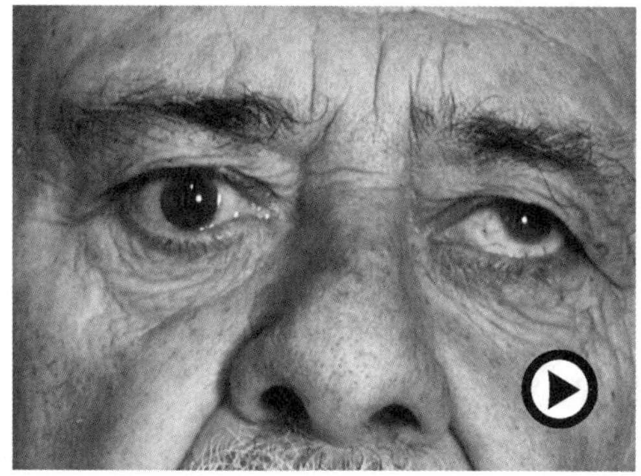

图 13.18　眼倾斜反应（见二维码中的视频）

13.2.2.2　水平面（YAW）上的中枢性前庭综合征

据我们所知，水平平面中的中枢综合征（图 13.16 和图 13.19）仅由以下区域的病变引起：

- 前庭神经在延髓的进入处。
- 前庭内侧核。
- 水平眼球运动的邻近整合中心[舌下神经前置核（NPH）和脑桥旁正中网状结构（PPRF）]。

其他临床体征包括：

- 同侧冷热试验低反应性。
- 水平凝视偏差。
- 向患侧倾倒的倾向（侧倾）。
- 指向过度，对应一种“主观直线向前”偏离。

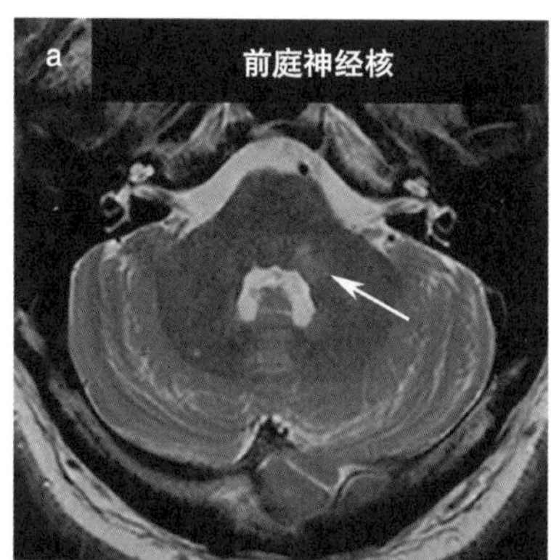

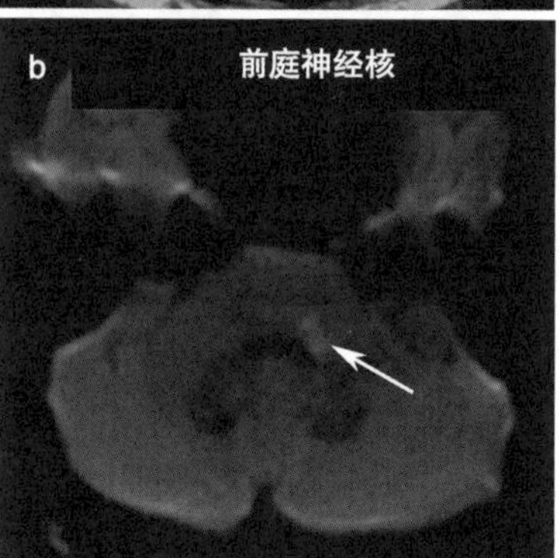

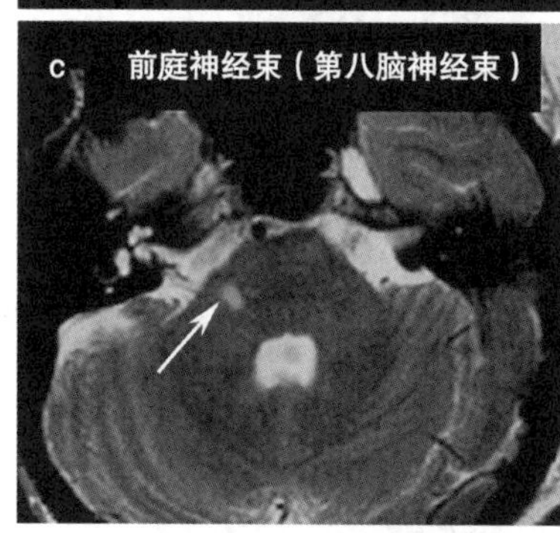

图 13.19　两例急性中枢性前庭综合征（以前称为假性前庭神经炎）患者的 MRI 扫描，表现为 VOR 功能障碍，特别是在 YAW 平面上，即旋转性眩晕、自发性水平扭转性眼震、姿势失衡伴有侧向跌倒倾向。在第一例患者中，T_2 加权（a）和弥散加权序列（b）显示脑桥延髓卒中，影响前庭内侧核和小脑脚。在第二例患者中，梗死（c）导致第八脑神经束损伤

13

临床症状与急性外周性前庭病变相似，类似于前庭神经炎，故又称“假性前庭神经炎”。单纯的中枢 YAW 平面综合征比较罕见，因为理论上可以导致 YAW 平面引起张力失衡的病变区域与前庭核团的结构毗邻并部分重叠，前庭神经核也负责 ROLL 平面中的前庭功能。因此，眼偏斜是提示急性前庭综合征（假性前庭神经炎）而非前庭神经炎的唯一特异性指征，但灵敏度较低（Cnyrim et al. 2008）。

在外周性前庭疾病中，YAW 平面综合征可能表现为外半规管 BPPV（第 9 章），由外半规管的管结石或很少见的嵴帽结石引起（Baloh et al. 1993）。

最常见的原因包括 MS 斑块或前庭神经核/神经束区域的缺血性梗死（Hopf 1987；Dieterich and Büchele 1989；Kim and Lee 2010）（图 13.19）。如果病变范围超出前庭神经核，则可以检查到其他伴随的脑干症状。由于延髓缺血性或脑干炎性病变通常存在于单侧，对侧可发生中枢代偿，因此预后良好。预计症状会在几天到几周内缓慢消退（如急性单侧前庭疾病）（Dieterich and Brandt 1992；Cnyrim et al. 2007）。在这种情况下，可以通过早期平衡训练和基础疾病的同时治疗来促进中枢代偿。

13.2.2.3 矢状面（PITCH）上的中枢性前庭综合征

迄今为止，矢状面（PITCH）的前庭综合征可归因于以下部位的病变：

- 延髓和脑桥延髓交界处的双侧旁正中部位。
- 脑桥（与邻近的小脑脚）。
- 脑桥旁正中。
- 双侧小脑绒球/小结。

尽管对上跳性（UBN）和下跳性（DBN）眼震进行了大量的临床研究，并提出了许多假设来解释它们的病理机制，但到目前为止，这些疾病的病理生理学尚未阐明（Halmagyi and Leigh 2004；Glasauer et al. 2003，2005；Marti et al. 2005；Pierrot-Deseilligny and Milea 2005）。似乎有多种形式的 DBN 导致这种疾病的不同表现。脑干-小脑网络通常能稳定垂直凝视，目前正在讨论导致脑干-小脑网络不稳定的几种病理机制：例如，不对称性：

- 在垂直眼动神经整合中伴随扫视紊乱，在偏心注视位置明显。
- 垂直眼球运动的 VOR 中枢连接，包括耳石通路，这解释了对重力的频繁依赖。
- 垂直方向平滑追踪中存在自发向上的眼动。

在这里，小脑绒球/小结似乎起着特殊的作用，因为它的损伤导致前庭上核到动眼神经核的前庭通路解除抑制。这与功能影像学成像的研究结果相吻合，这些研究证明在患有特发性下跳性眼震的患者中存在小脑绒球/小结以及脑桥延髓的代谢减低及活动减少（Bense et al. 2006；Kalla et al. 2006；Hüfner et al. 2007b）（图 13.20 和图 13.21，彩图见文末彩插）。相比之下，结构磁共振成像发现的灰质萎缩不是发生在绒球/小结中，而是在小脑半球的外侧部分（Ⅵ小叶）和蚓部（Hüfner et al. 2007b）。

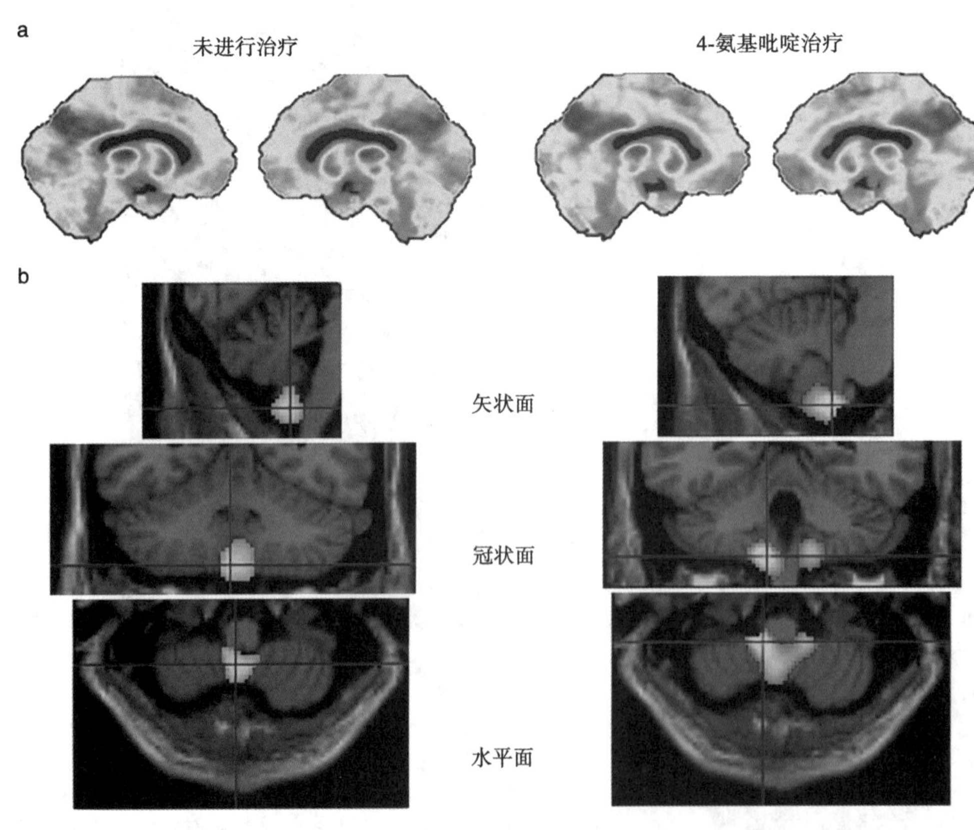

图 13.20 下跳性眼震患者的 PET 和 fMRI 成像。a，b.1 例特发性下跳性眼震患者的小脑绒球/小结（左）葡萄糖代谢（FDG-PET）显著降低，在应用 4-氨基吡啶后，临床症状改善（右）（Bense et al. 2006）。c. 在 4 例下跳性眼震患者中进行垂直方向的平滑追踪时，也可观察到小脑绒球激活（fMRI）的减少（Kalla et al. 2006）

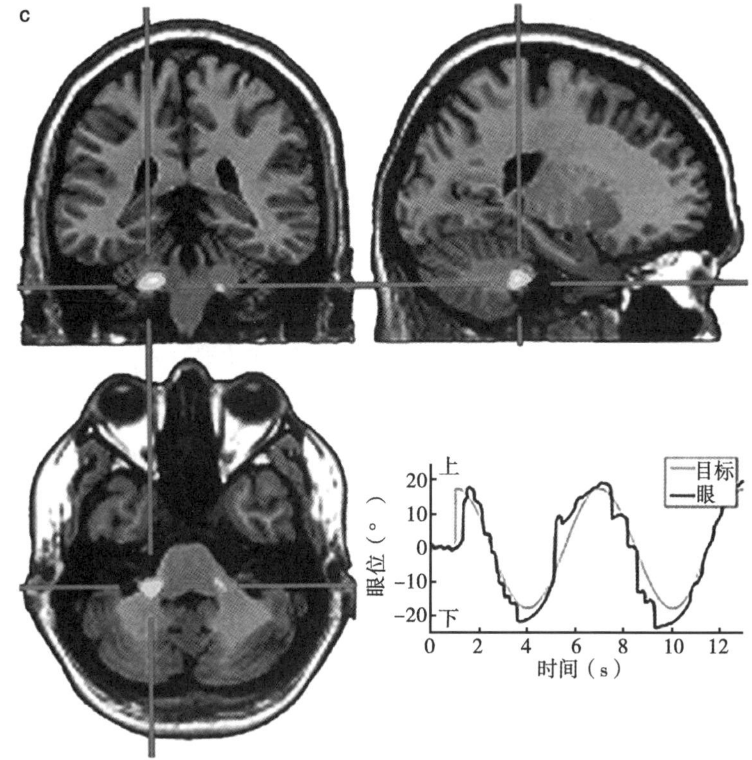

图 13.20（续）

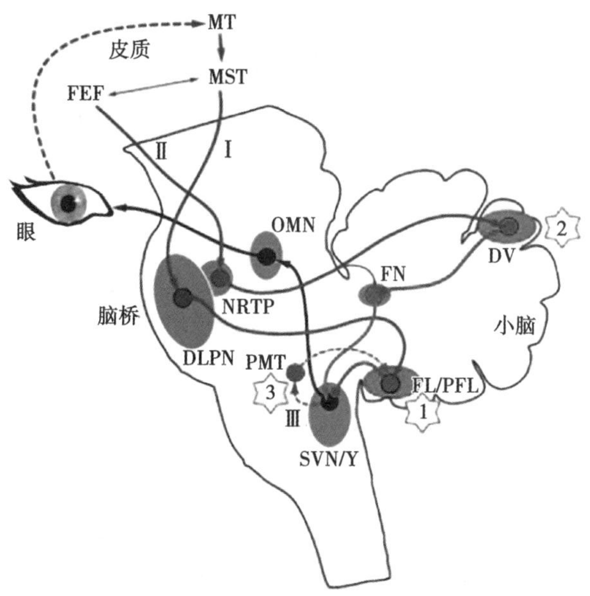

图 13.21　下跳性眼震的病理机制模型示意图。该模型假设导致前庭上核和 y 组神经元去抑制的通路有一个共同的最终延伸。凝视追踪系统（Ⅰ，Ⅱ）和垂直凝视稳定系统（Ⅲ）的眼部运动连接受到影响。各病变部位（星 1～3）均可引起下跳性眼震。FEF，额前部视野；DLPN，脑桥背外侧核；DV，眼球运动背侧核；FN，顶核；MT，颞中区；MST，内侧颞上区；NRTP，脑桥网状被盖核；OMN，眼球运动核；PMT，旁正中束核；SVN，前庭上核；Y，y 组的 Y 神经元；FL/PFL，绒球/小结（Hüfner et al.2007b）

DBN 的强度依赖于头部位置，这表明在某些情况下，耳石通路紊乱（直立位的强度低于俯卧位或仰卧位）。同样，钾通道阻滞剂 4- 氨基吡啶的药物治疗效果可能取决于体位（Spiegel et al. 2010；Sander et al. 2011）。

13.2.2.4　下跳性眼震（DBN）

下跳性眼震综合征（DBN）（图 13.2）是最常见的获得性凝视诱发眼震。它在主凝视位置向下跳动，在侧向注视和低头位置时加剧，并且可能有旋转成分。同时伴随视觉和前庭小脑共济失调：并伴有

- 向后跌倒的倾向（Brandt et al. 1986）。
- 过指试验向上。
- 垂直方向平滑追踪紊乱（Leigh and Zee 2016）。

DBN 通常与其他眼球运动、小脑和前庭疾病有关，例如，凝视追踪障碍，OKN 或 VOR 的视觉抑制。特发性 DBN 的强度可能取决于头部位置和一天中的时间：早上比中午或下午更强烈（Spiegel et al. 2009）。这与患者的报告一致，即最强烈的 DBN 症状出现在早晨，并在一天中有所缓解（Feuerecker et al. 2015）。该综合征通常是持续存在的。DBN 和 UBN 在方向性上特别损害了对物体运动的感知（Dieterich et al. 1998）。

DBN 通常是小脑绒球或小结双侧损伤的结果（Zee et al. 1981；Kalla et al. 2006；Hüfner et al. 2007b）（图 13.20 和图 13.21），主要由退行性小脑萎缩引起，极少数由抗癫痫药物中毒引起，由第四脑室底部病变引起更是罕见（Leigh and Zee 2016）。大多数病例为特发性（38%）、小脑退行性疾病

(20%)、血管病变(9%)和畸形(7%),更罕见的原因是毒性药物损伤、MS和副肿瘤综合征、前庭性偏头痛、维生素 B_{12} 缺乏或创伤性和缺氧损伤(Wagner et al. 2008)。然而,在特殊情况下,例如,在多发性硬化、出血、梗死或肿瘤中,DBN可能是由延髓的旁正中结构损伤引起的。

特发性DBN有两个亚组:

- 一个亚群表现为明显的小脑征象,但在MRI上没有小脑病变。
- 另一个亚群合并双侧前庭病(Migliaccio et al. 2004;Wagner et al. 2008, Zingler et al. 2007)。在这些病例中,神经退行性疾病,部分为遗传性,累及了外周前庭系统和包括小脑在内的中枢前庭系统。一种变异型为伴有小脑变性的脑神经和周围神经的神经节病,小脑性共济失调伴神经病变,以及双侧前庭眼反射受损综合征(CANVAS综合征)(Kirch-ner et al. 2011;Szmulewicz et al. 2011;Pothier et al. 2011;Yacovino et al. 2019)。在89%的CANVAS综合征患者中,MRI显示小脑前部、背蚓部和小脑脚Ⅰ部有局限性萎缩(Kirch-ner et al. 2011;Szmulewicz et al. 2011;Wagner et al. 2008)。在某些情况下,这是由常染色体隐性RFC1重复扩增突变和迟发性共济失调引起的(Cortese et al. 2019;Rafehi et al. 2019)。有趣的是,慢性咳嗽是一种常见的相关症状。

13.2.2.5 上跳性眼震(UBN)

上跳性眼震(图13.3)比DBN更少见。这是一种在第一眼位由注视诱发的突发的上跳的眼震(Nakada and Remler 1981),部分依赖于头部位置。UBN合并垂直方向的平滑追踪眼动障碍,视觉和前庭脊髓共济失调,倾向于向后跌倒,过指试验向下,双眼会聚可以短暂逆转眼震的垂直方向(Cox et al. 1981)。与DBN不同的是,UBN不是一种永久性综合征,它会在几天到几个月内自行消退。

病理解剖结果表明:

- 大多数急性病变位于延髓旁正中,在旁正中束的神经元中,靠近舌下神经周围核的尾部(图13.22和图13.23),该部位主要负责垂直凝视(Janssen et al. 1998;Pierrot-Deseilligny et al. 2007)。
- 据报道,病变常发生在脑桥中脑连接处的被盖部、结合臂,并可能发生在前蚓部(Ranalli and Sharpe 1988;Pierrot-Deseilligny et al. 2005;Pierrot-Deseilligny and Milea 2005;Leigh and Zee 2016)。
- 尾侧脑桥外侧病变,包括前庭上核及其与中央腹侧被盖束(CVTT)的连接,也可导致UBN(Tilikete et al. 2008)。

由于眼球运动幅度较大,UBN的振动幻觉常令人十分痛苦并损害视力。患者中,由于脑桥前部损伤而引起的UBN经常合并伴有单侧或双侧核间性眼肌麻痹(INO),这表明MLF受到影响。在这些病例中,主要病因是双侧多发性硬化、脑干缺血或肿瘤(图13.22),韦尼克脑病、小脑变性和中毒所致的小脑功能障碍。

13.2.2.6 DBN和UBN的治疗

在治疗上,尝试使用多种药物治疗持续性DBN的症状是有利的。对于DBN,已有前瞻性随机安慰剂对照研究表明钾通道阻滞剂3,4-二氨基吡啶(Strupp et al. 2003)和4-氨基吡啶[剂量:每日3×(5~10mg),Claassen et al. 2013b]可使眼震强度显著降低(Strupp et al. 2017)。复彼能(氨吡啶缓释片):每日2×10mg也是有效的(Claassen et al. 2013a)。因该药物已获得官方批准而推荐使用。在一项观察性研究中显示,氯唑沙宗,一种小电导钙依赖性钾通道激活剂,也降低了DBN的强度,并且患者耐受性良好(Feil et al. 2013)。

替代药物包括乙酰-*DL*-亮氨酸(5g/d)、美金刚[(2~3)×(10~20)mg/d]或加巴喷丁[(2~3)×600mg/d](Thurtell et al. 2010;Strupp et al. 2013)。有效率因人而异。

由于UBN在急性发作后通常会缓慢消退,因此通常不需要针对其症状进行治疗。如果由于眼震幅度大或其持续时间较长而导致令人非常不适的振动幻觉,可以尝试使用4-氨基吡啶[3×(5~10)mg/d](Glasaueretal.2005)或氨吡啶(2×10mg/d)或美金刚[2×(10~20)mg/d](Averbuch-Heller et al. 1997)。如果这些都无效,可以试用巴氯芬[2×(5~10)mg/d]。

13.2.2.7 冠状面(ROLL)上的中枢性前庭综合征

在沿整个VOR投射通路和前庭小脑的单侧损伤中,SVV病理性偏斜导致重力感知障碍。它们是急性脑干病变中最敏感的体征之一(发生在大约90%的急性单侧梗死的患者中,Dieterich and Brandt 1993a;Baier and Dieterich

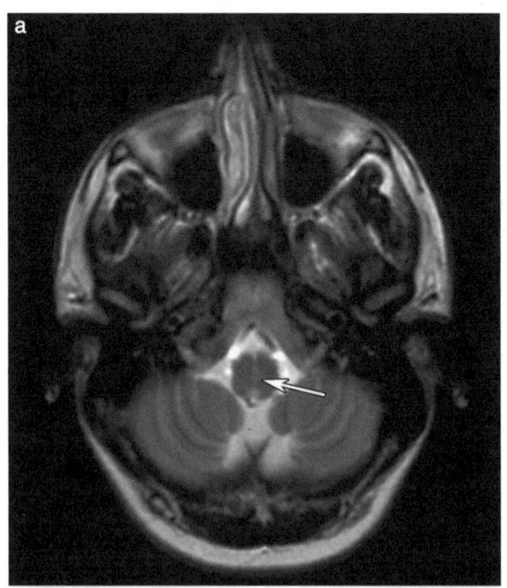

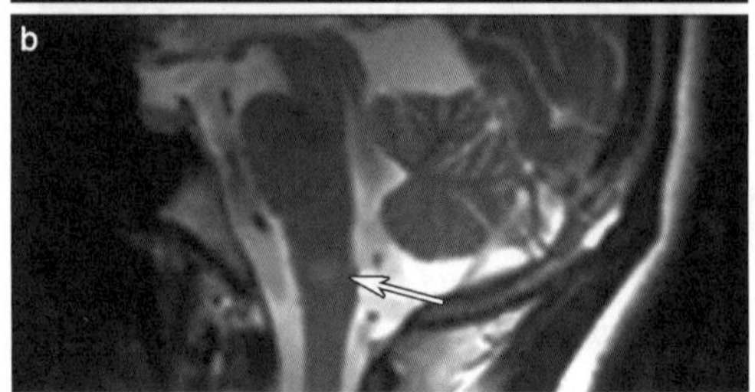

图13.22 一例造影剂吸收性延髓旁正中部位的肿瘤引起的上跳性眼震患者的MRI增强扫描。a. 横轴位;b. 正中矢状位

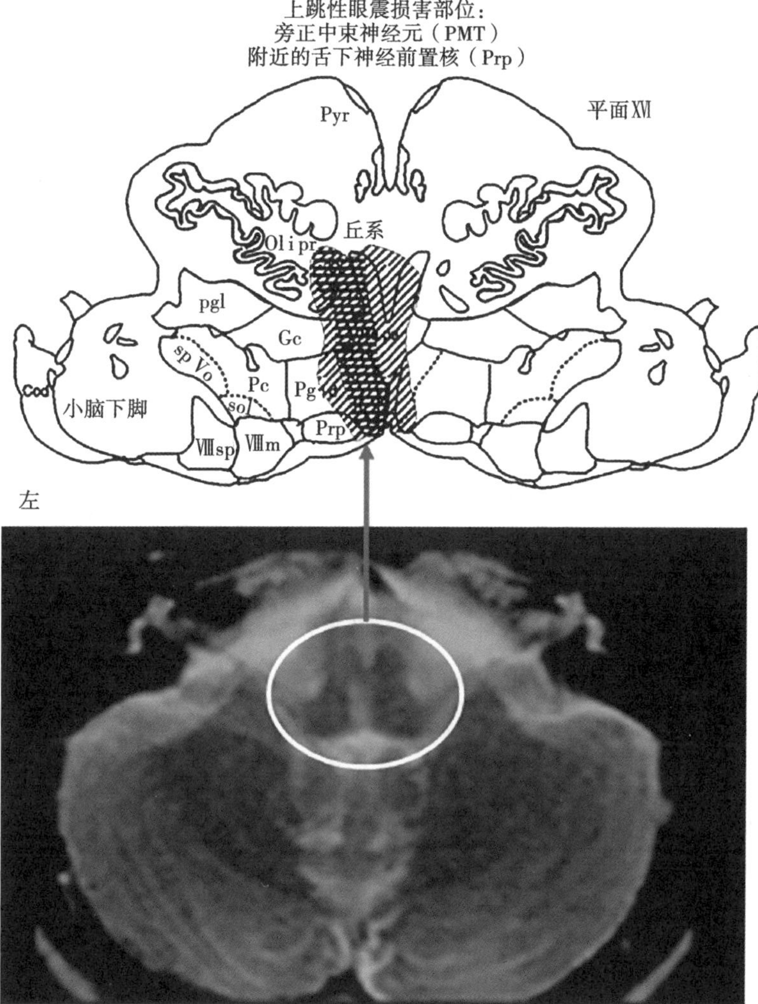

图 13.23　T_2 加权 MRI（下），患者有急性摇摆性眩晕、姿势和步态不稳以及由于振动幻觉导致的视力模糊。急性上跳性眼震综合征是由延髓旁正中卒中引起的。将病变投影（Olszewski and Baxter 1982）的脑干图谱的适当的XVI板上，显示在旁正中束神经元（PMT 神经元）所在的区域中的舌下神经前置核（Prp）附近有损伤。Cod，蜗神经背侧核；Gc，巨细胞网状核；i，橄榄核内侧；Prp，舌下神经前置核；pr，副橄榄核；Ol，下橄榄核；Pc，小细胞网状核；Pg/Pgl，旁巨细胞网状核；Pyr，小脑蚓垂；Sol，孤束核；Sp Vo，三叉神经脊束核；VIIIm，前庭内侧核；VIIIsp，前庭上核

2009）。可以通过各种方法快速可靠地进行检查，例如，使用桶试验（见图 3.3）或半球穹顶试验（half-spherical dome）（见图 4.7）（Dieterich and Brandt 2019）。SVV 倾斜大小和 2~4 周内 SVV 的恢复情况与单侧外周性前庭病变和延髓病变相似，倾斜大小平均为 9.8° 而非 7°（Cnyrim et al. 2007）。

VOR 在 ROLL 平面上的完全综合征是眼 - 头 - 联合运动，称为眼倾斜反应（Westheimer and Blair 1975；Halmagyi et al. 1990）。OTR 由头倾斜（图 3.1）、眼偏斜（一只眼睛向上，另一只眼睛向下）、双眼眼扭转和 SVV 偏斜组成，所有这些朝向同一侧（图 13.24 和图 13.25，彩图见文末彩插）。运动体征，如头倾斜和身体侧倾——OTR 的组成部分——是外周前庭器官和脑桥延髓病变的典型表现，但在脑桥中脑病变中较少见。孤立的身体侧倾主要见于影响延髓外侧的尾侧脑干病变。ROLL 平面中的前庭功能及相关功能障碍可以通过吸引子模型进行数学建模（Glasauer et al. 2018）。

前庭“重力感受”通路的脑桥交叉对于解剖诊断至关重要。这些综合征提示脑干“重力感受性”前庭通路的急性单侧损伤：从后半规管和耳石器经同侧前庭神经核（内侧核和上核）和对侧内侧纵束（MLF）到眼外肌核和吻侧中脑的垂直及扭转眼球运动的整合中心（INC，riMLF）（Brandt and Dieterich 1994；Dieterich and Brandt 1992，1993a）。

有明确的规律来确定病变的侧别和部位：

- ROLL 平面中的所有征象——完全的 OTR 或其中单个组成部分（图 13.18）——表现为同侧眼倾斜（同侧眼在下方）——罕见于单侧外周迷路损伤，或更常见的脑桥交叉下方脑桥延髓的前庭神经内侧核和/或上核病变（图 13.25）。
- ROLL 平面中的所有体征（眼球运动、知觉、体位），均见于重力感受通路的交叉点上方的单侧脑桥中脑病变，表现为对侧眼倾斜（对侧眼在下方），提示 MLF 或核上 INC 的受损（图 13.25）。
- 脑桥延髓背外侧的梗死导致的单侧前庭神经核病变——Wallenberg 综合征——典型的 ROLL 平面上的前庭张力失衡，表现为眼睛和身体的侧向运动以及单一成分或完全的同侧眼倾斜反应（Dieterich and Brandt 1992）。
- 同侧脑干前庭神经核病变，在内侧丘系升支（同侧前庭丘脑束）附近，也可诱发孤立的同侧 SVV 偏斜，而无垂直偏斜或眼扭转（Zwergal et al. 2008）。

13

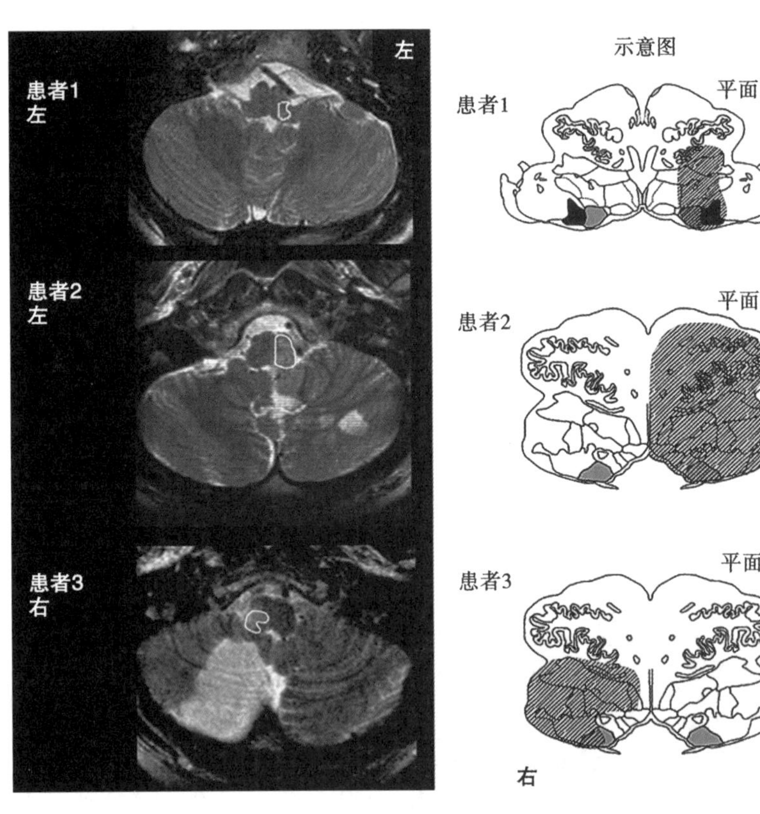

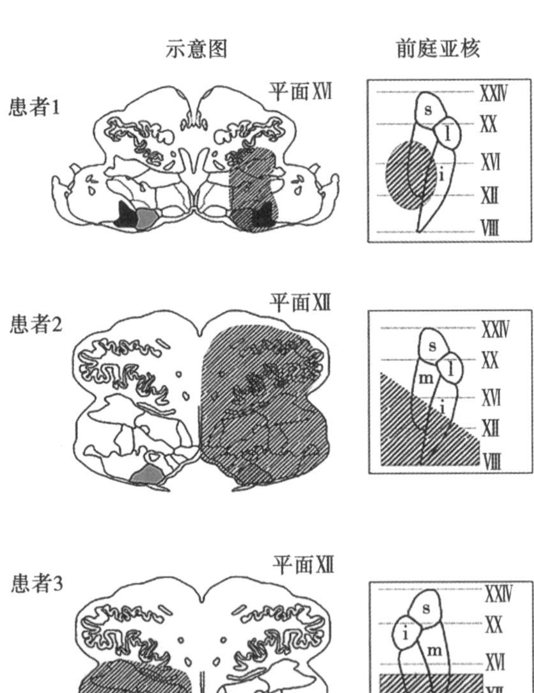

图 13.24　3 例代表性患者（1～3）的 T_2 加权 MRI，由于急性脑干梗死（病变由白线环绕，左），在 VOR 的 ROLL 平面上出现急性前庭综合征（即眼球的垂直偏斜：眼偏斜、双眼眼扭转、头和身体侧倾以及主观视觉垂直方向的偏斜）。脑干图谱（Olszewski and Baxter 1982）的第Ⅻ和ⅩⅥ板（中柱）上的投射显示病变位于双侧灰色标记的前庭神经核（浅灰色：前庭内侧核。深灰色：前庭下核或脊髓前庭神经核）。前庭亚核和病变部位示意图（右）。i，前庭下核；l，前庭外侧核；m，前庭内侧核；s，前庭上核

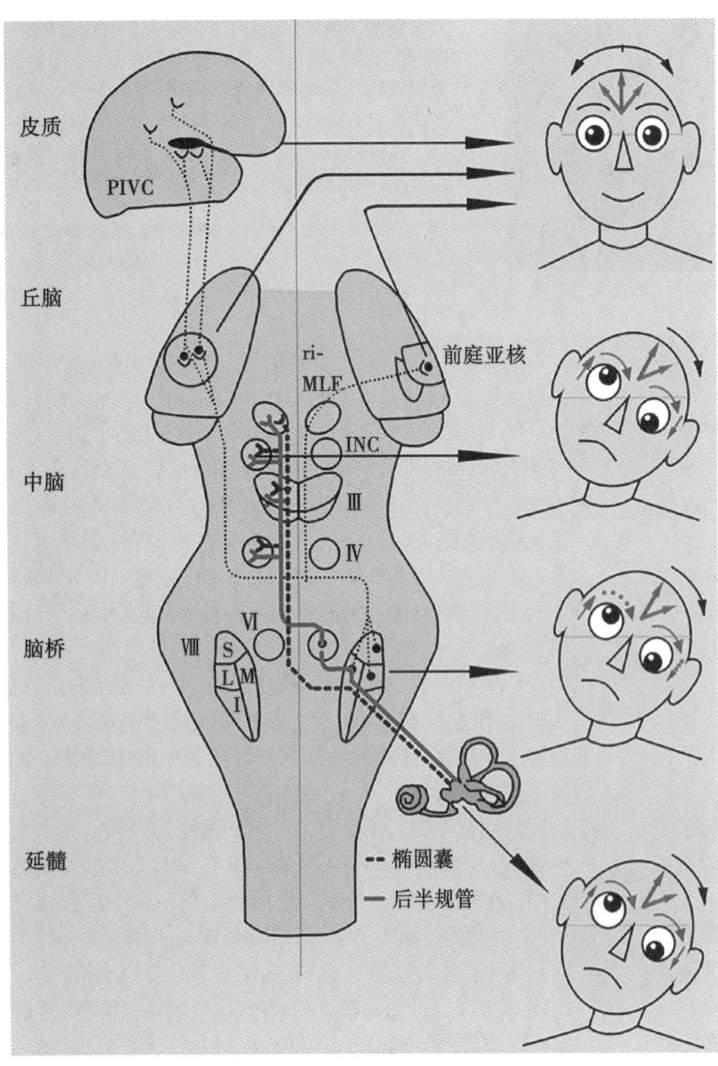

图 13.25　主观视觉垂直线（SVV，额头上的箭头）和完全性眼倾斜反应（OTR）的示意图，包括同向的头倾斜、眼偏斜（眼球的垂直偏斜）和同一方向的眼扭转。这是由于从迷路的单侧前庭病变经前庭神经核（Ⅷ）、中脑（眼球运动核Ⅲ和Ⅳ、INC 和 riMLF）、丘脑（前庭亚核）至顶岛前庭皮质。来自耳石器（椭圆囊）和后半规管的重力感受通路的单侧损伤导致 VOR 的前 ROLL 平面（冠状面）中的张力失衡。完整的综合征是指伴有 SVV 偏斜、眼偏斜、眼扭转和头向同一方向倾斜的眼头联动型 OTR。倾斜的方向取决于病变部位，即在外周和脑桥延髓病变中为病变同侧，在前庭通路脑桥交叉上方的脑桥中脑病变中为病变对侧。丘脑和皮质的单侧病变仅表现为 SVV 的偏离，无其他眼球运动征象。这些偏离可以是同侧或对侧的。INC，Cajal 间位核；PIVC，顶岛前庭皮质；riMLF，内侧纵束的吻侧间位核（Brandt and Dieterich 1994；Dieterich and Brandt 2019）

- 前庭小脑结构（例如绒球、小结、齿状核）的单侧病变也可诱发 OTR 的征象，其中约 60% 为反向倾斜，约 25% 为同向倾斜（Baier et al. 2008；Baier and Dieterich 2009）。在反向倾斜中，受影响的结构通常是齿状核。
- 更靠近中脑，只有在 ROLL 平面中感知的 VOR 的前庭投射（SVV 确定）穿过前庭旁正中核和丘脑后外侧亚核到达前庭皮质网络（Dieterich and Brandt 1993b；Baier et al. 2016，2021，2022；Kirschetal. 2016）。因此，中脑吻侧的病变仅表现为知觉缺陷（即无头倾斜或眼球运动体征）（图 13.37）。
- 单侧丘脑后外侧或中央正中的病变可导致丘脑性站立不能，并伴有中度同向或 SVV 反向偏斜，提示前庭丘脑核受损（Dieterich and Brandt 1993b；Elwischger et al. 2012）。通常会在几天内缓解。
- 单侧丘脑旁正中部位梗死的 OTR 是由同时累及 INC 的中脑旁正中吻侧病变引起的（因为丘脑旁正中动脉和中脑旁正中动脉有 50% 为相同起源）（图 13.26，彩图见文末彩插）。
- 与丘脑后外侧病变相似，前庭皮质病变，尤其是后岛叶和岛后区域的顶岛前庭皮质（PIVC）（Brandt et al. 1994；Barra et al. 2010）（图 13.27 和图 13.28，彩图见文末彩插）、顶盖（OP2）（Eulenburgzu et al. 2012），和颞上回的病变（Baier et al. 2012b，2021），仅表现为持续数天的中度同侧或对侧的 SVV 偏斜。
- 如果不是由于病变导致的功能性缺陷，而是 VOR 在一侧受到刺激，则会导致相同的反应，但体征方向相反。

在中脑病变中，复杂的眼球运动障碍综合征有时是由 ROLL 平面的中枢性前庭功能障碍的组合引起的（例如，由于 INC 损害），同时伴有核性或束性的第三或第四脑神经麻

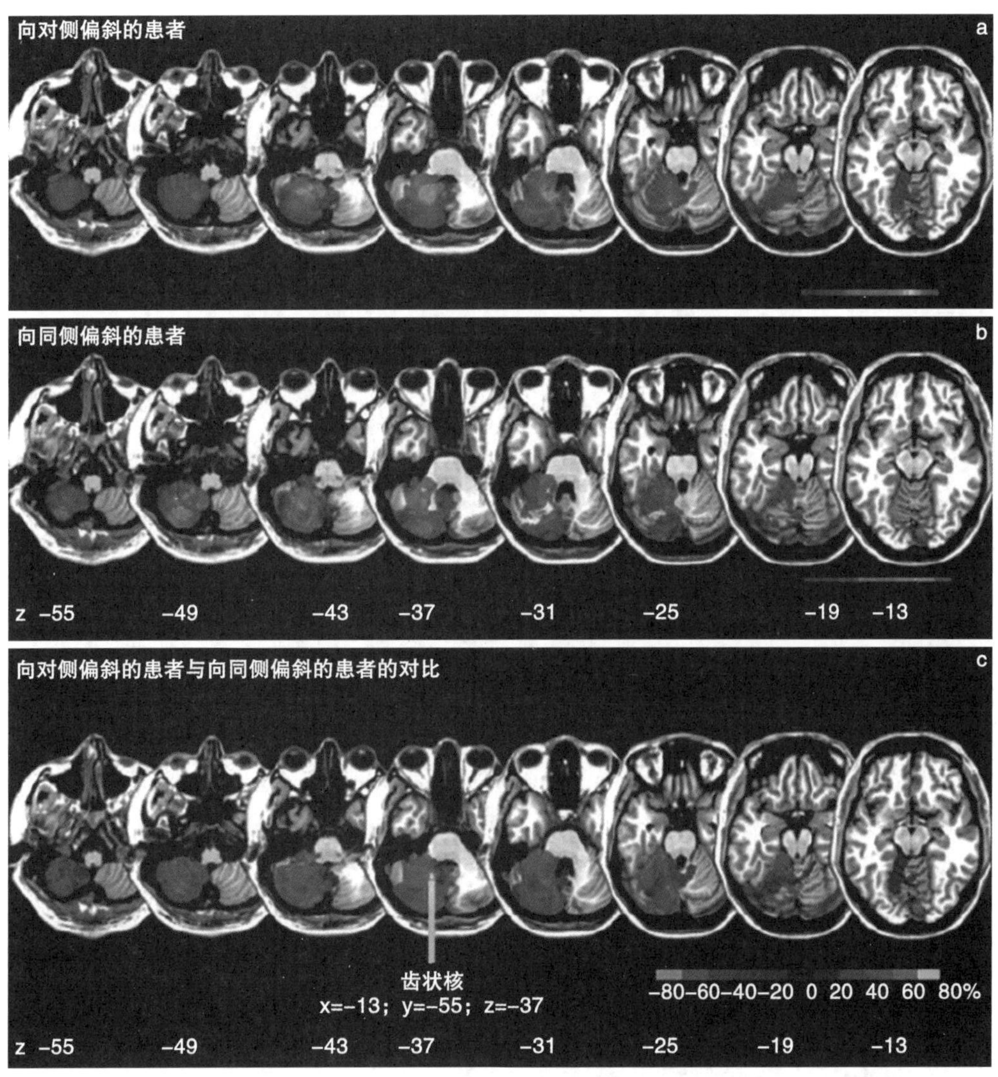

图 13.26 以主观视觉垂直线（SVV）偏离为表现的急性单侧小脑梗死患者的病灶定位。a. 对侧 SVV 偏斜患者的病变重叠图（n=23）。b. 作为对照组的同侧 SVV 偏斜患者的病变重叠图（n=8）。病变重叠的数量用不同颜色编码表示：从紫色（n=1）到红色（n=8）逐渐增加。c. 对侧 SVV 偏斜组减去对照组后叠加病变的重叠图，反之亦然。减影后对侧偏斜组的重叠病变用五种不同的颜色编码表示，频率从暗红色（差异 1%～20%）到白 - 黄色（差异 81%～100%）递增。每种颜色代表 20% 的增量。从深蓝色（差异 -1% 到 -20%）到浅蓝色（差异 -81% 到 -100%）的颜色表示对照组中损伤更频繁的区域。每个层面的 Talairachz 坐标已给出。与 SVV 对侧偏斜相关的解剖区域是齿状核（Baier et al. 2008）

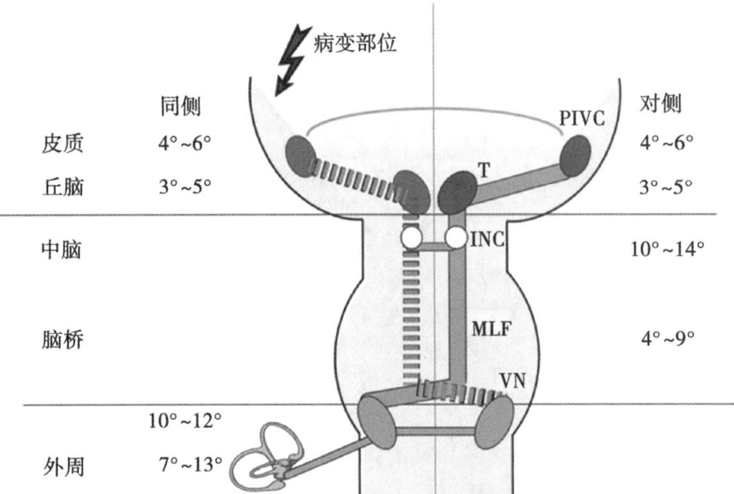

图 13.27 从迷路经前庭神经核、内侧纵束、Cajal间位核和丘脑到顶岛前庭皮质(PIVC)的重力感觉通路急性单侧病变后主观视觉垂直线(SVV,按程度计算)的感知偏差。来自不同类型前庭病变患者的15项研究的中位数数据。在急性外周性前庭病变和脑干病变中发现最强的SVV偏斜。交叉点以下病变的偏斜方向为同侧,交叉点以上病变的偏斜方向为对侧。前庭丘脑亚核或前庭皮质网络的损伤会导致同侧或对侧轻度倾斜。VN,前庭神经核;MLF,内侧纵束;INC,Cajal间位核;T,丘脑(Glasauer et al. 2018; Dieterich and Brandt 2019)

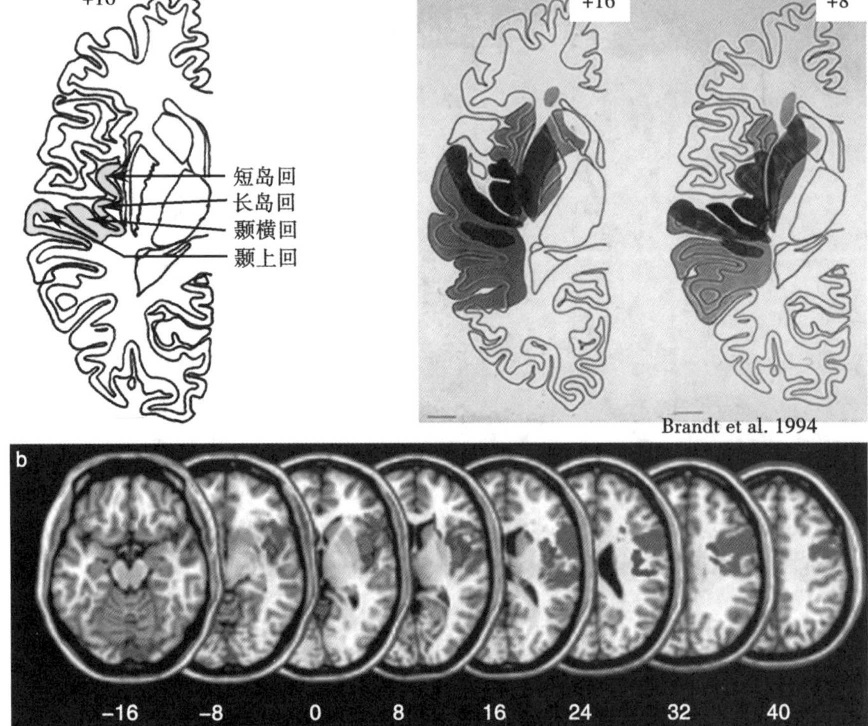

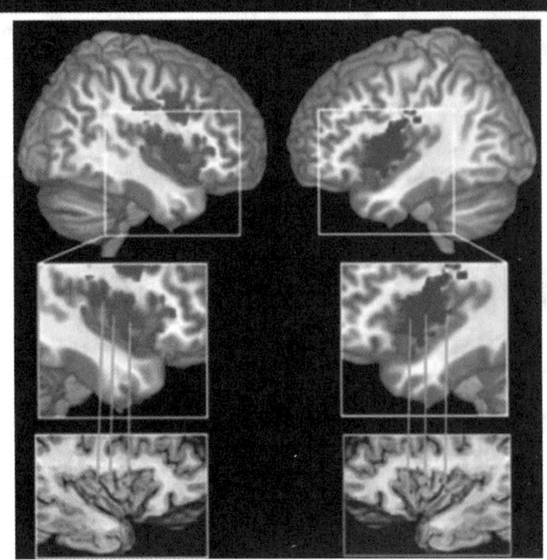

图 13.28 急性大脑中动脉(MCA)梗死患者的MRI病变重叠区域和SVV偏斜在Duvernoy图谱对应层面上的投影。a. 7个梗死灶的重叠区域位于短岛回和长岛回以及颞横回和颞上回(Brandtetal.1994)。b. 对32例右侧MCA梗死患者和22例急性左侧MCA梗死患者的SVV偏差进行基于体素的病变-行为映射(VLBM)统计。左侧病灶的重叠部分(蓝色)翻转到右半球。右半球的病变以红色表示,两侧大脑半球的重叠以紫色表示。两侧半球所有病灶的核心区域(紫色)位于岛叶环状沟、岛叶中央沟、短岛回和长岛回。c. 更详细的岛叶病变位置(Baier et al. 2012b)

痹（图 13.29）共同引起的。这导致了一种“混合模式”，尽管如此，可以通过双眼和单独的每只眼睛分别确定 SVV，并通过眼底照片测量每只眼睛的强直性眼扭转来清楚地区分（Dichgans and Dieterich 1995）（图 13.29）。单侧中枢性前庭病变导致双眼对侧 SVV 同向偏离 10°～20°。如果同时还存在动眼神经或滑车神经损害（多为单眼），则患眼 SVV 偏斜将减少甚至被拮抗，导致双眼 SVV 偏斜明显不同，甚至方向相反，患眼也朝向同侧方向（混合型）。

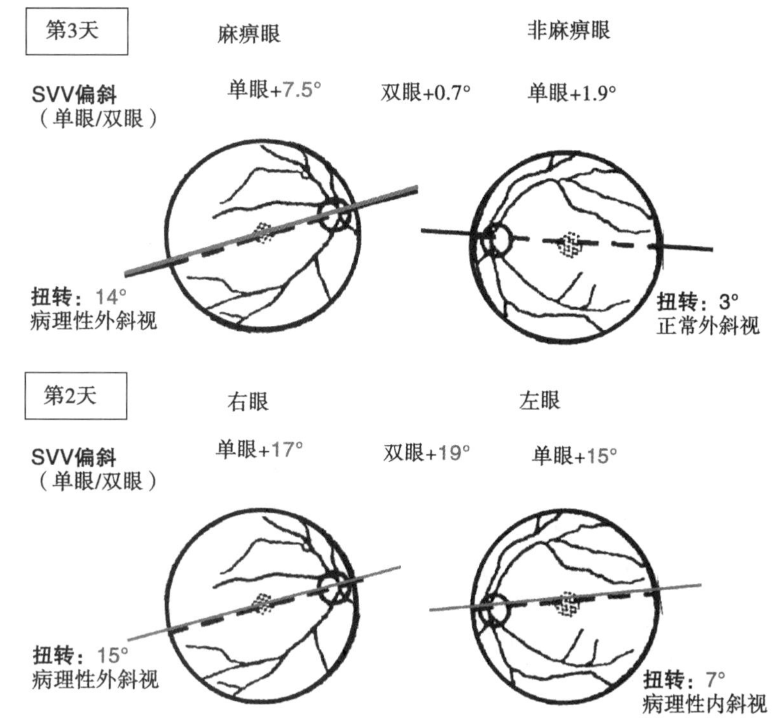

图 13.29　眼底测量是眼球在 ROLL 平面上的位置示意图，即双眼的眼扭转，双眼（bino）和单眼（mono）在观看条件下的 SVV 的测量数据。SVV 正常调节范围为 0°±2.5°。眼位在 ROLL 平面上的正常范围为双眼 0°~10° 的轻度外斜视。外周性核下性眼肌麻痹（上图）与单侧外周和中枢性（脑干或小脑）前庭病变（下图）的典型结果对比。上图：在急性动眼神经麻痹（第 3 天）中，患侧眼表现为扭转，外斜视 14°，仅患眼 SVV 轻度单眼偏差 7.5°。健侧眼显示正常结果，外斜视 3°，SVV 偏斜 1.9°。双眼 SVV 测量值 0.7°，为正常结果。因此，外周性眼球运动神经麻痹引起眼扭转和 SVV 偏斜通常出现在急性期患侧眼，慢性期有时只发生在健侧眼中（即当优势眼最初受影响时，感觉发生偏移）。下图：在急性单侧脑干或小脑病变（第 2 天）中，典型模式为双眼同向扭转，例如右眼外斜视 15°、左眼内斜视 7°，同时单眼及双眼测量的 SVV 偏斜 15°～19°，均指向同一方向。尽管 SVV 偏斜和扭转的不同类型可能是困难的或令人困惑的，但它们具有临床相关性，通常可以进行解剖学诊断（Dieterich and Brandt 2019）

因此，鉴别核下神经或前庭中枢病变的关键是 SVV 单眼测量。通过分别测量每只眼睛的 SVV（单眼），可以发现临床上类似于中枢性前庭障碍的外周性核下性动眼神经和滑车神经麻痹，因为核下性眼肌麻痹不会引起双眼的任何 SVV 偏斜或眼扭转（Dieterich and Brandt 1993c）。单眼 SVV 测量很重要，因为即使是 Bielschowsky 头倾斜试验（译者注：比尔朔夫斯基头部倾斜实验，也叫“歪头实验”，一般用来鉴别上斜肌对侧上直肌的麻痹）也不能清楚地区分滑车神经麻痹（图 13.30）和 OTR。

ROLL 平面中这些单侧病变的病因通常是梗死以及脑干或丘脑旁的出血，并延伸中脑吻侧（Dieterich and Brandt1993ab）。更罕见的病因是炎症、免疫性疾病或肿瘤。

病程和预后也取决于基础疾病的病因。在频繁发作的局部缺血中，由于健侧的中枢代偿，人们通常预期在几天到几周内显著或完全地从 ROLL 平面的症状中恢复（Dieterich and Brandt 1992，1993b；Cnyrim et al. 2007）。

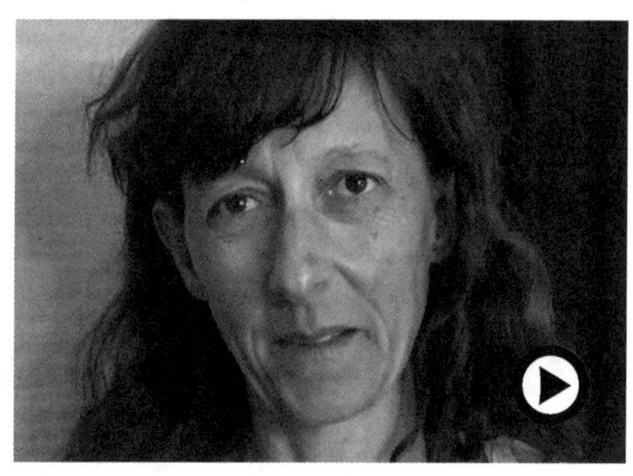

图 13.30　左侧滑车神经麻痹（见二维码中的视频）

13.2.3　中枢性旋转或非旋转性眩晕

临床经验表明，伴有自发性眼震和定向性跌倒的持续旋转性眩晕主要与外周迷路和前庭神经病变有关，较少与前庭神经核和前庭小脑病变相关。由前庭神经核水平以上，即中脑、丘脑和皮质中枢的病变引起的前庭综合征，仅在特殊情况下表现为短暂性的旋转性眩晕。这些综合征通常表现为前后（摇摆）的眩晕、定向障碍、姿势不稳，最常见的是 ROLL 平面中的静态张力失衡，如 OTR 综合征所描述的那样（Becker-Bense et al. 2016）。与单侧脑桥延髓病变相比，中脑病变中旋转性眩晕的发生率较低（14%）且病程短暂（<1 天）（Dieterich et al. 2018）（图 13.31 和图 13.32）。

令人惊讶的是，例如由大脑中动脉梗死等引起的多个前庭皮质区域的急性单侧损害的主要表现并无前庭症状，如旋转性眩晕（Anagnostou et al. 2010）。只有单个病例描述了半球卒中患者累及部分前庭皮质网络，表现为非癫痫性旋转性眩晕、眼震和姿势失衡，这些症状在几天内逐渐改善（Brandt et al. 1995; Naganuma et al. 2006）。关键区域更多地位于岛叶后部（长岛回Ⅳ区）、相邻的岛后区域、颞横回以及部分颞上回和壳核后部，而不是位于顶下叶皮质，特别是右半球（Dieterich and Brandt 2015b）（图 13.33，彩图见文末彩插）。一侧大脑半球的皮质功能丧失可能不会被发现，因为未受影响的对侧半球可以抑制患侧半球的干扰并确定对正确身体方向的整体感知（见下段）。这在单侧外周或脑干病变中是不可能的，因为由于脑干通路的交叉，前庭张力失衡会传递到两侧半球。

13

13.2.3.1 皮质性眩晕与中脑性眩晕

在中脑脑干、丘脑和皮质功能障碍的病例中，旋转性眩晕的罕见表现可以用前庭信号在从前庭核到皮质的过程中神经元编码发生的变化来解释：速度感知转化为对头部位置的感知（Muir et al. 2009; Winter et al. 2015; Valerio and Taube 2016）。自我运动的感知依赖于不同类型的神经元，即编码自我运动速度（头部角速度细胞）和方向（头部方向细胞）的神经元，与其他类型的细胞合作，在空间中进行定向导航，例如用于绘制环境的位置细胞和用于测量距离的网格

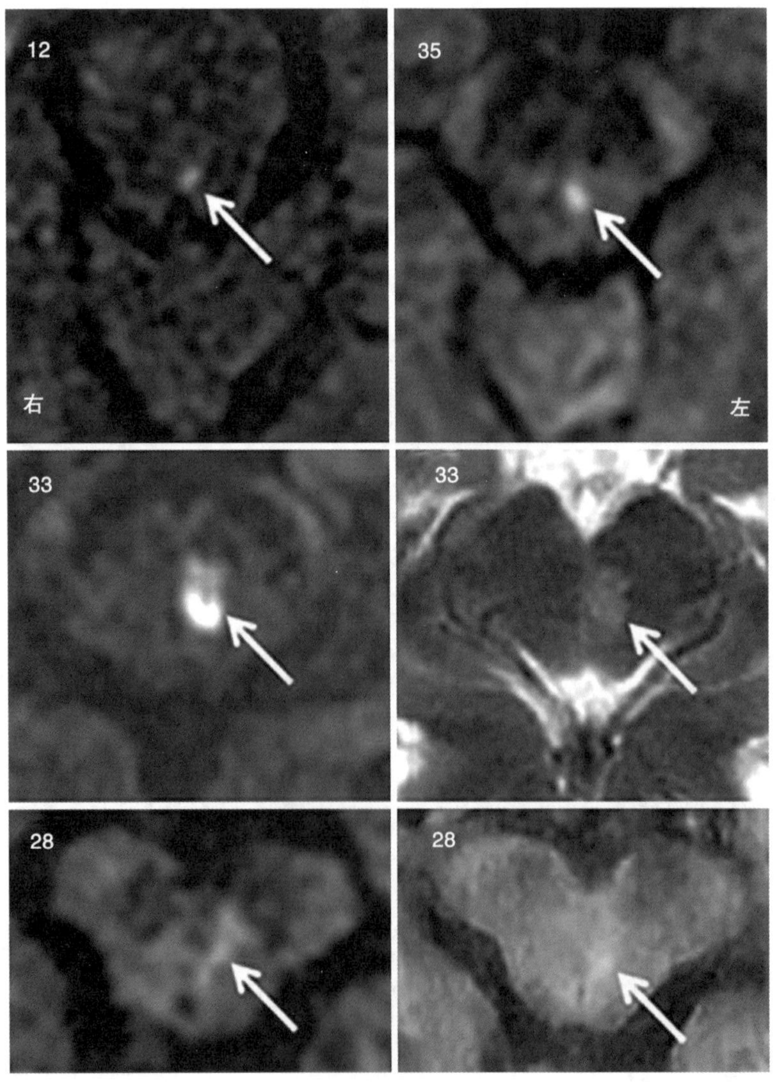

图 13.31 脑干病变中的急性旋转性眩晕。4 例患者（第 12、28、33、35 号）因单侧中脑卒中引起的急性短暂性眩晕的磁共振成像（弥散和 T_2 加权序列）。上图：靠近中脑尾侧横切层面显示中脑被盖受损，影响前庭上行通路介导的 MLF。中下图：两例在动眼神经核附近发生单侧中脑卒中的患者。（Dieterich et al. 2018）

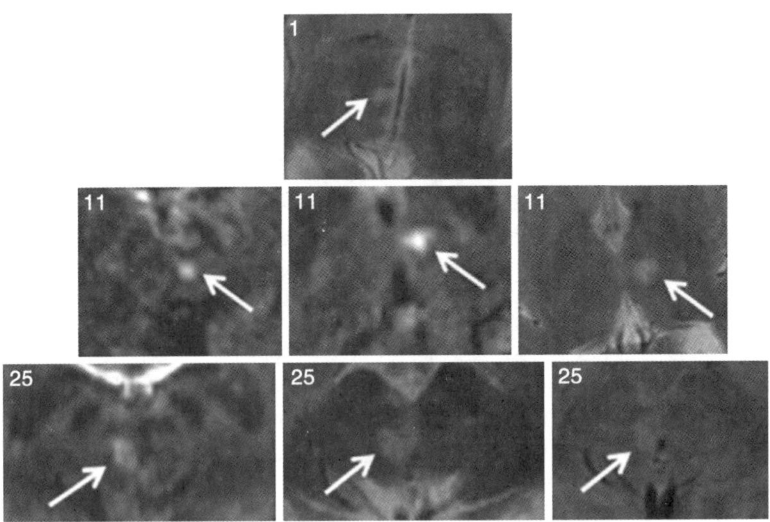

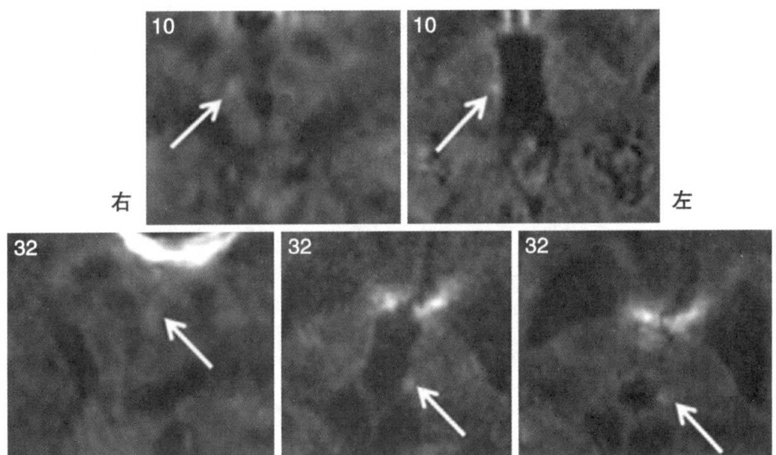

图 13.32 中脑病变伴摇摆性眩晕或头晕。5 例患者（第 1、10、11、25、32 号）由局限性单侧脑干上部梗死导致急性摇摆性眩晕/头晕或非特异性头晕患者的 MRI 成像。中脑吻侧病变位于 Cajal（INC）和中脑结构的间位核和动眼神经核水平（Dieterich et al. 2018）

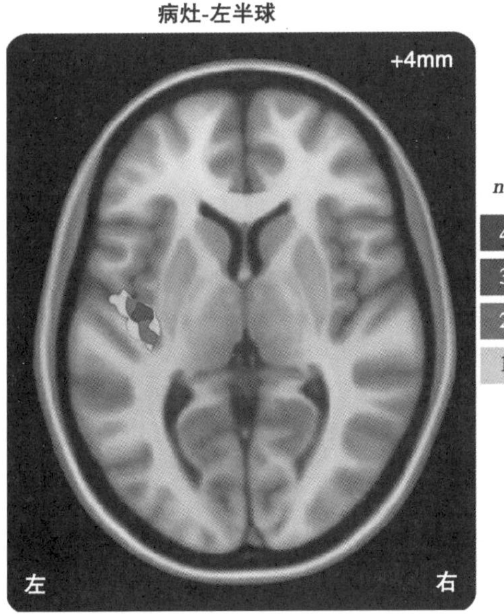

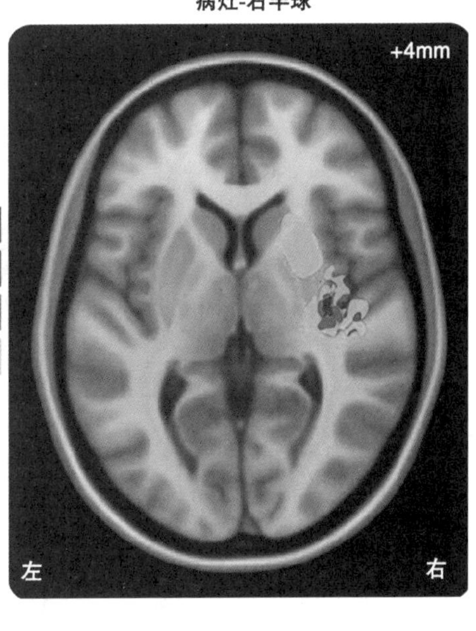

图 13.33 从不同病例报道中收集的 8 例颞岛叶皮质急性单侧大脑中动脉梗死患者的病灶叠加图，梗死位于右半球（n=5）和左半球（n=3），表现为急性前庭综合征和短暂性旋转性眩晕。右侧大脑半球内部的重叠集中在岛叶后部（长岛回Ⅳ），与颞横回相邻的岛后的区域，以及部分颞上回和壳核后部。2 例顶叶梗死患者的病变部位此处未描述（Dieterich and Brandt 2015b）

细胞(Muir et al. 2009; Winter et al. 2015; Valerio and Taube 2016; Jeffery 2015; Jeffery et al. 2015)。从速度到方向的整合对于更新身体在空间中的位置认知是必要的(Brandt and Dieterich 2017)。事实上,主要负责旋转感觉的速度细胞主要位于脑干下部,而负责感知头部方向的细胞系统分布在一个覆盖丘脑前部、海马形成和皮质区域的网络中(Dumont and Taube 2015)。由于编码的差异,单侧角速度细胞的功能障碍应导致旋转性眩晕,而单侧头部方向细胞功能障碍应导致非旋转性头晕和姿势不稳(Dieterich et al. 2018; Glasauer et al. 2018)(图 13.34,彩图见文末彩插)。不同的表现可以通过头部方向细胞系统的神经网络模型进行数学建模,从而对临床结果进行预测和确认(Dieterich et al. 2018; Glasauer et al. 2018, 2019)。

13

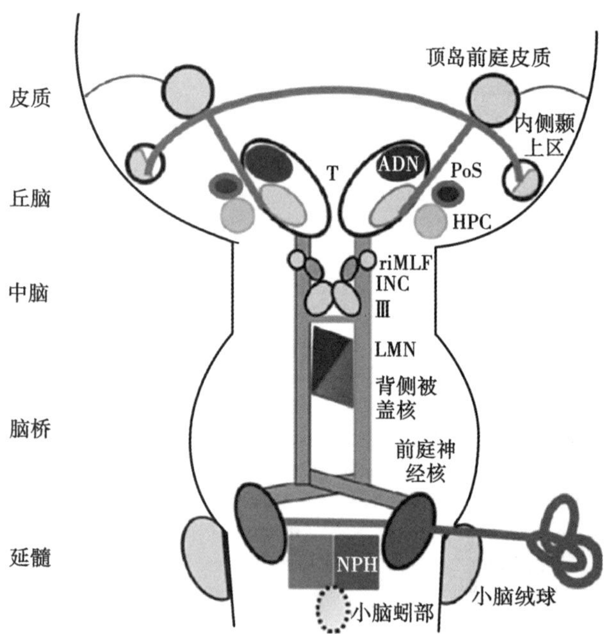

图 13.34　双侧前庭解剖结构示意图,从迷路通过前庭神经核到多感觉前庭皮质(顶岛前庭皮质)和内侧颞上区的视觉皮质,有三个脑干交叉点和两个经胼胝体的交叉点(与图 13.5 相比较)。对啮齿动物的研究确定了具有不同功能的前庭神经元,此处用不同颜色绘制。(红色)是编码半规管信号的头部角速度细胞,位于前庭外周系统和下部脑干(前庭核、舌下神经前置核)。(蓝色)是感知头部方向的细胞,位于脑干上部、丘脑前部背侧和皮质区域(压后皮质,后海马下托,PoS)。海马区的位置细胞(浅蓝色)编码个体在 3D 空间中的定位。网格细胞(绿色)位于 PoS 中,负责检测距离和运动速度。Ⅲ,第三脑神经;HPC,海马区;INC,Cajal 间位核;LMN,外侧核;NPH,舌下神经前置核;PoS,后海马下托;riMLF,内侧纵束的吻侧间位核(Dieterich et al. 2018; Glasauer et al. 2018)

此外,还提出了额外的一个概念(Dieterich and Brandt 2015b)来解释为什么急性单侧前庭皮质损伤,例如,大脑中动脉区域梗死——很少表现为短暂性的旋转性眩晕(Anagnostou et al. 2010; von Brevern et al. 2014)。其想法是,持续的视觉-前庭觉互动比较对于自我运动的整体感知是必要的。前庭皮质和视觉皮质都能够通过来自半规管和耳石器的前庭输入或视觉输入进行自我运动感知。如果两个半球之间存在前庭输入不匹配,则前庭皮质和视觉皮质一致的那侧大脑半球决定了对身体位置和运动的整体感知(Dieterich and Brandt 2015b)。因此,通过胼胝体压部的完整的前庭半球间连接对于避免旋转性眩晕是必要的(Kirsch et al. 2016; Conrad et al. 2022a)。

13.2.4　丘脑性站立不能和侧倾

丘脑单侧前庭中枢(Dieterich and Brandt 1993b; Baier et al. 2016)或前庭皮质(Brandt et al. 1994)病变表现为感知到的视觉垂直偏斜,但没有头倾斜和眼扭转。这些病变只能通过检查感知缺陷来发现,当测量 SVV 时,这种缺陷就会变得明显(参见 3.1.1.3 的图 3.3)。这些偏斜可以是同侧的,也可以是对侧的,因此不是脑干病变典型的方向特异性倾斜。然而,在个别患者中,方向保持不变(Dieterich and Brandt 2019)。在丘脑后外侧或中央内侧亚核的病变中,在没有运动无力或感觉缺失的情况下,可能会出现姿势失衡和短暂的跌倒倾向。这种现象称为丘脑性站立不能(Masdeu and Gorelick 1988; Lee et al. 2005; Elwischger et al. 2012)。

在前庭神经核以下的延髓病变中,ROLL 平面的张力失衡可表现为孤立的身体侧倾,而没有相关的眼部运动体征或肢体共济失调(Thömke et al. 2005; Kim et al. 2007; Kim et al. 2015a; Nakazato et al. 2016)。当前庭脊髓下行外侧束受到影响时,就会发生这种孤立性侧倾(Thömke et al. 2005)。如果延髓背外侧梗死(Wallenberg 综合征)影响前庭内侧核或前庭上核时,则侧倾的同时伴有同侧的 OTR 和一过性扭转性眼震(Brandt and Dieterich 1987; Halmagyi et al. 1990; Dieterich and Brandt 1992)。建议通过物理治疗来改善患有这些疾病的患者的姿势失衡和步态不稳。Wallenberg 综合征的侧倾症状预后良好(Cnyrim et al. 2007)。

13.3　高级(认知)前庭综合征

将前庭疾病简单分类为外周性或中枢性,往往忽略了第三类疾病(图 13.1)。与“what”和“where”通路的高级视觉功能障碍性疾病(DeHaan and Cowey 2011)类似,提出了一个新的分类,即“高级前庭功能障碍性疾病”,其中包括认知和其他非前庭模式(Brandt et al. 2014)。如上所述,前庭网络皮质激活的半球优势反映在几种涉及高级前庭功能的幕上神经系统疾病中。这些障碍包括空间定向、空间注意力、导航和平衡控制障碍,它们是基于多感觉,即视觉、前庭觉和躯体感觉输入的整合。为了阐明高级前庭功能障碍的特征,我们描述了四种情况:偏侧空间忽视症、房间倾斜错觉、瘫痪侧倾倒综合征,以及与双侧外周前庭功能丧失或退行性疾病中海马萎缩相关的空间记忆和导航障碍。

进一步延伸到情绪处理、社会认知(Deroualle and Lopez 2014)或自我身体表征扭曲(Lopez et al. 2012b, 2018; Lopez and Elzière 2018)等维度的更高级的前庭功能正在被越来越多地研究。

13.3.1　偏侧空间忽视症

偏侧空间忽视症是由于对急性病变(通常是右侧的顶

叶皮质）对侧脑区视觉刺激的注意力中断而引起的一种疾病（Vallar and Perani 1986）。在极少数情况下，一过性偏侧空间忽视可能发生在急性右侧或左侧额叶前运动皮质损害中（Husain and Kennard 1996）。如果空间注意力受到的干扰不那么严重，或者在从空间忽视中恢复的过程中，可能就出现一种较轻微的忽视形式，称为视觉消失。

导致偏侧空间忽视症的关键皮质损伤部位包括颞顶岛叶皮质，它包含多感觉前庭网络的关键区域（Karnath et al. 2004; Karnath and Dieterich 2006; Karnath and Rorden 2012）。已经有实验证明前庭功能的重要参与，在前庭刺激期间和短暂刺激之后，忽视的边界发生了变化。在对空间忽视的可能神经机制进行计算机建模时，必须考虑到每侧半球中的多感觉空间注意网络，以及右侧半球的主导地位（Brandt et al. 2012; Dietz et al. 2014）。已制订特定的训练计划，如重复的前庭电刺激，已经被开发出来用以促进从偏侧空间忽视症中恢复（Volkening et al. 2018）。热刺激期间急性期和恢复 6 个月后（无热刺激）静息状态功能连通性 MRI 显示，半球内和半球外视觉和前庭皮质区域的连通性发生了类似的变化（Conrad et al. 2018）。

13.3.2 房间倾斜错觉

房间倾斜错觉是一种罕见的阵发性短暂性倒置视觉障碍，它反映了视觉 - 前庭觉相互作用的皮质功能障碍（Brandt 1997）（图 13.35）。视觉的明显倒置或环境的 90° 倾斜是对垂直度的错误感知。视觉场景的空间方向是由前庭觉和视觉共同调节的。这两个感觉系统都提供了 3D 环境中垂直度输入的调节。由于我们无法同时感知两种不同的垂直（视觉垂直和前庭垂直），所以这两种感觉必须与其空间坐标相匹配。因此，房间倾斜错觉表明前庭和视觉坐标系统的短暂不匹配，并且是在尝试进行皮质匹配后的错误结果（Brandt 1997; Brandt et al. 2014）。

导致房间倾斜错觉的病灶多位于皮质下，定位于脑干中甚至外周终末前庭器官内，例如双侧前庭功能减退或梅尼埃病（Sierra-Hidalgo et al. 2012）。与偏侧空间忽视症一样，疾病的原因在前庭，但感知错误主要表现在视觉上。发作性房间倾斜错觉的自发过程大多是良性的（Sierra-Hidalgo et al. 2012）。治疗取决于潜在的病因：例如，卡马西平可用于治疗前庭神经的神经血管交叉压迫。

对一例因头部位置改变而频繁发作基底动脉供血不足的患者行 fMRI 研究表明，在发作期间从 V_5 区到双侧岛叶和顶盖皮质（OP2，Ig1）的功能连接增强，而 PIVC 和 V_1 之间的功能连接减少（Kirsch et al. 2017）。以左侧顶盖、OP1 和右侧 Ig1 为中心的双侧多感觉颞顶叶区域可能参与解决视觉 - 前庭觉不匹配，以恢复对垂直度可靠的整体感知（Kirsch et al. 2017）。

13.3.3 瘫痪侧倾倒综合征

在急性卒中的治疗过程中，瘫痪侧倾倒综合征经常被神经科医生忽视，但物理治疗师对其症状非常熟悉（Pedersen et al. 1996）。该综合征的特征是感知到的身体位置在空间中明显倾斜，患者试图通过主动将身体推向或倾斜到对侧来抵

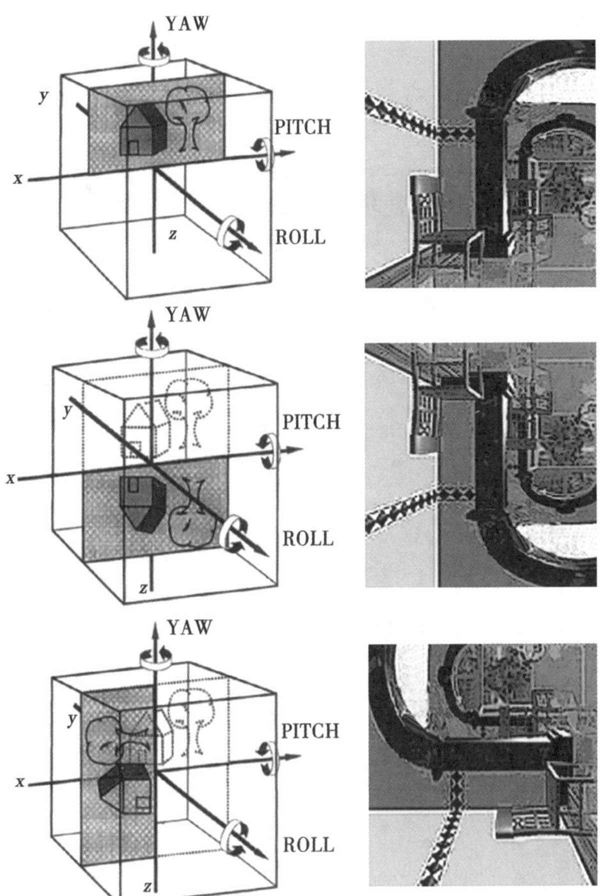

图 13.35 将头部作为立方体的示意图，前庭觉和视觉三维坐标图的皮质匹配。前庭系统的三个主要作用平面是分别沿 x、y、z 轴的 ROLL（冠状面）、YAW（水平面）、PITCH（矢状面）平面。上图：与前庭坐标匹配的视觉场景。中图：矢状面视觉场景 180° 倾斜的房间倾斜错觉，即视觉倒置。下图：在冠状面中倾斜 90° 的房间倾斜错觉（Brandt 1997; Brandt et al. 2014）

消这种状况。这种推动是通过健侧的上肢或下肢来完成的（Karnath 2007; Pérennou et al. 2008）。通常认为病变部位包括丘脑，或许更可能是岛叶后部（Johannsen et al. 2006; Ticini et al. 2009; Baier et al. 2012a）（图 13.36，彩图见文末彩插）。这些病变部位包含负责调整主观视觉垂直和触觉垂直（图 13.37，彩图见文末彩插）（Baier et al. 2021）的多感觉皮质前庭网络组成部分。倾斜的程度与 SVV 偏斜之间存在正相关关系（Baier et al. 2012a）。右半球病变的发生率（42%）高于左半球（25%），这表明姿势和站立的控制与前庭系统之间存在密切联系。

该网络的右半球的优势解释了与左半球卒中相比，右半球卒中推动行为的频率明显更高的情况（Abe et al. 2012）。这一观察结果与物理治疗师的经验一致，他们发现右半球卒中后推动行为恢复的速度较慢（Abe et al. 2012）。

13.3.4 空间与导航中的定向障碍

空间记忆、定向和导航缺陷是 MCI 和阿尔茨海默病患者初发痴呆时的早期征象（Coughlan et al. 2018，2020）。患者主诉头晕目眩、空间定向焦虑（Kremmyda et al. 2016）。真实

13

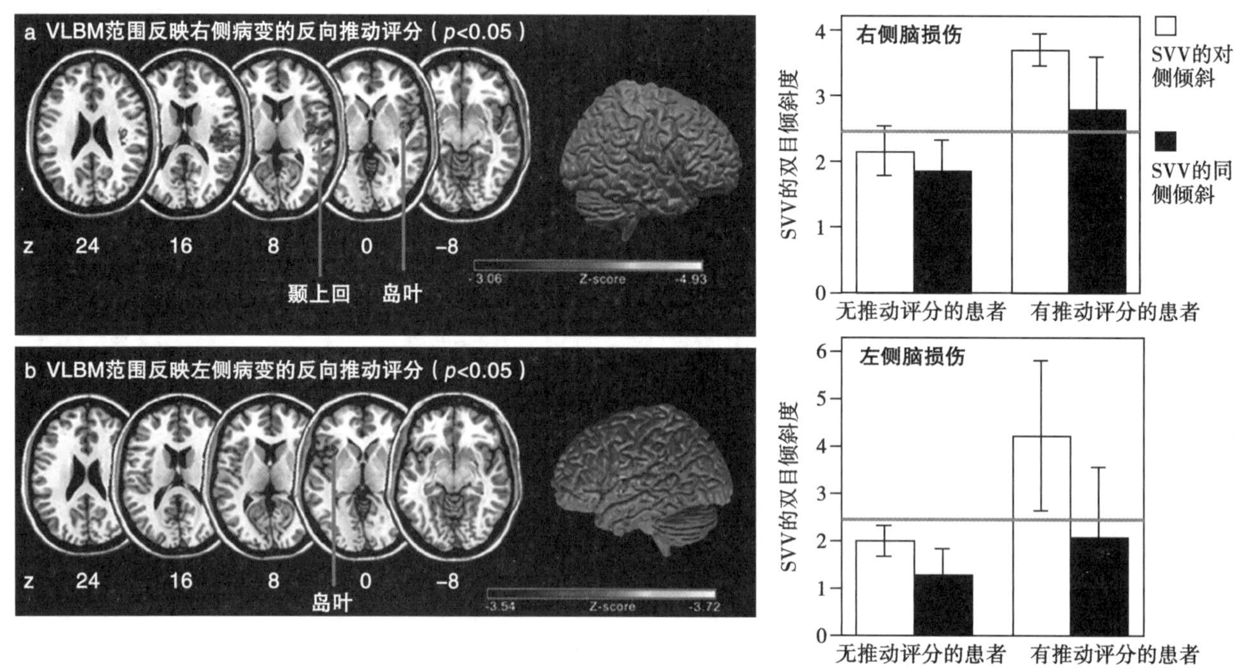

图 13.36 采用基于体素水平的损伤 - 行为映射（VLBM）比较急性期右侧脑损伤（RBD；a）和左侧脑损伤（LBD；b）（FDR 校正 α 阈值 $P<0.05$）（左侧部分）的损伤部位与推动量。病变区位于岛叶后部、颞上回、白质。这些 RBD 和 LBD 患者的知觉缺陷，如主观视觉垂直（SVV；度数）在同侧和对侧（右侧）方向的倾斜。黄线表示 SVV（2.5°）的正常范围（+2SD）。SVV，主观视觉垂直；VLBM，基于体素水平的损伤 - 行为映射（Modified from Baier et al. 2012a）

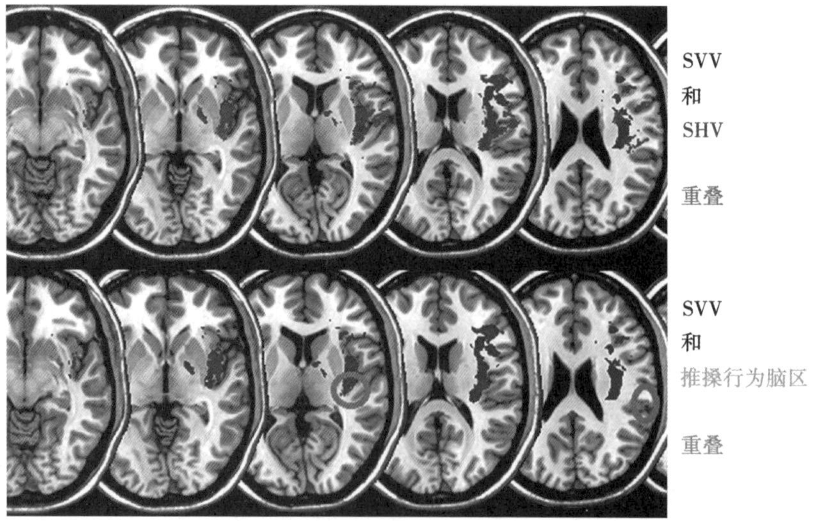

图 13.37 基于体素水平的损伤 - 行为映射（VLBM）比较 82 例右侧半球急性单侧卒中患者病灶部位与主观视觉垂直线（SVV；蓝色）偏斜、主观触觉垂直线（SHV；红色）偏斜，以及推搡行为的数量（绿色）（t 检验；置换率 5%）。SVV 与 SHV 重叠区域为粉红色，SVV 与瘫痪侧倾倒综合征重叠区域为浅蓝色。主要重叠区域在岛叶（长岛回Ⅲ和Ⅳ，短岛回Ⅱ）、顶盖、额下回、颞上回、颞横回 Heschl 和基底节区（苍白球）

世界条件下的测试导航可以区分淀粉样蛋白 PET 显像中阳性和阴性的 MCI 患者，阳性患者具有更严重的缺陷和海马活动降低（Schöberl et al. 2020）（图 13.38，彩图见文末彩插）。

空间记忆和导航能力在局灶性海马病变（例如单侧梗死）中会受损，并且在短暂性全面性遗忘中也会出现长期缺陷（Schöberl et al. 2019）。然而，在这些疾病中，前庭结构和功能在多大程度上受到影响尚不清楚。无论如何，海马是庞大的复杂得多的感觉前庭网络的重要整合中心。

认知前庭综合征不一定由中枢性前庭功能障碍引起，外周性前庭疾病也可导致高级前庭功能障碍，例如慢性双侧外周性前庭功能障碍（BVP）导致空间记忆、定向和导航功能障碍（Brandt et al. 2005；Previc et al. 2014）。啮齿动物的研究表明，完整的前庭功能对于空间记忆和导航非常重要（Smith and Zheng 2013）。导航需要持续更新环境模式以及个体与外界环境的相互关系。三维坐标主要依赖于前庭觉和视觉输入，并为上述更新过程提供了框架（Brandt et al. 2005）（图 13.39，彩图见文末彩插）。研究表明，即使是慢性不完全性双侧前庭功能丧失也会导致海马结构的萎缩以及主观和客观的导航功能障碍（Kremmyda et al. 2016；Dordevic et al. 2021）（图 13.40，彩图见文末彩插）。即使是慢性单侧前庭功能障碍，例如前庭神经炎患者，也可能导致依赖前庭输入的非认知和认知功能受损，而依赖视觉输入的其他认知功能则不会受损（Dorde-vic et al. 2021）。在其中一些患者中，研究描述了海马体积的减少（Zu Eulenburg et al. 2010），而在其他患者中没有发现这种情况（Dordevic et al. 2021）。这与在小鼠上进行的一项研究结果一致，该研究表明单侧迷路切除术后存在短暂的空间定向障碍（Nguyen et al. 2021）。然而，慢性单侧外周性前庭病变是否会导致人类认知或非认知功能障碍（Hüfner et al. 2007a）或海马体积的减少，目前仍存在争议。在 BVP 患者中，除了空间定向缺陷外，还描述了其他轻度认知障碍（Popp et al. 2017）。物理治疗对 BVP 患者有益（Hall et al. 2016），然而，针对空间记忆障碍进行特定康复的有效性尚未进行相关测试。

另一个方面是与焦虑和抑郁网络的联系（Hilber 2022），一个例子是 BVP 患者跌倒频率相比于其他前庭功能障碍者高（Schniepp et al. 2017；Brandt and Dieterich 2020），但对跌倒的焦虑程度却低得惊人（Decker et al. 2019），并且对视觉高度不耐受的易感性也没有增加（Brandt et al. 2018）。此外，房间倾斜错觉也会发生在外周性前庭疾病中，例如梅尼埃病或 BVP。

最后，在过去的几年里，研究发现前庭系统也很明显地参与了其他认知、情感和心理过程，例如社会感知中的自我身体感知、情绪、同理心和决策（Hitier et al. 2014；Lopez et al. 2018）。临床研究曾报道过相关疾病中令人痛苦的感知，如自我与身体的分离增加，即人格解体和现实感丧失的症状（Smith and Darlington 2013；Smith and Zheng 2013；Mast et al. 2014；Jáuregui Renaud 2015；Lopez and Elzière 2018）和社会认知功能障碍（Deroualle and Lopez 2014）。

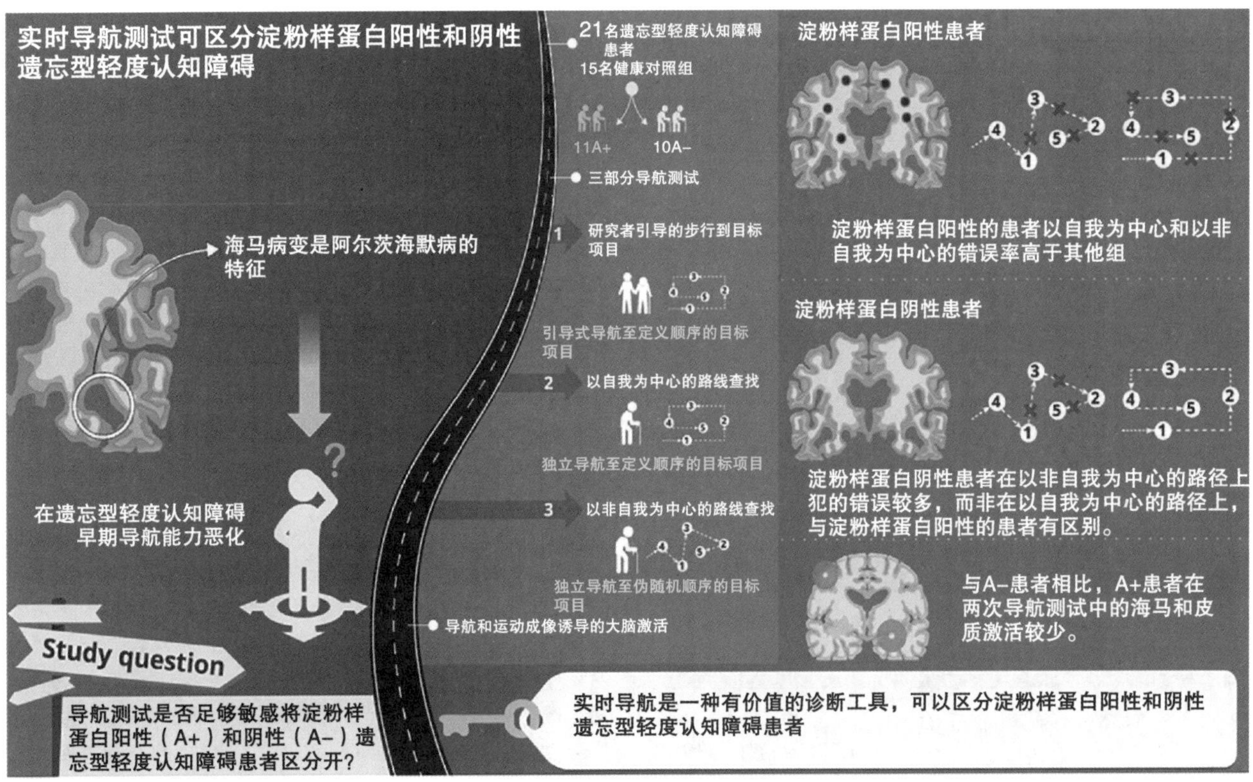

图 13.38　与淀粉样蛋白阴性的遗忘型轻度认知障碍（aMCI）患者相比，淀粉样蛋白阳性的 aMCI 患者在空间定向和导航（以自我为中心和以非自我为中心的路径规划）方面的表现更差。真实空间中的临床导航测试可以帮助识别早期潜在的阿尔茨海默病性痴呆患者的认知功能缺陷（Schöberl et al. 2020）

13

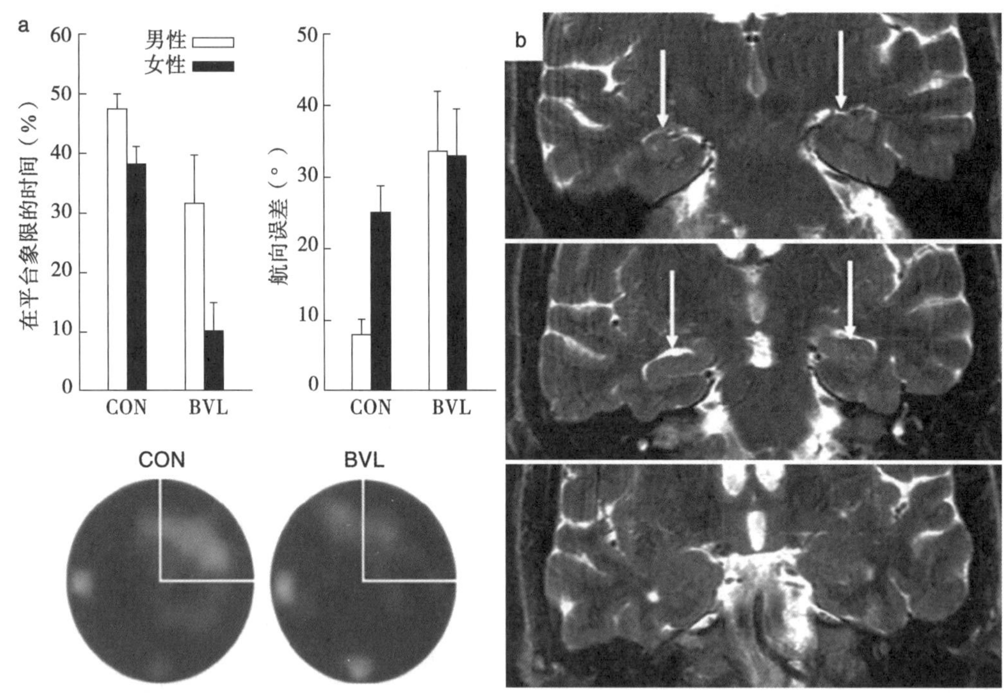

图 13.39　与健康对照组（CON）相比，神经纤维瘤病Ⅱ型（NF2）致获得性慢性双侧前庭功能丧失（BVL）患者行双侧前庭神经切除术。a. 当在虚拟变量（在 PC 上）（左）进行 Morris 水迷宫任务测试时，这些患者表现出明显的空间记忆和导航障碍，与海马萎缩的模式（右）非常匹配。（左上）在第二阶段的无平台探测实验期间，各组（女性和男性对照组以及 NF2 患者）在平台象限的平均搜索时间百分比。第二阶段的无平台探测试验中，各组的平均初始航向误差。误差线为 ±1SEM。（左下）停留时间用于 BVL 患者和对照组的无平台探测试验。浅黄色区域表示花费时间相对较多的区域。深色区域表示花费时间相对较少的区域。平台象限由白线划定。b. 在 BVL 患者中，与年龄和性别匹配的对照组相比，海马体积减小（箭头）16.91%。左右海马体积损失相似。方差分析（ANOVA）显示有显著差异。右图是一例 40 岁 BVL 患者的冠状位 3mm MRI T_2 加权图像示例，扫描间隔 6mm（Brandt et al. 2005）

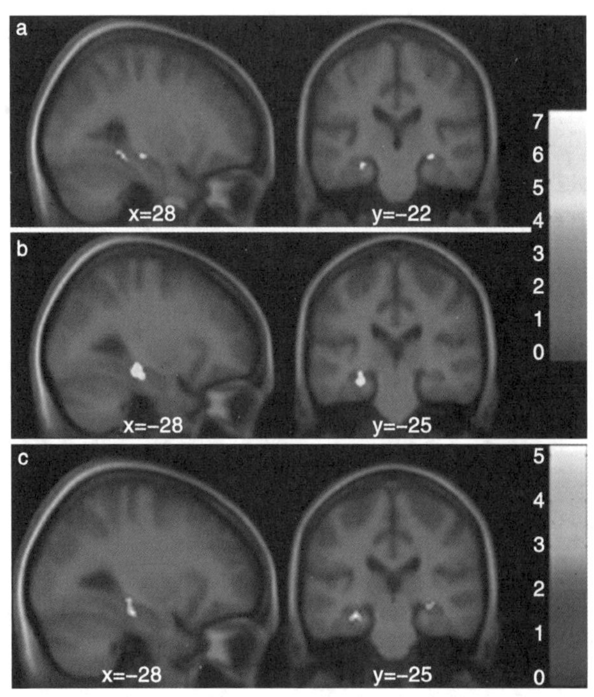

图 13.40　对 15 例有前庭功能残存的双侧前庭病变患者和一组年龄性别匹配的健康对照者进行了导航能力和海马萎缩检查。灰质体积（GM）较高的区域：a. 两组之间的 GM 差异的聚类显示在矢状面和冠状面最大值簇位于右半球。b. 位于左半球。聚类和显著性值均来自感兴趣区域分析，阈值为 3.69。c. 路径分析量表路径策略得分与双侧海马 GM 体积呈负相关。结果显示在矢状面和冠状面中（Kremmyda et al. 2016）

13.4　小脑性眩晕和头晕

小脑疾病引起的头晕和姿势失衡约占三级门诊诊断的 10%（Feil et al. 2019；Zwergal et al. 2019）。他们大多表现为摇摆性眩晕或头晕、姿势失衡和跌倒（Bodranghien et al. 2016；Jen and Wan 2018）。病因为遗传性退行性小脑疾病，特别是发作性共济失调 2 型（EA2）或副肿瘤综合征、炎症、免疫或毒性等病因导致的获得性小脑性共济失调（Manto et al. 2020；Narayan et al. 2020）。眼球运动功能障碍，包括扫视和平滑追踪功能障碍、VOR 的固视抑制、凝视诱发和位置性眼震，对于鉴别诊断有重要意义。水平或垂直眼位的进一步错位是很常见的，尤其是注视远处的目标（Hüfner et al. 2015；Feil et al. 2019）。在缺血性卒中、出血或炎症等急性小脑疾病中，肢体共济失调、构音障碍和吞咽困难可能占主导地位。小脑功能障碍也是 CANVAS 综合征的一部分（Szmulewicz et al. 2011；Zingler et al. 2009）（第 7 章）。

369 例小脑性眩晕和头晕患者的体征和症状出现频率显示持续性头晕占 81%，发作性眩晕占 31%，两者兼而有之占 21%（Feil et al. 2019）。在这些患者中，95% 的患者出现中枢性眼球运动障碍的体征（平滑追踪、凝视诱发性眼震、中枢性注视性眼震和最常见的下跳性眼震）。11% 的患者表现为孤立性小脑性眼球运动障碍以及姿势和步态失衡，没有肢体共济失调或语言障碍。

发作性共济失调 2 型（EA2）已获得越来越多的临床关注，因为几种药物治疗方案的疗效各不相同：4- 氨基吡啶治疗 EA2、下跳性眼震和小脑性步态障碍（Strupp et al. 2004，2011；Tsunemi et al. 2010；Schniepp et al. 2011，2012；Muth et al. 2021）。一些共济失调和小脑性头晕可以用乙酰-DL-亮氨酸治疗（Strupp et al. 2013；Bremova et al. 2015；Strupp et al. 2017；Kalla and Strupp 2019）。也可以使用乙酰唑胺治疗 EA2。

管理是多模式的，包括医学治疗和平衡及步态障碍的物理治疗（Gandini et al. 2020）。治疗效果应通过重复姿势描记、步态分析、神经视觉分析和眼动记录来监测。

（黄亚楠　周珊珊　潘永惠　译）

参考文献

Abe H, Kondo T, Oouchida Y et al (2012) Prevalence and length of recovery of pusher syndrome based on cerebral hemispheric lesion side in patients with acute stroke. Stroke 43:1654–1656

Anagnostou E, Spengos K, Vassilopoulou S et al (2010) Incidence of rotational vertigo in supratentorial stroke: a prospective analysis of 112 consecutive patients. J Neurol Sci 290:33–36

Averbuch-Heller L, Tusa RJ, Fuhry L, Rottach KG, Ganser GL, Heide W, Büttner U, Leigh RJ (1997) A double-blind controlled study of gabapentin and baclofen as treatment for acquired nystagmus. Ann Neurol 41:818–825

Baier B, Dieterich M (2009) Ocular tilt reaction – a clinical sign of cerebellar infarctions? Neurology 72(6):572–573

Baier B, Bense S, Dieterich M (2008) Are signs of ocular tilt reaction in patients with cerebellar lesions mediated by the dentate nucleus? Brain 131:1445–1454

Baier B, Janzen J, Fechir M, Müller N, Dieterich M (2012a) Pusher syndrome – its anatomical correlate. J Neurol 259:277–283

Baier B, Suchan J, Karnath HO, Dieterich M (2012b) Neuronal correlate of verticality perception – a voxelwise lesion study. Neurology 78(10):728–735

Baier B, Conrad J, Stephan T, Kirsch V, Vogt T, Wilting J, Müller-Forell W, Dieterich M (2016) Vestibular thalamus: two distinct graviceptive pathways. Neurology 86(2):134–140

Baier B, Cuvenhaus H, Müller N, Birklein F, Dieterich M (2021) The importance of the insular cortex for vestibular and spatial syndromes. Eur J Neurol 28(5):1774–1778. https://doi.org/10.1111/ene.14660

Baier B, Cuvenhaus H, Müller N, Birklein F, Dieterich M (2022) Vestibular compensation of otolith graviceptive dysfunction in stroke patients. Eur J Neurol 29(3):905–909. https://doi.org/10.1111/ene.15193

Baloh RW, Jacobson K, Honrubia V (1993) Horizontal semicircular canal variant of benign positional vertigo. Neurology 43:2542–2549

Barra J, Marquer A, Joassin R et al (2010) Humans use internal models to construct and update sense of verticality. Brain 133:3552–3563

Becker-Bense S, Dieterich M, Buchholz H-G et al (2014) The differential effects of acute right- vs left-sided vestibular failure on brain metabolism. Brain Struct Funct 219(4):1355–1367. https://doi.org/10.1007/s00429-013-0573-z

Becker-Bense S, Buchholz HG, Baier B, Schreckenberger M, Bartenstein P, Zwergal A, Brandt T, Dieterich M (2016) Functional plasticity after unilateral vestibular midbrain infarction in human positron emission tomography. PLoS One 11(11):e0165935. https://doi.org/10.1371/journal.pone.0165935

Bense S, Stephan T, Yousry TA et al (2001) Multisensory cortical signal increases and decreases during vestibular galvanic stimulation (fMRI). J Neurophysiol 85:886–899

Bense S, Bartenstein P, Lochmann M et al (2004) Metabolic changes in vestibular and visual cortices in acute vestibular neuritis. Ann Neurol 56:624–630

Bense S, Best C, Buchholz HG, Wiener V, Schreckenberger M, Bartenstein P, Dieterich M (2006) 18F-fluorodeoxyglucose hypometabolism in cerebellar tonsil and flocculus in downbeat-nystagmus. Neuroreport 17:599–603

Bodranghien F, Bastian A, Casali C et al (2016) Consensus paper: revisiting the symptoms and signs of cerebellar syndrome. Cerebellum 15:369–391

Brandt T (1997) Cortical matching of visual and vestibular 3D coordinate maps. Ann Neurol 42(6):983–984

Brandt T (1999) Vertigo: its multisensory syndromes. Springer, London

Brandt T, Dieterich M (1987) Pathological eye-head coordination in roll: tonic ocular tilt reaction in mesencephalic and medullary lesions. Brain 110:649–666

Brandt T, Dieterich M (1988) Oscillopsia and motion perception. In: Kennard C, Clifford Rose F (eds) Physiological aspects of clinical neuro-ophthalmology. Chapman and Hall, London, pp 321–339

Brandt T, Dieterich M (1994) Vestibular syndromes in the roll plane: topographic diagnosis from brainstem to cortex. Ann Neurol 36:337–347

Brandt T, Dieterich M (1999) The vestibular cortex. Its locations, functions, and disorders. Ann N Y Acad Sci 871:293–312

Brandt T, Dieterich M (2015) Does the vestibular system determine the lateralization of brain functions? J Neurol 262:214–215

Brandt T, Dieterich M (2017) The dizzy patient: don't forget disorders of the central vestibular system. Nat Rev Neurol 13:352–362

Brandt T, Dieterich M (2018) Functional and structural benefits of separately operating right and left thalamo-cortical networks. J Neurol 265(Suppl 1):98–100

Brandt T, Dieterich M (2019) Thalamocortical network: a core structure for integrative multimodal vestibular functions. Curr Opin Neurol 32(1):154–164

Brandt T, Dieterich M (2020) 'Excess anxiety' and 'less anxiety': both depend on vestibular function. Curr Opin Neurol 33(1):136–141

Brandt T, Dieterich M, Büchele W (1986) Postural abnormalities in central vestibular brain stem lesions. In: Bles W, Brandt T (eds) Disorders of posture and gait. Elsevier, Amsterdam New York Oxford, pp 141–156

Brandt T, Dieterich M, Danek A (1994) Vestibular cortex lesions affect the perception of verticality. Ann Neurol 35:528–534

Brandt T, Bötzel K, Yousry T, Dieterich M, Schulze S (1995) Rotational vertigo in embolic stroke of the vestibular and the auditory cortex. Neurology

13

45:42–44
Brandt T, Bartenstein P, Danek A, Dieterich M (1998) Reciprocal inhibitory visual vestibular interaction: visual motion stimulation deactivates the parieto-insular vestibular cortex. Brain 121:1749–1758
Brandt T, Stephan T, Bense S et al (2000) Half-field visual motion stimulation: interhemispheric cross-talk (an fMRI study). Neuroreport 11:1–7
Brandt T, Schautzer F, Hamilton D et al (2005) Vestibular loss causes hippocampal atrophy and impaired spatial memory in humans. Brain 42:2732–2741
Brandt T, Dieterich M, Strupp M, Glasauer S (2012) Model approach to neurological variants of visuo-spatial neglect. Biol Cybern 259:2555–2564
Brandt T, Strupp M, Dieterich M (2014) Towards a concept of disorders of "higher vestibular function". Front Integr Neurosci 8:47. https://doi.org/10.3389/fnint.2014.00047
Brandt T, Grill E, Strupp M, Huppert D (2018) Susceptibility to fear of heights in bilateral vestibulopathy and other disorders of vertigo and balance. Front Neurol 9:406. https://doi.org/10.3389/fneur.2018.00406
Bremova T, Malinova V, Amraoui Y et al (2015) Acetyl-dl-leucine in Niemann-pick type C: a case series. Neurology 85:1368–1375
Brunetti M, Belardinelli P, Caulo M et al (2005) Human brain activation during passive listening to sounds from different locations: an fMRI and MEG study. Hum Brain Mapp 26:251–261
Chen L, Lee W, Chambers BR, Dewy HM (2011) Diagnostic accuracy of acute vestibular syndrome at the bedside in a stroke unit. J Neurol 258(5): 855–861
Choi K-D, Kim J-S (2019) Vascular vertigo. J Neurol 266:1835–1843
Claassen J, Feil K, Bardins S, Teufel et al (2013a) Dalfampridine in patients with downbeat nystagmus--an observational study. J Neurol 260: 1992–1996
Claassen J, Spiegel R, Kalla R et al (2013b) A randomised double-blind, cross-over trial of 4-aminopyridine for downbeat nystagmus–effects on slow phase eye velocity, postural stability, locomotion and symptoms. J Neurol Neurosurg Psychiatry 84:1392–1399
Cnyrim CD, Rettinger N, Mansmann U, Brandt T, Strupp M (2007) Central compensation of deviated subjective visual vertical in Wallenberg's syndrome. J Neurol Neurosurg Psychiatry 78:527–528
Cnyrim CD, Newman-Toker D, Karch C, Brandt T, Strupp M (2008) Beside differentiation of vestibular neuritis from central "vestibular pseudoneuritis". J Neurol Neurosurg Psychiatry 79(4):458–460
Coffey EBJ, Herholz SC, Chepesiuk AMP, Baillet S, Zatorre RJ (2016) Cortical contributions to the auditory frequency-following response revealed by MEG. Nat Commun 7:11070. https://doi.org/10.1038/ncomms11070
Coffey EBJ, Musacchia G, Zatorre RJ (2017) Cortical correlates of the auditory frequency-following and onset responses: EEG and fMRI evidence. J Neurosci 37(4):830–838
Conrad J, Boegle R, Ertl M et al (2018) Recovery from spatial neglect with intra- and transhemispheric functional connectivity changes in vestibular and visual cortex areas – a case study. Front Neurol 9:112
Conrad J, Habs M, Boegle R, Ertl M, Kirsch V, Stefanova-Brostek I, Eren O, Becker-Bense S, Stephan T, Wollenweber F, Duering M, Zu Eulenburg P, Dieterich M (2020) Global multisensory reorganization after vestibular brain stem stroke. Ann Clin Trans Neurol 7(10):1788–1801. https://doi.org/10.1002/acn3.51161
Conrad J, Habs M, Ruehl M, Boegle R, Ertl M, Kirsch V, Eren O, Becker-Bense S, Stephan T, Wollenweber F, Duering M, Dieterich M, zu Eulenburg P (2021) Structural reorganization of the cerebral cortex after vestibulo-cerebellar stroke. Neuroimage Clin 30:102603. https://doi.org/10.1016/j.nicl.2021.102603.
Conrad J, Habs M, Ruehl RM, Bögle R, Ertl M, Kirsch V, Eren OE, Becker-Bense S, Stephan T, Wollenweber FA, Duering M, Dieterich M, zu Eulenburg P (2022a) Reorganization of sensory networks after subcortical vestibular infarcts: A longitudinal symptom-related voxel-based morphometry study. Eur J Neurol. https://doi.org/10.1111/ene.15263
Conrad J, Boegle R, Ruehl RM, Dieterich M (2022b) Evaluating the rare cases of cortical vertigo using disconnectome mapping. Brain Struc Funct 227:3063−3073. https://doi.org/10.1007/s00429-022-02530-w
Cortese A, Simone R, Sullivan R et al (2019) Biallelic expansion of an intronic repeat in RFC1 is a common cause of late-onset ataxia. Nat Genet 51:649–658
Coughlan G, Laczo J, Hort J, Minihane A-M, Hornberger M (2018) Spatial navigation deficits – overlooked cognitive marker for preclinical Alzheimer disease? Nat Rev Neurol 14(8):496–506
Coughlan G, Puthusseryppady V, Lowry E, Gillings R, Spiers H, Minihane A-M, Hornberger M (2020) Test-retest reliability of spatial navigation in adults at-risk of Alzheimer's disease. PLoS One. https://doi.org/10.1371/journal.pone.0239077
Cox TA, Corbett JJ, Thompson S et al (1981) Upbeat nystagmus changing to downbeat nystagmus with convergence. Neurology 31:891–892
De Haan EH, Cowey A (2011) On the usefulness of 'what' and 'where' pathways in vision. Trends Cogn Sci 15(10):460–466
Decker J, Limburg K, Hennigsen P, Lahmann C, Brandt T, Dieterich M (2019) Intact vestibular function is relevant for anxiety related to vertigo. J Neurol 266(Suppl 1):89–92
Deroualle D, Lopez C (2014) Toward a vestibular contribution to social cognition. Front Integr Neurosci 14:16
Deutschländer A, Hüfner K, Kalla R et al (2008) Unilateral vestibular failure suppresses cortical visual motion processing. Brain 131:1025–1934
Dichgans M, Dieterich M (1995) Third nerve palsy with contralateral ocular torsion and binocular tilt of visual vertical, indicating a midbrain lesion. Neuro-Ophthalmol 15:315–320
Dieterich M, Brandt T (1992) Wallenberg's syndrome: lateropulsion, cyclorotation, and subjective visual vertical in thirty-six patients. Ann Neurol 31: 399–408
Dieterich M, Brandt T (1993a) Ocular torsion and tilt of subjective visual vertical are sensitive brainstem signs. Ann Neurol 33:292–299
Dieterich M, Brandt T (1993b) Thalamic infarctions: Differential effects on vestibular function in the roll plane (35 patients). Neurology 43:1732–1740

Dieterich M, Brandt T (1993c) Ocular torsion and perceived vertical in oculomotor, trochlear and abducens nerve palsies. Brain 116:1095–1104

Dieterich M, Brandt T (1995) The vestibulo-ocular reflex. Curr Opin Neurol 8(1):83–88

Dieterich M, Brandt T (2015a) The bilateral central vestibular system: its pathways, functions, and disorders. Ann N Y Acad Sci 1343:10–26

Dieterich M, Brandt T (2015b) Why acute unilateral vestibular cortex lesions mostly manifest without vertigo. Neurology 84:1680–1684

Dieterich M, Brandt T (2018a) Global orientation in space and the lateralization of brain functions. Curr Opin Neurol 31:96–104

Dieterich M, Brandt T (2018b) The parietal lobe and the vestibular system. Handb Clin Neurol 151: 119–140

Dieterich M, Brandt T (2019) Perception of verticality and vestibular disorders of balance and falls. Front Neurol 10:172. https://doi.org/10.3389/fneurol/2019.00172

Dieterich M, Büchele W (1989) MRI findings in lesions at the entry zone of the eighth nerve. Acta Otolaryngol (Stockh) Suppl.468:385–389

Dieterich M, Grünbauer M, Brandt T (1998) Direction-specific impairment of motion perception and spatial orientation in downbeat and upbeat nystagmus in humans. Neurosci Lett 245:29–32

Dieterich M, Bense S, Lutz S, Drzezga A, Stephan T, Bartenstein P, Brandt T (2003) Dominance for vestibular cortical function in the non-dominant hemisphere. Cereb Cortex 13(9):994–1007

Dieterich M, Bauermann T, Best C, Stoeter P, Schlindwein P (2007) Evidence for cortical visual substitution of chronic bilateral vestibular failure (an fMRI study). Brain 30:2108–2116

Dieterich M, Kirsch V, Brandt T (2017) Right-sided dominance of the bilateral vestibular system in the upper brainstem and thalamus. J Neurol 264(Suppl 1):55–62

Dieterich M, Glasauer S, Brandt T (2018) Why acute unilateral vestibular midbrain lesions rarely manifest with rotational vertigo: a clinical and modelling approach to head direction cell function. J Neurol 265(5):1184–1198

Dietz MJ, Friston KJ, Mattingley JB, Roepstorff A, Garrido MI (2014) Effective connectivity reveals right-hemispheric dominance in audiospatial perception: implications for models of spatial neglect. J Neurosci 34(14):5003–5011

Dordevic M, Sulzer S, Barche D, Dieterich M, Arens C, Müller NG (2021) Chronic, mild vestibulopathy leads to deficits in spatial tasks that rely on vestibular input while leaving other cognitive functions and brain volume intact. Life (Basel) 11(12):1369

Dumont JR, Taube JS (2015) The neural correlates of navigation beyond the hippocampus. Prog Brain Res 219:83–102

Elwischger K, Rommer P, Prayer D et al (2012) Thalamic astasia from isolated centromedian thalamic infarction. Neurology 78:146–147

Eulenburg zu P, Caspers S, Roski C, Eickhoff SB (2012) Meta-analytical definition and functional connectivity of the human vestibular cortex. NeuroImage 60:162–169

Feil K, Claaßen J, Bardins S, Teufel J, Krafczyk S, Schneider E, Schniepp R, Jahn K, Kalla R, Strupp M (2013) Effect of chlorzoxazone in patients with downbeat nystagmus: a pilot trial. Neurology 81(13):1152–1158

Feil K, Strobl R, Schindler A, Krafczyk S, Goldschagg N, Frenzel C, Glaser M, Schöberl F, Zwergal A, Strupp M (2019) What is behind cerebellar vertigo and dizziness? Cerebellum 18(3):320–332

Feuerecker R, Habs M, Dieterich M, Strupp M (2015) Chronic subjective dizziness: fewer symptoms in the early morning – a comparison with bilateral vestibulopathy and downbeat nystagmus syndrome. J Vestib Res 25(2):67–72

Fink GR et al (2003) Performing allocentric visuospatial judgement with induced distortion of the egocentric reference frame: an fMRI study with clinical implications. NeuroImage 20(3): 1505–1517

Gandini J, Manto M, Bremova-Ertl T, Feil K, Strupp M (2020) The neurological update: therapies for cerebellar ataxias in 2020. J Neurol 267(4): 1211–1220

Glasauer S, Hoshi M, Kempermann U, Eggert T, Büttner U (2003) Three-dimensional eye position and slow phase velocity in humans with downbeat nystagmus. J Neurophysiol 89(1):338–354

Glasauer S, Strupp M, Kalla R, Büttner U, Brandt T (2005) Effect of 4-aminopyridine on upbeat and downbeat nystagmus elucidates the mechanism of downbeat nystagmus. Ann N Y Acad Sci 1039:528–531

Glasauer S, Dieterich M, Brandt T (2018) Neuronal network-based mathematical modelling of perceived verticality in acute unilateral vestibular lesions: from nerve to thalamus and cortex. J Neurol 265(Suppl 1):101–112

Glasauer S, Dieterich M, Brandt T (2019) Computational neurology of gravity perception involving semicircular canal dysfunction in unilateral vestibular lesions. Prog Brain Res 248:303–317

Grüsser OJ, Pause M, Schreiter U (1990a) Localization and responses of neurons in the parieto-insular vestibular cortex in the awake monkeys (*Macaca fascicularis*). J Physiol 430:537–557

Grüsser OJ, Pause M, Schreiter U (1990b) Vestibular neurons in the parieto-insular vestibular cortex of monkeys (*Macaca fascicularis*): visual ans neck receptor responses. J Physiol 430:559–583

Guldin WO, Grüsser OJ (1998) Is there a vestibular cortex? Trends Neurosci 21:254–259

Hall CD, Herdman SJ, Whitney SL, Cass SP et al (2016) Vestibular rehabilitation for peripheral vestibular hypofunction: an evidence-based clinical practice guideline: from the American Physical Therapy Association Neurology Section. J Neurol Phys Ther 40(2):124–155

Halmagyi GM, Curthoys IS (1988) A clinical sign of canal paresis. Arch Neurol 45(7):737–739

Halmagyi GM, Leigh RJ (2004) Upbeat about downbeat nystagmus. Neurology 63(4):606–607

Halmagyi GM et al (1990) Tonic contraversive ocular tilt reaction due to unilateral meso-diencephalic lesion. Neurology 40:1503–1509

Hewett R, Bartolomei F (2013) Epilepsy and the cortical vestibular system: tales of dizziness and recent concepts. Front Integr Neurosci 7:73. https://doi.org/10.3389/fnint.2013.00073

Hewett R, Guye M, Gavaret M, Bartolomei F (2011) Benign temporo-parieto-occipital junction epilepsy with vestibular disturbance: an underrec-

13

ognized form of epilepsy? Epilepsy Behav 21(4): 412–416

Hilber P (2022) The role of the cerebellar and vestibular networks in anxiety disorders and depression: the internal model hypothesis. Cerebellum 21:791–800

Hitier M, Besnard S, Smith PF (2014) Vestibular pathways involved in cognition. Front Integr Neurosci 8:59

Hodgson JC, Hirst RJ, Hudson JM (2016) Hemispheric speech lateralisation in the developing brain is related to motor praxis ability. Dev Cogn Neurosci 22:9–17

Hopf HC (1987) Vertigo and masseter paresis. A new local brain-stem syndrome probably of vascular origin. J Neurol 235:42–45

Hüfner K, Hamilton DA, Kalla R et al (2007a) Spatial memory and hippocampal volume in humans with unilateral vestibular deafferentation. Hippocampus 17:471–485

Hüfner K, Stephan T, Kalla R, Deutschländer A, Wagner J, Holtmannspötter M, Schulte-Altedorneburg G, Strupp M, Brandt T, Glasauer S (2007b) Structural and functional MRIs disclose cerebellar pathologies in idiopathic downbeat nystagmus. Neurology 69:1128–1135

Hüfner K, Frenzel C, Kremmyda O, Adrion C, Bardins S, Glasauer S, Brandt T, Strupp M (2015) Esophoria or esotropia in adulthood: a sign of cerebellar dysfunction? J Neurol 262:585–592

Husain M, Kennard C (1996) Visual neglect associated with frontal lobe infarction. J Neurol 243:652–657

Hwang K, Bertolero MA, Liu WB, D'Esposito M (2017) The human thalamus is an integrative hub for functional brain networks. J Neurosci 37: 5594–5607

Janssen JC, Larner AJ, Morris H, Bronstein AM, Farmer SF (1998) Upbeat nystagmus: clinicoanatomical correlation. J Neurol Neurosurg Psychiatry 65:380–381

Janzen J, Schlindwein P, Bense S, Bauermann T, Vucurevic G, Stoeter P, Dieterich M (2008) Neural correlates of hemispheric dominance and ipsilaterality within the vestibular system. NeuroImage 42:1508–1518

Jáuregui Renaud K (2015) Vestibular function and depersonalization/derealization symptoms. Multisens Res 28(5–6):637–651

Jeffery KJ (2015) Spatial cognition: entorhinal cortex and the hippocampal place-cell map. Curr Biol 25:R1181–R1183

Jeffery KJ, Wilson JJ, Casali G, Hayman RM (2015) Neurol encoding of large-scale three-dimensional place-properties and constraints. Front Psychol 6:927. https://doi.org/10.3389/fpsyg.2015.00927

Jen JC, Wan J (2018) Episodic ataxias. Handb Clin Neurol 155:205–215

Johannsen L, Fruhmann BM, Karnath HO (2006) Subjective visual vertical (SVV) determined in a representative sample of 15 patients with pusher syndrome. J Neurol 253:1367–1369

Kalla R, Strupp M (2019) Aminopyridines and acetyl-DL-leucine: new therapies in cerebellar disorders. Curr Neuropharmacol 17(1):7–13

Kalla R, Deutschländer A, Hüfner K et al (2006) Detection of floccular hypometabolism in downbeat nystagmus by fMRI. Neurology 66:281–283

Karnath HO (2007) Pusher syndrome – a frequent but little-known disturbance of body orientation perception. J Neurol 254:415–424

Karnath H-O, Dieterich M (2006) Spatial neglect – a vestibular disorder? Brain 129:293–305

Karnath H-O, Rorden C (2012) The anatomy of spatial neglect. Neuropsychologia 20:1010–1017

Karnath H-O, Fruhmann Berger M, Küker W, Rorden C (2004) The anatomy of cortical neglect based on voxelwise statistical analysis: a study of 140 patients. Cereb Cortex 14:1164–1172

Kattah JC, Talkad AV, Wang DZ et al (2009) HINTS to diagnose stroke in acute vestibular syndrome. Three-step bedside oculomotor examination more sensitive than early MRI diffusion-weighted imaging. Stroke 40:3504–3510

Kerber KA, Callaghan BC, Telian SA et al (2017) Dizziness symptom type prevalence and overlap: a US nationally representative survey. Am J Med 130:1465.e1–1465.e9

Kim HA, Lee H (2010) Isolated vestibular nucleus infarction mimicking acute peripheral vestibulopathy. Stroke 41:558–560

Kim HJ, Kwon HM, Huh YE, Oh MY, Lee YS (2007) Ipsilateral axial lateropulsion as an initial symptom of lateral medullary infarction: a case report. J Clin Neurol 3(4):197–199. https://doi.org/10.3988/jcn.2007.3.4.197

Kim JH, Kim S, Lee DH, Lee TK, Sung KB (2015a) Isolated axial lateropulsion with ipsilesional subjective visual vertical tilt in caudal lateral medullary infarction. J Vestib Res 25(1):41–45

Kim SH, Park SH, Kim HJ, Kim JS (2015b) Isolated central vestibular syndrome. Ann N Y Acad Sci 1343:80–89

Kirchner H, Kremmyda O, Hüfner K, Stephan T, Zingler V, Brandt T, Jahn K, Strupp M (2011) Clinical, electrophysiological, and MRI findings in patients with cerebellar ataxia and a bilaterally pathological head-impulse test. Ann N Y Acad Sci 1233:127–138

Kirsch V, Keeser D, Hergenroeder T et al (2016) Structural and functional connectivity mapping of the vestibular circuitry from human brainstem to cortex. Brain Struct Funct 221:1291–1308

Kirsch V, Keeser D, Becker-Bense S et al (2017) Vestibular and visual cortex activity during room tilt illusion. J Neurol 264(Suppl 1):70–73

Kirsch V, Boegle R, Keeser D et al (2018) Handedness-dependent functional organizational patterns within the bilateral vestibular cortical network revealed by fMRI connectivity based parcellation. NeuroImage 178:224–237

Kremmyda O, Hüfner K, Flanagin VL et al (2016) Beyond dizziness: virtual navigation, spatial anxiety and hippocampal volume in bilateral vestibulopathy. Front Hum Neurosci 10:139. https://doi.org/10.3389/fnhum.2016.00139

Laurienti PJ, Burdette JH, Wallace MT et al (2002) Deactivation of sensory-specific cortex by cross-modal stimuli. J Cogn Neurosci 14:420–429

Lee PH, Lee JH, Joo US (2005) Thalamic infarct presenting with thalamic astasia. Eur J Neurol 12:317–319

Lee H, Sohn S-I, Cho Y-W, Lee S-R, Ahn B-H, Park B-R, Baloh RW (2006) Cerebellar infarction presenting isolated vertigo. Neurology 67:1178–1183

Lee CC, Suy C, Ho HC, Hung SK, Lee MS, Chou P, Huang YS (2011) Risk of stroke in patients hospitalized for isolated vertigo. A four year follow-up study. Stroke 42:48–52

Leigh RJ, Zee DS (2016) The neurology of eye movements, 5th edn. Oxford University Press, New York Oxford

Lopez C, Elzière M (2018) Out-of-body experience in vestibular disorders – a prospective study of 210 patients with dizziness. Cortex 104:193–206

Lopez C, Blanke O, Mast FW (2012a) The vestibular cortex in the human brain revealed by coordinate-based activation likelihood estimation meta-analysis. Neuroscience 60:162–169

Lopez C, Schreyer HM, Preuss N, Mast FW (2012b) Vestibular stimulation modifies the body schema. Neuropsychologia 50(8):1830–1837

Lopez C, Nakul E, Preuss N, Elziere M, Mast FW (2018) Distorted own-body representations in patients with dizziness and during caloric vestibular stimulation. J Neurol 265(Suppl 1):S86–S94

Maihöfner C, Handwerker HO, Birklein F (2006) Functional imaging of allodynia in complex regional pain syndrome. Neurology 66(5):711–717

Manto M, Gandini J, Feil K, Strupp M (2020) Cerebellar ataxias: an update. Curr Opin Neurol 33:150–160

Mantokoudis G, Tehrani AS, Wozniak A, Eibenberger K, Kattah JC, Guede CI, Zee DS, Newman-Toker DE (2015) VOR gain by head impulse video-oculography differentiates acute vestibular neuritis from stroke. Otol Neurotol 36(3):457–465

Marti S, Straumann D, Glasauer S (2005) The origin of downbeat-nystagmus: an asymmetry in the distribution of on-directions of vertical gaze-velocity Purkinje-cells. Ann N Y Acad Sci 1039: 548–553

Masdeu JC, Gorelick PB (1988) Thalamic astasia: inability to stand after unilateral thalamic lesions. Ann Neurol 23:596–603

Mast FW, Preuss N, Hartmann M et al (2014) Spatial cognition, body representation and affective processes: the role of vestibular information beyond ocular reflexes and control of posture. Front Integr Neurosci 8:44. https://doi.org/10.3389/fnint.2014.00044

Merabet LB, Swisher JD, McMains SA et al (2007) Combined activation and deactivation of visual cortex during tactile sensory processing. J Neurophysiol 97:633–1641

Mesland BS, Finlay AL, Wertheim AH et al (1996) Object motion perception during ego-motion: patients with a complete loss of vestibular function vs. normals. Brain Res Bull 40:459–465

Migliaccio AA, Halmagyi GM, McGarvieL A, Cremer PD (2004) Cerebellar ataxia with bilateral vestibulopathy: description of a syndrome and its characteristic clinical sign. Brain 127:280–293

Mossman B, Mossman S, Purdie G, Schneider E (2015) Age dependent normal horizontal VOR gain of head impuls test measured with video-oculography. J Otolaryngol Head Neck Surg 44:29

Muir GM, Brown JE, Carey JP, Hirvonen TP, Della Santina CC, Minor LB, Taube JS (2009) Disruption of head direction cell signal after occlusion of the semicircular canals in the freely moving chinchilla. J Neurosci 29(46):14521–14533

Muth C, Teufel J, Schols L et al (2021) Fampridine and acetazolamide in EA2 and related familial EA: a prospective randomized placebo-controlled trial. Neurol Clin Pract 11:e438–e446

Naganuma M, Inatomi Y, Yonehara T, Fujioka S, Hashimoto Y, Hirano T, Uchino M (2006) Rotational vertigo associated with parietal cortical infarction. J Neurol Sci 246(1–2):159–161

Nakada T, Remler MP (1981) Primary position upbeat nystagmus. J Clin Neuroophthalmol 1:185–189

Nakazato Y, Tamura N, Ikeda K, Tanaka A, Yamamoto T (2016) Neuroanatomy of isolated body lateropulsion. Brain Nerve 68(3):263–270. https://doi.org/10.11477/mf.1416200387

Narayan RN, McKeon A, Fife TD (2020) Autoimmune vestibulocerebellar syndromes. Semin Neurol 40(1): 97–115

Newman-Toker DE, Kattah JC, Alvernia JE, Wang DZ (2008) Normal head impulse test differentiates acute cerebellar strokes from vestibular neuritis. Neurology 70:2378–2385

Nguyen TT, Nam GS, Kang JJ, Han GC, Kim JS, Dieterich M, Oh SY (2021) Galvanic vestibular stimulation improves spatial cognition after unilateral labyrinthectomy in mice. Front Neurol 12:716795

Ocklenburg S, Hugdahl K, Westerhausen R (2013a) Structural white matter asymmetries in relation to functional asymmetries during speech perception and production. NeuroImage 83:1088–1097

Ocklenburg S, Beste C, Güntürkün O (2013b) Handedness: a neurogenetic shift of perspective. Neurosci Biobehav Rev 37(10 Pt 2):2788–2793

Olszewski J, Baxter D (1982) Cytoarchitecture of the human brain stem, 2nd Ed. Karger S, Basel/München/Paris/London/New York/Sydney

Pedersen PM, Wandel A, Jørgensen HS, Nakayama H, Raaschou HO, Olsen TS (1996) Ipsilateral pushing in stroke: incidence, relation to neuropsychological symptoms, and impact on rehabilitation. The Copenhagen stroke study. Arch Phys Med Rehabil 77:25–28

Pérennou DA, Mazibrada G, Chauvineau V et al (2008) Lateropulsion, pushing and verticality perception in hemisphere stroke: a causal relationship? Brain 131:2401–2413

Pierrot-Deseilligny C, Milea D (2005) Vertical nystagmus: clinical facts and hypotheses. Brain 128:1237–1246

Pierrot-Deseilligny C, Milea D, Sirmai J, Papeix C, Rivaud-Pechoux S (2005) Upbeat nystamus due to a small pontine lesion: evidence for the existence of a crossing ventral tegmental tract. Eur Neurol 54(4):186–190

Pierrot-Deseilligny C, Richeh W, Bolgert F (2007) Upbeat nystagmus due to a caudal medullary lesion influenced by gravity. J Neurol 254:120–121

Popp P, Wulff M, Finke K, Rühl M, Brandt T, Dieterich M (2017) Cognitive deficits in patients with a chronic vestibular failure. J Neurol 264(3):554–563

Pothier DD, Rutka JA, Ranalli PJ (2011) Double impairment: clinical identification of 33 cases of cerebellar ataxia with bilateral vestibulopathy. Otolaryngol Head Neck Surg 146:804–808

Previc FH, Krüger WW, Ross RA, Roman MR, Siegel G (2014) The relationship between vestibular function and topographical memory in older adults. Front Integr Neurosci. https://doi.org/10.3389/fnint.2014.00046

Rafehi H, Szmulewicz DJ, Bennett MF et al (2019) Bioinformatics-based identification of expanded repeats: a non-reference intronic pentamer expansion in RFC1 causes CANVAS. Am J Hum Genet 105:151–165

13

Ranalli RJ, Sharpe JA (1988) Upbeat nystagmus and the ventral tegmental pathway of the upward vestibulo-ocular reflex. Neurology 38:1329–1330
Sander T, Sprenger A, Mart S, Naumann T, Straumann D, Helmchen C (2011) Effect of 4-aminopyridine on gravity dependence and neural integrator function in patients with idiopathic downbeat nystagmus. J Neurol 258(4):618–622
Scharoun SM, Bryden PJ (2014) Hand preference, performance abilities, and hand selection in children. Front Psychol 5:1–15
Schlindwein P, Mueller M, Bauermann T, Brandt T, Stoeter P, Dieterich M (2008) Cortical representation of saccular vestibular stimulation: VEMPs in fMRI. NeuroImage 39(1):19–31
Schniepp R, Wuehr M, Ackl N et al (2011) 4-aminopyridine improves gait variability in cerebellar ataxia due to CACNA 1A mutation. J Neurol 258:1708–1711
Schniepp R, Wuehr M, Neuhaeusser M, Benecke AK, Adrion C, Brandt T, Strupp M, Jahn K et al (2012) 4-Aminopyridine and cerebellar gait: a retrospective case series. J Neurol 259(11):2491–2493
Schniepp R, Schlick C, Schenkel F, Pradhan C, Jahn K, Brandt T, Wuehr M (2017) Clinical and neurophysiological risk factors for falls in patients with bilateral vestibulopathy. J Neurol 264(2): 277–283
Schöberl F, Irving S, Pradhan C et al (2019) Prolonged allocentric navigation deficits indicate hippocampal damage in TGA. Neurology 92(3):e234–e243. https://doi.org/10.1212/WNL.0000000000006779
Schöberl F, Pradhan C, Irving S et al (2020) Real-space navigation testing differentiates between amyloid-positive and –negative aMCI. Neurology 00:1–13. https://doi.org/10.1212/WNL.0000000000008758
Shallo-Hoffmann J, Bronstein AM (2003) Visual motion detection in patients with absent vestibular function. Vis Res 43:1589–1594
Sierra-Hidalgo F, Pablo-Fernandez E, Herrero-San M et al (2012) Clinical and imaging features of the room tilt illusion. J Neurol 259:2555–2564
Smith PF, Darlington CL (2013) Personality changes in patients with vestibular dysfunction. Front Hum Neurosci 7:678
Smith PF, Zheng Y (2013) From ear to uncertainty: vestibular contributions to cognitive function. Front Integr Neurosci. https://doi.org/10.3389/fnint.2013.00084
Spiegel R, Rettinger N, Kalla R, Lehnen N et al (2009) The intensity of downbeat nystagmus during daytime. Ann N Y Acad Sci 1164:293–299
Spiegel R, Kalla R, Rettinger N, Schneider E, Straumann D et al (2010) Head position during resting modifies spontaneous daytime decrease of downbeat nystagmus. Neurology 75:1938–1932
Strupp M, Schüler O, Krafczyk S, Jahn K, Schautzer F, Büttner U, Brandt T (2003) Treatment of downbeat-nystagmus with 3,4-diaminopyridin - placebo-controlled study. Neurology 61:165–170
Strupp M, Kalla R, Dichgans M, Freilinger T, Glasauer S, Brandt T (2004) Treatment of episodic ataxia type 2 with the potassium channel blocker 4-aminopyridine. Neurology 62:1623–1625
Strupp M, Kalla R, Claassen J et al (2011) A randomized trial of 4-aminopyridine in EA2 and related familial episodic ataxias. Neurology 77:269–275
Strupp M, Teufel J, Habs M et al (2013) Effects of acetyl-DL-leucine in patients with cerebellar ataxia: a case series. J Neurol 260:2556–2561
Strupp M, Teufel J, Zwergal A, Schniepp R, Khodakhah K, Feil K (2017) Aminopyridines for the treatment of neurologic disorders. Neurol Clin Pract 7: 65–76
Szmulewicz DJ, Waterson JA, Halamgyi GM, Mossmann S, Chancellor AM, McLean CA, Storey E (2011) Sensory neuropathy as part of the cerebellar ataxia neuropathy vestibular areflexia syndrome. Neurology 76:1903–1910
Tehrani AS, Kattah JC, Kerber KA, Gold DR, Zee DS, Urrutia VC et al (2018) Diagnosing stroke in acute dizziness and vertigo: pitfalls and pearls. Stroke 49(3):788–795
Thömke F, Marx JJ, Iannetti GD, Cruccu G, Fitzek S, Urban PP, Stoeter P, Dieterich M, Hopf HC (2005) A topodiagnostic investigation on body lateropulsion in medullary infarcts. Neurology 64: 716–718
Thurtell MJ, Joshi AC, Leone AC, Tomsak RL, Kosmorsky GS, Stahl JS, Leigh RJ (2010) Cross over-trail of gabapentin and memantine as treatment for aquired nystagmus. Ann Neurol 67:676–680
Ticini LF, Klose U, Naegele T, Karnath H-O (2009) Perfusion imaging in pusher syndrome to investigate the neural substrates involved in controlling upright body position. PLoS One 4:e5737. https://doi.org/10.1371/journal.pone.0005737
Tilikete C, Milea D, Pierrot-Deseilligny C (2008) Upbeat nystagmus from a demyelinating lesion in the caudal pons. J Neuroophthalmol 28:202–206
Tsunemi T, Ishikawa K, Tsukui K, Sumi T, Kitamura K, Mizusawa H (2010) The effect of 3,4-diaminopyridine on the patients with hereditary pure cerebellar ataxia. J Neurol Sci 292:81–84
Tzourio-Mazoyer N (2016) Intra- and interhemispheric connectivity supporting hemispheric specialization. In: Kennedy H, Van Essen DC, Christen Y (eds) Micro-, meso- and macro-connectomics of the brain. Springer, Cham
Tzourio-Mazoyer N, Perrone-Bertolotti M, Jobard G, Mazoyer B, Baciu M (2017) Multi-factorial modulation of hemispheric specialization and plasticity for language in healthy and pathological conditions: a review. Cortex 86:314–339
Valerio S, Taube JS (2016) Head direction cell activity is absent in mice without the horizontal semicircular canals. J Neurosci 36(3):741–754
Vallar G, Perani D (1986) The anatomy of unilateral neglect after right hemisphere stroke lesions: a clinical CT correlation study in man. Neuropsychologia 24:609–622
Van der Ham IJ, Postma A, Laeng B (2014) Lateralization perception: the role of attention in spatial relation processing. Neurosci Biobehav Rev 45:142–148
Vanni S, Pecci R, Edlow JA et al (2015) Can emergency physicians accurately and reliably assess acute vertigo in the emergency department? Emerg Med Australas 27:126–131
Volkening K, Kerkhoff G, Keller I (2018) Effects of repetitive galvanic vestibular stimulation on spatial neglect and verticality perception-a randomised sham-controlled trial. Neuropsychol Rehabil 28(7):1179–1196
von Brevern M, Süßmilch S, Zeise D (2014) Acute vertigo due to hemispheric stroke. A case report and

comprehensive review of the literature. J Neurol Sci 339:153–156
Wagner JN, Glaser M, Brandt T, Strupp M (2008) Downbeat nystagmus: aetiology and comorbidity in 117 patients. J Neurol Neurosurg Psychiatry 79:672–677
Wenzel R, Bartenstein P, Dieterich M et al (1996) Deactivation of human visual cortex during involuntary ocular oscillations, a PET activation study. Brain 119:101–110
Westheimer G, Blair SM (1975) Synkinesis of head and eye movements evoked by brainstem stimulation in the alert monkey. Exp Brain Res 24:89–95
Winter SS, Clark BJ, Taube JS (2015) Spatial navigation. Disruption of the head direction cell network impairs the parahippocampal grid cell signal. Science 347(6224):870–874
Yacovino DA, Zanotti E, Hain TC (2019) Is Cerebellar Ataxia, Neuropathy, and Vestibular Areflexia Syndrome (CANVAS) a vestibular ganglionopathy? J Int Adv Otol 15:304–308
Zee DS, Yamazaki A, Butler PH, Gücer F (1981) Effects of ablation of flocculus and paraflocculus on eye movements in primate. J Neurophysiol 46:878–899
Zingler VC, Cnyrim C, Jahn K, Weintz E, Fernbacher J, Frenzel C, Brandt T, Strupp M (2007) Causative factors and epidemiology of bilateral vestibulopathy in 255 patients. Ann Neurol 61(6):524–532
Zingler VC, Weintz E, Jahn K, Huppert D, Cnyrim C, Brandt T, Strupp M (2009) Causative factors, epidemiology, and folow-up of bilateral vestibulopathy. Ann N Y Acad Sci 1164:505–508
Zu Eulenburg P, Stoeter P, Dieterich M (2010) Voxel-based morphometry depicts central compensation after vestibular neuritis. Ann Neurol 68(2): 241–249
Zwergal A, Dieterich M (2020) Vertigo and dizziness in the emergency room. Curr Opin Neurol 32. https://doi.org/10.1097/WCO.0000000000000769
Zwergal A, Büttner-Ennever J, Brandt T, Strupp M (2008) An ipsilateral vestibulothalamic tract adjacent to the medial lemniscus in humans. Brain 131:2928–2935
Zwergal A, Feil K, Schniepp R, Strupp M (2019) Cerebellar dizziness and vertigo: etiologies, diagnostic assessment, and treatment. Semin Neurol. https://doi.org/10.1055/s-0039-3400315

第 14 章　前庭性偏头痛

目录

前庭性偏头痛（vestibular migraine，VM）是成人和儿童自发性发作性眩晕最常见的原因（第 16 章）。“前庭性偏头痛”一词是在过去 20 年里发展起来的，最早可以追溯到一项对 90 名患者临床特征描述的研究（Dieterich and Brandt 1999）。目前国际巴拉尼神经耳科学学会和国际头痛学会（国际头痛疾病分类，International Classifcation of Headache Disorders，ICHD）颁布的共识对 VM 诊断标准的描述是将偏头痛的典型症状与前庭症状和排除标准结合起来（框 14.1）。

框 14.1 前庭性偏头痛的诊断标准（巴拉尼协会和国际头痛学会共识）（Lempert et al. 2012a，b）

1. 前庭性偏头痛
   （a）至少 5 次中度或重度前庭症状发作，持续 5 分钟至 72 小时。
   （b）根据国际头痛疾病分类（ICHD，2004），有或没有先兆偏头痛的病史。
   （c）至少有 50% 的前庭症状发作伴有一项或多项偏头痛特征：
   - 头痛至少有以下 2 个特点：单侧、搏动性、中重度发作、日常活动加重头痛；
   - 畏光、畏声；
   - 视觉先兆。

   （d）其他前庭疾病或 ICHD 诊断不能更好地解释。
2. 可能的前庭性偏头痛
   （a）至少 5 次中度或重度前庭症状发作，持续 5 分钟至 72 小时。
   （b）仅满足前庭性偏头痛 b 和 c 两个标准中的一个（偏头痛病史或发作期间的偏头痛症状）。
   （c）其他前庭疾病或 ICHD 诊断不能更好地解释。

与无先兆偏头痛类似，迄今为止没有发现 VM 特异的生物标志物，所以 VM 的诊断主要基于患者的病史。尽管在眩晕和头晕门诊的患者中，约有 7%～12% 的患者被诊断为 VM（Brandt and Dieterich 2017），在头痛门诊的偏头痛患者中，约有 9%～30% 的患者被诊断为 VM（Lempert and Neuhauser 2009；Lampl et al. 2019），但其诊断率与实际的 VM 患者数量相比仍然偏低。以前，当偏头痛发作以眩晕和头晕为主要症状时，其也被称为“偏头痛性眩晕”（Neuhauser et al. 2001；Neuhauser and Lempert 2004）、“偏头痛相关的头晕”（Cutrer and Baloh 1992；Johnson 1998；Bisdorff 2004；Brantberg et al. 2005）或“偏头痛相关的前庭病变”（Cass et al. 1997）。

因为仍有相当比例的具有偏头痛特征的眩晕和头晕患者不符合当前 ICHD 的 VM 诊断标准（Abouzari et al. 2020），即使共识定义了 VM 的诊断标准，偏头痛与头痛和 VM 之间的关系仍未完全清楚。

14.1 病史

VM 的主要症状如下（图 14.1，图 14.2）：

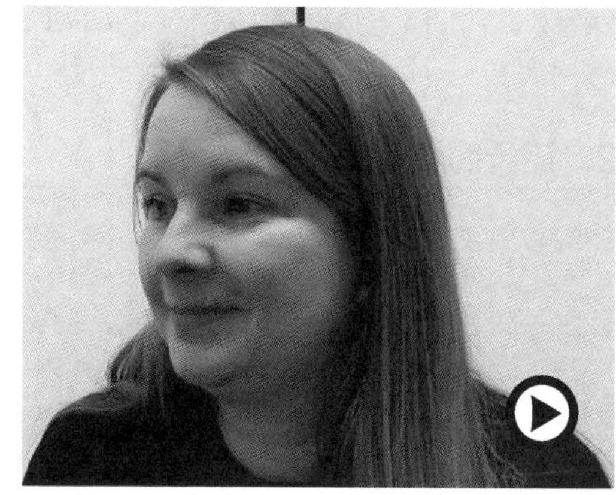

图 14.1 可能的前庭性偏头痛患者的病史（见二维码中的视频）

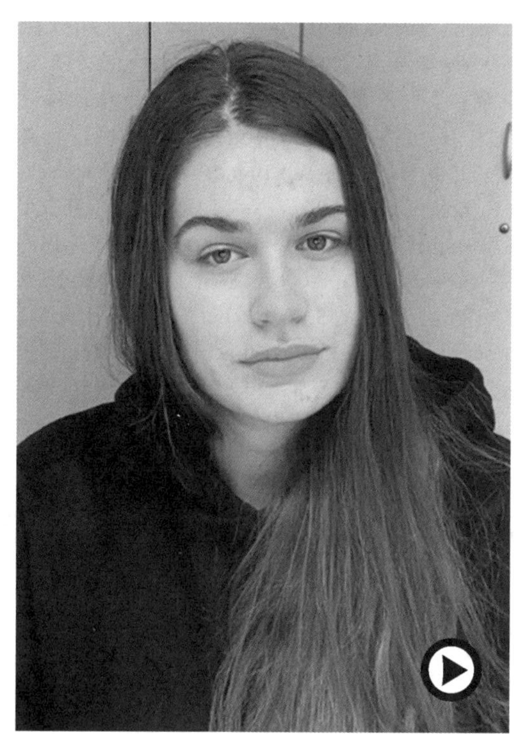

图 14.2 前庭性偏头痛患者的病史（见二维码中的视频）

- 反复发作各种组合的眩晕、头晕、站立不稳和步态失衡。
- 视觉障碍（视力减退或视觉先兆）。
- 伴随或继发主要为枕部受压或头痛（单侧症状较少见）。
- 恶心和呕吐。
- 畏光和畏声。

由于任何运动都会加重患者的不适，所以患者往往需要休息。然而，VM 的发作可以只表现为单一症状的过程，表现为眩晕或头晕，或者同时伴有听力障碍、耳鸣或耳闷胀感。内耳前庭系统的发作也可符合梅尼埃病（MD）的诊断标准，这表明 VM 和 MD 这两种疾病之间存在病理生理学联系（Pyykkö et al. 2019），尤其是发现患者可以同时患有 VM 和 MD 两种疾病（Murofushi et al. 2018），并且发现罕见的家族性 VM 表现出不完全外显的常染色体显性遗传（Gallego-Martinez et al. 2018）。以眩晕为主要症状的单症状发作在约

75% 的 VM 患者中占主导地位（Dieterich and Brandt 1999；Strupp et al. 2010）。

14.2 流行病学

眩晕和无先兆偏头痛在人群中很常见。眩晕的终生患病率为 7%，偏头痛的终生患病率高达 16%（男性 4%～8%，女性 11.2%～18.2%）（Lipton et al. 2002；Stovner and Andree 2010）。这两种疾病同时发生的概率为 1.1%。然而，流行病学调查显示，3.2% 的普通人群出现这种情况（Neuhauser et al. 2006；Lempert and Neuhauser 2009）。在某种程度上，这种共存可以由偏头痛患者经常出现各种眩晕综合征来解释，例如 BPPV、MD（Radtke et al. 2002）或功能性恐惧性姿势性头晕（Best et al. 2009）。

美国成人 VM 的年患病率为 2.7%，其中女性占比 64.1%，平均年龄为 40.9 岁（Formeister et al. 2018）。无先兆偏头痛在女性青春期后的年患病率较高，为 12%～14%，而男性为 7%～8%。在头晕专病门诊中，VM 患者占比约为 7%～11%（Dieterich and Brandt 1999；Neuhauser et al. 2001；Strupp et al. 2010），在头痛门诊中，VM 患者至少占比 9%（Lempert and Neuhauser 2009）。VM 的终生患病率约为 1%（Neuhauser et al. 2006）。根据几项 VM 研究，女性患 VM 的可能性是男性的 3.65 倍（Dieterich and Brandt 1999；Neuhauser et al. 2001，2006；Neff et al. 2012；Obermann et al. 2015；Cho et al. 2016；Morganti et al. 2016；Colombo et al. 2017；Muelleman et al. 2017；Formeister et al. 2018；Becker-Bense et al. 2019）。

VM 在任何年龄均可发病，年轻人和 60～70 岁老年人是发病的两个高峰（Cutrer and Baloh 1992；Cass et al. 1997；Dieterich and Brandt 1999；Neuhauser et al. 2001；Lempert and Neuhauser 2009；Strupp et al. 2010），并且更常影响无先兆偏头痛病史的个体（Dieterich and Brandt 1999；Neuhauser et al. 2001）。过去从 VM 首次发病到确诊大约要经历 8.4 年的时间（Thakar et al. 2001），而现在由于对 VM 有了更好的了解，VM 的确诊时间也明显提前。在更年期阶段，无先兆偏头痛可以被孤立性眩晕或头晕发作所取代（Lempert et al. 2009）。

流行病学研究表明，偏头痛也是儿童眩晕和头晕的最常见原因（Batu et al. 2015；Jahn et al. 2015）。如果儿童期发作为无头痛的单症状病程，则在临床上它将与“儿童良性阵发性眩晕”相混淆。后者被认为等同于偏头痛，在 1～4 岁期间发作，每次发作持续数秒至数分钟，并在几年内自然消失。它对应于无头痛的 VM 发作，是儿童最常见的眩晕/头晕形式，占比 39%，其次是功能性心因性眩晕，占比 21%（Batu et al. 2015）（见第 16 章）。

14.3 诊断

14.3.1 疾病发作时的特点

VM 患者的症状发作，其中 21%～83% 是自发性的（Cutrer and Baloh 1992；Cass et al. 1997；Dieterich and Brandt 1999），17%～65% 与头位和体位相关（Kayan and Hood 1984；Johnson 1998，Dieterich and Brandt 1999），31%～77% 的患者表现出头部运动不耐受（Cutrer and Baloh 1992，Cass et al. 1997）。在一次大规模的基于人群的电话访谈中，67% 的 VM 参与者报告自发性眩晕发作，24% 报告为位置相关性眩晕发作（Neuhauser et al. 2006）。有人认为观察移动的物体会引起 VM 症状发作（Waterston 2004）。在引入新的 VM 分类标准之前，在头痛诊所中偏头痛患者的伴随症状中 91% 是站立不稳，82% 是不平衡，57% 是旋转性眩晕（Johnson 1998），这些代表了大多数的前庭症状。

眩晕发作的持续时间差别很大，有的持续数秒至数分钟，有的持续数小时至数天（Cutrer and Baloh 1992；Dieterich and Brandt 1999；Neuhauser et al. 2001）。然而，目前的 VM 诊断标准要求每次症状发作至少持续 5 分钟。在早期研究中，只有 10%～30% 的患者出现了典型的先兆持续时间为 5～60 分钟的发作。这意味着相当比例的 VM 患者并不符合目前的 ICHD 诊断标准。

前庭症状和头痛症状之间的关联经常存在，但在不同患者之间及同一患者的每次发作之间存在差异。眩晕和头晕可在头痛之前、与头痛同时或在头痛之后发生（Cass et al. 1997；Neuhauser et al. 2001；Lampl et al. 2019）。在一项对 500 名头痛患者的访谈研究中，30% 的患者出现了与头痛发作有关的间歇性眩晕和头晕（Lampl et al. 2019）。其中 16% 的患者的前庭症状与头痛同时出现，10% 的患者的前庭症状在发病前 2 小时出现，3% 的患者的前庭症状在发病前 48～72 小时出现。不到 59% 的 VM 患者在每次发作时都出现眩晕和头痛，6% 的 VM 患者交替出现孤立性眩晕或孤立性头痛（Neuhauser et al. 2001）。

不伴有头痛的 VM 发作很难识别（约 30%，Dieterich and Brandt 1999），如果发作通常或总是伴有头痛（或枕部不适），并且有其他类型偏头痛的阳性家族史或个人史（约 50%），则诊断很简单。偏头痛的相关症状如畏光畏声、需要安静的环境、症状发作后疲劳、尿急的出现，也支持 VM 诊断。38% 的 VM 患者存在听力损失、耳鸣和耳闷胀感等听觉体征，但大多是轻度短暂性功能障碍（Kayan and Hood 1984，Cass et al. 1997，Johnson 1998，Neff et al. 2012）。

与无先兆偏头痛相似的，压力、激素水平变化和睡眠不足都可能引发 VM 发作（Lempert et al. 2009）。

14.4 临床检查

14.4.1 发作间期

在 VM 发作间期除眼球运动检查异常外，其他的神经系统检查均正常。与其他形式的偏头痛相反，8.6%～63% 的 VM 患者表现出轻度的中枢性眼球运动障碍（Kayan and Hood 1984；Cutrer and Baloh 1992；Cass et al. 1997；Dieterich and Brandt 1999；Teggi et al. 2009；Celebisoy et al. 2008；Radtke et al. 2012；Dieterich et al. 2016），有以下表现形式：

- 凝视诱发性眼震（有时游离）
- 眼球扫视平滑追踪超出对应的年龄标准（尤其是垂直

方向）

- 自发的水平或垂直方向眼震或注视性眼震（如下跳性眼震）
- 中枢性位置性眼震（Dieterich and Brandt 1999；von Brevern et al. 2005；Radtke et al. 2012；Neugebauer et al. 2013）

这些轻微的眼动障碍可能随着时间的推移而增加。在一项为期平均 9 年（5.5～11 年）的纵向研究中，中枢性眼动体征的发生率从 8% 增加到 28%，外周性前庭体征的发生率从 2% 增加到 5%，其他未知来源体征的发生率从 5% 增加到 8%（Radtke et al. 2012）。其中中枢性位置性眼震最常见。另一项为期 8 年的纵向观察也发现，与健康对照组相比，中枢性眼球运动障碍（特别是水平性和/或垂直性平滑追踪异常）的发生率从 20% 增加到 63%（Neugebauer et al. 2013）。在其后的研究中，有效的偏头痛预防措施似乎减缓了这种进展。

据报道，在 8%～22% 的 VM 患者中，外周性前庭病变被报道为单侧半规管功能障碍（Kayan and Hood 1984；Cutrer and Baloh 1992；Cass et al. 1997；Dieterich and Brandt 1999；Teggi et al. 2009；Celebisoy et al. 2008）或高达 11% 的双侧半规管功能障碍（Kayan and Hood 1984，Cass et al. 1997，Teggi et al. 2009）。同时还发现 VM 患者存在轻度听力障碍，其中 3%～12% 为单侧听力障碍（Kayan and Hood 1984；Cass et al. 1997；Battista 2004），18% 为双侧听力障碍（长达 9 年的纵向研究，Radtke et al. 2012）。总体来说，高达 52% 的 VM 患者存在听觉症状（Oh et al. 2021）。更详细的听力学检查显示，VM 患者低频听力减退、耳声发射阈值降低、脑干听觉诱发电位 V 波波幅减低，I～V 波潜伏期延长（Xue et al. 2020）。这些发现证明，VM 不仅累及外周听觉系统，而且累及中枢听觉系统。

14.4.2　发作期

在 VM 发作期，经常可以观察到病理性眼震（70%），例如，由中枢性前庭功能障碍引起的中枢性位置性眼震（von Brevern et al. 2005）。引起眼球运动障碍的原因，其中 50% 为中枢性前庭功能障碍，15% 为外周性前庭功能障碍，剩余 35% 原因不明。在后续的研究中，这些 VM 患者并未出现听力障碍。然而，有研究报道高达 38% 的 VM 患者存在耳部症状，包括耳闷胀感（通常是双侧）、耳鸣和轻度听力障碍。

VM 患者通常对运动比较敏感并且伴有晕动病，特别是在偏头痛发作期间（Cutrer and Baloh 1992）。与偏头痛发作时的畏光畏声一样，这种对运动的高度敏感可能是由于感觉神经元的过度兴奋引发的，例如内耳的受体。感觉神经元的过度兴奋性已被纳入 VM 的诊断标准（Neuhauser et al. 2001）。据报道，VM 患者出现头部运动敏感性的发生率为 31%～77%。

14.5　辅助检查

到目前为止，还没有发现 VM 的生物标志物，VM 是临床诊断。神经生理学检查，如姿势描记法、前庭诱发肌源性电位（VEMP）和主观垂直视觉线（SVV）测量，在不同研究中得出不同的结果。有研究发现，VM 患者的 VEMP 出现波幅减低、延迟或丢失，而另一些研究则发现 VM 患者的 VEMP 表现为潜伏期和波幅正常的对称电位（Dlugaiczyk et al. 2020；Dieterich et al. 2016；Baier et al. 2009b）。然而，颈肌前庭诱发肌源性电位（cVEMP）可能有助于鉴别 VM 和 MD，MD 的 cVEMP 波幅的不对称比例明显高于 VM，MD 的 cVEMP 波幅的不对称比例高于眼肌前庭诱发肌源性电位（oVEMP），后者在 VM 中不会出现（Dulugaiczyk et al. 2020）。SVV 测量值正常。

14.6　鉴别诊断和临床问题

有时很难将 VM 与以下疾病鉴别：

- 短暂性脑缺血发作
- 尤其是前庭阵发症
- 梅尼埃病
- 发作性共济失调 2 型

在某些情况下，只能根据对“特定”治疗的反应来确定诊断。

对于 VM（第 14 章）和 MD（第 10 章），目前正在讨论过渡性和混合性形式或病理生理组合（见上文）（图 14.3）。目前有效的数据很少，部分原因是过去以前庭症状为主的患者被错误地归因于 MD。这就可以解释为何偏头痛在“经典”型 MD 患者（22%）和“前庭”型 MD 患者（81%）中有较大的患病率差异（Rassekh and Harker 1992）。此外，在一些 MD 研究中，性别分布是均等的，但某些 MD 的研究发现女性患者占比较多，这也证实了早期 VM 鉴别诊断不足（Becker-Bense et al. 2019）。一项基于访谈的研究涉及了 78 名确诊为单侧或双侧 MD 的患者，发现这些患者先兆偏头痛或无先兆偏头痛的终生患病率为 56%，而在年龄匹配的对照组中此概率为 25%（Radtke et al. 2002）。这些数据表明，两种疾病之间可能存在病理生理联系，或者现有的诊断标准还不能区分两种疾病，或者两种都有可能。

一项回顾性研究显示（Ishiyama et al. 2000），偏头痛患者发生 BPPV（第 9 章）的频率是创伤患者的三倍，因此推测，复发的内耳功能障碍可能是前庭性偏头痛发作的潜在原因（例如，以血管痉挛的形式）。但其病理机制目前尚不清楚。偏头痛患者 BPPV 的治疗方法与特发性 BPPV 的治疗方法相同，即耳石复位法。

发作性共济失调 2 型（第 13 章）也是一种以伴有中枢

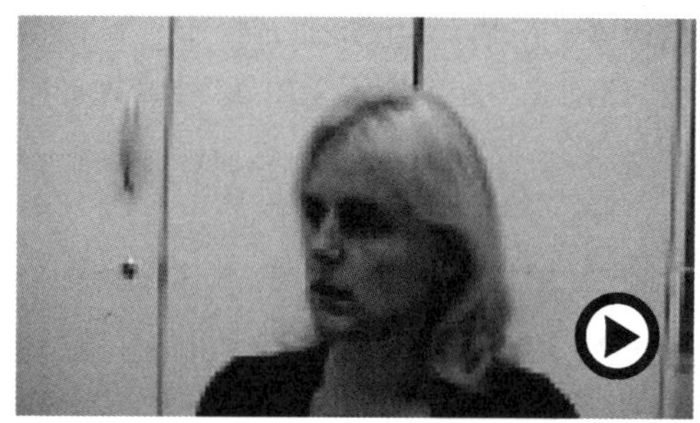

图 14.3　1 例合并有 MD 和前庭性偏头痛的患者病史（见二维码中的视频）

性眼球运动障碍的发作性头晕为特征的疾病，其眼动障碍尤其是下视性眼震，在发作间期也频繁出现并且症状明显（Griggs and Nutt 1995）。它是一种常染色体显性遗传疾病，由钙离子通道基因 *CACNA 1A* 突变引起（Ophoff et al. 1996），主要损害小脑浦肯野细胞的功能。抑制性浦肯野细胞钙电流的降低引起小脑核的去抑制，导致共济失调和眼动障碍的发生。安慰剂对照研究表明，4-氨基吡啶（Strupp et al. 2011）和乙酰唑胺（Muth et al. 2021）治疗有效。

对VM患者而言，早期鉴别诊断尤为重要，因为：

- VM患者比其他前庭综合征的患者更容易出现功能性（躯体形式）眩晕和头晕。
- VM的合并症中高达65%为精神疾病（焦虑和抑郁）（Eckhardt-Henn et al. 2008; Lahmann et al. 2015）。
- VM患者对前庭症状的感知异常敏锐，并为此感到焦虑（Best et al. 2009; Decker et al. 2019）。
- VM患者在日常生活中往往会感到更受损。

14

功能性头晕（第15章）的患者大多表现为体位性或弥漫性头晕（头部昏沉感、头脑空虚感、不稳感等），但同时他们的神经耳科测试表现正常。由于潜在的精神障碍，患者还会出现其他症状，例如：

- 动机和注意力障碍
- 表现下降
- 在专业领域和日常活动中感受到主观能动限制
- 伴随头晕出现的自主神经系统症状（心动过速、恶心、大汗、呼吸困难、窒息恐惧感、食欲缺乏、体重减轻）
- 情绪障碍
- 睡眠障碍
- 焦虑症状

必须迅速识别的重要鉴别诊断有以下几个：

- 椎基底动脉系统短暂性脑缺血发作
- 基底动脉血栓形成
- 脑干/小脑出血
- 基底动脉型偏头痛

所有这些都可能伴有以颈部为中心的头痛。

椎基底动脉血栓形成和脑干出血往往进展十分迅速，同时伴有：

- 觉醒障碍甚至昏迷
- 不断进展的脑神经功能缺损表现
- 四肢运动或感觉功能减退

椎动脉夹层可自发出现，也可在头部外伤或脊椎按摩后发生。伴有颈枕部疼痛、颈部压力、头晕和其他脑干症状。由于小灶脑干缺血的发生存在多种机制，因此在偏头痛首次发作时的鉴别诊断中，考虑更危险的危及生命的脑干缺血的可能性尤为重要。

14.7 病程

在随访（8.75±1.3）年后，根据Neuhauser及其同事（2001）制定的早期VM标准（类似于之前的VM标准），有人对75名VM患者进行了纵向研究（Radtke et al. 2011）。研究发现，一半可能的VM会发展为明确的VM。明确的VM的患者确诊率为85%，所以根据临床标准对VM进行诊断，具有较高的准确性。但有8名患者出现了轻度的双耳感音神经性听力障碍，尽管患者没有典型的梅尼埃病发作，但其已符合双耳MD的标准。这可能会导致VM的鉴别诊断更加复杂。

14.8 病理生理学和治疗原则

迄今为止，VM前庭功能障碍的基本机制尚不清楚，不同的假说正在讨论中。

一种假说是基于“前庭传导通路和大脑伤害性感觉传导通路的同时激活”（Balaban 2011; Balaban et al. 2011; Furman et al. 2013; Furman and Balaban 2015）。研究发现，三叉神经节细胞和前庭神经节细胞中存在相同的神经递质，上述两种细胞可以表达血清素受体、辣椒素受体和嘌呤受体（Balaban 2011; Ahn and Balaban 2010）。具有神经化学相似性的伤害性和前庭传入事件在脑干结构（如臂旁核、中缝核和蓝斑）中聚集。这些核团在痛觉通路的敏感性调节中起着重要作用。它们也与焦虑的发展有关，这可以解释平衡障碍、焦虑和偏头痛的共病（Balaban et al. 2011）（第1章）。

脑干的神经功能障碍也作为无先兆偏头痛的病理生理因素进行了讨论。动物研究已经确定，位于脑桥的蓝斑核（即去肾上腺素能系统最重要的中枢核心结构）是神经血管性头痛综合征中脑血流量的调节剂，其中三叉神经血管系统和神经源性炎症反应在神经血管性头痛综合征中起核心作用（Goadsby 2000）。此外，中脑中具有血清素功能的中缝背核在神经血管性头痛综合征中也起着重要的作用。正电子发射断层扫描研究表明，在无先兆偏头痛发作期间，中脑的中缝背核和脑桥背侧的蓝斑核均被激活（Weiller et al. 1995）。即无症状期间这些脑干核在偏头痛发作成功治疗后立即被激活，但是在偏头痛发作间期脑干核团不会被激活。

在VM发作期间，位于中脑背侧的5-羟色胺能和非5-羟色胺能细胞亚群可能调节前庭神经核和中央杏仁核的信息加工处理过程，这会激活前庭中枢的信息加工通路，并且导致VM发生（Halberstadt and balaban 2006）。此外，不断有证据表明，三叉神经在VM和内耳损伤中起重要作用。研究表明，三叉神经通过小脑前下动脉（AICA）为大脑血管、基底部血管和脑膜血管以及内耳动脉提供密集的感觉神经支配。的确，三叉神经眼支可以支配耳蜗和前庭迷路，还可以向基底动脉和AICA提供副交感神经支配（Vass et al. 1997, 1998）。血管周围三叉神经末梢的激活引起P物质和降钙素基因相关肽（CGRP）的释放，导致局部神经炎症、神经水肿、血管通透性改变、血管扩张（Moskowitz 1993; Prins et al. 1993）。因此，三叉神经可以直接影响内耳的神经炎症和血流，这支持了偏头痛的神经炎症和神经血管效应可以影响内耳结构的观点（Vass et al. 1997, 1998, 2001, 2004），并解释了VM患者的耳部症状和内淋巴积水。

此外，由于内耳慢性积水无法自动调节其血管系统来对抗急性偏头痛发作引起的变化，最终可能出现持续的内淋巴积水（Brechtelsbauer et al. 1995; Miller et al. 1995; Vass et al.

2004；Sarna et al. 2020）。因此，有病例报告了偏头痛相关的血管改变会导致内耳缺血和内淋巴积水，最终导致感音神经性听力损失和梅尼埃病样症状（Lee et al. 2000）。与此相一致的是，在一名存在听力损失但无眩晕的偏头痛患者中，发现了严重的双侧内淋巴积水（Liu et al. 2017b）。

简而言之，内耳迷路中短暂的复发性神经炎症和缺血可以解释内淋巴积水，从而导致梅尼埃病样症状和 BPPV，这两种症状的发生经常与 VM 相关（Radtke et al. 2002；Lee et al. 2000）。这也可以解释出现内淋巴积水的 VM 患者内耳磁共振（MRI）的实际数据（Gürkov et al. 2014；Kirsch et al. 2018；Oh et al. 2021）。VM 患者内淋巴积水程度的变化取决于两次症状发作的时间间隔（Kirsch et al. 2018）（图 14.4）。然而，这种内耳受累使得 VM 和 MD 的鉴别诊断更加困难。虽然 VM 患者中很少观察到内淋巴积水，但明确存在双耳症状的患者、MD 患者或并发 MD 的 VM 患者（重叠综合征？）经常出现伴有或不伴有前庭积水的耳蜗积水（Oh et al. 2021）（图 14.5）。这表明偏头痛发病机制代表了内耳功能障碍的致病因素，导致积水的共同最终途径，并且可能是与 MD 之间连续重叠联系的一部分。

关于 VM 的发病机制，同样有趣的是，罕见的发作性共济失调 2 型（EA2，19 号染色体短臂 13 区上 PQ 钙通道基因的突变）与偏瘫型偏头痛在某些家族中同时出现。偏瘫型偏头痛的基因也位于 19 号染色体短臂 13 区上（Ophoff et al. 1996）。目前已知三种可以导致家族性偏瘫型偏头痛（hemiplegic migraine，FHM）的致病基因：FHM1 型，*CACNA1A*；FHM2 型，*ATP1A2*；FHM3 型，*SCN1A*（De Fusco et al. 2003，Dichgans et al. 2005）。参与钙通道 CaV2.1（P/Q 型）的 *CACNA1A* 基因突变导致三种钙通道相关疾病：EA2、FHM1 和脊髓小脑性共济失调 6 型（Requena et al. 2014）。迄今为止，还没有发现该基因与 VM 的相关性，也没有发现同一染色体区域内有类似上述疾病的遗传缺陷（von Brevern et al. 2006）。然而，发作间期 VM 患者出现的中枢性眼动障碍，

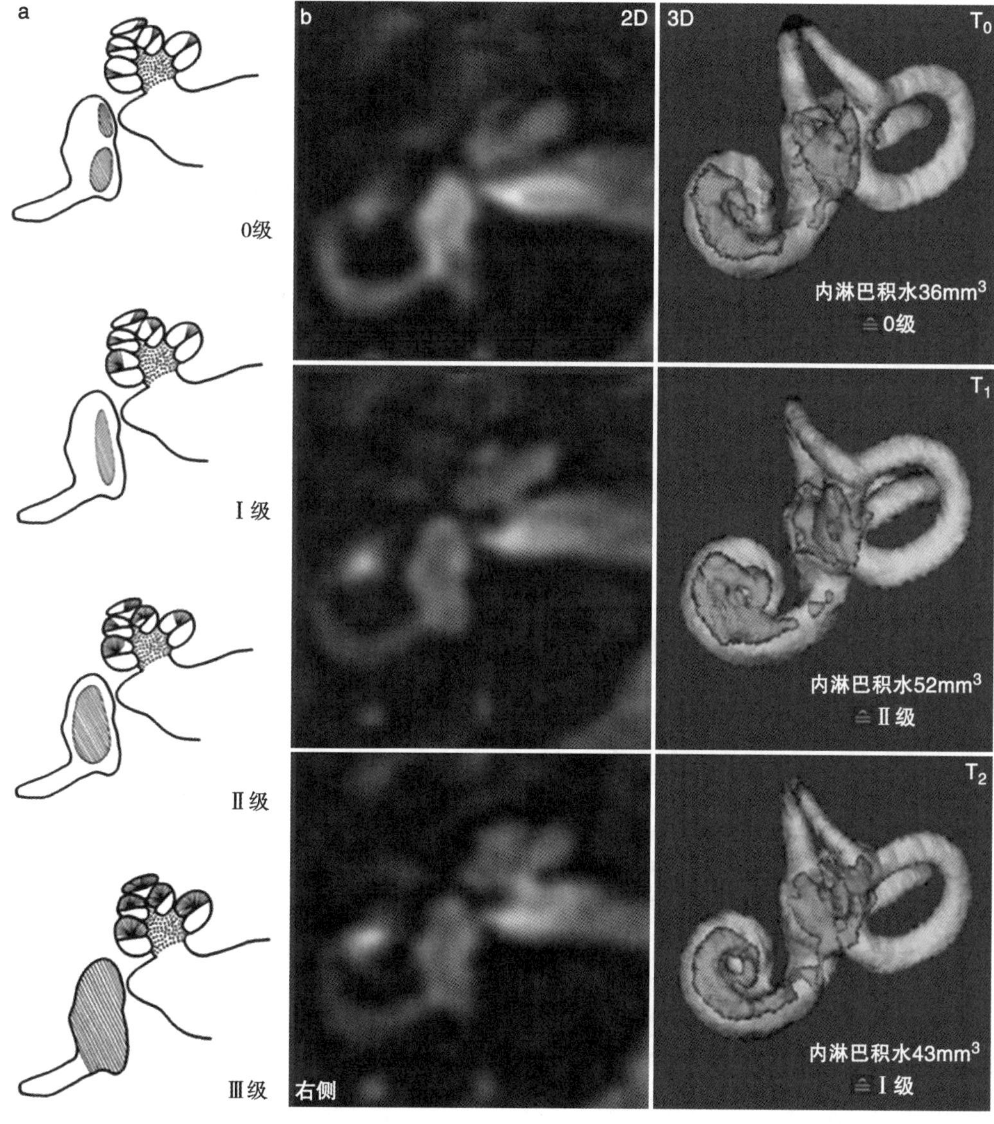

图 14.4　复发型 VM 患者静脉注射钆造影剂后 4 小时、VM 发作即刻、发作后随访 3 个月和 6 个月的岩骨 MRI 显示的内耳（b）。根据最后一次 VM 发作的时间间隔不同（T_0= 发作后 6 个月，T_1= 发作即刻，T_2= 发作后 3 个月），内淋巴三维空间（3D）分析显示，存在不同程度的内淋巴积水（a. 0 至Ⅲ级示意图）（Kirsch et al. 2018）

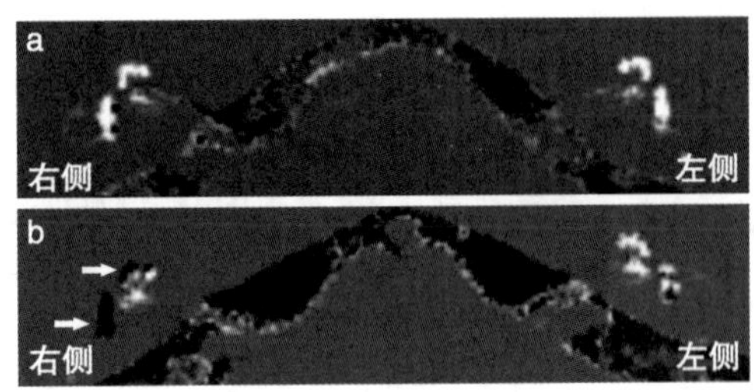

图 14.5 VM 和 MD 患者内耳静脉注射造影剂 4 小时后的 MRI 对比图像。黑色结构表明淋巴周围间隙没有内淋巴积液(EH),可通过对比度增强(白色)来识别。a. 53 岁女性单纯 VM 患者,两侧内耳耳蜗和前庭均未见 EH。b. 69 岁男性单纯 MD 患者,右侧内耳耳蜗和前庭可见严重的 EH(白色箭头),左侧内耳未见 EH。内淋巴间隙与总淋巴间隙的比值:右侧前庭为 67%,左侧前庭为 13%(Oh et al. 2021)

如发作性共济失调,提示了脑干核的遗传性神经元功能障碍(通道病变?)。

VM 的另一种发病机制与皮质"扩散抑制"有关,这是先兆症状产生的原因。此机制将前庭症状归类为脑干先兆,即非皮质扩散抑制(Furman et al. 2003)。这与一项动物研究的发现相吻合,该研究依据大鼠局部脑灌注和全身血压的变化证明了脑干中存在扩散抑制(Richter et al. 2008)。同样,偏头痛引起的脑干和迷路缺血也归因于血管痉挛。

14.8.1 基于功能和结构成像

在人类功能成像研究中,在前庭刺激期间激活的一些皮质区域包括与伤害性感觉和疼痛处理有关的区域,例如,前岛叶皮质、眶额叶皮质和扣带回皮质(Bucher et al. 1998; Fasold et al. 2002; Dieterich and Brandt 2008)。因此,VM 患者的影像学研究显示脑干、丘脑和大脑皮质中的前庭通路和伤害感受通路存在交叉重叠。在这些患者中,基于体素的形态学 MRI 分析显示,与伤害性感觉、视觉和前庭处理相关的区域(如颞上回、颞下回和颞中回、扣带回、背外侧前额叶皮质、顶枕皮质以及岛叶)的灰质体积减小(Obermann et al. 2014)。与这些影像学数据一致的是偏头痛患者的神经生理检查,与健康对照组相比,刺激偏头痛患者的三叉神经会诱发眼球震颤。这个现象可以用两个感觉系统之间信号传递的阈值降低来解释(Marano et al. 2005)。有一些 VM 的研究也讨论了阈值降低,其中描述了 VM 的前庭系统兴奋性增强(过度兴奋)。主要表现为对运动的敏感性增加甚至发生晕动病(Lewis et al. 2011a),对耳声发射的抑制减少(Murdin et al. 2010),以及对头部动态运动的检测阈值降低(Lewis et al. 2011b)。

此外,两名 VM 患者在发作期和发作间期的 FDG-PET 成像显示,在 VM 发作期患者的双侧丘脑和颞顶岛区葡萄糖代谢增加(Shin et al. 2014)。这表明了前庭-丘脑-皮质通路的激活。双侧小脑的同时激活可以通过旨在的前庭系统的适应性过程来解释(Shin et al. 2014)。双侧枕叶皮质的同时失活被解释为众所周知的视觉系统和前庭系统的相互抑制一致(Brandt et al. 1998)。通常在完整的感觉系统中,前庭刺激会引起多感觉前庭皮质区域的激活和视觉皮质区域的同时失活,反之亦然(Dieterich and Brandt 2008)。

对 12 名 VM 患者的 fMRI 研究发现丘脑在 VM 中发挥重要作用(Russo et al. 2014)。对发作间期的 VM 患者进行前庭冷热刺激,患者在典型的颞顶岛区表现为正常的激活模式,与无先兆偏头痛患者和健康对照者相似。然而,在 VM 发作频率与大脑活动相关性的研究中发现,只有 VM 患者的大脑活动与发作频率呈正相关,同时丘脑活动增加(Russo et al. 2014)。FDG-PET 在 VM 发作时也显示双侧丘脑腹前核的葡萄糖代谢活性增强(Dieterichet al. 2016)。因此,双侧丘脑将是进一步研究 VM 发病机制的重要候选者。

基于体素形态学分析显示 VM 患者的脑内结构改变,前额叶皮质、岛盖区、顶下小叶和缘上回,即前庭皮质网络和前额叶皮质的体积减小的结构改变(Zhe et al. 2020)。在这里,头晕障碍量表(Dizziness Handicap Inventory, DHI)的得分与岛盖区体积呈负相关。

14.9 实用治疗

有些数据来自一些较小的随机对照研究,这些研究的治疗方法类似于无先兆偏头痛的治疗方法。在这里,同样的治疗原则被证实对偏头痛发作的治疗和预防都是有效的。然而,VM 的头晕症状和伴随的头痛症状对治疗或预防的效果可能不同。

14.9.1 发作期治疗

为了终止长时间的发作,建议尽早使用非甾体抗炎药(如布洛芬、双氯芬酸)或镇痛药(水溶性阿司匹林片或对乙酰氨基酚栓),并且可以和止吐药(如甲氧氯普胺、多潘立酮)联合使用。

有个别病例研究发现,曲普坦类药物可以治疗 VM 的眩晕发作,主要是通过作用于动脉壁的 $5\text{-HT}_{1B/1D}$ 受体(Bikhazi et al. 1997)。然而,在一项随机、安慰剂对照研究中,佐米曲普坦仅对 10 例 VM 患者产生了轻微影响(Neuhauser et al. 2003):VM 组中 38% 的患者、安慰剂组中 22% 的患者在服用 5mg 佐米曲普坦后获益。另一项关于利扎曲普坦和安慰剂的对照研究观察了前庭刺激期间 VM 患者对运动的敏感性以及发生晕动病的情况(Furman et al.2011)。15 名受试者中,有 13 人在服用利扎曲普坦后表现出诱发性晕动病症状减轻($P<0.02$)。然而,对于更复杂的刺激,结果并非如此。

14.9.2 预防性治疗

在 Cochrane 分析中,关于 VM 预防性治疗的临床试验(Maldonado et al. 2015):迄今为止,558 项研究的结果均未达标。一项关于 95mg 美托洛尔与安慰剂(PROVEMIG)的随机双盲安慰剂对照试验在纳入 130 例 VM 患者后,因患者纳入难度太大而中止。虽然研究结果没有统计学意义,但其影响力也仅为 60% 左右(Bayer et al. 2019)。当前的荟萃分析能够确定 13 篇具有足够标准化标准的研究文章,但由于文章的筛选存在异质性，所以也很难进行比较（byn et al. 2020）。抗癫痫药物（托吡酯、拉莫三嗪）、钙通道阻滞剂、三环抗抑郁药、β 受体阻滞剂、5-羟色胺和去甲肾上腺素能再摄取抑制剂以及前庭康复训练均对降低 VM 的发作频率。这与一项小型多中心前瞻性研究（n=31）得出的阳性结果一致，其发现阿米替林、氟桂利嗪、普萘洛尔和托吡酯可以减轻 VM 症状、减少 VM 发作频率（Dominguez-Duran et al. 2020）。

由于目前 VM 相关研究的数据尚不充足，所以官方建议先采取类似于无先兆偏头痛和先兆偏头痛的治疗方法治疗 VM（von Brevern and Lempert 2020）。

偏头痛预防治疗的首选方法是服用 β 受体阻滞剂美托洛尔缓释剂（95mg/d，晚上服用）或普萘洛尔［2×（40～80）mg/d］，疗程约 6 个月。其他的替代药物包括托吡酯［（50～150）mg/d］、丙戊酸［（600～2 000）mg/d］、氟桂利嗪［（5～10）mg/d，晚上服用］或拉莫三嗪［（50～200）mg/d］。此外，抗抑郁药如阿米替林［（25～50）mg/d 或文拉法辛（37.5mg/d）］，也对 VM 的治疗有效。对于这些药物，大部分只在少数 VM 患者中进行了临床观察或对照试验（Gordon et al. 1993；Lampl et al. 2005；Bisdorff 2004；Lepcha et al. 2014；Verspeelt et al. 1996；Salviz et al. 2016；Liu et al. 2017a；Byun et al. 2020）。

有些药物既可以减少先兆症状发作，也可以减少 VM 发作（Lampl et al. 2005），这说明两者之间存在密切的病理生理学联系。这种密切的联系强调了先兆症状和皮质扩张抑制可能是三叉神经血管系统激活的触发因素，三叉神经血管系统激活后偏头痛即发作。

在一项对 100 名 VM 患者的回顾性研究中，发现 74 名接受上述药物之一作为偏头痛预防治疗的患者，其眩晕发作的持续时间、强度和频率以及相关的偏头痛症状都有了显著改善（Baier et al. 2009a）。

前庭康复对于 VM 患者也有积极的治疗作用（Vitkovic et al. 2013）。

（孙婷婷　潘永惠 译）

参考文献

Abouzari M, Goshtasbi K, Moshtaghi O et al (2020) Association between vestibular migraine and migraine headache: yet to explore. Otol Neurotol 41(3):392–396

Ahn SK, Balaban CD (2010) Distribution of 5-HT1B and 5-HT1D receptors in the inner ear. Brain Res 1346:92–101

Baier B, Winkenwerder E, Dieterich M (2009a) Vestibular migraine: effects of prophylactic therapy. J Neurol 256(3):426–442

Baier B, Stieber N, Dieterich M (2009b) Vestibular-evoked myogenic potentials in "vestibular migraine". J Neurol 256(9):1447–1454

Balaban CD (2011) Migraine, vertigo and migrainous vertigo: links between vestibular and pain mechanisms. J Vestib Res 21:315–321

Balaban CD, Jacob RG, Furman JM (2011) Neurologic bases for comorbidity of balance disorders, anxiety disorders and migraine: neurotherapeutic implications. Expert Rev Neurother 11:379–394

Battista RA (2004) Audiometric findings of patients with migraine-associated dizziness. Otol Neurotol 25:987–992

Batu ED, Anlar B, Topcu M, Turanli G (2015) Vertigo in childhood: a retrospective series of 100 children. Eur J Paediatr Neurol 19:226–232

Bayer O, Adrion C, Al Tawil A, Mansmann U, Strupp M, PROVEMIG investigators (2019) Results and lessons learnt from a randomized controlled trial: prophylactic treatment of vestibular migraine with metoprolol (PROVEMIG). Trials 20(1):813

Becker-Bense S, Wittmann C, Dieterich M (2019) Balanced sex distribution in patients with Menière's disease. J Neurol 266(Suppl 1):42–46

Best C, Eckhardt-Henn A, Tschan R, Bense S, Dieterich M (2009) Psychiatric morbidity and comorbidity in different vestibular vertigo syndromes: results of a prospective longitudinal study over one year. J Neurol 256(1):58–65

Bikhazi P, Jackson C, Ruckenstein MJ (1997) Efficacy of antimigrainous therapy in the treatment of migraine-associated dizziness. Am J Otol 18(3):350–354

Bisdorff AR (2004) Treatment of migraine related vertigo with lamotrigine, an observational study. Bull Soc Sci Med Grand Duche Luxemb 2:103–108

Brandt T, Dieterich M (2017) The dizzy patient: Don't forget disorders of the central vestibular system. Nat Rev Neurol 13(6):352–362

Brandt T, Bartenstein P, Janek A, Dieterich M (1998) Reciprocal inhibitory visual-vestibular interaction: visual motion stimulation deactivates the parieto-insular vestibular cortex. Brain 121:1749–1758

Brantberg K, Trees N, Baloh RW (2005) Migraine-associated vertigo. Acta Otolaryngol 125(3):276–279

Brechtelsbauer PB, Ren TY, Miller JM, Nuttall A (1995) Autoregulation of cochlear blood flow in the hydropic Guinea pig. Hear Res 89:130–136

Bucher SF, Dieterich M, Wiesmann M, Weiss A, Zink R, Yousry TA, Brandt T (1998) Cerebral functional magnetic resonance imaging of vestibular, auditory, and nociceptive areas during galvanic stimulation. Ann Neurol 44:120–125

Byun YJ, Levy DA, Nguyen SA, Brennan E, Rizk HG (2020) Treatment of vestibular migraine: a systematic review and meta-analysis. Laryngoscope:1–9. https://doi.org/10.1002/lary.28546

Cass SP, Furman JM, Ankerstjerne K, Balaban C, Yetiser S, Aydogan B (1997) Migraine-related vestibulopathy. Ann Otol Rhinol Laryngol 106:182–189

Celebisoy N, Gökcay F, Sirin H, Bicak N (2008) Migrainous vertigo: clinical, oculographic and posturographic findings. Cephalalgia 28:72–77

Cho SJ, Kim BK, Kim BS, Kim JM, Kim SK, Moon HS, Song TJ, Cha MJ, Park KY, Sohn JH (2016) Vestibular migraine in multicenter neurology clinics according to the appendix criteria in the third beta edition of the International Classification of Headache Disorders. Cephalalgia 36(5):454–462

Colombo B, Teggi R, NIVE Project (2017) Vestibular migraine: who is the patient? Neurol Sci 38:107–110

Cutrer FM, Baloh RW (1992) Migraine-associated dizziness. Headache 32:300–304

Decker J, Limburg K, Hennigsen P, Lahmann C, Brandt T, Dieterich M (2019) Intact vestibular function is relevant for anxiety related to vertigo. J Neurol 266(Suppl 1):89–92

De Fusco M, Marconi R, Silvestri L et al (2003) Haploinsufficiency of ATP1A2 encoding the Na+/K+ pump alpha2 subunit associated with familial

hemiplegic migraine type 2. Nat Genet 33:92–196
Dichgans M, Freilinger T, Eckstein G et al (2005) Mutation in the neuronal voltage-gated sodium channel SCN1A in familial hemiplegic migraine. Lancet 366:371–377
Dieterich M, Brandt T (1999) Episodic vertigo related to migraine (90 cases): vestibular migraine? J Neurol 246:883–892
Dieterich M, Brandt T (2008) Functional brain imaging of peripheral and central vestibular disorders. Brain 131:2538–2552
Dieterich M, Obermann M, Celebisoy N (2016) Vestibular migraine: the most frequent entity of episodic vertigo. J Neurol 263(Suppl 1):82–89
Dlugaiczyk J, Habs M, Dieterich M (2020) Vestibular evoked myogenic potentials in vestibular migraine and Meniere's disease: cVEMPs make the difference. J Neurol. https://doi.org/10.1007/s00415-020-09902-4
Dominguez-Duran E, Montilla-Ibanez MA, Alvarez-Morujo de Sande MG et al (2020) Analysis of the effectiveness of the prophylaxis of vestibular migraine depending on the diagnostic category and the prescribed drug. Eur Arch Otorhinolaryngol 277(4):1013–1021
Eckhardt-Henn A, Best C, Bense S, Breuer P, Diener G, Tschan R, Dieterich M (2008) Psychiatric comorbidity in different organic vertigo syndromes. J Neurol 255(3):420–428
Fasold O, von Brevern M, Kuhberg M, Ploner CJ, Villringer A, Lempert T, Wenzel R (2002) Human vestibular cortex as identified with caloric stimulation in functional magnetic resonance imaging. Neuroimage 17:1384–1393
Formeister EJ, Rizk HG, Kohn MA, Sharon JD (2018) The epidemiology of vestibular migraine: a population-based survey study. Otol Neurotol 39(8):1037–1044
Furman JM, Balaban CD (2015) Vestibular migraine. Ann N Y Acad Sci 1343:90–96
Furman JM, Marcus DA, Balaban CD (2003) Migrainous vertigo: development of a pathogenetic model and structured diagnostic interview. Curr Opin Neurol 16:5–13
Furman JM, Marcus DA, Balaban CD (2011) Rizatriptan reduces vestibular-induced motion sickness in migraineurs. J Headache Pain 12:81–88
Furman JM, Marcus DA, Balaban CD (2013) Vestibular migraine: clinical aspects and pathophysiology. Lancet Neurol 12:706–715
Gallego-Martinez A, Espinosa-Sanchez JM, Lopez-Escamez JA (2018) Genetic contribution to vestibular diseases. J Neurol 265(Suppl 1):29–34
Goadsby PJ (2000) The pharmacology of headache. Prog Neurobiol 62:509–525
Gordon CR, Kuritzky A, Doweck I, Spitzer O, Shupak A, Hering R (1993) Vestibulo-ocular reflex in migraine patients: the effect of sodium valproate. Headache 33:129–132
Griggs RC, Nutt JG (1995) Episodic ataxias as channelopathies. Ann Neurol 37:285–287
Gürkov R, Kantner C, Strupp M, Flatz W, Krause E, Ertl-Wagner B (2014) Endolymphatic hydrops in patients with vestibular migraine and auditory symptoms. Eur Arch Otorhinolaryngol 271:2661–2667
Halberstadt AL, Balaban CD (2006) Serotonergic and nonserotonergic neurons in the dorsal raphe nucleus send collateralized projections to both the vestibular nuclei and the central amygdaloid nucleus. Neuroscience 140:1067–1077
International Headache Society (2004) ICHD, 2nd ed. Cephalalgia 24:9–160
Ishiyama A, Jacobson KM, Baloh RW (2000) Migraine and benign positional vertigo. Otol Rhinol Laryngol 109:377–380
Jahn K, Langhagen T, Heinen F (2015) Vertigo and dizziness in children. Curr Opin Neurol 28:78–82
Johnson GD (1998) Medical management of migraine-related dizziness and vertigo. Laryngoscope 108:1–28
Kayan A, Hood JD (1984) Neuro-otological manifestations of migraine. Brain 107:1123–1142
Kirsch V, Becker-Bense S, Berman A, Kierig E, Ertl-Wagner B, Dieterich M (2018) Transient endolymphatic hydrops after an attack of vestibular migraine: a longitudinal single case study. J Neurol. https://doi.org/10.1007/s00415-018-8870-3
Lahmann C, Henningsen P, Brandt T et al (2015) Psychiatric comorbidity and psychosocial impairment among patients with vertigo and dizziness. J Neurol Neurosurg Psychiatry 86:302–308
Lampl C, Katsarava Z, Diener H-C, Limmroth V (2005) Lamotrigine reduces migraine aura and migraine attacks in patients with migraine with aura. J Neurol Neurosurg Psychiatry 76:1730–1732
Lampl C, Rapoport A, Levin M, Bräutigam E (2019) Migraine and episodic vertigo: a cohort survey study of their relationship. J Headache Pain 20:33. https://doi.org/10.1186/s10194-019-0991-2
Lee H, Lopez I, Ishiyama A, Baloh RW (2000) Can migraine damage the inner ear? Arch Neurol 57:1631–1634
Lempert T, Neuhauser H (2009) Epidemiology of vertigo, migraine and vestibular migraine. J Neurol 256(3):333–338
Lempert T, Neuhauser H, Daroff RB (2009) Vertigo as a symptom of migraine. Ann N Y Acad Sci 1164:242–251
Lempert T, Olesen J, Furman J, Waterston J, Seemungal B, Carey J, Bisdorff A, Versino M, Evers S, Newman-Toker D (2012a) Vestibular migraine: diagnostic criteria. J Vestib Res 22:167–172
Lempert T, Olesen J, Furman J, Waterston J, Seemungal B, Carey J et al (2012b) Vestibular migraine: diagnostic criteria. J Vestib Res 22(4):167–172
Lepcha A, Amalanathan S, Augustine AM, Tyagi AK, Balraj A (2014) Flunarizine in the prophylaxis of migrainous vertigo: a randomized controlled trial. Eur Arch Otorhinolaryngol 271:2931–2936
Lewis RF, Priesol AJ, Nicoucar K, Lim K, Merfeld DM (2011a) Abnormal motion perception in vestibular migraine. Laryngoscope 121:1124–1125
Lewis RF, Priesol AJ, Nicoucar K, Lim K, Merfeld DM (2011b) Dynamic tilt thresholds are reduced in vestibular migraine. J Vestib Res 21:323–330
Lipton RB, Scher AI, Kolodner K, Liberman J, Steiner TJ, Stewart WF (2002) Migraine in the United States: epidemiology and patterns of health care use. Neurology 58:885–894
Liu F, Ma T, Che X, Wang Q, Yu S (2017a) The efficacy of venlafaxine, flunarizine, and valproic acid in the prophylaxis of vestibular migraine. Front Neurol 8:524
Liu IY, Ishiyama A, Sepahdari AR, Johnson K, Ishiyama G (2017b) Bilateral endolymphatic hydrops in a patient with migraine variant without vertigo: a case report. Headache 57:455–459

Maldonado FM, Birdi JS, Irving GJ, Murdin L, Kivekäs I, Strupp M (2015) Pharmacological agents for the prevention of vestibular migraine (Review). Cochrane Libr Issue 6:1–35

Marano E, Marcelli V, Di Stasio E, Bonuso S, Vacca G, Manganelli F, Marciano E, Perretti A (2005) Trigeminal stimulation elicits a peripheral vestibular imbalance in migraine patients. Headache 45:325–331

Miller JM, Ren TY, Nuttall AL (1995) Studies of inner ear blood flow in animals and human beings. Otolaryngol Head Neck Surg 112:101–113

Morganti LO, Salmito MC, Duarte JA, Bezerra KC, Simões JC, Ganança FF (2016) Vestibular migraine: clinical and epidemiological aspects. Braz J Otorhinolaryngol 82(4):397–402

Moskowitz MA (1993) Neurogenic inflammation in the pathophysiology and treatment of migraine. Neurology 43:S16–S20

Muelleman T, Shew M, Subbarayan R, Shum A, Sykes K, Staecker H, Lin J (2017) Epidemiology of dizzy patient population in a neurotology clinic and predictors of peripheral etiology. Otol Neurotol 38(6):870–875

Murdin L, Premachandra P, Davies R (2010) Sensory dysmodulation in vestibular migraine: an otoacoustic emission suppression study. Laryngoscope 120:1632–1636

Murofushi T, Tsubota M, Kitao K, Yoshimura E (2018) Simultaneous presentation of definite vestibular migraine and definite Meniere's disease: overlapping syndrome of two diseases. Front Neurol 9:749. https://doi.org/10.3389/fneur.2018.00749

Muth C, Teufel J, Schols L et al (2021) Fampridine and acetazolamide in EA2 and related familial EA: a prospective randomized placebo-controlled trial. Neurol Clin Pract 11:e438–e446

Neff BA, Staab JP, Eggers SD, Carlson ML, Schmitt WR, Van Abel KM, Worthington DK, Beatty CW, Driscoll CL, Shepard NT (2012) Auditory and vestibular symptoms and chronic subjective dizziness in patients with Ménière's disease, vestibular migraine, and Ménière's disease with concomitant vestibular migraine. Otol Neurotol 33(7):1235–1244

Neugebauer H, Adrion C, Glaser M, Strupp M (2013) Long-term changes of central ocular motor signs in patients with vestibular migraine. Eur Neurol 69(2):102–107

Neuhauser H, Lempert T (2004) Vertigo and dizziness related to migraine: a diagnostic challenge. Cephalalgia 24(2):83–91

Neuhauser H, Leopold M, von Brevern M, Arnold G, Lempert T (2001) The interrelations of migraine, vertigo and migrainous vertigo. Neurology 56:436–441

Neuhauser H, Radtke A, von Brevern M, Lempert T (2003) Zolmitriptan for treatment of migrainous vertigo: a pilot randomised placebo-controlled trial. Neurology 60:882–883

Neuhauser H, Radtke A, von Brevern M, Feldmann M, Lezius F, Ziese T, Lempert T (2006) Migrainous vertigo: prevalence and impact on quality of life. Neurology 67:1028–1033

Obermann M, Wurthmann S, Steinberg BS, Theysohn N, Diener HC, Naegel S (2014) Central vestibular system modulation in vestibular migraine. Cephalalgia 34:1053–1061

Obermann M, Bock E, Sabev N, Lehmann N, Weber R, Gerwig M, Frings M, Arweiler-Harbeck D, Lang S, Diener HC (2015) Long-term outcome of vertigo and dizziness associated disorders following treatment in specialized tertiary care: the Dizziness and Vertigo Registry (DiVeR) study. J Neurol 262(9):2083–2091

Oh S-Y, Dieterich M, Lee B, Boegle R, Kang J-J, Lee N-R, Gerb J, Hwang S-B, Kirsch V (2021) Endolymphatic hydrops in patients with vestibular migraine and concurrent Meniere's disease. Front Neurol 12. https://doi.org/10.3389/fneur.2021.594481

Ophoff RA, Terwindt GM, Vergouwe MN, van Eijk R, Oefner PJ, Hoffman SM et al (1996) Familial hemiplegic migraine and episodic ataxia type-2 are caused by mutations in the Ca2+ channel gene CACNL1A4. Cell 87:543–552

Prins M, van der Werf F, Baljet B, Otto JA (1993) Calcitonin gene-related peptide and substance P immunoreactivity in the monkey trigeminal ganglion, an electron microscopic study. Brain Res 629:315–318

Pyykkö I, Manchaiah V, Färkkilä M, Kentala E, Zou J (2019) Association between Meniere's disease and vestibular migraine. Auris Nasus Larynx 46:724–733

Radtke A, Lempert T, Gresty MA, Brookes GB, Bronstein AM, Neuhauser H (2002) Migraine and Meniere's disease. Is there a link? Neurology 59:1700–1704

Radtke A, Neuhauser H, von Brevern M et al (2011) Vestibular migraine – validity of clinical diagnostic criteria. Cephalalgia 31(8):906–913

Radtke A, von Brevern M, Neuhauser H, Hottenrott T, Lempert T (2012) Vestibular migraine: long-term follow-up of clinical symptoms and vestibulo-cochlear findings. Neurology 79:1607–1614

Rassekh CH, Harker LA (1992) The prevalence of migraine in Meniere's disease. Laryngoscope 102:135–138

Requena T, Espinosa-Sanchez JM, Lopez-Escamez JA (2014) Genetics of dizziness: cerebellar and vestibular disorders. Curr Opin Neurol 27:98–104

Richter F, Bauer R, Lehmenkühler A, Schaible HG (2008) Spreading depression in the brainstem of the adult rat: electrophysiological parameters and influences on regional brainstem blood flow. J Cereb Blood Flow Metab 28:984–994

Russo A, Marcelli V, Esposito F, Corvino V, Marcuccio L, Giannone A, Conforti R, Marciano E, Tedeschi G, Tessitore A (2014) Abnormal thalamic function in patients with vestibular migraine. Neurology 82:2120–2126

Salviz M, Yuce T, Acar H, Karatas A, Acikalin RM (2016) Propranolol and venlafaxine for vestibular migraine prophylaxis: a randomized controlled trial. Laryngoscope 126(1):169–174

Sarna B, Abouzari M, Lin HW, Djalilian HR (2020) A hypothetical proposal for association between migraine and Meniere's disease. Med Hypotheses 134:109430

Shin JH, Kim YK, Kim HJ, Kim JS (2014) Altered brain metabolism in vestibular migraine: comparison of interictal and ictal findings. Cephalalgia 34:58–67

Stovner LJ, Andrée C (2010) Prevalence of headache in Europe: a review for the Eurolight project. J Headache Pain 11:289–299

Strupp M, Versino M, Brandt T (2010) Vestibular migraine. Handb Clin Neurol 97:755–771

Strupp M, Kalla R, Claassen J, Adrion C, Mansmann U, Klopstock T, Freilinger T, Neugebauer H, Spiegel R, Dichgans M, Lehmann-Horn F, Jurkat-Rott

K, Brandt T, Jen JC, Jahn K (2011) A randomized trial of 4-aminopyridine in EA2 and related familial episodic ataxias. Neurology 77:269–275

Teggi R, Colombo B, Bernasconi L, Bellini C, Comi G, Bussi M (2009) Migrainous vertigo: results of caloric testing and stabilometric findings. Headache 49(3):435–444

Thakar A, Anjaneyulu C, Deka RC (2001) Vertigo syndromes and mechanisms in migraine. J Laryngol Otol 115:782–787

Vass Z, Shore SE, Nuttall AL, Jancsó G, Brechtelsbauer PB, Miller JM (1997) Trigeminal ganglion innervation of the cochlea--a retrograde transport study. Neuroscience 79:605–615

Vass Z, Shore SE, Nuttall AL, Miller JM (1998) Direct evidence of trigeminal innervation of the cochlear blood vessels. Neuroscience 84:559–567

Vass Z, Steyger PS, Hordichok AJ, Trune DR, Jancsó G, Nuttall AL (2001) Capsaicin stimulation of the cochlea and electric stimulation of the trigeminal ganglion mediate vascular permeability in cochlear and vertebro-basilar arteries: a potential cause of inner ear dysfunction in headache. Neuroscience 103:189–201

Vass Z, Dai CF, Steyger PS, Jancsó G, Trune DR, Nuttall AL (2004) Co-localization of the vanilloid capsaicin receptor and substance P in sensory nerve fibers innervating cochlear and vertebro-basilar arteries. Neuroscience 124:919–927

Verspeelt J, De Locht P, Amery WK (1996) Postmarketing study of the use of flunarizine in vestibular vertigo and in migraine. Eur J Clin Pharmacol 51:15–22

Vitkovic J, Winoto A, Rance G, Dowell R, Paine M (2013) Vestibular rehabilitation outcomes in patients with and without vestibular migraine. J Neurol 260:3039–3048

von Brevern M, Lempert T (2020) Vestibular migraine: treatment and prognosis. Semin Neurol 40(19):83–86

von Brevern M, Zeise D, Neuhauser H, Clarke AH, Lempert T (2005) Acute migrainous vertigo: clinical and oculographic findings. Brain 128:365–374

von Brevern M, Ta N, Shankar A, Wiste A, Siegel A, Radtke A, Sander T, Escayg A (2006) Migrainous vertigo: mutation analysis of the candidate genes CACNA1A, ATP1A2, SCN1A, and CACNB4. Headache 46(7):1136–1141

Waterston J (2004) Chronic migrainous vertigo. J Clin Neurosci 11:384–388

Weiller C, May A, Limmroth V, Jüpter M, Kaube H, van Schayck R, Coenen HH, Diener HC (1995) Brain stem activation in spontaneous human migraine attacks. Nat Med 1:658–660

Xue J, Ma X, Lin Y et al (2020) Audiological findings in patients with vestibular migraine and migraine: history of migraine may be a cause of low-tone sudden sensorineural hearing loss. Audiol Neurootol 20:1–6

Zhe X, Gao J, Chen L et al (2020) Altered structure of the vestibular cortex in patients with vestibular migraine. Brain Behav 10:e01572

第 15 章 功能性眩晕和头晕

目录

15.1 当前分类

功能性头晕是目前对眩晕和头晕综合征的统称，表现为一种或多种前庭症状，如眩晕或头晕、站立和步态的不稳及失衡，但无致病性器质性病因。这些综合征以前被称为躯体性或心因性眩晕和头晕（图 15.1）。现在，在《国际疾病分类》（ICD-11；WHO 2015）中，“前庭症状”独立地应用于起源于器质性、精神性和功能性眩晕和头晕综合征。

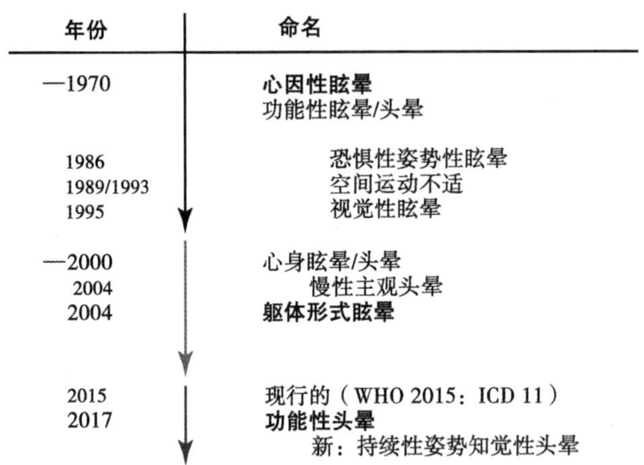

图 15.1 过去 50 年间功能性头晕术语的变化。从心因性或功能性眩晕到功能性头晕；从恐惧性姿势性眩晕和慢性主观性头晕到持续性姿势知觉性头晕（PPPD）

巴拉尼学会国际前庭疾病分类委员会（ICVD）——国际神经耳科学会，在过去几年中详细阐述了一份关于功能性眩晕和头晕定义的共识文件，并使用新名词“持续性姿势知觉性头晕”（persistent postural perceptual dizziness，PPPD 或 3PD）（Staab et al. 2017；Staab 2020）。这种疾病的核心特征是基于长期的经历和一些常见的症状，如恐惧性姿势性眩晕（phobic postural vertigo，PPV）（Brandt and Dieterich 1986；Brandt 1996），空间运动不适（space-motion discomfort，SMD）（Jacob et al. 1989，1993，2009），视觉性眩晕（visual vertigo，VV）（Bronstein 1995a，b，2004）和慢性主观性头晕（chronic subjective dizziness，CSD）（Staab et al. 2004；Staab and Ruckenstein 2007）。对于 PPV、VV、SMD 和 CSD 的研究发现了与这些临床实症相关的平衡机制的许多功能改变（Querner et al. 2000；Querner et al. 2002；Krafczyk et al. 2006；Holmberg et al. 2006；Wühr et al. 2013；Schniepp et al. 2014；Indovina et al. 2015），并进行了进一步的调查，将它们与原发性精神疾病区分开来（Brandt and Dieterich 1986；Kapfhammer et al. 1997；Staab 2012）。这些发现似乎在很大程度上适用于 PPPD，表明它是一种功能性前庭疾病，而不是结构性或精神性前庭疾病（Dieterich et al. 2016；Dieterich and Staab 2017；Staab et al. 2017）。

对于临床医生和患者来说，重要的是功能性头晕可以而且必须通过典型症状来确诊，而不仅仅是通过排除结构性或器质性病变来确诊。

根据 A-E 标准，PPPD 或 3PD 被定义为一种慢性前庭疾病，所有这些标准都必须满足才能进行诊断（Staab et al 2017），见框 15.1。

功能性头晕是眩晕和平衡障碍专科门诊中大部分复杂形式的眩晕和头晕综合征的病因（表 1.1 和图 1.3）。分为两种形式：

框 15.1 PPPD 或 3PD 诊断标准（Staab et al 2017）

1. 3 个月或在更长时间内，大部分时间出现头晕、不稳或非旋转性眩晕的一种或多种症状。症状可能持续数小时，但不会持续一整天，几乎每天出现（30 天中超过 15 天），并且倾向于在一天内加重。
2. 持续性症状自发出现，无诱因，但可因 3 个因素加重：①直立姿势；②主动或被动运动，不考虑方向或位置；③暴露于移动的视觉刺激或复杂的视觉模式。
3. 引起眩晕、不稳定、头晕或平衡问题的情况，包括急性、发作性或慢性前庭综合征，其他神经、医学疾病或心理困扰。
4. 症状会导致严重的痛苦或功能障碍。
5. 其他疾病或功能障碍无法更好地解释症状。

- 原发性功能性眩晕和头晕综合征。
- 继发性功能性眩晕和头晕综合征，发生在急性结构性前庭性眩晕、其他神经系统或医学疾病、心理困扰之后（Huppert et al. 1995，EckhardtHenn et al. 2009）（图 15.2，彩图见文末彩插）。

在功能性头晕的过程中，大约 70% 的患者在几年后仍然自述有不适症状，并且在职业和日常活动中比结构性器质性头晕患者受到更大的影响（Furman and Jacob 1997；Yardley and Redfern 2001；Eckhardt-Henn et al. 2003）。最常见的相关精神疾病有：

- 焦虑症和恐惧症
- 抑郁症
- 分离性障碍（转化综合征）
- 躯体形式障碍（ICD-10：F45）

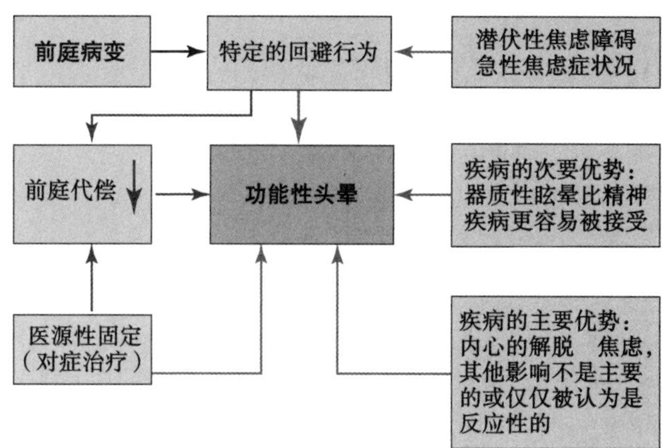

图 15.2　由结构性器质性眩晕引发的继发性功能性头晕/眩晕的发病模型。（Modified from Dieterich and Eckhardt-Henn 2006）。红色箭头表示促进作用，蓝色箭头表示抑制作用

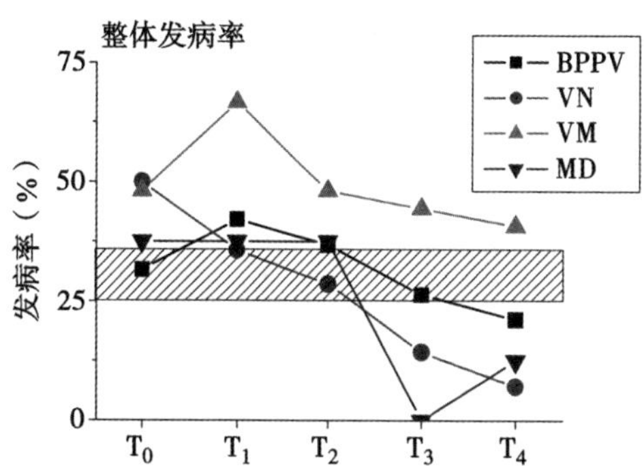

图 15.3　各种结构前庭性眩晕综合征患者病程中躯体形式/精神障碍发病率（%）的前瞻性纵向分析。前庭性偏头痛患者发生继发性功能/躯体形式障碍的频率明显更高。（BPPV，良性阵发性位置性眩晕；VN，前庭神经炎；VM，前庭性偏头痛；MD，梅尼埃病；T_0，疾病确诊时间；T_1，6 周；T_2，3 个月；T_3，6 个月；T_4，1 年后）

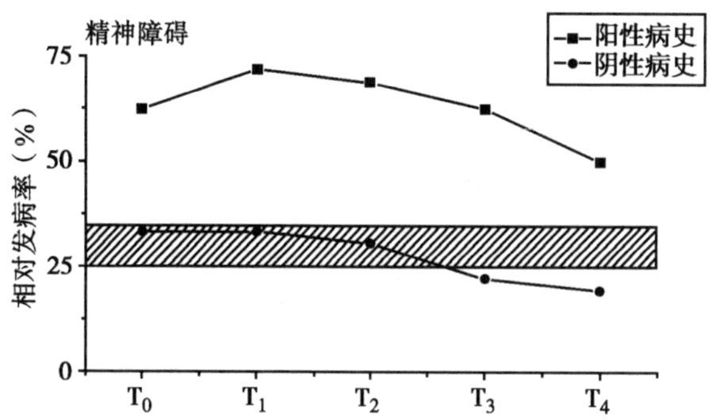

图 15.4　患有结构性前庭性眩晕综合征的患者患精神疾病的相对发病率取决于其之前的精神疾病史的关系

- 人格解体障碍/现实感丧失综合征（较少见）

在这些精神疾病和几种器质性眩晕综合征之间有很突出的共病现象。结构化访谈和各种心理测试已经发现 65% 的前庭性偏头痛患者、57% 的梅尼埃病患者和 51% 的前庭阵发症患者存在精神疾病共病的证据（Eckhardt-Henn et al. 2008；Best et al. 2009a，b；Lahmann et al. 2015）。相比之下，BPPV 患者的精神疾病共病率仅为 15%，前庭神经炎患者的共病率为 22%，与正常对照组的 20% 水平相当（EckhardtHenn et al.2008）。

15.1.1　流行病学和精神疾病共病

作为前庭症状主要病因的功能性头晕患病率大约为 8%～10%（Staab 2013）。一些原发性精神疾病伴有头晕，如惊恐发作、慢性波动性焦虑症或抑郁症。在患有结构性器质性前庭综合征的患者中出现，精神疾病共病的频率更高。眩晕和平衡障碍专业跨学科中心研究显示，根据标准化精神诊断访谈（SCID-I），近 50% 的患者患有活动性精神疾病（Hanel et al. 2009；Best et al. 2009a，b；Lahmann et al. 2015a）。然而，精神疾病的患病率在所有器质性前庭综合征中并不是均匀分布的，在前庭性偏头痛（49%）和前庭阵发症（51%）中的患病率较高（Lahmann et al.2015a）。

在一项前瞻性心理测试随访研究中，对不同组的器质性前庭性眩晕综合征患者进行了超过 1 年的研究，报道了类似的精神疾病发病率和共病的发现。虽然 BPPV、前庭神经炎和梅尼埃病的患者表现出正常或正常化的值，但是值得注意的是，只有前庭性偏头痛患者的精神疾病发病率持续升高（Best et al. 2009a；图 15.3）。他们还觉得自己在日常生活中受到头晕的影响更大，前庭症状更强烈，并且比所有其他眩晕患者焦虑情绪更严重（Best et al. 2009b；Tschan et al. 2011）。此外，有精神疾病史的患者在出现器质性眩晕综合征后患上另一种精神疾病的风险明显更高（图 15.4）。

然而，前庭损伤或前庭功能障碍的程度对精神压力的进一步病程没有影响（Best et al. 2006，2009a；Lahmann et al. 2015a）。在前庭神经炎患者中，只有最初经历的眩晕的程度（而不是前庭功能障碍的程度）对疾病过程中发生功能性（躯体性）眩晕具有预测价值，但对 BPPV 患者在疾病过程中发生功能性（躯体性）眩晕无预测价值（Heinrichs et al. 2007）。在前庭神经炎患者中，即使是对眩晕再次发作的持续性焦虑也对以后发生惊恐或功能性/躯体性障碍具有预测价值（Godemann et al. 2006）。

由于主要患有前庭性偏头痛的患者发生功能性（躯体形式）头晕的风险特别高，因此在治疗过程中应及早考虑这种可能性。

焦虑障碍和抑郁的共病不仅存在于器质性前庭综合征患者中，也存在于功能性头晕患者中。当然，PPV 和 CSD 也会发生，但不会出现精神疾病共病。在 CSD 患者中，60% 的患者表现出焦虑障碍的相关临床症状，45% 的患者表现出抑郁症的相关临床症状，只有 25% 的患者没有精神共病（Staab 2012）。在功能性头晕并伴有前庭性偏头痛或梅尼埃病的患者中，结构性前庭功能障碍的急性发作叠加了持续存在的基础不稳定、摇摆性的头晕或头晕目眩的症状（Neff et al. 2012）。

15.1.2　诊断

15.1.2.1　病史

由于功能性头晕最初似乎是在没有精神病理症状的情

15

况下发生的，因此此类患者通常会首先就诊于耳鼻喉科、神经内科或普通内科。患者描述其会频繁地经历以下情况（图 15.5 和图 15.6）：

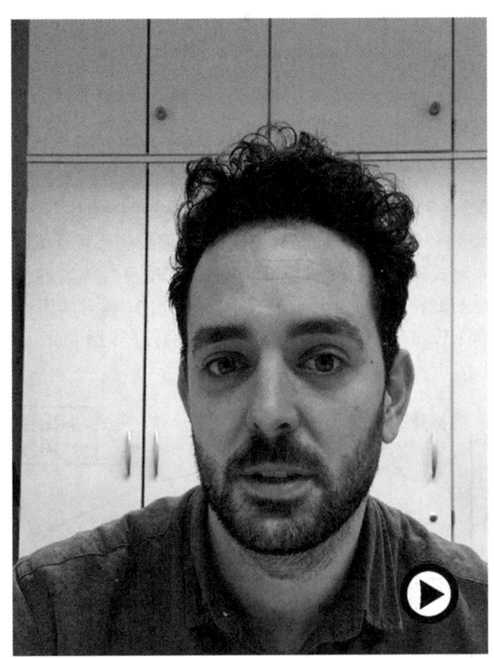

图 15.5 功能性头晕：患者病史（见二维码中的视频）

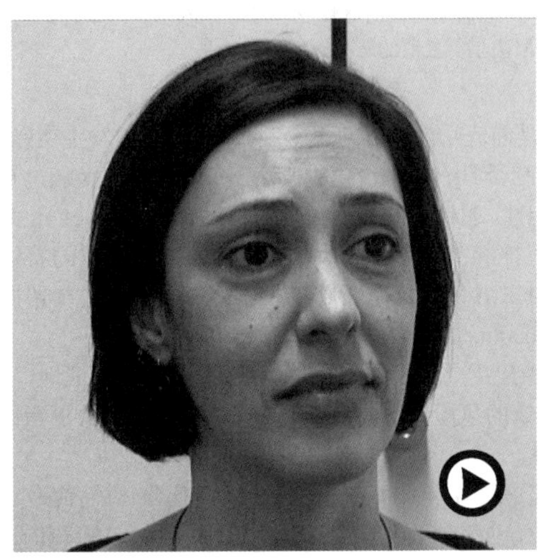

图 15.6 功能性头晕：患者病史（见二维码中的视频）

- 体位失衡或弥漫性头晕感
- 头晕目眩
- 头脑空虚
- 步态不稳
- 跌倒或与地面失去联系的感觉
- 非常少见的旋转性眩晕伴有自主神经症状和恶心

根据潜在的精神疾病（见上文），可能出现以下附加症状：

- 注意力不集中或动力不足
- 执行力下降
- 主观上经历了工作和日常活动的限制
- 伴随头晕的自主神经症状（如心跳加速、恶心、出汗、呼吸暂停、害怕窒息、食欲缺乏及体重减轻）
- 情感和情绪障碍
- 睡眠障碍
- 焦虑症状

通常，所有这些症状患者都是经历过的，并被描述为反应性的。也就是说，患者认为这些症状是由头晕引起的。

很少有患者自发表达出可引发眩晕和头晕的冲突和压力情况。通常，他们一开始完全没有意识到这些问题。这使得很难作出诊断，要解决这些问题首要条件是医生和患者的共同协作。

以下关于功能性恐惧性姿势性头晕的主要症状和阳性特征有助于快速确定诊断（Brandt and Dieterich 1986；Brandt 1996）：

- 头晕、站立或步态不稳、头晕目眩：头晕最常被描述为体位性头晕或头晕目眩伴有不同程度的站立或步态不稳，部分伴有对摔倒的发作样恐惧，但没有摔倒，部分还伴有短暂的无意识身体摇摆。
- 主诉与客观结果不匹配：患者主诉头晕、主观上存在站立和步态不稳（例如，害怕跌倒），但患者没有步态不稳的体征和症状、没有跌倒发作（Schlick et al. 2016），且神经学检查结果正常。
- 情境下发生或增强：症状通常在已知是其他恐惧综合征外部触发的典型情境中（例如，桥梁、驾驶汽车、大的空房间、长走廊、狭窄的空间、拥挤场所、商店或餐厅、电影院的大量人群）或在视觉刺激期间（例如，电影院、电视、商店）。
- 注意力分散（双重任务）时的头晕改善：在进行体育活动（骑自行车、打网球）、平衡条件要求更高、注意力分散（与朋友交谈、娱乐）时头晕得到改善或缓解，而在休息或更简单的情况下（如骑自行车后站立）头晕症状再次加重。
- 早晨症状较轻，在一天中随着事件的推移而症状逐渐加重（Feuerecker et al. 2015）。
- 常态化和慢性化：在病程中，患者开始将症状普遍化，并逐渐避免接触触发性刺激。
- 自主神经功能障碍和焦虑：在发作期间、发作后不久或症状加重阶段（通常仅在被询问时提及），患者存在自主神经功能障碍和焦虑情绪，大多数患者表现为头晕发作，但没有焦虑。
- 缓解效果：如果被问及，患者通常会报告说在摄入少量酒精或镇静剂后症状有所改善。
- 诱发因素：最初通常有器质性前庭疾病，如缓解的前庭神经炎、BPPV（Huppert et al. 1995）、个人或家庭的其他医学疾病或特殊的社会心理压力情况（Kapfhammer et al. 1997）。
- 人格特征：功能性恐惧性姿势性头晕患者在病程中常表现为强迫症、完美主义人格特征和反应性抑郁症状。

在这里，重要的是要确定这些所谓的“阳性”症状的标准，而不仅仅是排除其他疾病。

15.2 临床和技术检查

为了排除重要的结构性鉴别诊断和揭示继发性功能性头晕，进行详细的神经病学、神经耳科学、神经眼科检查以及专业的前庭检查是必要的。此外，仔细地检查是最重要的治疗措施，首先可以缓解患者对器质性疾病的恐惧，然后解释一些潜在的机制（在相应的原发性人格结构背景下“增加自我观察”）。这种自我观察的增加导致姿势策略的改变，这种变化可以很容易地通过姿势学来识别（Krafczyk et al. 2006；Brandt et al. 2012；Wühr et al. 2013，2017），并有助于建立诊断（见下文 15.4.2 部分）。

15.3 详尽的临床情况及病程

成年人的功能性头晕可以在各个年龄段表现出来。功能性恐惧性姿势性头晕是 20 岁到 50 岁之间最常见的眩晕和头晕的发作形式，与性别差异无关（Strupp et al. 2003）。

在前庭神经系统检查和平衡测试结果正常（神经耳科学检查，视频眼动记录，包括冷热刺激和成像）（见第 3 章和第 4 章）或不能解释其症状的疾病患者中，伴主观姿势和步态不稳的体位性眩晕以及强迫性人格结构是其特征。单一症状的主观平衡障碍与站立或行走有关，表现为发作样症状加重，伴或不伴可识别的触发因素，可伴或不伴焦虑。缺乏可识别诱因或不伴随焦虑的眩晕导致许多患者和偶尔治疗他们的医生会怀疑功能性障碍的诊断。如果功能性头晕得不到治疗，症状会恶化，常态化发展，回避行为增加，直到患者在没有帮助的情况下无法离开自己的公寓。

由于原发性强迫性人格特征（从“明显的人格特征”的意义上讲），功能性头晕患者通常有强烈的内省倾向，需要“控制一切”。他们更容易有野心，会对自己提出很高的要求，而且往往容易被激怒和产生恐惧情绪（Kapfhammer et al. 1997；Staab et al. 2014）。用 NEO 人格量表 - 修订版（NEOPI-R）进行人格特质测试，结果显示，CSD 患者具有较高的焦虑特质，但其外向性、热情性、积极情绪、情感开放性和信任度较低（$P<0.05$）。他们更有可能呈现一种具有高焦虑特质加上低热情度或寻求刺激的复合特质（Staab et al. 2014）。即使在对健康志愿者的 MRI 研究中，也显示人格特征参与调节皮质下、皮质前庭以及对声音诱发前庭刺激的焦虑反应（Indovina et al. 2014）。作者从这些数据得出结论，高神经质和低外向性的结合表明，通过视觉前庭和焦虑网络的更高连通性，可能导致较低水平的姿势控制机制，从而有发展为功能性头晕综合征的风险。此外，人格特征和个体差异可以预测威胁引起的姿势控制变化（Zaback et al. 2015）。

心理创伤和不良生活事件在器质性和功能性前庭综合征患者中的分布相等（Radziej et al. 2015）。因此，它们本身并不会促进功能障碍的发展。

这类患者很少首先就诊于精神科，他们倾向于去看“专家”治疗他们的症状，尤其是当他们觉得自己有器质性疾病的时候。因此，在作出最终诊断之前，疾病通常会持续相当长的时间，以前的平均病程为 3 年（Huppert et al. 1995）。通常在多次拜访不同的专家、进行多余的实验室检查和错误的分类［如“颈源性眩晕” “前庭阵发症”或（已不再使用的）“复发性椎基底动脉缺血”］以及相应的不成功的治疗尝试之后，才能确定诊断。

一项对 106 例患者的纵向随访研究（5~16 年）表明，经过仔细检查和详细解释发作机制后，患者的症状改善率为 75%（Huppert et al. 2005）。在后续随访中，所有患者的诊断与初次诊断一致。在心理教育认知行为疗法中也得到了类似的结果，在治疗后 32 个月的随访中症状改善率为 78%（Schaaf and Hesse 2015）。此外，一项前瞻性研究比较了基线、治疗后和 12 个月后的功能性头晕患者的症状，无论是“综合心理治疗”组（包含教育、认知行为治疗和心理动力治疗的人为干预），还是适度自助组，在这个更大样本的研究中，两组患者症状都有显著改善（81 例患者 vs.78 例患者）（Limburg et al. 2021）。

15.3.1 鉴别诊断

功能性头晕的鉴别诊断包括精神综合征以及前庭综合征和非前庭性器质性综合征。最重要的是器质性前庭综合征和非前庭综合征包括：

- 双侧前庭病（详见第 7 章）
- 血流动力学直立性头晕（Kim et al. 2019）
- 前庭阵发症（详见第 11 章）
- 第三窗综合征（详见第 12 章）
- 前庭性偏头痛（详见第 14 章）
- 小脑性头晕和发作性共济失调 2 型（详见 13.4）
- 体位震颤，肌电图和体位图的发病频率峰值为 13~18Hz（Gerschlager and Brown 2011）

最重要的精神综合征除了功能性头晕类型的焦虑、抑郁、解离及狭义的躯体形式障碍之外还包括以下几种：

- 伴有或不伴有场所恐惧症的惊恐障碍
- 广场恐惧症（Marks 1981）
- 登陆病综合征（详见第 20 章），对其异质病理进行了讨论（Murphy 1993；Cohen et al. 2018；Mucci et al. 2018；Saha and Cha 2020）

与一系列可能的鉴别诊断相比，具有典型特征的主诉、正常的神经耳科学检查结果和主要人格类型的结合，即可在第一次详细检查后，就可以明确诊断。

15.4 病理生理学和治疗原则

目前功能性头晕的发病机制分为两种：

- 原发性功能性（躯体性）眩晕和头晕综合征：它仍在既往无结构性/器质性眩晕综合征的情况下发生，可能具有与精神疾病（焦虑或恐惧、抑郁、解离或躯体形式障碍）相似的发病机制。应与精神性前庭综合征相鉴别。
- 继发性功能性（躯体性）眩晕和头晕综合征：发生在结构性器质性眩晕综合征、另一种神经或医学疾病或心理困扰期间或之后（图 15.2）。

在某些易感患者中，躯体感受（例如，头晕，摇摆性头晕）和疾病的身体症状（例如，前庭神经炎引起的旋转性眩晕)之间的反馈循环导致认知灾难化解释(图 15.2)。总体来说,这意味着躯体症状被视为一种危险信号,是一种基本上严重或危及生命的身体疾病的表现(Eckhardt-Henn et al. 2009)。随后,焦虑和恐慌反应会在强度上升级。J. Staab 在 CSD 中也提出了类似的发病模型(Staab 2013)。这种体感放大是基于 Von Holst 和 Mittelstaedt(1950)首先描述的引用复制模型,该模型现在也是一种公认的躯体形式障碍模型(Barsky and Wyshak 1990; Lahmann et al. 2010; Henningsen et al. 2018)。

15.4.1 引用复制模型

体位性眩晕和姿势不稳的错觉可以用空间恒定性干扰来解释,这是由于头部和身体活动的实际再引用与引用复制信号的部分解离引起的(Brandt and Dieterich 1986; Brandt 1996)。这种部分解离是由于身体姿态从"开环"策略(健康受试者)到"闭环"策略的变化,在功能性恐惧性姿势性头晕的患者中可以记录和发现这种变化(PPV; Wühr et al. 2013),并且可以用于诊断。

在正常情况下,我们不会将自身产生的轻微身体摆动或头部运动视为直立站立时的加速度。在这些主动运动过程中,环境似乎是静止的,尽管这些相对运动引起了视网膜图像的变化。"空间恒定性"似乎是通过同时出现的自发冲动来发起一个运动,并同时传递足够的信息来识别自我运动而维持的(图 15.7)。根据 Von Holst 和 Mittelstaedt(1950)的观点,这种所谓的"参照副本"可能提供了一种基于早期经验(内部模型)的预期的感觉模式,通过运动触发的实际感觉信息,然后对其进行解释,从而将自我运动与环境运动区分开来。如果缺少了这种参照副本,例如,如果我们用手指在眼睑上移动眼球,就会出现虚幻环境运动,即示波现象。这些患者所描述的眩晕和头晕的感觉(包括不自主的身体摆动和偶尔将个体的头部运动视为令人不安的外部干扰,同时伴有对周围环境的幻觉运动)可以用参照副本和传入信号的短暂解离来解释,例如,预期运动与实际运动之间发生的不匹配(Brandt et al. 2012)。

健康的人在完全疲惫的状态下也能体验到类似的轻微眩晕感,但没有焦虑情绪的产生,此时难以区分头部自主运动和不自主摇摆。在功能性恐惧性姿势性眩晕患者中,这种部分解离可能是由于他们总是持续关注于焦虑的监控和平衡的检查(Brandt 1996)。这将导致对感觉运动调整的感知,进而无意识地通过习得的(和反射一样的)肌肉激活程序来保持直立的姿势。这种基于引用复制模型的解释现在经常用于功能性(躯体性)疾病(Barsky and Wyshak 1990; Lahmann et al. 2010)。它也是当前神经心理行为模型和计算心身医学和计算精神病学的基础,例如使用贝叶斯模型(Petzschner et al. 2017; Henningsen et al. 2018)。

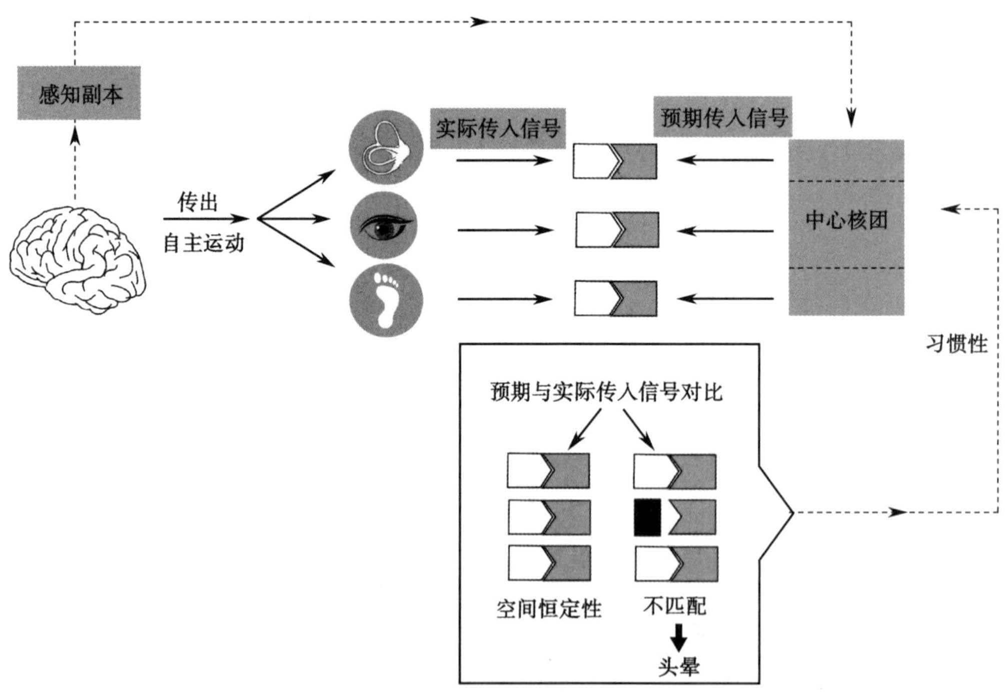

图 15.7 示意图显示主动运动过程中,由于空间恒定机制的干扰,眩晕/头晕是如何形成的(Brandt 1996)。随意的头部运动引起前庭、视觉和本体感觉器官的刺激。将它们的信息与由早期运动经验校准的内部模型提供的多感官期望模式进行比较。预期模式是由参照复制信号同时准备的,该信号与自主运动脉冲并行发送。如果并发的感觉刺激和预期模式一致,自我运动被感知,"空间恒定性"得以维持。然而,如果传入和预期模式之间存在不一致,由于感知副本信号和自身传入信号的部分解离,导致感觉与运动不匹配,继而产生眩晕、头晕和失衡。受试者在静止的环境中不再进行自主的头部运动,而是经历一种具有危险性的定向障碍,伴有外源性头部加速和周围环境的虚幻运动

15.4.2　姿势和步态分析

精确的体位学分析表明，功能性头晕患者在正常站立时，通过共同收缩足部屈肌和伸肌增加了他们的姿势摆动。这是一种非必要的恐惧策略来控制姿势的表达。功能性头晕的主观失衡与姿势控制的开环和闭环机制协调的特征性变化有关，在不受干扰的站立状态下，感觉反馈没有得到充分利用（PPV；Wühr et al. 2013）。健康的受试者只有在真正有跌倒危险时才会使用这种策略。在有难度的平衡任务中，如两人同时闭眼站立时，患者的体位数据与健康受试者没有差异，即平衡要求越高，功能性头晕患者的平衡表现越“健康”（PPV；Querner et al. 2000；图 15.8）。这些患者经常报告说，尤其是在看移动的视觉场景时，不稳定感会增加。当在滚动平面上暴露于大视野视觉运动刺激时，身体摇摆并没有引起任何摔倒的风险增加，但与健康受试者相比，功能性头晕患者对刺激引起的身体摇摆在早期就受到抑制（图 15.9）。

在各种条件（例如，睁眼或闭眼，站在坚实的地面上或泡沫橡胶上），将姿势学中摇摆模式的自动化分析（见第 4.5 节）与神经网络一起使用，可以在许多情况下决定是否存在功能性恐惧性姿势性眩晕或进行其他重要的鉴别诊断（例如，双侧前庭病变，直立性震颤或小脑综合征）（Krafczyk et al. 2006；Brandt et al. 2012）。在步态分析（见第 4.5 节）中还发现了在更困难的站立条件下，身体摆动减少的典型模式，步态分析有三种不同的速度：慢速、适中速度和快速（Schniepp et al. 2014；Wühr et al. 2017）。在功能性头晕患者中，与健康参与者相比，在慢速和适中速度时，步态参数的变异性较小，而在快速时，步态参数的变异性趋于正常。缺乏视觉反馈导致步态恶化更明显，这表明患者在行走过程中对视觉信息的依赖程度更高（Schniepp et al. 2014）。这些发现支持了这样一种观点，即功能性头晕患者的步态特征是由于不恰当的、谨慎的步态控制形成的。特别是，分散注意力（例如通过感觉或感觉运动双重任务）会使腿部肌肉活动和平衡参数正常化（PPV；Wühr et al. 2017）（图 15.10）。因此，分散注意力应包括在治疗理念中。

综上所述，对不同感觉条件下身体摇摆参数的记录数据（姿势学）以及功能性眩晕患者的步态分析表明，功能性头晕患者与高度眩晕患者类似，对姿态和步态有更强的焦虑控制，并且伴有对抗性腿部肌肉的共同收缩（图 15.11）。这导致了正常的自动姿势控制（开环）向连续的自主调节（闭环）的转变，这种转变是健康受试者在困难的姿势和步态条件下（如在冰上行走）使用的一种策略。身体控制的增强再次导致主观摇摆感的产生，加剧了恶性循环（Brandt and Huppert 2014；Brandt et al. 2015）。在恐高或焦虑的个体中，增强的身体控制甚至会影响眼球运动（Staab 2014），并将目光定格在地平线上（Kugler et al. 2014）。

15.4.3　脑成像

一些脑成像研究反映了在简单的姿势站立和步态条件

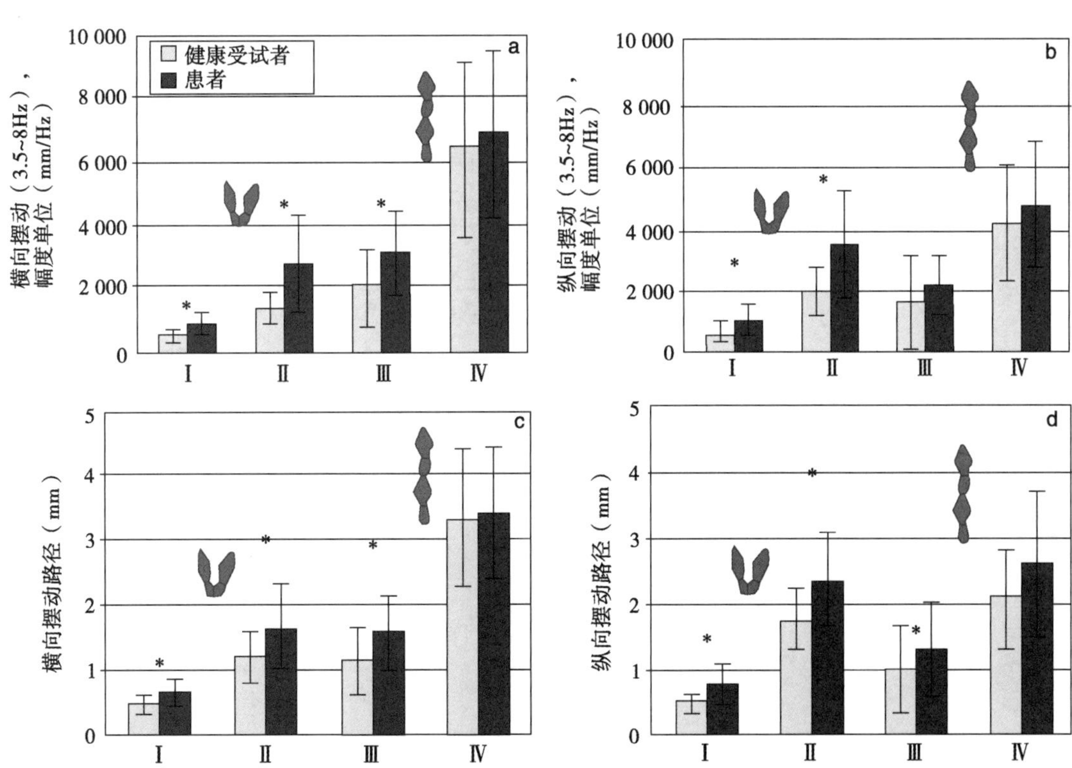

图 15.8　a~d. 健康受试者和功能性恐惧性姿势性头晕患者在不同难度增加的站立条件下的体位检查显示的身体摇摆参数[Ⅰ：睁眼正常站立。Ⅱ：闭眼正常站立。Ⅲ：双眼睁开的串联式站姿（一只脚跟在另一只脚尖前）。Ⅳ：闭眼的串联姿势]。姿势对平衡的要求越高，条件越困难，功能性头晕患者的表现越正常（Querner et al. 2000）

15

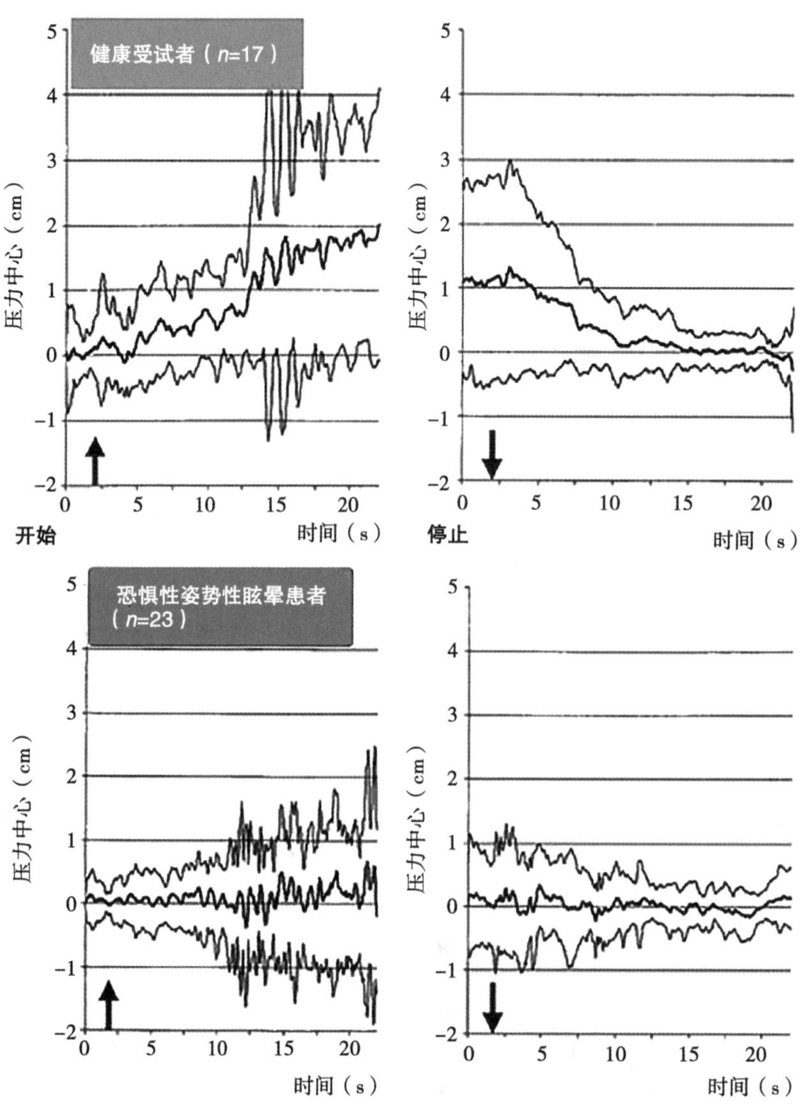

图 15.9 视觉刺激时身体摇摆程度。健康受试者（上）和功能性恐惧性姿势性眩晕患者（下）站在平台上，头部在表面有随机点的半球形穹顶前时，进行身体摆动（COP，压力中心，单位为 cm）的姿势描记。在圆屋顶顺时针旋转之前、期间和之后进行测量（观察者视角）。健康受试者表现出身体侧向摆动，而患者则较早地抑制了这种摆动（即在刺激过程中摆动幅度较小，注意 COP 量表）。箭头表示视觉刺激的开始和停止（Querner et al.2002）

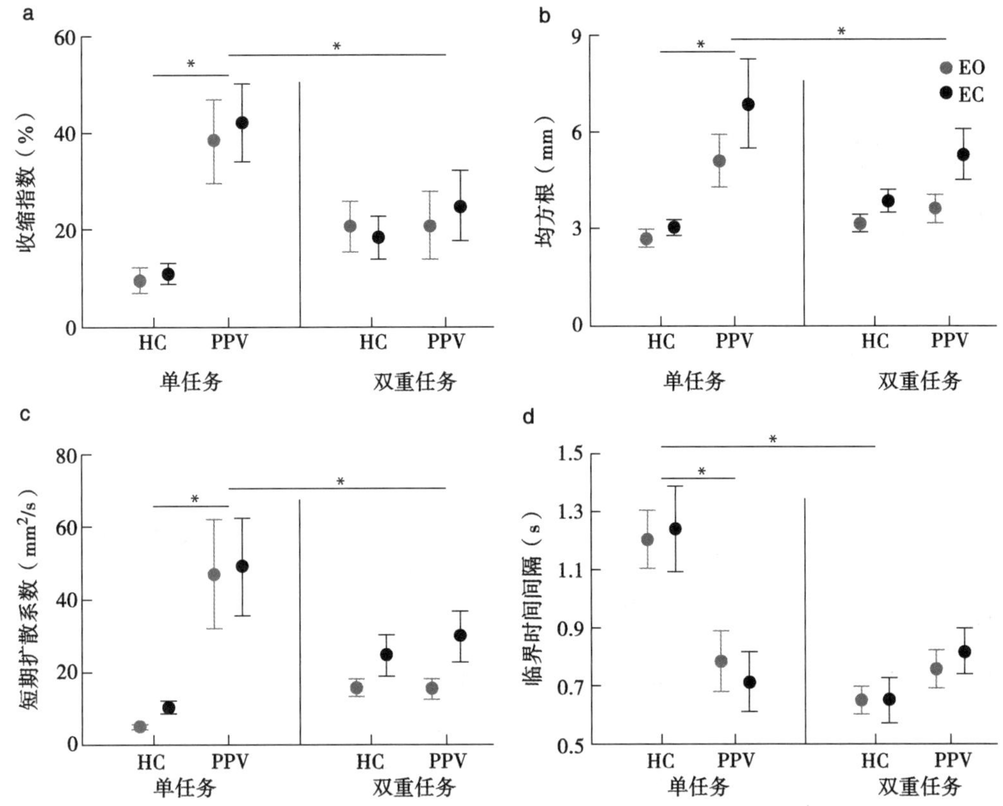

图 15.10　反重力腿部肌肉收缩与身体摇摆行为分析。健康受试者（HC）和功能性恐惧性姿势性眩晕（PPV）患者在 4 种站立状态下［单任务，睁眼站立（EO；灰点）］vs. 闭眼站立［（EC；黑点）以及在执行双重认知任务时睁眼站立 EO 及闭眼站立 EC］。所检查的 a. 受检腿部肌肉对（胫前肌和比目鱼肌）的收缩指数。b. 姿势摆动的均方根。c. 短期（开环）扩散系数。d. 临界时间间隔。在单一任务中，患者的神经肌肉平衡调节欠佳，其特征是反重力腿部肌肉收缩增强，姿势摇摆的均方根增加，短期扩散活动（表明异常开环控制），以及临界时间间隔缩短（意味着姿势控制系统的初级感觉反馈阈值降低）。当患者因执行认知双重任务而分心时，平衡调节正常化（*显著差异）（Wühr et al. 2017）

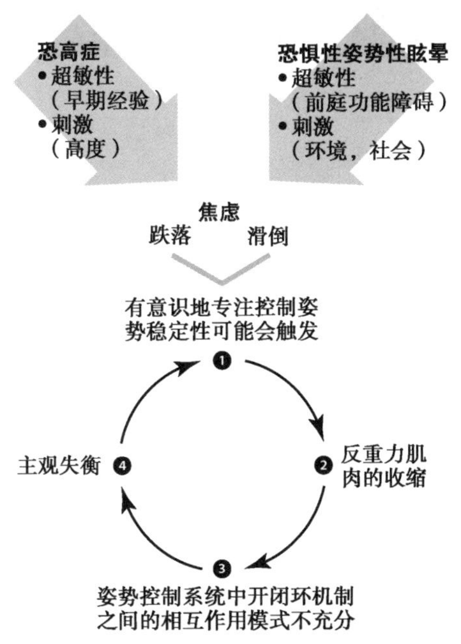

图 15.11　功能性头晕症状出现的循环级联假说。箭头线表示因果链的方向。①有意识地专注于控制姿势稳定性可能会触发②反重力肌肉的收缩，从而导致③姿势控制系统中开闭环机制之间的相互作用模式不充分。这可能会导致④主观失衡，这反过来会增强①对姿势的有意识控制（From Wühr et al. 2013）

下，腿部肌肉收缩增强的控制机制。一项对 44 例功能性头晕患者的多模态 MRI 研究显示，小脑灰质体积减小，双侧丘脑和运动皮质体积增加（PPV；Popp et al. 2018）。这可以解释为一方面减少了自动感知运动控制（小脑），另一方面增强了自主运动控制（皮质）。与此同时，大脑区域间的功能连通性也发生了变化，双侧前额叶皮质到小脑的纤维减少，而丘脑、前岛叶、海马旁回、杏仁核和前扣带的纤维大量增加（Popp et al. 2018）（图 15.12，彩图见文末彩插）。这些连通性增强的区域属于情绪、焦虑和抑郁的网络，在抑郁和焦虑障碍患者中也表现出更强的连通性（Feldker et al. 2016；Heitmann et al. 2016）。这与另一研究的结果相一致，即 Beck 抑郁量表（BDI）得分与前额叶皮质多个区域和中央前回灰质体积增加呈正相关，而与小脑和枕中回灰质体积（体积减小）呈负相关（Popp et al. 2018；Huber et al. 2020）。此外，对皮质厚度的分析显示，与患者相比，健康对照组的左半球腹内侧前额叶皮质、岛状沟和舌回，以及右半球前扣带回和楔叶交界处的区域的皮质厚度显示出更大的值（图 15.13，彩图见文末彩插）。

与之相应的是，在其他研究中，发现 PPPD 患者在身体运动过程中对身体位置、姿势和步态的认知处理增加（Popkirov et al. 2018），小脑和丘脑之间的脑功能连接也发生了改变（视觉引起的头晕，Van Ombergen et al. 2017）。PPPD 患者进一步表现出左海马和右额下回、双侧颞叶、双侧岛叶和顶叶顶盖皮质、双侧枕叶和小脑之间的连接降低（Lee et

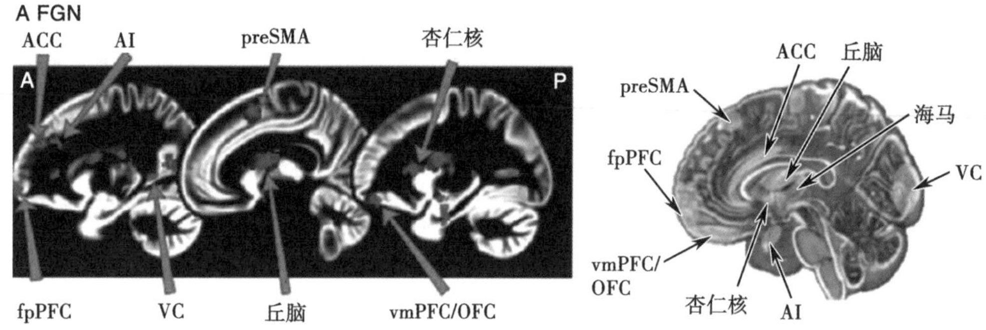

图 15.12 功能性恐惧性姿势性眩晕患者与健康受试组相比功能连接网络的改变，该图为恐惧产生网络。FDR 校正后 $P<0.05$，临界值大小为 50。与健康对照组相比，患者的额极前额叶皮质、丘脑、前岛叶、海马旁回、前扣带皮质、杏仁核和后内侧额回功能连接较高。ACC，前扣带皮质；AI，前岛叶；FGN，恐惧生成网络；fpPFC，额极前额叶皮质；OFC，眶额皮质；preSMA，前额叶辅助运动区；vmPFC，腹内侧前额叶皮质；VC，视觉皮质（Popp et al. 2018）

15

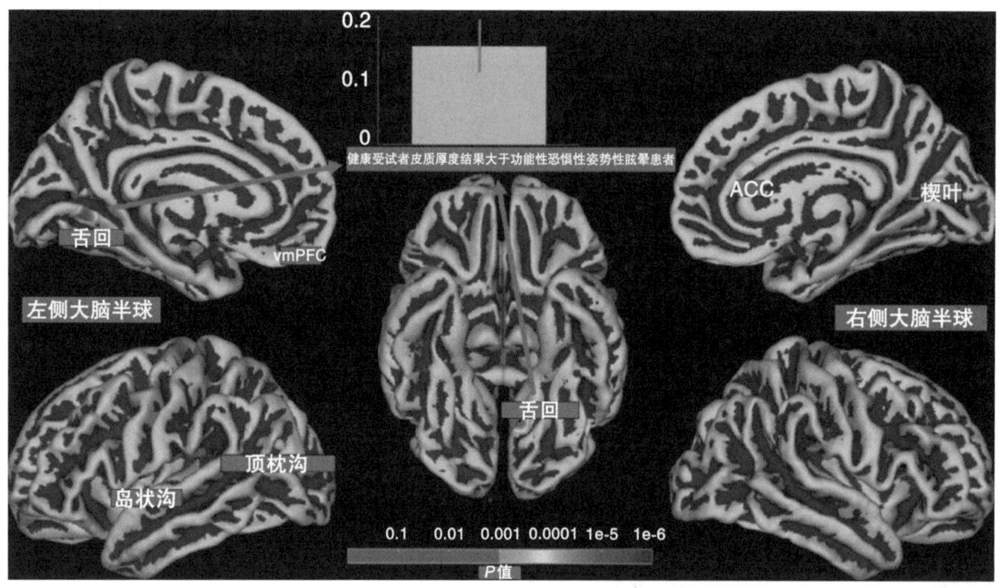

图 15.13 功能性恐惧性姿势性眩晕患者与健康受试者的皮质厚度差异：所有结果都反映了患者皮质厚度较小的区域：腹内侧前额叶皮质、岛状沟、顶枕沟、前扣带皮质、舌回和楔叶。左侧大脑半球舌回中发现的示范性效应大小说明。ACC，前扣带皮质；vmPFC，腹内侧前额叶皮质（Popp et al.2018）

al. 2018）。因此，功能性头晕患者参与多感觉前庭处理和空间认知的区域之间的连接减少，但连接视觉和情绪处理的网络连通性增加（Lee et al. 2018）。另一项研究进一步描述了 PPPD 患者静息状态下楔前叶和楔叶功能障碍以及网络内和网络间功能连接的改变（Li et al. 2019，2020）。编者认为，楔叶和楔前叶的自发功能活动可能潜在地导致视觉和前庭信息整合异常以及外部环境监测异常。

15.5 治疗

一个基本的要求，也是最重要的治疗措施，是通过对患者的详细检查，消除其对器质性疾病的恐惧。然后，有必要对其潜在机制进行详细解释，即在相应的初级人格结构的背景下，进行“增强的自我观察”和身体控制。患者需要这种理解，以便随时准备改变自己的行为，例如，借助一些放松技巧（瑜伽、太极、气功、自我训练）、定期体育训练，以及可能的前庭康复配合平衡练习。然而，后者可能会由于过于专注平衡控制而产生恶化的影响，例如，在跑步机上单调行走时。在某些情况下，应该通过暴露于致病环境来脱敏；也就是说，患者不应该回避这些情况，相反，应该面对它们。有规律地锻炼是最重要的。事实证明，患者对自己的平衡感有信心对疾病的好转是很有帮助的。

随访研究显示，高达 70% 的功能性恐惧性头晕患者的头晕症状得到改善（Brandt et al. 1994；Huppert et al. 2005）。最近，心理教育和心理治疗干预措施被开发出来，在最初的试点研究中，显示出这些干预措施有利于头晕和功能失调疾病的缓解（Tschan et al. 2012；Schaaf and Hesse 2015；Lahmann et al. 2015b）以及姿势控制策略的改进（Best et al. 2015）。

在小群体患者的对照研究中已经证明了认知和行为疗法结合前庭康复可以显著改善功能性头晕患者的症状。然而，一年后在一组接受治疗的患者中进行的随访检查显示该积极影响没有得以维持（PPV；Andersson et al. 2006；Holmberg et al. 2006）。总之，对以往治疗研究的系统分析能够证明心理治疗 - 心身治疗方法的有效性（Schmid et al.

2011；Edelman et al. 2012；Mahoney et al. 2013）。由于平衡训练也能带来改善（Thompson et al. 2015；Kristiansen et al. 2019），下面的组合是合适的：

- 认知心理教育和行为治疗。
- 药物治疗：（特别是选择性血清素再摄取抑制剂）（Staab 2013），如 5～10mg 艾司西酞普兰，或帕罗西汀、西酞普兰、氟伏沙明、舍曲林。根据精神疾病共病，可以使用三环/四环抗抑郁药物，如奥匹哌醇，同时伴有睡眠障碍可使用阿米替林和米氮平。
- 规律锻炼：为了在较长时间内改善和稳定病情，可能需要几个月的规律锻炼。可以与视动刺激相结合（Choi et al. 2021）。

心理教育行为疗法和前庭康复的综合概念对头晕症状以及伴随的焦虑和抑郁等精神功能障碍，表现出更持久的积极影响（Lahmann et al. 2015b；Limburg et al. 2021）。在心理学家监督下的一个自助小组中也看到了类似的积极影响（Limburg et al. 2021）。这一发现强调了彻底的诊断试验和详细解释功能性头晕病理机制对于减少对器质性疾病的恐惧和改善姿势控制策略的重要性。

治疗的适应证取决于临床表现和个体潜在的冲突或压力情况。应根据潜在的冲突情况（例如，精神动力治疗或精神分析）和共病选择长期疗法。对于有明显障碍和相当痛苦的受试者，我们建议将心理治疗、精神活性药物治疗和平衡训练相结合。

（林亚可 潘永惠 译）

参考文献

Andersson G, Asmundson GJ, Denev J, Nilsson J, Larsen HC (2006) A controlled trial of cognitive behavior therapy combined with vestibular rehabilitation in the treatment of dizziness. Behav Res Ther 44:1265–1273

Barsky AJ, Wyshak GL (1990) Hypochondriasis and somatosensory amplification. Br J Psychiatry 157:404–409

Best C, Eckhardt-Henn A, Diener G, Bense S, Breuer P, Dieterich M (2006) Interaction of somatoform and vestibular disorders. J Neurol Neurosurg Psychiatry 77:658–664

Best C, Eckhardt-Henn A, Tschan R, Bense S, Dieterich M (2009a) Psychiatric morbidity and comorbidity in different vestibular vertigo syndrome: results of a prospective longitudinal study over one year. J Neurol 256(1):58–65

Best C, Eckhardt-Henn A, Tschan R, Dieterich M (2009b) Who is a risk for psychiatric distressed after vestibular disorder? – results from a prospective one-year follow-up. Neuroscience 164(4): 1579–1587

Best C, Tschan R, Stieber N et al (2015) STEADFAST: psychotherapeutic intervention improves postural strategy of somatoform vertigo and dizziness. Behav Neurol 2015:456850

Brandt T (1996) Phobic postural vertigo. Neurology 46:1515–1519

Brandt T, Dieterich M (1986) Phobischer Attacken-Schwankschwindel, ein neues Syndrom. Münch Med Wochenschr 128:247–250

Brandt T, Huppert D (2014) Fear of heights and visual height intolerance. Curr Opin Neurol 27(1): 111–117

Brandt T, Huppert D, Dieterich M (1994) Phobic postural vertigo: a first follow-up. J Neurol 241: 191–195

Brandt T, Strupp M, Novozhilov S, Krafczyk S (2012) Artificial neural network posturography detects the transition of vestibular neuritis to phobic postural vertigo. J Neurol 259:182–184

Brandt T, Kugler G, Schniepp R et al (2015) Acrophobia impairs visual exploration and balance during standing and walking. Ann N Y Acad Sci 1343:37–48

Bronstein AM (1995a) The visual vertigo syndrome. Acta Otolaryngol (Stockh) 520:45–48

Bronstein AM (1995b) Visual vertigo syndrome. Clinical and posturography findings. J Neurol Neurosurg Psychiatry 59:182–184

Bronstein AM (2004) Vision and vertigo: some visual aspects of vestibular disorders. J Neurol 251: 381–387

Choi SY, Choi JH, Oh EH, Oh SJ, Choi KD (2021) Effect of vestibular exercise and optokinetic stimulation using virtual reality in persistent postural-perceptual dizziness. Sci Rep 11(1):14437

Cohen B, Yakushin SB, Cho C (2018) Hypothesis: the vestibular and cerebellar basis of the mal de debarquement syndrome. Front Neurol 9:28. https://doi.org/10.3389/fneur.2018.00028

Decker J, Limburg K, Hennigsen P, Lahmann C, Brandt T, Dieterich M (2019) Intact vestibular function is relevant for anxiety related to vertigo. J Neurol 266(Suppl 1):89–92

Dieterich M, Eckhardt-Henn A (2006) Neurologische und somatoforme Schwindelsyndrome. In: Henningsen P, Gündel H, Ceballos-Baumann A (eds) Neuro-Psychosomatik. Grundlagen und Klinik neurologischer Psychosomatik. Schattauer, Stuttgart, pp 253–265

Dieterich M, Staab J (2017) Functional dizziness: from phobic postural vertigo and chronic subjective dizziness to persistent postural-perceptual dizziness. Curr Opin Neurol 139:447–468

Dieterich M, Staab JP, Brandt T (2016) Functional (psychogenic) dizziness. Chap. 37. In: Carson A, Hallett M, Stone J (eds) Handbook of clinical neurology, Vol., 138 (3rd series): functional neurologic, disorders. Elsevier, pp 447–468

Eckhardt-Henn A, Breuer P, Thomalske C, Hoffmann SO, Hopf HC (2003) Anxiety disorders and other psychiatric subgroups in patients complaining of dizziness. J Anxiety Disord 431: 1–20

Eckhardt-Henn A, Best C, Bense S, Breuer P, Diener G, Tschan R, Dieterich M (2008) Psychiatric comorbidity in different organic vertigo syndromes. J Neurol 255(3):420–428

Eckhardt-Henn A, Tschan R, Best C, Dieterich M (2009) Somatoforme Schwindelsyndrome. Nervenarzt 80:909–917

Edelman S, Mahoney AE, Cremer PD (2012) Cognitive behavior therapy for chronic subjective dizziness: a randomized, controlled trial. Am J Otolaryngol 33:395–401

Feldker K, Heitmann CY, Neumeister P, Bruchmann M et al (2016) Brain responses to disorder-related visual threat in panic disorder. Hum Brain Mapp 37(12):4439–4453

Feuerecker R, Habs M, Dieterich M, Strupp M (2015) Chronic subjective dizziness: fewer symptoms in the early morning--a comparison with bilateral vestibulopathy and downbeat nystagmus syndrome. J Vestib Res 25:67–72

Furman JM, Jacob RG (1997) Psychiatric dizziness. Neurology 48:1161–1166

Gerschlager W, Brown P (2011) Orthostatic tremor - a review. Handb Clin Neurol 100:457–462

Godemann F, Schabowska A, Naetebusch B, Heinz A, Ströhle A (2006) The impact of cognitions on the development of panic and somatoform disorders: a prospective study in patients with vestibular neuritis. Psychol Med 36:99–108

Hanel G, Henningsen P, Herzog W, Sauer N, Schaefert R, Szecsenyi J, Löwe B (2009) Depression, anxiety, and somatoform disorders: vague or distinct categories in primary care? Results from a large cross-sectional study. J Psychosom Res 67(3):189–197

Heinrichs N, Edler C, Eskens S, Mielczarek MM, Moschner C (2007) Predicting continued dizziness after an acute peripheral vestibular disorder. Psychosom Med 69:700–707

Heitmann CY, Feldker K, Neumeister P et al (2016) Abnormal brain activation and connectivity to standardized disorder-related visual scenes in social anxiety disorder. Hum Brain Mapp 37(4):1559–1572

Henningsen P, Gundel H, Kop WJ, Lowe B, Martin A, Rief W, Van den Bergh O (2018) Persistent physical symptoms as perceptual dysregulation: a neuropsychobehavioral model and its clinical implications. Psychosom Med 80(5):422–431

Holmberg J, Karlberg M, Harlacher U, Rivano-Fischer M, Magnusson M (2006) Treatment of phobic postural vertigo. A controlled study of cognitive-behavioral therapy and self-controlled desensitization. J Neurol 253:500–506

Holmberg J, Karlberg M, Harlacher U, Magnusson M (2007) One-year follow-up of cognitive behavioral therapy for phobic postural vertigo. J Neurol 254:1189–1192

Huber J, Flanagin VL, Popp P, zu Eulenburg P, Dieterich M (2020) Network property changes during visual motion stimulation in patients with phobic postural vertigo. Brain Behav 18:e01622

Huppert D, Kunihiro T, Brandt T (1995) Phobic postural vertigo (154 patients): its association with vestibular disorders. J Audiol 4:97–103

Huppert D, Strupp M, Rettinger N, Hecht J, Brandt T (2005) Phobic postural vertigo – a long-term follow-up (5 to 15 years) of 106 patients. J Neurol 252:564–569

Indovina I, Ricelli R, Staab JP et al (2014) Personality traits modulate subcortical and cortical vestibular and anxiety responses to sound-evoked otolithic receptor stimulation. J Psychosom Res 77:391–400

Indovina I, Ricelli R, Chiarella G et al (2015) Role of the insula and vestibular system in patients with chronic subjective dizziness: an fMRI study using sound-evoked vestibular stimulation. Front Behav Neurosci 9;9:334

Jacob RG, Lilienfeld SO, Furman JM, Durrant JD, Turner SM (1989) Panic disorder with vestibular dysfunction: further clinical observation and description of space and motion phobic stimuli. J Anxiety Disord 3:117–130

Jacob RG, Woody SR, Clark DB, Lilienfeld SO, Hirsch BE, Kucera GD, Furman JM, Durrant JD (1993) Discomfort with space and motion: a possible marker of vestibular dysfunction assessed by the Situational Characteristics Questionnaire. J Psychopathol Behav Assess 15:299–324

Jacob RG, Redfern MS, Furman JM (2009) Space and motion discomfort and abnormal balance control in patients with anxiety disorders. J Neurol Neurosurg Psychiatry 80:74–78

Kapfhammer HP, Mayer C, Hock U, Huppert D, Dieterich M, Brandt T (1997) Course of illness in phobic postural vertigo. Acta Neurol Scand 95:23–28

Kim HA, Bisdorff A, Bronstein A et al (2019) Hemodynamic orthostatic dizziness/vertigo: diagnostic criteria. J Vestib Res 29:45–56

Krafczyk S, Tietze S, Swoboda W, Valkovic P, Brandt T (2006) Artificial neural network: a new diagnostic posturographic tool for disorders of stance. Clin Neurophysiol 117:1692–1698

Kristiansen L, Magnussen LH, Juul-Kristensen B, Mæland S et al (2019) Feasibility of integrating vestibular rehabilitation and cognitive behaviour therapy for people with persistent dizziness. Pilot Feasibility Studies 5(1):69

Kugler G, Huppert D, Schneider E et al (2014) Fear of heights freezes gaze to the horizon. J Vestib Res 24:433–441

Lahmann C, Henningsen P, Dinkel A (2010) Somatoforme und funktionelle Störungen. Nervenarzt 81:1383–1396

Lahmann C, Henningsen P, Brandt T et al (2015a) Psychiatric comorbidity and psychosocial impairment among patients with vertigo and dizziness. J Neurol Neurosurg Psychiatry 86:302–308

Lahmann C, Henningsen P, Dieterich M, Radziej K, Schmid G (2015b) Tailored care for somatoform vertigo/dizziness: study protocol for a randomised controlled trial evaluating integrative group psychotherapy. J Neurol 262(8):1867–1875

Lee JO, Lee ES, Kim JS, Lee YB, Jeong Y, Choi BS, Staab JP (2018) Altered brain function in persistent postural perceptual dizziness: a study on resting state functional connectivity. Hum Brain Mapp 39(8):3340–3353

Li K, Si L, Cui B, Ling X, Shen B, Yang X (2019) Altered spontaneous functional activity of the right precuneus and cuneus in patients with persistent postural-perceptual dizziness. Brain Imaging Behav. https://doi.org/10.1007/s11682-019-00168-7

Li K, Si L, Cui B, Ling X, Shen B, Yang X (2020) Altered intra- and inter-network functional connectivity in patients with persistent postural-perceptual dizziness. NeuroImage Clin 26:102216

Limburg K, Radziej K, Sattel H, Henningsen P, Dieterich M, Lahmann C (2021) Tailored care for patients with functional vertigo and dizziness: a randomised controlled trial evaluating integrative group psychotherapy compared to self-help groups. J Clin Med 10(10):2215

Mahoney AEJ, Edelman S, Cremer PD (2013) Cognitive behavior therapy for chronic subjective dizziness: longer-term gains and predictors of disability. Am J Otolaryngol 34:115–120

Marks JM (1981) Space "phobia": a pseudo-agoraphobic syndrome. J Neurol Neurosurg Psychiatry 48:729–735

Mucci V, Jacquemyn Y, Van Ombergen A, Van de Heyning PH, Browne CJ (2018) A new theory on GABA and calcitonin gene-related peptide involvement in Mal de Debarquement Syndrome predisposition factors and pathophysiology. Med Hypotheses 120:128–134

Murphy TP (1993) Mal de debarquement syndrome: a forgotten entity? Otolaryngol Head Neck Surg 109:10–13

Neff BA, Staab JP, Eggers SD et al (2012) Auditory and vestibular symptoms and chronic subjective dizziness in patients with Meniere's disease, vestibular migraine, and Meniere's disease with concomitant vestibular migraine. Otol Neurotol 33:1235–1244

Petzschner FH, Weber LAE, Gard T, Stephan KE (2017) Computational psychosomatics and computational psychiatry: toward a joint framework for differential diagnosis. Biol Psychiatry 82(6):421–430

Popkirov S, Staab JP, Stone J (2018) Persistent postural-perceptual dizziness (PPPD): a common, characteristic and treatable cause of chronic dizziness. Pract Neurol 18(1):5–13

Popp P, zu Eulenburg P, Stephan T, Bögle R, Habs M, Henningsen P, Feuerecker R, Dieterich M (2018) Cortical alterations in phobic postural vertigo–a multimodal imaging approach. Ann Clin Transl Neurol 5(6):717–729. https://doi.org/10.1002/acn3.570

Querner V, Krafczyk S, Dieterich M, Brandt T (2000) Patients with somatoform phobic postural vertigo: the more difficult the balance task, the better the balance performance. Neurosci Lett 285: 21–24

Querner V, Krafczyk S, Dieterich M, Brandt T (2002) Phobic postural vertigo. Body sway during visually induced roll vection. Exp Brain Res 143(3):269–275. https://doi.org/10.1007/s00221-001-0955-y

Radziej K, Schmid G, Dinkel A et al (2015) Psychological traumatization and adverse life events in patients with organic and functional vestibular symptoms. J Psychosom Res 79:123–129

Saha, K, Cha YH (2020) Mal de Debarquement Syndrome. Semin Neurol 40(1):160–164

Schaaf H, Hesse G (2015) Patients with long-lasting dizziness: a follow-up after neurotological and psychotherapeutic in patient treatment after a period of at least 1 year. Eur Arch Otorhinolaryngol 272:1529–1535

Schlick C, Schniepp R, Loidl V et al (2016) Falls and fear of falling in vertigo and balance disorders: a controlled cross sectional study. J Vestib Res 25:241–251

Schmid G, Henningsen P, Dieterich M, Sattel H, Lahmann C (2011) Psychotherapy in vertigo – a systematic review. J Neurol Neurosurg Psychiatry 82(6):601–606

Schniepp R, Wühr M, Huth S et al (2014) Gait characteristics of patients with phobic postural vertigo: effects of fear of falling, attention, and visual input. J Neurol 261(4):738–746

Staab JP (2012) Chronic subjective dizziness. Continuum (Minneap Minn) 18:1118–1141

Staab JP (2013) Behavioural neuro-otology. In: Bronstein AM (ed) Oxford textbook of vertigo and imbalance. Oxford University Press, Oxford, UK, pp 333–346

Staab JP (2014) The influence of anxiety on ocular motor control and gaze. Curr Opin Neurol 27:118–124

Staab JP (2020) Persistent postural-perceptual dizziness. Semin Neurol 40(1):130–137

Staab JP, Ruckenstein MJ (2007) Expanding the differential diagnosis of dizziness. Arch Otolaryngol Head Neck Surg 133:170–176

Staab JP, Ruckenstein MJ, Amsterdam JD (2004) A prospective trial of sertraline for chronic subjective dizziness. Laryngoscope 114:1637–1641

Staab JP, Rohe DE, Eggers SD, Shepard NT (2014) Anxious, introverted personality traits in patients with chronic subjective dizziness. J Psychosom Res 76:80–83

Staab JP, Eckhardt-Henn A, Horii A et al (2017) Diagnostic criteria for persistent postural-perceptual dizziness (PPPD): consensus document of the Committee for the Classification of Vestibular Disorders of the Barany Society. J Vestib Res 27(4):191–208

Strupp M, Glaser M, Karch C, Rettinger N, Dieterich M, Brandt T (2003) The most common form of dizziness in middle age: phobic postural vertigo. Nervenarzt 74:911–914

Thompson KJ, Goetting JC, Staab JP et al (2015) Retrospective review and telephone follow-up to evaluate a physical therapy protocol for treating persistent postural-perceptual dizziness: a pilot study. J Vestib Res 25:97–104

Tschan R, Best C, Beutel M et al (2011) Patients' psychological well-being and resilient coping protect from secondary somatoform vertigo and dizziness (SVD) one year after vestibular disease. J Neurol 258:104–112

Tschan R, Eckhardt-Henn A, Scheurich V, Best C, Dieterich M, Beutel M (2012) Steadfast-effectiveness of a cognitive behavioral self-management program of patients with somatoform vertigo and dizziness. Psychother Psychosom Med Psychol 62(3–4):111–119

Van Ombergen A, Heine L, Jillings S, Roberts RE, Jeurissen B, Van Rompaey V, Wuyts FL (2017) Altered functional brain connectivity in patients with visually induced dizziness. Neuroimage Clin 14: 538–545

Von Holst E, Mittelstaedt H (1950) Das Reafferenzierungsprinzip (Wechselwirkungen zwischen Zentralnervensystem und Peripherie). Naturwissenschaften 37(20):461–476

WHO. International Classification of Diseases, 11th edition, beta draft. Persistent postural-perceptual dizziness. 2015. Available at: http://id.who.int/icd/entity/2005792829

Wühr M, Pradhan C, Novozhilov S et al (2013) Inadequate interaction between open- and closed-loop postural control in phobic postural vertigo. J Neurol 260:1314–1323

Wühr M, Brandt T, Schniepp R (2017) Distracting attention in phobic postural vertigo normalizes leg muscle activity and balance. Neurology 88(3):284–288. https://doi.org/10.1212/WNL.0000000000003516

Yardley L, Redfern MS (2001) Psychological factors influencing recovery from balance disorders. J Anxiety Disord 15:107–119

Zaback M, Cleworth TW, Carpenter MG, Adkin AL (2015) Personality traits and individual differences predict threat-induced changes in postural control. Hum Mov Sci 40:393–409

第16章 儿童眩晕和头晕

目录

16.1 临床方面

成年期的大多数形式的眩晕和头晕和前庭综合征也可以在儿童时期出现（表 16.1）。由于这个原因，我们在本章中将只讨论指示性病史和特定临床方面的基本特征。儿童描述他们的抱怨——取决于他们的年龄——不太精确和与治疗的相关性低于成人。平衡和眼部运动功能的检查结果（Devaraja 2018）也更依赖于患儿的配合。

表 16.1　儿童时期的眩晕和前庭功能障碍

迷路/神经	中枢前庭起源
遗传性/先天性	
迷路畸形	家族性发作性共济失调症，特别是EA2
第三窗综合征/淋巴管周围瘘	小脑共济失调症
	下跳性眼球震颤综合征
胎儿畸形（风疹、巨细胞病毒）	
有毒制剂	
各种遗传性听觉前庭综合征	
家族性双侧前庭病变	
梅毒性迷路炎	
偏头痛阳性家族史	
儿童期复发性眩晕	
儿童期前庭性偏头痛	
基底动脉型偏头痛	
获得性	
迷路炎伴前庭病变（病毒性、细菌性）	幕下肿瘤（髓母细胞瘤、星形细胞瘤、表皮样囊肿、脑膜瘤）
第三窗综合征/淋巴管周围瘘	癫痫先兆，前庭性癫痫
外伤（颞骨岩部骨折、良性阵发性位置性眩晕）	外伤（脑干或前庭小脑挫伤）
梅尼埃病	脑炎
急性单侧前庭病 / 迷路炎 / 中耳炎	有毒制剂（如服用抗惊厥药时出现的上跳/下跳性眼球震颤）
耳部带状疱疹	
胆脂瘤	
耳毒性药物	
Cogan 综合征，其他内耳自身免疫性疾病	

16.1.1 流行病学

关于儿童眩晕和头晕的流行病学研究数据广泛且在某种程度上相互矛盾。这是因为不同的研究有不同的提问方式和研究方法（问卷调查、访谈、身体检查），另外最重要的原因是研究负责人的医学专业性存在差异。一项针对 3～17 岁儿童的大型国家健康访谈调查，排除性别偏倚，有 350 万患者（5.6%）报告了头晕或失衡，平均年龄为 11.5 岁（头晕：150 万患者。平衡障碍：230 万患者）（Brodsky et al. 2019）。在这项研究中，最常见的头晕诊断是抑郁症或儿童精神疾病、药物的副作用、头部/颈部受伤或脑震荡以及发育性运动协调障碍。另一项较早的研究指出 15% 的学龄儿童在过去一年中至少有一次眩晕发作（Russell and Abu-Arafeh 1999）。还有一项研究通过对青少年（平均 14.5 岁）进行问卷评估眩晕或头晕发作的频率，结果显示 72% 的青少年在过去 3 个月经历过间歇性眩晕或头晕，且大多数与直立性疾病有关（Langhagen et al. 2015）。

一项关于 2 726 例儿童眩晕的鉴别诊断的回顾性研究显示，儿童眩晕症状诊断的前四名分别是前庭性偏头痛（23.8%）、儿童良性阵发性眩晕（13.7%）、特发性无明确关联的眩晕（11.7%），以及迷路炎 / 急性前庭综合征（8.47%），以上四种诊断占所有病例 57%（Davitt et al. 2017）。在另一项研究中，前庭性偏头痛占儿童眩晕发作的 39%，是儿童最常见的眩晕 / 头晕形式，其次是 21% 的功能性、心因性精神性眩晕（Batu et al. 2015）。

分析 1 482 名 12～19 岁的学龄儿童填写的关于不同类型的眩晕 / 头晕和相关的潜在独立风险因素的调查问卷，也可以发现成年人的几个既定风险因素，即性别、压力、颈部和肩部肌肉疼痛、睡眠时间和偏头痛（Filippopulos et al. 2017）。在 2 528 名以平衡或听力障碍为主要症状的儿童中，有 36.5% 的儿童被发现有功能性前庭障碍（Wiener Vacher et al. 2018）。一项基于人群的流行病学调查显示，外周前庭障碍症状的发生率为每 10 万人中有 15.16 人。最常见的是病因是良性阵发性位置性眩晕（10.21/10 万人），其次是急性前庭综合征（3.5/10 万人）和梅尼埃病（1.54/10 万人）（Hülse et al. 2019）。令人吃惊的是，这些作者并没有指出前庭性偏头痛也是一大发病原因，而在其他研究中，前庭性偏头痛却是儿童眩晕的最常见原因。正如预期的那样，一项研究通过评估健康相关的生活质量发现，慢性或发作性眩晕综合征会影响身体健康，但影响率与性别和眩晕类型无关，然而与 8～11 岁的儿童相比，12～18 岁患有眩晕的儿童健康受影响率似乎更高（Deissler et al. 2017）。一项横断面分析，通过使用 2008 年的全美国健康访谈调查数据，其中包括平衡和头晕的补充资料，发现患有眩晕症状的成年人，其认知和精神疾病共病如抑郁症和焦虑症的风险增加（Bigelow et al. 2019）。同一作者在另一项针对 3～17 岁儿童的全美国健康访谈调查中也证实了眩晕会影响身体健康（1 年眩晕患病率为 1.56%）。与其他正常儿童相比，患眩晕症状的儿童出现注意缺陷障碍、学习障碍、发育迟缓和智力障碍的概率明显较高，需要特殊教育服务的可能性也更大（Bigelow et al. 2019）。眼部运动障碍如辐辏障碍，也可能导致儿童头晕，特殊的正视疗法可能有效（Wiener-Vacher et al. 2019）。

16.1.2 临床概述

儿童期发作性眩晕综合征约有 50% 的病例与偏头痛有关（Jahn et al. 2009，2011）。以前这样的病被称为儿童期良性阵发性眩晕（Basser 1964），但现在被称为“儿童期前庭性偏头痛”（Batu et al. 2015）（第 14 章）和“儿童期复发性眩晕”（见下文）。良性阵发性位置性眩晕、耳部病毒或细菌性炎症引起的急性外周性前庭综合征、前庭阵发症、内耳第三窗综合征、发作性共济失调或前庭性癫痫的发生更为罕见。儿童期眩晕或头晕的易感因素是反复发作的中耳炎、脑外伤和偏头痛阳性家族史（Niemensivu et al. 2007）。

16.1.2.1 儿童期前庭性偏头痛和儿童期复发性眩晕

在复发性眩晕的儿童中，偏头痛起着重要作用（Abu-Arafeh and Russell 1995；Basser 1964；Batu et al. 2015；Jahn et al. 2015；Devaraja 2018）。其主要症状是儿童反复出现自发性发作性的眩晕或头晕，持续时间不定，伴随的症状也不同，常见的伴随症状有呕吐、脸色苍白、恐惧、体位失衡、共济失调和/或眼球震颤。对于症状的描述，过去人们使用了不同的术语，造成了一些混淆。因此，一个新的分类法出现，将儿童眩晕或头晕的症状分为三类，包括"儿童期前庭性偏头痛""可能的儿童期前庭性偏头痛"和"儿童期复发性眩晕"（van de Berg et al. 2021）。不同类型的细节和临床特征描述如下。

16.1.2.2 良性阵发性位置性眩晕

儿童的BPPV（第9章）一般是由外伤引起的（Brodsky et al. 2018b，c）。最常受影响的半规管是后半规管（Yao et al. 2019）。在三分之二的患者中，有多个半规管受累。通过在受累半规管的平面上进行定位操作的经典治疗是有效的。然而，有前庭性偏头痛或儿童期复发性阵发性眩晕病史的儿童的复发率明显较高（Brodsky et al. 2018a，b）。

16.1.2.3 前庭阵发症

由于第八对脑神经的神经血管压迫引起的前庭阵发症在成人中经常出现短暂的眩晕发作，但在儿童中很少出现（见第11章）。在服用小剂量卡马西平（每天2～4mg/kg。Lehnen et al. 2015）后儿童的眩晕发作通常会停止。手术减压只能作为最后的手段来考虑。因为儿童的血管、大脑和骨骼结构的生长速度不同，所以根据我们的经验，压迫综合征大多会自愈（Huppert et al. 2017）。

16

16.1.2.4 第三窗综合征

在儿童时期还有一种单侧（Lee et al. 2011）或双侧（Kanaan et al. 2011）的前半规管骨性开裂综合征。它与成人的不同之处在于主要表现为听觉症状（自听过响、耳鸣和听力障碍）。初步经验表明，应首先给予保守治疗（Lee et al. 2011；van Bulck et al. 2019）。

16.1.2.5 急性外周性前庭综合征

急性前庭综合征比如病毒性（第8章）、细菌性炎症或中耳炎都可能出现持续性旋转性眩晕的主要症状。为鉴别诊断，需要进行耳镜检查，并根据颞骨影像学结果进行抗病毒/抗生素治疗或头部检查创伤（第18章）。

16.1.2.6 头部/脑部创伤后的眩晕和晕眩

在儿童和青少年时期，创伤性头部/脑损伤可能导致约25%的外周前庭功能障碍，特别是创伤后良性阵发性位置性眩晕或颞骨岩部骨折导致的前庭功能障碍（Brodsky et al. 2018b，c）。在大多数情况下头晕的类型被描述为麻木或轻微的头昏（Heyer et al. 2018）。在大多数情况下，例如头部创伤后的运动员，即使经过前庭和眼球运动系统的特殊测试，他们的主诉也不能只归因于一种主要类型的功能障碍（Reneker et al. 2018）。

16.1.2.7 双侧前庭病

摇摆性眩晕和姿势失衡在黑暗中和不平坦的地面上加重，主动或被动的头部运动时会出现振动幻视，这些双侧前庭病的典型症状在儿童期也适用（第7章）。在儿童中，它可能是由迷路的畸形、病毒或细菌性炎症或耳毒性抗生素引起的。

16.1.2.8 功能性头晕

功能性头晕（见第15章）也可能发生在儿童身上，有一些研究发现姿势失衡可与焦虑症合并出现（Erez et al. 2004；Skirbekk et al. 2012）。多项研究显示，儿童期功能性（"躯体形式"）眩晕和头晕的发生率为5%～21%（Erbek et al. 2006；Riina et al. 2005；Jahn et al. 2015；Batu et al. 2015）。

16.1.2.9 中枢性眩晕/头晕综合征

如果头晕发生时伴有缓慢加重的中枢前庭和眼球运动功能障碍，则必须进行MRI检查，因为儿童期脑干和小脑肿瘤相对频率较高（Jahn et al. 2009）。

16.1.3 眩晕、头晕和平衡失调的鉴别诊断

以下三个关键症状（有或没有伴随的临床表现）有助于对儿童形式的眩晕进行鉴别诊断。

16.1.4 眩晕发作

- 发作间期无病理改变的发作性眩晕：儿童期前庭性偏头痛/复发性眩晕、前庭阵发症、癫痫先兆或前庭癫痫、直立性失调、功能性或心因性精神性眩晕。
- 发作性眩晕伴有内耳听觉减退：第三窗综合征/前半规管裂综合征/淋巴管周围瘘、梅尼埃病、前庭阵发症。
- 发作性眩晕伴有发作间期的眼球运动异常：前庭性偏头痛、家族性发作性共济失调2型。
- 发作性眩晕在病程中伴有头部运动时的振动幻视和在黑暗中加重的不平衡：进行性双侧前庭功能衰竭（也可伴有家族性前庭病）。
- 阵发性的、短暂的（<1分钟）在头部相对于重力的位置变化过程中发作的旋转性眩晕：BPPV（外伤后）。

16.1.5 持续性眩晕（持续数天或数周）

- 无听力损失的持续性眩晕：急性前庭综合征（原前庭神经炎）或细菌性炎症。
- 伴听力损失的持续性眩晕：迷路炎、内耳自身免疫性疾病。
- 创伤后的持续性眩晕：横向岩骨骨折、迷路挫伤。

16.1.6 伴或不伴振动幻视的姿态和步态失衡

- 姿态和步态发育迟缓，伴有或不伴有听力损失：先天性双侧前庭病。
- 行走和头部运动时伴振动幻视的站立和步态不稳：先天性或早期获得性双侧前庭病、淋巴管瘘、创伤后耳石性眩晕。
- 缓慢加重地站立和步态不稳以及头部运动时的振动幻视：各种遗传性和先天性疾病导致的进行性前庭听力损失。
- 进行性共济失调、平衡和眼球运动障碍：有前庭小脑和/或脑桥延髓脑干结构病变的幕下肿瘤，伴或不伴下跳性眼震的脊髓小脑性共济失调。

现在我们将详细讨论四种特殊类型的儿童期眩晕/头晕综合征。

16.2 儿童期前庭性偏头痛和儿童期复发性眩晕

儿童期前庭性偏头痛，以前称为儿童期复发性阵发性眩晕，是儿童自发性发作性眩晕的最常见形式，患病率为2.6%～39%（Abu-Arafeh and Russell 1995；Batu et al. 2015；Jahn et al. 2015；Devaraja 2018）。其特点是伴有眼球震颤的突然短暂性眩晕发作。通常在1～4岁开始，并可在几年内自动缓解。然而，该病的病程并不完全相同。目前三种类型的诊断标准如下（van de Berg et al. 2021）：

儿童期前庭性偏头痛

A. 至少有5次伴有中度或重度前庭症状的发作，持续在5分钟至72小时。

B. 目前或过去有伴或不伴先兆的偏头痛病史。

C. 至少一半的发作与以下三个偏头痛特征中的至少一个有关：

  1. 头痛至少有以下四种情况中的两种：
     (a) 单侧位置。
     (b) 搏动性。
     (c) 中度或重度的疼痛强度。
     (d) 常规的体力活动使之加重。
  2. 畏光和畏声。
  3. 视觉先兆。

D. 年龄<18岁。

E. 不能被其他头痛疾病、前庭疾病或其他疾病更好地解释。

可能的儿童期前庭性偏头痛

A. 至少有3次伴有中度或重度前庭症状的发作，持续时间在5分钟至72小时之间。

B. 儿童期前庭性偏头痛标准的B和C中的一项。

C. 年龄小于18岁。

D. 不能被其他头痛疾病、前庭疾病或其他疾病更好地解释。

儿童期复发性眩晕

A. 至少有3次伴有中度或重度前庭症状的发作。

B. 持续时间在1分钟到72小时之间。

C. 不符合儿童期前庭性偏头痛标准的B和C中的任何一项。

D. 年龄<18岁。

E. 不能被其他头痛疾病、前庭疾病或其他疾病更好地解释。

在一项长期随访研究中，10个11岁以上的儿童中有5个报告他们的头晕发作已经停止（Krams et al. 2011）。但患者转变为其他类型的有先兆或无先兆的偏头痛的情况也很常见（Lanzi et al. 1994；Zhang et al. 2012）。类似的转变也被描述为儿童期的良性阵发性眩晕，它能自发地消退，而后再表现为前庭性偏头痛/复发性阵发性眩晕（Brodsky et al. 2018a）。另一项研究发现大约有50%的眩晕儿童还会抱怨头痛（Balatsouras et al. 2007）。发作性共济失调2型在临床上可以模仿儿童期前庭性偏头痛/复发性阵发性眩晕（Bertholon et al. 2010；Strupp et al. 2010）。

人们一再指出，关于儿童药物治疗疗效评估的可靠的前瞻性研究仍然缺失（Langhagen et al. 2016；Jahn et al. 2015）。目前儿童期前庭性偏头痛/复发性阵发性眩晕频繁发作的首选疗法是对儿童进行类似成人偏头痛患者的偏头痛预防性治疗（Byun et al. 2020）。根据我们的经验，患儿每天使用300～600mg的剂量的镁治疗可能受益。根据美国神经病学学会的指南，通常仍推荐使用非药物的预防措施（Lewis et al. 2004）。推荐的非药物措施包括体育锻炼、睡眠卫生、避开可能的诱发食物和行为治疗（Gelfand 2013；Kacperski 2015；Devaraja 2018）。

16.3 发作性共济失调

到目前为止，已经描述了九种类型的发作性共济失调（EA）（Jen and Wan 2018；Piarroux et al. 2020）。它们大多是常染色体显性遗传的离子通道疾病。主要症状是反复发作的共济失调，并伴有小脑和/或前庭障碍，甚至在发作间期的情况下也是如此。EA2是最常见的类型，而EA1则非常罕见。其他类型只在少数几个家族中出现过。

EA2是临床上与眩晕/头晕最相关的亚型，是前庭性偏头痛的重要鉴别诊断（Strupp et al. 2010；Brandt and Strupp 1997；Jen and Wan 2018；Jen 2008）（见第14章）。通常EA2的症状常在儿童晚期或成年早期表现出来。发作一般持续数小时或长达一天（图16.1）。它可以自发发生，但典型的触发因素是运动、压力、咖啡或酒精。

与前庭性偏头痛相似，约90%的EA2患者会出现小脑中枢性眼球运动障碍，如扫视跟踪、凝视诱发眼震、前庭眼反射的固定抑制受损，特别是下跳性眼球震颤（Strupp et al. 2007）（图16.2）。EA2被认为是由染色体19p13上的PQ-钙通道基因突变引起的。但在所有的临床确诊病例中，只有60%～70%发现该基因突变（Jen et al. 2004；Jen and

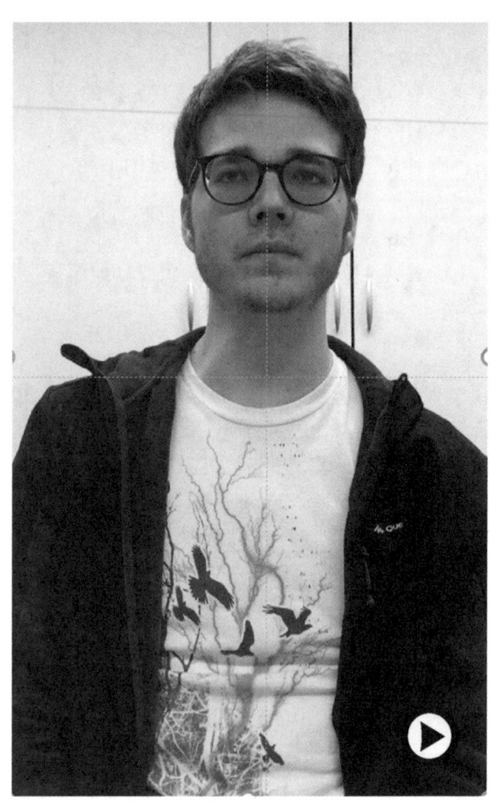

图 16.1 一位发作性共济失调 2 型患者的病史（见二维码中的视频）

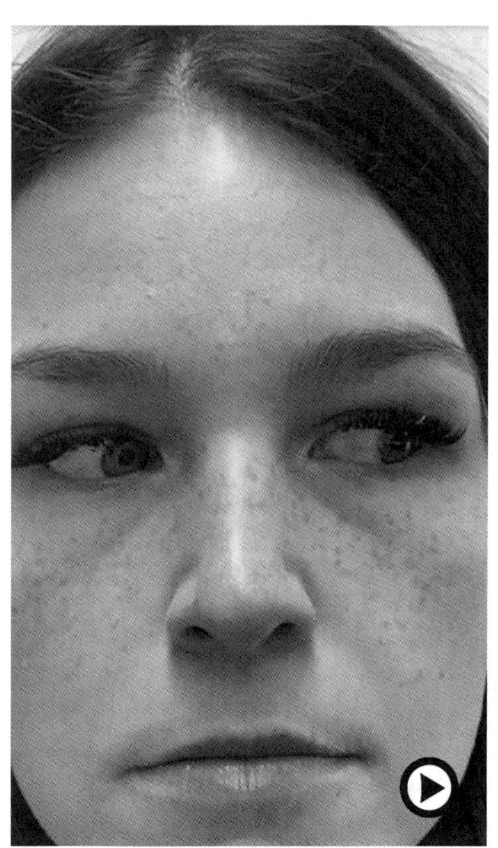

图 16.2 一名发作性共济失调 2 型患者的下跳性眼球震颤综合征（见二维码中的视频）

Wan 2018）。通过减少体力消耗、缓解情绪压力和远离酒精，可以预防 EA2 的发作。

乙酰唑胺（Griggs et al. 1978；Griggs and Nutt 1995）和越来越多种类的 4- 氨基吡啶长效缓释剂被用于 EA2 的预防治疗。一项安慰剂对照交叉试验显示，每天 750mg 剂量的乙酰唑胺和 4- 氨基吡啶缓释剂都有明显的疗效（详情见下文）（Muth et al. 2021）。乙酰唑胺的疗效在治疗 1～2 年后下降，或者因为肾结石等不良副作用而必须停止治疗。在一项公开试验中，发现钾通道阻断剂 4- 氨基吡啶显示对 EA2 有积极作用（Strupp et al. 2004）。一项安慰剂对照双盲交叉研究发现，4- 氨基吡啶（每天 3×5mg）可以显著降低发作频率并提高生活质量（Strupp et al. 2011）。该机制也在动物模型中进行了研究，在突变小鼠模型中，4- 氨基吡啶使浦肯野纤维细胞的不规则去极化正常化（Alvina and Khodakhah 2010）。通常情况下，低剂量的 4- 氨基吡啶治疗具有良好的耐受性。建议在服用药物前后进行心电图检查。QT 间期不应延长。目前成人 EA2 选择的治疗方法是 4- 氨基吡啶的缓释剂，即福普定，每天 2×10mg（图 16.3）（Claassen et al. 2013；Strupp et al. 2017；Muth et al. 2021）。

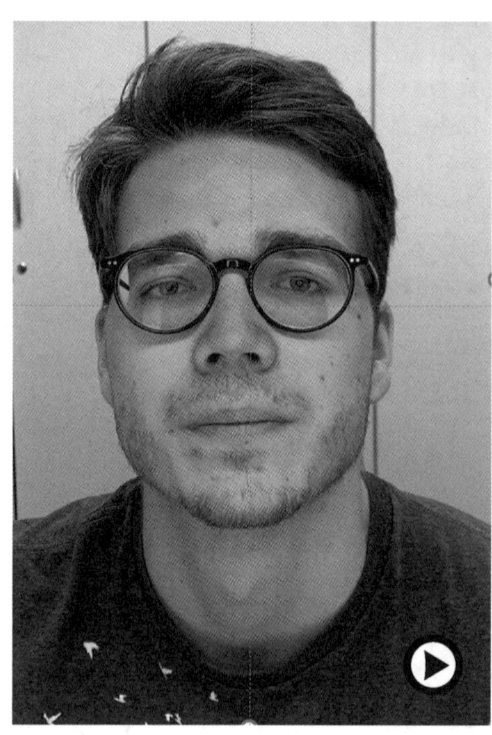

图 16.3 4- 氨基吡啶对发作性共济失调 2 型患者的疗效（见二维码中的视频）

另一种类型的发作性共济失调，即 EA1，以反复发作的共济失调和发作间期神经肌纤维颤搐为特征。它是由于钾通道相关基因突变导致的。钾通道阻滞剂如苯妥英钠或卡马西平可以成功治疗神经肌纤维颤搐。此外，可以用每日 62.5～1 000mg 剂量的乙酰唑胺来避免共济失调的发作（Jen and Wan 2018）。乙酰唑胺的作用可能是改变了 pH，例如酸中毒会导致钾离子传导性降低。

16.4 晕动病

晕动病主要是在乘车过程中由真实或虚拟的运动刺激引起的。它发生在不熟悉的(非习惯性的)运动刺激下,特别是当视觉-前庭感觉间不匹配时。当汽车或公共汽车上的乘客在旅行中试图阅读时,就会出现这种不匹配。视觉感觉不到运动,但由车辆引起的加速度又在刺激前庭系统。1 岁以下的儿童对晕动病具有很强的抵抗力,这可能是因为他们只在有限的程度上使用视觉系统进行自我运动的感知,因此较少受到视觉-前庭冲突的影响(Brandt et al. 1976; Huppert et al. 2017)。有两项针对晕动病易感性的具有代表性的、横断面的、基于人口的调查:一项调查针对 6 个月至 18 岁儿童的父母,另一项调查针对 3 个月至 5 岁儿童的父母,分别约为 7 569 户和 12 720 户(Huppert et al. 2019)。第一项调查主要发现 9.2% 的人易患晕动病,其中女性略占优势,而在第二项调查中,只有 1.2% 的人易患晕动病。1 岁以下的晕动病非常罕见。晕动病的易感频率在 4～13 岁最高,在青春期后的儿童和青少年中下降。从婴儿期到青春期,晕动病易感性的频率变化过程,呈倒 U 形曲线的特征:第一阶段,在出生后的第一年具有较高的抵抗力,婴儿可能较少受到视觉-前庭不匹配的影响;第二阶段,青春期前有高峰,可能是由于对视觉-前庭不匹配的过度敏感;第三阶段,青春期后衰退,最好的解释是在乘坐各种交通工具过程中通过重复的运动刺激导致的习惯化(Huppert et al. 2019)。在一项针对 9～18 岁儿童的早期研究中,晕动病在易感性、性别、年龄、交通工具类型或身体活动方面没有发现差异(Dobie et al. 2001)。

16.5 视觉高度不耐受和恐高症

关于儿童对各种焦虑症和特定恐惧症的易感性,有大量的精神病流行病学调查文献,我们在此不作讨论。视觉高度不耐受,包括特定的对高度的恐惧(恐高症),在成人中终生患病率为 28%(女性 =32%,男性 =25%)(Huppert et al. 2013)。一项关于青春期前儿童(8～10 岁)视觉高度不耐受的发生率和表现学的研究报告发现,其患病率高于成人,且不像成人那样存在性别优势(Huppert and Brandt 2015)。由于大约 50% 的患病儿童称在 8～10 岁时症状自发改善或缓解,因此必须假设两种类型的病程:儿童期有利的自发病程(Huppert and Brandt 2015)和成年期的慢性病程(Kapfhammer et al. 2016; Huppert et al. 2017)。这一观点得到了一项针对成年人的研究的支持,只有 4.5% 的成年人报告称,他们的视觉高度不耐受最初表现在前十年(Huppert et al. 2013)。从目的论上讲,儿童的"恐高症"可以解释为一种避免灾难性跌倒的保护机制。另外,有控制地重复暴露在特定的高处可以促进户外运动的感觉运动成熟,减少不适当的回避行为(Sandseter and Kennair 2011)。

16.6 儿童型眩晕症的治疗

这些不同类型的眩晕 / 头晕的治疗与成人的治疗相一致。但是应密切咨询儿科医生。目前还没有关于儿童时期大多数类型的眩晕治疗的具体研究。因此,治疗建议与成人的建议类似,但要调整剂量。

(应畅畅 康佳璇 译)

参考文献

Abu-Arafeh I, Russel G (1995) Paroxysmal vertigo as a migraine equivalent in children: a population-based study. Cephalagia 15:22–25

Alvina K, Khodakhah K (2010) The therapeutic mode of action of 4-aminopyridine in cerebellar ataxia. J Neurosci 30:7258–7268

Balatsouras DG, Kaberos A, Assimakopoulos D, Katotomichelakis M, Economou NC, Korres SG (2007) Etiology of vertigo in children. Int J Pediatr Otorhinolaryngol 71:487–494

Basser LS (1964) Benign paroxysmal vertigo of childhood. A variety of vestibular neuronitis. Brain 87:141–152

Batu ED, Anlar B, Topcu M, Turanli G (2015) Vertigo in childhood: a retrospective series of 100 children. Eur J Paediatr Neurol 19:226–232

Bertholon P, Chabrier S, Riant F, Tournier-Lasserve E, Peyron R (2010) Episodic ataxia type 2: unusual aspects in clinical and genetic presentation. Special emphasis in childhood. J Neurol Neurosurg Psychiatry 80:1289–1292

Bigelow RT, Semenov YR, Hoffman HJ, Agrawal Y (2019) Association between vertigo, cognitive and psychiatric conditions in US children: 2012 National Health Interview Survey. Int J Pediatr Otorhinolaryngol 28(130):109802. https://doi.org/10.1016/j.ijporl.2019

Brandt T, Strupp M (1997) Episodic ataxia type 1 and 2 (familial periodic ataxia/vertigo). Audiol Neurootol 2:373–383

Brandt T, Wenzel D, Dichgans J (1976) Die Entwicklung der visuellen Stabilisation des aufrechten Standes beim Kind: Ein Reifezeichen in der Kinderneurologie. Arch Psychiatr Nervenkr 223:1–13

Brodsky J, Kaur K, Shoshany T, Lipson S, Zhou G (2018a) Benign paroxysmal migraine variants of infancy and childhood: transitions and clinical features. Eur J Paediatr Neurol 22:667–673

Brodsky JR, Lipson S, Wilber J, Zhou G (2018b) Benign paroxysmal positional vertigo (BPPV) in children and adolescents: clinical features and response to therapy in 110 pediatric patients. Otol Neurotol 39:344–350

Brodsky JR, Shoshany TN, Lipson S, Zhou G (2018c) Peripheral vestibular disorders in children and adolescents with concussion. Otolaryngol Head Neck Surg 159:365–370

Brodsky JR, Lipson S, Bhattacharyya N (2019) Prevalence of pediatric dizziness and imbalance in the United States. Otolaryngol Head Neck Surg:194599819887375. https://doi.org/10.1177/0194599819887375

Byun YJ, Levy DA, Nguyen SA, Brennan E, Rizk HG (2020) Treatment of vestibular migraine: a systematic review and meta-analysis. Laryngoscope 0:1–9. Doi: https://doi.org/10.1002/lary.28546

Claassen J, Teufel J, Kalla R, Spiegel R, Strupp M (2013) Effects of dalfampridine on attacks of patients with episodic ataxia type 2: an observation study. J Neurol 260:668–669

Davitt M, Delvecchio MT, Aronoff SC (2017) The differential diagnosis of vertigo in children: a systematic review of 2726 cases. Pediatr Emerg Care. https://doi.org/10.1097/PEC.0000000000001281

Deissler A, Albers L, von Kries R, Weinberger R, Langhagen T, Gerstl L, Heinen F, Jahn K, Schröder AS (2017) Health-related quality of life of children/adolescents with vertigo: retrospective study from the German Center of Vertigo and Balance Disorders. Neuropediatrics 48:91–97

Devaraja K (2018) Vertigo in children; a narrative review of the various causes and their management. Int J Pediatr Otorhinolaryngol 111:32–38

Dobie T, McBride D, Dopie T Jr, May J (2001) The effects of age and sex on susceptibility to motion sickness. Aviat Space Environ Med 72:13–20

Erbek SH, Erbek SS, Yilmaz I, Topal O, Ozgirgin N, Ozluoglu LN et al (2006) Vertigo in childhood: a clinical experience. Int J Pediatr Otorhinolaryngol 70:1547–1554

Erez O, Gordon CR, Sever J, Sadeh A, Mintz M (2004) Balance dysfunction in childhood anxiety: findings and theoretical approach. J Anxiety Disord 18:341–356

Filippopulos FM, Albers L, Straube A, Gerstl L, Blum B, Langhagen T, Jahn K, Heinen F, von Kries R, Landgraf MN (2017) Vertigo and dizziness in adolescents: risk factors and their population attributable risk. PLoS One 13(12):e0187819. https://doi.org/10.1371/journalpone.0187819

Gelfand AA (2013) Migraine and childhood periodic syndromes in children and adolescents. Curr Opin Neurol 26:262–268

Griggs RC, Nutt JG (1995) Episodic ataxias as channelopathies. Ann Neurol 37:285–287

Griggs RC, Moxley RT, Lafrance RA, McQuillen J (1978) Hereditary paroxysmal ataxia: response to acetazolamide. Neurology 28:1259–1264

Heyer GL, Young JA, Fischer AN (2018) Lightheadedness after concussion: not all dizziness is vertigo. Clin J Sport Med 28:272–277

Hülse R, Warken C, Biesdorf A, Erhart M, Rotter N, Hörmann K, Wenzel A (2019) Prevalence of peripheral vestibular diseases in children in Germany. HNO 10. https://doi.org/10.1007/s00106-019-00747-6

Huppert D, Brandt T (2015) Fear of heights and visual height intolerance in children 8-10 years. J Child Adolesc Behav 3:4

Huppert D, Langhagen T, Brandt T (2017) Benign course of episodic dizziness disorders in childhood. J Neurol 264(Suppl 1):4–6

Huppert D, Grill E, Brandt T (2013) Down on heights? One in three has visual height intolerance. J Neurol 260: 597–604

Huppert D, Grill E, Brandt T (2019) Survey of motion sickness susceptibility in children and adolescents aged 3 months to 18 years. J Neurol 266(Suppl 1):65–73

Jahn K, Zwergal A, Strupp M, Brandt T (2009) Schwindel im Kindesalter. Nervenheilkunde 28:47–52

Jahn K, Langhagen T, Schroeder AS, Heinen F (2011) Vertigo and dizziness in childhood – update on diagnosis and treatment. Neuropediatrics 42: 129–134

Jahn K, Langhagen T, Heinen F (2015) Vertigo and dizziness in children. Curr Opin Neurol 28:78–82

Jen JC (2008) Hereditary episodic ataxias. Ann N Y Acad Sci 1142:250–253

Jen JC, Wan J (2018) Episodic ataxias. Handb Clin Neurol 155:205–215

Jen J, Kim GW, Baloh RW (2004) Clinical spectrum of episodic ataxia type 2. Neurology 62:17–22

Jen JC, Graves TD, Hess EJ, Hanna MG, Griggs RC, Baloh RW (2007) Primary episodic ataxias: diagnosis, pathogenesis and treatment. Brain 130: 2484–2493

Kacperski J (2015) Prophylaxis of migraine in children and adolescents. Paediatr Drugs 17:217–226

Kanaan AA, Raad RA, Hourani RG, Zaytoun GM (2011) Bilateral superior semicircular canal dehiscence in a child with sensorineural hearing loss and without vestibular symptoms. Int J Pediatr Otorhinolaryngol 75:877–879

Kapfhammer HP, Fitz W, Huppert D, Grill E, Brandt T (2016) Visual height intolerance and acrophobia: distressing partners for life. J Neurol 263: 1946–1953

Krams B, Echenne B, Leydet J, Rivier F, Roubertie A (2011) Benign paroxysmal vertigo of childhood: long-term outcome. Cephalalgia 31:439–443

Langhagen T, Albers L, Heinen F, Straube A, Filippopulos F, Landgraf MN, Gerstl L, Jahn K, von Kries R (2015) Period prevalence of dizziness and vertigo in adolescents. PLoS One 10(9):e0136512. https://doi.org/10.1371/journal-pone.0136512

Langhagen T, Landgraf MN, Huppert D, Heinen F, Jahn K (2016) Vestibular migraine in children and adolescents. Curr Pain Headache Rep 20(12):67

Lanzi G, Balottin U, Fazzi E, Tagliasacchi M, Manfrin M, Mira E (1994) Benign paroxysmal vertigo of childhood: a long-term follow-up. Cephalalgia 14:458–460

Lee GS, Zhou G, Poe D, Kenna M, Amin M, Ohlms L, Gopen Q (2011) Clinical experience in diagnosis and management of superior semicircular canal dehiscence in children. Laryngoscope 121: 2256–2261

Lehnen N, Langhagen T, Heinen F, Huppert D, Brandt T, Jahn K (2015) Vestibular paroxysmia in children: a treatable cause of short vertigo attacks. Dev Med Child Neurol 57:393–396

Lewis D, Ashwal S, Hershey A, Hirtz D, Yonker M, Silberstein S et al (2004) Practice parameter: pharmacological treatment of migraine headache in children and adolescents: report of the American Academy of Neurology quality standards subcommittee and the practice committee of the Child Neurology Society. Neurology 63:2215–2224

Muth C, Teufel J, Schöls L, Synofcik M, Franke C, Timmann D, et al. (2021) Fampridine and Acetazolamide in EA2 and related Familial EA: a prospective randomized placebo-controlled trial. Neurol Clin Pract e438–446

Niemensivu R, Kentala E, Wiener-Vacher S, Pyykko I (2007) Evaluation of vertiginous children. Eur Arch Otorhinolaryngol 264:1129–1135

Pierroux J, Riant F, Humbertclaude V, Remerand G, Hadjadj J, Rejou F, Coubes C, Pinson L, Meyer P, Roubertie A (2020) FG14-related episodic ataxia: delineating the phenotype of Episodic Ataxia type 9. Ann Clin Transl Neurol. https://doi.org/10.1002/acn3.51005

16

Reneker JC, Cheruvu VK, Yang J, James MA, Cook CE (2018) Physical examination of dizziness in athletes after a concussion: a descriptive study. Musculoskelet Sci Pract 34:8–13

Riina N, Ilmari P, Kentala E (2005) Vertigo and imbalance in children: a retrospective study in a Helsinki University otorhinolaryngology clinic. Arch Otolaryngol Head Neck Surg 131:996–1000

Russel G, Abu-Arafeh I (1999) Paroxysmal vertigo in children- an epidemiological study. Int J Pediatr Otorhinolaryngol 49(1):105–107

Sandseter EB, Kennair LE (2011) Children's risky play from an evolutionary perspective: the anti-phobic effects of thrilling experiences. Evol Psychol 9: 257–284

Skirbekk B, Hansen BH, Overbeck B, Wentzel-Larsen T, Kristensen H (2012) Motor impairment in children with anxiety disorders. Psychiatry Res 198:135–139

Strupp M, Kalla R, Dichgans M, Freilinger T, Glasauer S, Brandt T (2004) Treatment of episodic ataxia type 2 with the potassium channel blocker 4-aminopyridine. Neurology 62:1623–1625

Strupp M, Zwergal A, Brandt T (2007) Episodic ataxia type 2. Neurotherapeutics 4:267–273

Strupp M, Versino M, Brandt T (2010) Vestibular migraine. Handb Clin Neurol 97:755–771

Strupp M, Kalla R, Claassen J, Adrion C, Mansmann U, Klopstock T, Freilinger T, Neugebauer H, Spiegel R, Dichgans M, Lehmann-Horn F, Jurkat-Rott K, Brandt T, Jen JC, Jahn K (2011) A randomized trial of 4-aminopyridine in EA2 and related familial episodic ataxias. Neurology 77:269–275

Strupp M, Teufel J, Zwergal A, Schniepp R, Khodakhah K, Feil K (2017) Aminopyridines for the treatment of neurologic disorders. Neurol Clin Pract 7:65–76

Van Bulck P, Leupe PJ, Forton GEJ (2019) Children with posterior semicircular canal dehiscence: a case series. Int J Pediatr Otorhinolaryngol 123:51–56

Van de Berg, R, Widdershoven, J, Bisdorff, A Evers S, Wiener-Vacher S, Cushing, SL, Mack KJ, Kim JS, Jahn K Strupp M, Lempert T (2021) Vestibular migraine of childhood and recurrent vertigo of childhood: diagnostic criteria consensus document of the Committee for the Classification of Vestibular Disorders of the Bárány Society and the International Headache Society. J Vest Res 31:(1)1−9

Wiener-Vacher SR, Quarez J, Priol AL (2018) Epidemiology of vestibular impairments in a pediatric population. Semin Hear 39:229–242

Wiener-Vacher SR, Wiener SI, Ajrezo L et al (2019) Dizziness and convergence insufficiency in children: screening and management. Front Integr Neurosci 13:25

Yao Q, Song Q, Wang H, Shi H, Yu D (2019) Benign paroxysmal positional vertigo in children. Clin Otolaryngol 44:21–25

Zhang D, Fan Z, Han Y, Wang M, Xu L, Luo J, Ai Y, Wang H (2012) Benign paroxysmal vertigo of childhood: diagnostic value of vestibular test and high stimulus rate auditory brainstem response test. Int J Pediatr Otorhinolaryngol 76:107–110

第 17 章　药物相关性头晕

目录

头晕和失衡也可以由药物引起，这一可能性经常被忽视（Rascol et al.1995；Borup Johansen et al.2013；Chimirri et al.2013；Hornibrook and Smith 2014；Moreno-Rius 2019）（表 17.1）。然而，由于许多药物都将头晕和失衡作为副作用提及，因此这种可能性往往也会被高估。诊断这类病例的关键是仔细记录患者的病史。开始药物治疗与症状发生之间的时间关系尤为重要（如果怀疑，可以尝试停用药物）。如果情况并非如此，就应该寻找导致这些症状的其他潜在原因。由于主诉和临床表现差异很大，而且许多引起头晕的药物的潜在作用模式尚不清楚，因此目前对药物引起的头晕 / 眩晕依然没有令人满意的分类。

- 一方面，已知某些药物具有耳毒性效应，例如氨基糖苷类药物，它们可以直接（实际上是选择性地）损害前庭毛细胞（详见第 10 章）。
- 另一方面，抗癫痫药物（例如卡马西平和苯妥英钠）会引起明显的中枢性眼动障碍（剂量依赖性）。尽管根据它们的主要作用方式是影响中枢神经系统的所有神经元（overview in Rascol et al.1995；Cianfrone et al.2011），但后者主要引起小脑功能障碍（Esser and Brandt 1983；Moreno-Rius 2019）。

临床神经学检查常常发现眼动的扫视性跟踪，并且在所有方向上存在固视维持障碍（详见第 3 章）。眼动障碍通常表明药物的不良反应或中毒，主要出现在使用乙内酰脲类、巴比妥类、卡马西平类、苯二氮䓬类、阿米替林和酒精后。这些不同的物质在迷路、脑干和小脑内的作用位置可能相似或不同。眼动障碍，例如位置性、下跳性、凝视诱发眼震、扫视欠冲、前庭眼反射的改变或被固视和眼肌麻痹抑制均与药物摄入或其血清浓度相关。大多数眼动障碍可能是由于药物诱导的前庭 - 小脑回路的短暂性功能障碍造成的（Esser and Brandt 1983）。

表 17.1　可引起头晕副作用的药物类别

神经系统和肌肉骨骼系统	抗寄生虫药
抗癫痫药	抗真菌药
止痛药	**心脏、血管、血液**
镇静剂	β 受体阻滞剂
肌肉松弛剂	抗心律失常药
催眠药	血管扩张药 / 血管收缩药
止吐药	抗凝药
抗抑郁药	**肾脏和膀胱**
抗胆碱药	利尿剂
多巴胺受体激动剂	解痉剂
抗炎药	**呼吸系统**
局部麻醉剂	祛痰药
激素	止咳药
糖皮质激素	支气管舒张剂
降糖药	黏液溶解剂
性激素	**其他**
口服避孕药	抗过敏药
抗炎药	前列腺素
抗生素	X 射线造影剂
抗结核药	

降压药和利尿药与此也有相关性，因为这类药物可能导致直立性头晕：许多患者在站立时都会出现这种暂时的体位性头晕（Kim et al.2019），这可能发生跌倒的危险（Tinetti 2002）。直立性头晕可以通过测量不同体位的血压进而明确诊断。表 17.1 列出了一系列引起头晕这一不良副作用的药物。

最重要的是，老年人可能会出现头晕和头昏的药物副作用，特别是应用作用于中枢神经系统的心血管类药物时（Shoair et al. 2011）。

（王娅楠　康佳璇 译）

参考文献

Borup Johansen N, Ayadipanah M, Sonnenschein ES, Christensen HR, Jürgens G (2013) Dizziness as a side effect of pharmacological therapy. Ugeskr Laeger 175:2720–2725

Chimirri S, Aiello R, Mazzitello C, Mumoli L, Palleria C, Altomonte M, Citraro R, De Sarro G (2013) Vertigo/dizziness as a drug's adverse reaction. J Pharmacol Pharmacother 4(Suppl1):104–109

Cianfrone G, Pentangelo D, Cianfrone E, Mazzei F, Turchetta R, Orlando MP, Altissimi G (2011) Pharmacological drugs inducing ototoxicity, vestibular symptoms and tinnitus: a reasoned and update guide. Eur Rev Med Pharmacol Sci 15:601–636

Esser J, Brandt T (1983) Pharmakologisch verursachte Augenbewegungsstörungen – Differentialdiagnose und Wirkungsmechanismus. Fortschr Neurol Psychiat 51:41–56

Hornibrook J, Smith PF (2014) Dizziness caused by medications. N Z Med J 127:84–85

Kim HA, Bisdorff A, Bronstein AM, Lempert T, Rossi-Izquierdo M, Staab JP, Strupp M, Kim JS (2019) Hemodynamic orthostatic dizziness/vertigo: diagnostic criteria. J Vestib Res 29:45–56

Moreno-Rius J (2019) Opiod addiction and the cerebellum. Neurosci Behav Rev 107:238–251

Rascol O, Hain TC, Brefel C, Benazet M, Clanet M, Montastruc JL (1995) Antivertigo medications and drug-induced vertigo. Pharmacol Rev Drugs 50:777–791

Shoair OA, Nyandege AN, Slattum PW (2011) Medication-related dizziness in the older adult. Otolaryngol Clin North Am 44:455–471

Tinetti ME (2002) Preventing falls in elderly persons. N Engl J Med 348:42–49

第18章 创伤性眩晕和头晕

目录

除头颈部疼痛外，头晕是轻度头部创伤（Friedman 2004；Kashluba et al. 2006；Schütze et al. 2008；Akin et al. 2017；Mucha et al. 2018；Marcus et al. 2019）或颈椎挥鞭伤（Ernst et al. 2005）的最常见慢性并发症。如果放射学检查方法未显示颞骨岩部骨折伴鼓室积血或迷路内存在空气（气迷路），或者脑干挫伤不能得到临床证实，那么首先要问以下几个问题：

- 这种头晕是器质性的还是功能性的（Staab 2006）？
- 头晕的潜在机制是什么（外周性或中枢前庭性或功能性）？

以下是众所周知的创伤后眩晕 / 头晕的类型：

- BPPV。
- 单侧或双侧外周前庭功能障碍，最终导致迷路功能衰竭（例如由于迷路挫伤或颞骨岩部骨折）。
- 第三窗综合征（例如导致病理性压力转移的淋巴管周围瘘）。
- 有各种表现的气压创伤性眩晕。
- 因创伤性椎动脉夹层或脑干挫伤引起的急性中枢性前庭综合征，并伴有中枢性症状和体征。

鞭击样损伤后的头晕常被误诊为“颈源性眩晕和头晕”。这种形式的眩晕是否存在，以及如果存在，其病理机制可能是什么，仍然是一个有争议的话题（见下文）。然而，在许多鞭击样损伤或头部创伤的病例中，可能会发生耳石松动（即使没有 BPPV），导致创伤后耳石性眩晕，表现为持续数天（不是持续数周，也不是慢性的）的短暂性步态和姿势不稳定。

在大多数情况下，治疗应包括在详细解释症状类型及其来源后进行前庭训练的物理治疗。这里必须考虑特定的病因，如 BPPV、VOR 损伤或前庭中枢病变伴姿态和步态障碍（Eagle et al. 2021，2022；Hoffer et al. 2004；Herdman and Clendaniel 2014）。

18.1　外伤性外周前庭性眩晕

18.1.1　创伤后 BPPV

最常见的外周迷路眩晕是 BPPV（第 9 章）。其特征是短暂发作的旋转性眩晕和典型的垂直扭转性渐强 - 渐弱的眼震，在将头转向患耳侧或向后倾斜时触发，并在数秒内消失。旋转性眩晕和眼球震颤在定位后发生，潜伏期很短，只有几秒钟，重复定位动作后暂时停止。

在不同的研究中，创伤后 BPPV 的发病率差异很大，范围在 5%～57%，中位数约为 25%～28%（Davies and Luxon 1995；Hoffer et al. 2004；Gordon et al. 2004；Motin et al. 2005；Luryi et al.2018）。与特发性 BPPV 相比，它更经常是双侧和不对称的（32%vs.19%），更常见于年轻患者（平均年龄 40～61 岁），更常见于男性（40% vs.27%）（Haripriya et al. 2018；Luryi et al. 2018）。偶尔也在儿童中发现。三分之二的病例为后半规管受累；剩下三分之一为水平半规管（Ahn et al. 2011）。

从实际的头部创伤或鞭击样损伤到表现为 BPPV，其间的间隔可以从数天到数周。耳蜗可能分两步从黄斑床脱离，或在第一阶段停留在椭圆囊的内淋巴间隙，之后才到达半规管，这时就会引起典型的定位性眩晕。在需要专家依据患者病情进行诊断的情况下，这种延迟可能很重要。创伤后，患者偶尔会立即抱怨步态不稳（像在床垫上行走），这可能是创伤性“耳石性眩晕”，随后出现 BPPV 的典型症状。外伤性 BPPV 在神经外科、上颌骨和耳鼻喉科的颅骨手术（Chiarella et al. 2007）以及牙科手术（Chang et al. 2016）后经常被报道。

创伤后 BPPV 的病理生理变化和治疗与特发性 BPPV 的相类似（第 9 章）。但创伤后 BPPV 的治疗时间明显更长，部分原因是它经常发生在双侧，并且必须重复进行手法复位的操作，这一治疗从受影响更严重的耳朵开始直到患者症状消失（Ahn et al. 2011）。特发性和创伤后 BPPV 的管石手法复位治疗疗效相同（Suarez et al. 2011；Luryi et al. 2018），复发率相似（Ahn et al. 2011；Brandt et al. 2006，2010；Suarez et al. 2011；Luryi et al. 2018）。

不同类型的管石手法复位治疗（Semont，Epley）被成功地用于后半规管的管石（Bhattacharyya et al. 2017）（第 9 章）。一般来说，90% 以上的患者在治疗 1 周后无症状（von Brevern et al. 2006，Mandal. et al. 2012，2020）。较为罕见的水平半规管受累病例可采用“barbecue”法治疗，即向健耳的方向侧躺 12 小时（Fife et al. 2008），或采用 Gufoni 法（Kim et al.2012a，b）。治疗失败的情况非常罕见（＜1%）。

18.1.2　创伤性前庭病变

单侧出血或颞骨岩部骨折（横向骨折比纵向骨折更常发生前庭耳蜗障碍）可导致前庭神经或迷路的直接损伤。主要表现：

- 持续数日的剧烈旋转性眩晕。
- 健侧水平扭转性眼球震颤。
- 向患侧偏斜的姿势和步态不稳。
- 恶心和呕吐。

临床症状与急性单侧前庭病变相似（第 8 章）。

颞骨岩部骨折可分为三种类型：混合、纵向和横向（Rafferty et al. 2006；Gladwell and Viozzi 2008）：

- 纵向岩性骨折（图 18.1）更常见；它们会造成中耳损伤和耳内出血。
- 横向岩性骨折（图 18.2）伴有迷路病变，导致旋转性眩晕和听力损失，以及更为罕见的可能损伤面神经的情况。

如果颞骨岩部有直接创伤，并有相应的旋转性眩晕和听力损失的症状，但无法通过肉眼或 X 射线确认损伤，则可以说是迷路挫伤。

明显功能障碍的第一阶段的特点是强烈的疾病感，伴有持续的旋转性眩晕、恶心和呕吐。这些症状在 2～3 周内慢慢消散。卧床休息和抗眩晕药物（如茶苯海明）只应在最初几天内用于严重的恶心和呕吐，类似于急性前庭病变的治疗，因为这些药物会延缓中枢代偿。患者应尽快开始前庭训练和康复计划，以加速和改善中枢代偿（Sulway and Whitney 2019；Tjernstrom et al. 2016）。同样，在大多数情况下，由于创伤性水肿，也需要使用糖皮质激素（甲泼尼龙）治疗几天。

眩晕、伴或不伴有振动幻视的头晕和 / 或听力丧失也是军事或恐怖爆炸造成的创伤的常见并发症（Scherer et al.

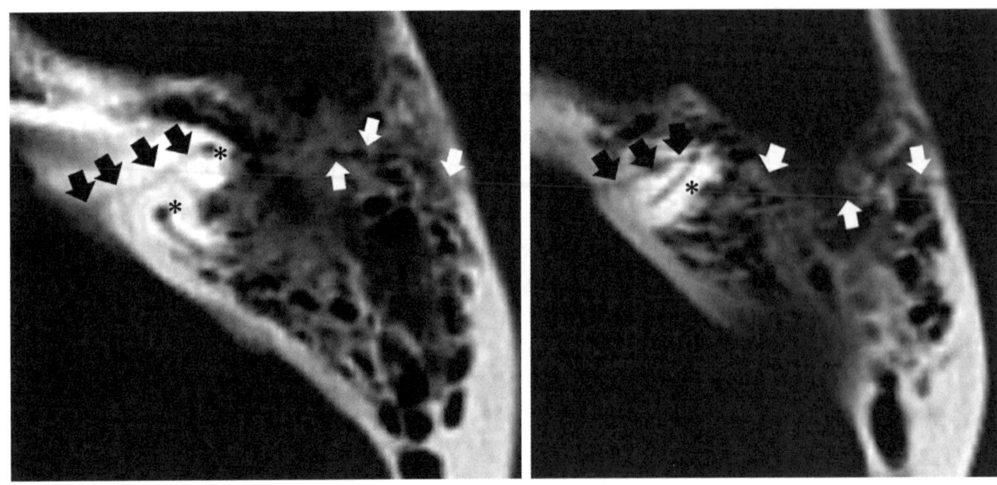

图 18.1 经前半规管左侧（黑色和白色箭头）的纵向颞骨岩部骨折

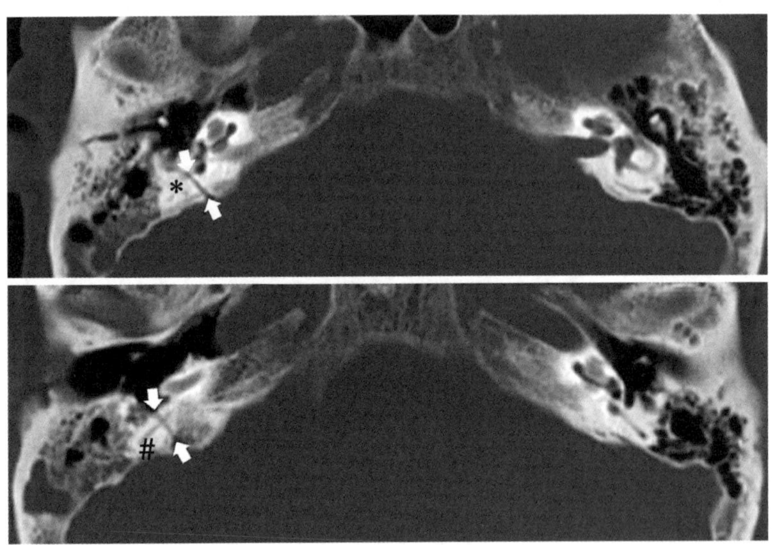

图 18.2 右侧横向颞骨岩性骨折（箭头）通过水平半规管（*）和后半规管（#）

2007）。他们可以接受渐进式治疗（Hoffer et al. 2010）。

我们可以区分外伤性前庭病变和“轻度”外伤性脑损伤，在“轻度”外伤性脑损伤中，据报道，水平半规管冷热试验中有 3%～21% 报告有病理性前庭表现（Zhou and Brodsky 2015），但水平半规管视频头脉冲试验中无病理性前庭表现（Alshehri et al. 2016）。耳石功能障碍发生率为 29%（Scherer et al. 2011）至 52%（Akin et al. 2011）。25%～32% 的患者 cVEMP 存在病理性表现（Ernst et al. 2005; Lee et al. 2011）。儿童和青少年的运动相关挫伤伴有耳石的详细神经耳科检查的异常结果，cVEMP 组为 18%，SVV 调整组为 13%（Zhou and Brodsky 2015）。

18.1.3 第三窗综合征：前半规管裂综合征和罕见的淋巴瘘

第三窗综合征的常见创伤性原因（第 12 章）是伴有颞骨骨折或气压伤的中重度直接脑损伤（Maitland 2001; Mucha et al. 2018）。通常中耳内的空气是正常大气压，因为鼻咽部的空气供应要经过咽鼓管。在咽鼓管供气障碍时，鼓膜和中耳会出现疼痛性压力梯度。在头部创伤期间，中耳可能发生压力的急剧增加，导致蜗窗和前庭窗的缺损，或者更罕见地导致镫骨足板向内耳方向脱位，病理性的压力转移到外淋巴间隙或出现气迷路（Sarac et al. 2006, Hatano et al. 2009）。压力的变化也会导致（上）前半规管裂综合征（superior canal dehiscence syndrome, SCDS）（Ward et al. 2017）。其后果是：

- 头晕发作，部分伴有振动幻视，通常是由于压力变化（咳嗽、按压、打喷嚏、举起重物大声喧哗导致的）。
- 波动性听力丧失。
- 由于骨传导增强，患耳很少能听到自听过响（即体内的声音）。
- 耳内压改变。
- 耳鸣，常伴有搏动。

以上主诉可能取决于头部的位置或运动，如第三窗综合征中的其他综合征一样（Mai-tland 2001, Bourgeois et al. 2005, Young et al. 2019）（第 12 章）（DVD）。一般来说，内耳的高分辨率 CT 可以证明病因，例如前半规管的骨性缺损。

外伤后迷路（气迷路）内存在空气可提示创伤病因（Tsubota et al.2009）。

在临床上，头晕可分为伴有旋转性眩晕和眼震的半规管型，或伴有姿势性眩晕以及姿态和步态不稳的耳石型［尤其是在头部直线加速时（站立或行走时）］。耳石型头晕也可由镫骨足板脱位引起，但不会导致持续的外淋巴漏。当脱位的镫骨足板在声诱导的镫骨反射（耳石 Tullio 现象）中通过周围淋巴 / 内淋巴压力刺激耳石时，就会发生这种情况。在这种情况下，一定频率的响声会通过 SCDS（垂直扭转性眼球震颤、振动幻觉、站立不稳）或耳石症状（Tullio 现象中的头部倾斜和姿势不稳）引起的骨裂引起前半规管的阵发性兴奋。

在临床实践中，需要注意的是，“淋巴管周围瘘”一词反映了淋巴管周围间隙与另一个间隙的直接连接，导致淋巴的丢失。这一诊断在过去常常被误诊，而且现在仍然存在过量的误诊，如何减少淋巴管周围瘘的误诊是一个正在热议的话题（Deveze et al. 2018）。当前的分类见框 12.3。除了上述对第三窗综合征的检查外，我们发现耳蜗蛋白的检测有助于证明淋巴的排出（Ikezono et al. 2018）。

针对第三窗综合征，最初采用保守疗法，即头部抬高卧床数日，可采用轻度镇静并适量使用泻药，大多数患者在保守治疗下即可恢复正常。如果这种保守治疗失败，听力损失或前庭症状加重，则需要进行鼓室切开探查术，或者在上鼓室裂开的情况下进行手术封堵管或封盖（第 12 章）。

18.1.4 交替气压性眩晕

（译者注：交替气压性眩晕指在不同气压条件下交替出现的现象）。中耳压力的快速变化——主要是潜水员（Klingmann et al. 2006）或飞行员以及机组人员在飞行过程中（Subtil et al. 2007）经历的减压——会导致短暂的旋转性眩晕，称为交替气压性眩晕。在旋转性眩晕和眼震（眼震在数秒或数小时后自行消退）开始时，会有耳闷胀感。急性旋转性眩晕表明半规管受到的刺激不足，这是由于中耳蜗窗和前庭窗受到的不对称的、过度的急性压力引发的（Molvaer and Albrektsen 1988）。第三窗的创伤综合征（以前称为淋巴管周围瘘）的发生机制与此相同。

咽鼓管功能障碍是发生交替气压性眩晕的一个特殊危险因素（Uzun 2005）。在潜水时，女性似乎比男性更容易发生交替气压性眩晕（Klingmann et al. 2006），但回顾性研究并未表明这种眩晕在水下会导致危及生命的情况。

18.1.5 耳石性头晕

外伤性耳石性头晕和姿势失衡的发生率可能比一般认为的要高（Brandt and Daroff 1980；Ernst et al. 2005）。头部创伤后或潜伏期后，患者经常报告有以下情况：

- 随头部运动加重的姿势失衡。
- 头部运动时出现振动幻视。
- 步态不稳，就像在水床上行走。

这些都是典型的耳石功能障碍。动物研究表明，创伤性加速度可能导致耳石松动，从而导致两侧的耳石团块不均等。两侧不同的耳石重量会导致空间定向的暂时紊乱。

通过测量 c/oVEMP 或 SVV 对耳石功能进行系统性评估的情况很少。爆炸伤后，29%～52% 的患者表现出耳石功能障碍（Scherer et al.2011；Akin et al. 2017）。在 25%～32% 的钝性颅脑外伤患者中发现病理性 cVEMP（Ernst et al. 2005；Lee et al. 2011）。

然而，在疾病发生的数天或数周内，中枢代偿可纠正耳石症的失衡，头部运动姿势不稳定和步态共济失调会减轻。如果症状持续存在，则必须做出鉴别诊断，其中应考虑到继发性功能性（躯体形式）眩晕的可能性（Dieterich and Staab 2017）。

值得重视的是，创伤性脑损伤也可能导致自主神经系统紊乱（Esterov and Greenwal. 2017），导致心脏（La Fountaine et al. 2011）和循环系统（Dobson et al. 2017）的迷走神经功能障碍。这可能导致短暂的创伤后头晕。更复杂的是，情绪（特别是焦虑）的神经网络（与神经网络相同）与自主神经和前庭功能的重叠（Balaban and Thayer 2001）。

18.2 创伤性中枢性前庭综合征

各种中枢性前庭综合征是由与挫伤或出血相关的脑干或小脑功能障碍引发的，或者间接由创伤性椎体脱位引起的。原则上，部分脑干和小脑、中脑和丘脑、脑桥到延髓和小脑都可能受到影响；中脑受累相对较多。各个中枢综合征详见第 13 章。

外伤后中枢性眼运动障碍常与外周前庭功能障碍同时出现。在创伤后急性期（至第 4 天），两病并发的发生率为 5%～45%（Tuohimaa 1978；Ernst et al. 2005），6 个月后为 3%～8%（Berman and Fredrickson 1975；Tuohimaa 1978；Davies and Luxon 1995）。典型症状是凝视诱发的眼震、VOR 固视抑制受损、扫视追踪以及反向扫视和预测性扫视的干扰（Balaban et al. 2016；Szczupak et al. 2016）。

轻度创伤性脑损伤后，脑部 MRI 扫描很少显示异常（Useche and Bermudez 2018）。然而，功能磁共振成像（DTI）能够证明意识丧失患者（Hayes et al. 2015）和青少年运动相关脑震荡后的脑微结构轴突损伤（Borich et al.2013）。此外，在轻度头部创伤和意识丧失的患者中，可以观察到脑白质病变（Kraus et al.2007；Hayes et al.2015）、大脑微出血、轴突损伤合并外周前庭功能障碍（Gattu et al.2016）。与没有前庭症状和体征的患者相比，有前庭症状的患者小脑及梭状回内的纤维密度较低（$P<0.05$；Alhilal. et al. 2014）。

18.3 外伤性颈源性眩晕和头晕

是否存在“颈源性眩晕和头晕”这一医学实体的问题仍然是一个有争议的话题（见第 22 章）。颈部传入神经不仅参与眼睛、头部和身体的协调。而且还参与身体在空间中的定位和姿势的控制。这意味着，从原理上来讲对这些结构进行刺激或损伤都可能引发眩晕。在灵长类动物（猕猴）的动物实验中已经表明，单侧局部麻醉或切断颈上根会引起同侧伸肌张力的暂时增加和对侧伸肌张力的减少，并影响同侧的指鼻试验，从而导致跌倒的倾向。然而，位置性眼震只在某些物种中引起，且程度不同（在兔子中最明显，在猫中较少），但在恒河猴中完全不会引起（De Jong et al.1977）。这种源于颈椎上根张力不平衡引起的位置性眼震在人类中还没有被证实存在。C_2 根阻断（用于治疗颈源性头痛）的患者表现出轻微的步态不稳，同侧步态轻微偏移和指鼻试验欠佳，但没有眼球运动障碍（Dieterich et al.1993），这与猕猴的动物实验结果相符。在“颈源性眩晕”中也会出现类似步态不稳的症状，并与颈椎疼痛和颈椎运动受限有关，但与旋转性眩晕或自发的、位置性的或刺激性的眼震无关。

与这些神经生理学发现一致，有几位患者出现了非常短暂的、由头部运动引起的眩晕和姿势失衡，症状持续数天，伴有急性单侧加重的颈部疼痛和头部旋转受限（Brandt and Huppert 2016）。没有患者有最初的头部或颈部受伤史。神经和耳部检查也没有发现任何缺陷。

遗憾的是，目前仍然没有有用的检查方法来确认“颈源性眩晕和头晕”（步态不稳）。因为现有的检查都是在躯干固定的情况下被动转头，并在健康受试者中触发相同频率的相同数量的眼震（Holtmann et al.1993）。现在有些地区仍在使用这些方法，但它们不能给出有意义的结果。因此，鉴别诊断必须始终包括仔细的神经耳科学诊断（Ernst et al. 2005），特别是如果最初没有症状只是在疾病的过程中才出现的情况下。这种情况必须考虑继发性功能性（精神心理性）眩晕，因为根据合并症不同，大约 50% 的原发性器质性眩晕综合征患者可能出现这种情况（Eckhardt-Henn et al. 2008; Dieterich and Staab 2017）。

18.4 创伤后功能性头晕

如果眩晕在头部创伤或鞭击样损伤后持续很长时间，且没有耳神经或眼球运动障碍，这可能表明是功能性（精神心理性）眩晕和头晕。但是只有在发现“阳性”诊断标准时，才能诊断为功能性头晕（第 15 章）。

功能性头晕是迄今为止在专业医疗中心和神经科患者中最常见的慢性眩晕和头晕的原因。它常常继发于器质性眩晕，例如在创伤性脑损伤之后（Huppert et al.1995; Eckhardt-Henn et al.2008）。在格鲁吉亚发生强烈地震后，功能性恐惧性体位性头晕的病例明显增加（Tevzadze and Shakarishvili 2007）。在慢性有长期主诉的病例中，在鉴别诊断中也必须考虑到患者存在退休的意愿。

（应畅畅　潘永惠 译）

参考文献

Ahn SK, Jeon SY, Kim JP, Park JJ, Hur DG, Kim DW, Woo SH, Kwon OJ, Kim JY (2011) Clinical characteristics and treatment of benign paroxysmal positional vertigo after traumatic brain injury. J Trauma 70:442–446

Akin FW, Murnane OD, Hall CD et al (2017) Vestibular consequences of mild traumatic brain injury and blast exposure: a review. Brain Inj 31:1188–1194

Alhilali LM, Yaeger K, Collins M, Fakhran S (2014) Detection of central white matter injury underlying vestibulopathy after mild traumatic brain injury. Radiology 272(1):224–232

Alshehri MM, Sparto PJ, Furmann JM, Fedor S, Mucha A, Henry LC, Whitney SL (2016) The usefulness of the video head impuls test in children and adults post-concussion. J Vest Res 26(5–6):439–446

Balaban CD, Thayer JF (2001) Neurological bases for balance-anxiety links. J Anxiety Disord 15:53–79

Balaban CD, Hoffer ME, Szczupak M et al (2016) Oculomotor, vestibular, and reaction time tests in mild traumatic brain injury. PLoS One 11:e0162168

Berman JM, Fredrickson JM (1975) Vertigo after head injury: a five-year follow-up. J Otolaryngol 7(3):237–245

Bhattacharyya N, Gubbels SP, Schwartz SR et al (2017) Clinical practice guideline: benign paroxysmal positional vertigo (Update). Otolaryngol Head Neck Surg Mar 156:S1–S47

Borich M, Makan N, Boyd L et al (2013) Combining whole-brain voxel-wise analysis with in vivo tractography of diffusion behavior after sports-related concussion in adolescents: a preliminary report. J Neurotrauma 30:1243–1249

Bourgeois B, Ferron CH, Bordure P, Beauvillain de Montreuil C, Legent F (2005) Exploratory tympanotomy for suspected traumatic perilymphatic fistula. Ann Otolaryngol Chir Cervicofac 122:181–186

Brandt T, Daroff RB (1980) The multisensory physiological and pathological vertigo syndromes. Ann Neurol 7:195–203

Brandt T, Huppert D (2016) A new type of cervical vertigo: head motion-induced spells in acute neck pain. Neurology 86:974–975

Brandt T, Huppert D, Hecht J, Karch C, Strupp M (2006) Benign paroxysmal positioning vertigo: a long-term follow up (6:17 years) of 125 patients. Acta Otolaryngol 126:160–163

Brandt T, Huppert D, Hüfner K, Zingler VC, Dieterich M, Strupp M (2010) Long-term course and relapses of vestibular and balance disorders. Restor Neurol Neurosci 28:69–82

Chang T-P, Lin Y-W, Sung P-Y, Chuang H-Y, Chung H-Y, Liao W-L (2016) Benign paroxysmal positional vertigo after dental procedures: a population-based case-control study. Plos One 11(4):e0153092

Chiarella G, Leopardi G, De Fazio L, Chiarella R, Cassandro C, Cassandro E (2007) Iatrogenic benign paroxysmal positional vertigo: review and personal experience in dental and maxillo-facial surgery. Acta Otorhinolaryngol Ital 27:126–128

Davies RA, Luxon LM (1995) Dizziness following head injury: a neurological study. J Neurol 242:222–230

De Jong PTVM, de Jong JMBV, Cohen D, Jongkees LDW (1977) Ataxia and nystagmus induced by injection of local anesthetics in the neck. Ann Neurol 1:240–246

Deveze A, Matsuda H, Elziere M, Ikezono T (2018) Diagnosis and treatment of perilymphatic fistula. Adv Otorhinolaryngol 81:133–145

Dieterich M, Staab JP (2017) Functional dizziness: from phobic postural vertigo and chronic subjective dizziness to persistent postural-perceptual dizziness. Curr Opin Neurol 30:107–113

Dieterich M, Pöllmann W, Pfaffenrath V (1993) Cervicogenic headache: electronystagmography,

18

perception of verticality, and posturography in patients before and after C2-blockade. Cephalalgia 13:285–288

Dobson JL, Yarbrough MB, Perez J et al (2017) Sport-related concussion induces transient cardiovascular autonomic dysfunction. Am J Physiol Regul Integr Comp Physiol 312:R575–R584

Eagle SR, Kontos AP, Collins MW, Mucha A et al (2021) Targeted intervention improves symptoms and impairments in patients with mild traumatic brain injury with chronic symptom: a prospective, multiple interventional resaerach trial. J Spec Oper Med 21(2):61–66

Eagle SR, Feder A, Manderino LM, Mucha A et al (2022) Concurrent validity of vestibular/ocular motor screening (VOMS) tool with dizziness handicap inventory (DHI) among adolescents with vestibular symptoms/impairment following concussion. Phys Ther Sport 53:34–39. https://doi.org/10.1016/j.ptsp.2021.11.003

Eckhardt-Henn A, Best C, Bense S, Breuer P, Diener G, Tschan R et al (2008) Psychiatric comorbidity in different organic vertigo syndromes. J Neurol 255:420–428

Ernst A, Basta D, Seidl RO, Todt I, Scherer H, Clarke A (2005) Management of posttraumatic vertigo. Otolaryngol Head Neck Surg 132:554–558

Esterov D, Greenwald BD (2017) Autonomic dysfunction after mild traumatic brain injury. Brain Sci 7:100

Fife TD, Iverson DJ, Lempert T et al (2008) Practice parameter: therapies for benign paroxysmal positional vertigo (an evidence-based review): report of the Quality Standards Subcommittee of the American Academy of Neurology. Neurology 70:2067–2074

Friedman JM (2004) Post-traumatic vertigo. Med Health 87:296–300

Gattu R, Akin FW, Cacace AT, Hall CD, Murnane OD, Haacke EM (2016) Vestibular, balance, microvascular, and white matter neuroimaging characteristics of blast injuries and mild traumatic brain injury: four case reports. Brain Inj 30(12):1501–1514

Gladwell M, Viozzi C (2008) Temporal bone fractures: a review for the oral and maxillofacial surgeon. J Oral Maxillofac Surg 66:513–522

Gordon CR, Levite R, Joffe V, Gadoth N (2004) Is posttraumatic benign paroxysmal positional vertigo different from the idiopathic form? Arch Neurol 61:1590–1593

Haripriya GR, Mary P, Dominic M, Goyal R, Sahadevan A (2018) Incidence and treatment outcomes of posttraumatic BPPV in traumatic brain injury patients. Indian J Otolaryngol Head Neck Surg 70(3):337–341

Hatano A, Rikitake M, Komori M, Irie T, Moriyama H (2009) Traumatic perilymph fistula with the luxation of the stapes into the vestibule. Auris Nasus Larynx 36:474–478

Hayes JP, Miller DR, Lafleche G, Salat DH, Verfaellie M (2015) The nature of white matter abnormalities in blast-related mild traumatic brain injury. NeuroImage Clin 9:148–156

Herdman S, Clendaniel RA (2014) Vestibular rehabilitation. FA Davis, Philadelphia

Hoffer ME, Gottshal KR, Moore R, Balough BJ, Wester E (2004) Characterizing and treating dizziness after mild head trauma. Otol Neurotol 25:135–138

Hoffer ME, Balaban C, Gottshall K, Balough BJ, Maddox MR, Penta JR (2010) Blast exposure: vestibular consequences and associated characteristics. Otol Neurotol 31:232–236

Holtmann S, Reiman V, Schöps P (1993) Clinical significance of cervico-ocular reactions. Laryngorhinootologie 72:306–310

Huppert D, Kunihiro T, Brandt T (1995) Phobic postural vertigo (154 patients): its association with vestibular disorders. J Audiol 4:97–103

Ikezono T, Matsumura T, Matsuda, et al (2018) The diagnostic performance of a novel ELISA for human CTP (Cochlin-tomoprotein) to detect perilymph leakage. PLoS One 13(1):e0191498.

Kashluba S, Casey JE, Paniak C (2006) Evaluating the utility of ICD-10 diagnostic criteria for postconcussion syndrome following mild traumatic brain injury. J Int Neuropsychol Soc 12:111–118

Kim JS, Oh SY, Lee Sh et al (2012a) Randomized clinical trial for geotropic horizontal canal benign paroxysmal positional vertigo. Neurology 79(7):700–707

Kim JS, Oh SY, Lee SH et al (2012b) Randomized clinical trial for apogeotropic horizontal canal benign paroxysmal positional vertigo. Neurology 78(3):159–166

Klingmann C, Knauth M, Praetorius M, Plinkert PK (2006) Alternobaric vertigo – really a hazard? Otol Neurotol 27:1120–1125

Kraus MF, Susmaras T, Caughlin BP, Walker CJ, Sweeney JA, Little DM (2007) White matter integrity and cognition in chronic traumatic brain injury: a diffusion tensor imaging study. Brain 130:2508–2519

La Fountaine MF, Gossett JD, De Meersman RE et al (2011) Increased QT interval variability in 3 recently concussed athletes: an exploratory observation. J Athl Train 46:230–233

Lee JD, Park MK, Lee BD et al (2011) Otolith function in patients with head trauma. Eur Arch Otorhinolaryngol 268:1427–1430

Luryi AL, LaRouere M, Babu S, Bojrab DI, Zappia J, Sargent EW, Schutt CA (2018) Traumatic versus idiopathic benign positional vertigo: analysis of disease, treatment, and outcome characteristics. Otolaryngol Head Neck Surg 160(19:131–136

Maitland CG (2001) Perilymphatic fistula. Curr Neurol Neurosci Rep 1:486–491

Mandala M, Santoro GP, Asprella LG et al (2012) Double-blind randomized trial on short-term efficacy of Semont maneuver for the treatment of posterior canal benign paroxysmal positional vertigo. J Neurol 259(5):882–885

Mandala M, Califano L, Casani AP et al (2020) Double-blind randomized trial on the efficacy of the forced prolonged position for treatment of lateral canal benign paroxysmal positional vertigo. Laryngoscope 131:E1296

Marcus HJ, Paine H, Sargeant M, Wolstenholme S et al (2019) Vestibular dysfunction in acute traumatic brain injury. J Neurol 266:2430–2433

Molvaer OI, Albrektsen G (1988) Alternobaric vertigo in professional divers. Undersea Biomed Res 15:271–282

Motin M, Keren O, Groswasser Z, Gordon CR (2005) Benign paroxysmal positional vertigo as the cause of dizziness in patients after severe traumatic brain injury: diagnosis and treatment. Brain Inj 19: 693–697

Mucha A, Fedor S, Demarco D (2018) Vestibular dysfunction and concussion. Handb Clin Neurol 158:135–144

Rafferty MA, McConn Walsh R, Walsh MA (2006) A comparison of temporal bone fracture classification systems. Clin Otolaryngol 31:287–291

Sarac S, Cengel S, Sennaroglu L (2006) Pneumolabyrinth following traumatic luxation of the stapes into the vestibule. Int J Pediatr Otorhinolaryngol 70: 159–161

Scherer MR, Burrows H, Pinto R, Somrack E (2007) Characterizing self-reported dizziness and otovestibular impairment among blast-injured traumatic amputees: a pilot study. Mil Med 172:731–737

Scherer MR, Burrows H, Pinto R et al (2011) Evidence of central and peripheral vestibular pathology in blast-related traumatic brain injury. Otol Neurotol 32:571–580

Schütze M, Kundt G, Buchholz K, Piek J (2008) Which factors are predictive for long-term complaints after mild traumatic brain injuries? Versicherungsmedizin 60:78–83

Staab JP (2006) Chronic dizziness: the interface between psychiatry and neuro-otology. Curr Opin Neurol 19:41–48

Suarez H, Alonso R, Arocena M, Suarez A, Geisinger D (2011) Clinical characteristics of positional vertigo after mild head trauma. Acta Otolaryngol 131:377–381

Subtil J, Varandas J, Galrão F, Dos Santos A (2007) Alternobaric vertigo: prevalence in Portuguese Air Force pilots. Acta Otolaryngol 127:843–846

Sulway S, Whitney SL (2019) Advances in vestibular rehabilitation. Adv Otorhinolaryngol 82: 164–169

Szczupak M, Hoffer ME, Murphy S, Balaban CD (2016) Posttraumatic dizziness and vertigo. Handb Clin Neurol 137:295–300

Tevzadze N, Shakarishvili R (2007) Vertigo syndromes associated with earthquake in Georgia. Georgian Med News 148–149:36–39

Tjernstrom F, Zur O, Jahn K (2016) Current concepts and future approaches to vestibular rehabilitation. J Neurol 263(Suppl 1):S65–S70

Tsubota M, Shojaku H, Watanabe Y (2009) Prognosis of inner ear function in pneumolabyrinth: case report and literature review. Am J Otolaryngol 30:423–426

Tuohimaa P (1978) Vestibular disturbances after acute mild head injury. Acta Otolaryngol Suppl. 359: 3–67.

Useche JN, Bermudez S (2018) Conventional computer tomography and magnetic resonance in brain concussion. Neuroimaging Clin N Am 28(1):15–29

Uzun C (2005) Evaluation of predive parameters related to eustachian tube dysfunction for symptomatic middle ear barotrauma in divers. Otol Neurotol 26:59–64

Von Brevern M, Seelig T, Radtke A, Tiel-Wilck K, Neuhauser H (2006) Long-term efficacy of Epley's manoeuvre: a double-blind randomized trial. J Neurol Neurosurg Psychiatry 77:980–982

Ward BK, Carey JP, Minor LB (2017) Superior canal dehiscence syndrome: lessons from the first 20 years. Front Neurol 8:177

Young AS, McMonagle B, Pohl DV, Magnussen J, Welgampola MS (2019) Superior semicircular canal dehiscence presenting with recurrent positional vertigo. Neurology 93:1070–1072

Zhou G, Brodsky JR (2015) Objective vestibular testing of children with dizziness and balance complaints following sports-related concussions. Otolaryngol Head Neck Surg 152:1133–1139

第19章 晕动病

目录

19.1 临床特点和发病机制

急性晕动病在机动车被动运输过程中出现；诱导刺激消失后，最多在 1 天内自行消退。急性严重晕动病的全貌包括以下最初症状：

- 头晕或头昏。
- 身体不适。
- 疲倦。
- 周期性打哈欠。
- 脸色苍白。
- 轻度头晕伴有明显的周围运动和自我运动。

面色苍白加重随后会出现冷汗、流涎增多、对气味敏感、头枕部疼痛和上腹部压迫感。最后，核心症状为恶心、干呕和呕吐发展为运动不协调，动力和注意力的丧失，冷漠和对未来的恐惧（Money 1970; Brandt 1976; Golding 2016; Zhang et al. 2016）。在古希腊、古罗马和中国，人们对陆地上的晕动病，尤其是晕船及其触发因素、症状和预防措施都很熟悉（Huppert et al. 2017，见第 23 章）。

晕动病不是由身体剧烈加速过程中的前庭“过度刺激”引起的，而是由不熟悉的（即不适应的）运动刺激引起的，特别是由视觉、前庭和躯体感觉系统之间的感觉知觉不一致引起的。解释晕动病发病机制的最重要的概念是所谓的错配理论（Reason 1978; Dichgans and Brandt 1978; Brandt 1976; Zhang et al. 2016）（图 15.5）。根据这一理论，决定性的触发因素是来自各种感觉通路的运动信号的不一致或预期和实际的感觉刺激之间的不一致。

此外，我们还讨论了其他假设机制（Bertolini and Straumann 2016），例如，根据实验表明前庭眼反射的速度存储的空间方向在头部运动引起的晕动病的产生中发挥了作用（Dai et al. 2007）。

众所周知的各种晕动病有：

- 晕车（视觉 - 前庭的刺激冲突）。
- 晕船（不熟悉的、复杂的低频线性和角加速度，低于 1Hz）。
- 车辆模拟驾驶或虚拟现实晕车（视觉晕动病）。
- 太空病（在微重力下头部主动运动时耳石、半规管和视觉系统的感官不一致）。

流行病学研究发现，偏头痛与晕动病易感性之间存在统计学上的显著关联（Neuhauser and Lempert 2004; Evans et al. 2007; Cuomo-Granston and Drummond 2010），尤其是前庭性偏头痛患者（Boldingh et al. 2011）。某些前庭疾病患者的晕动病患病率较高，但双侧前庭疾病患者的患病率较低，可能是因为后者的视觉 - 前庭错配效果较差（Takahashi et al. 1997, Paillard et al. 2013, Murdin et al. 2015, Golding 2016, Golding and Patel 2017）。一项前瞻性流行病学研究证实了大多数前庭疾病伴有晕动病易感性的增加（Strupp et al. 2018）。在本研究中，与 Murdin 等人（2015）的研究类似，双侧前庭病变患者对晕动病并非免疫，而是更具抵抗性。孕妇尤其容易受到影响（Takov and Tadi 2019）。从婴儿期到青春期，晕动病易感性特征分为三个阶段，出生后第一年的高抵抗力，青春期前的过度敏感高峰，以及青春期后的下降（Huppert et al. 2019，见第 16 章）。

19.2 病程和治疗原则

尽管个体间的抵抗力有很大的差异，但当暴露在极端的加速刺激下（例如，像科里奥利效应这样的交叉耦合加速），每个健康的个体都可能经历晕动病（图 19.1）。在不同的机动车上，晕动病的发病率从 1% 到 90% 不等。在穿越大西洋的头几天，遇到适度的湍流，大约 25%～30% 的船上乘客会晕船，而 80% 乘坐小型救生筏或穿着漂浮背心漂流的人会严重晕船。后者的生存机会因额外的水分和电解质流失而降低。

女性比男性更容易发病，儿童和年轻人比老年人更容易发病。新生儿和 1 岁以下的婴儿对晕动病具有极强的抵抗力，显然是因为他们只有在学会单独站立和行走之后才会使用视觉系统进行动态空间定位。当他们乘坐交通工具时，显然不会体验到自我运动知觉的视觉 - 前庭冲突（Brandt et al. 1976）。迷路功能的丧失会导致对晕动病的更高抵抗力（Strupp et al. 2018），而在船上闭眼并不能防止晕船。

晕动病是一种急性临床综合征。恶心和呕吐在几分钟到几小时内出现，症状在刺激停止后的几小时到 1 天内自发缓解。如果刺激持续（船舶或太空旅行），则在 3 天内通过中枢介导的适应（习惯化）发生缓解（Koch et al. 2018）。

预防晕动病最有效的物理手段是通过间歇性暴露与刺激来适应（习惯化）（Koch et al.2018）。然而，这种适应只是暂时的，对于每种类型的加速都是特定的；也就是说，对晕船的抵抗力并不能防止晕机。

如果“前庭训练”不能使受试者产生抵抗，则在刺激过程中应保持头部不动，并应避免与车辆运动复杂耦合的额外加速。躺着时的易感性比坐着时更低（Golding et al. 1995），坐在副驾驶座位上的人的敏感性低于坐在后座的人（Takov and Tadi 2019）。

晕车主要发生在封闭的车辆中或在汽车后座上阅读时，这时身体正在加速，但看到的是静止的环境，这与迷路的刺激相矛盾。通过保持对车辆运动适当的视觉控制，人们可以显著地减少在闭眼条件下所经历的晕动病。相反，如果主要平稳对比填充视野，易感性会显著增加（Dichgans and Brandt 1973; Probst et al. 1982）。

抗眩晕药物如茶苯海明（dramamine）或东莨菪碱（transderm scop）可以抑制前庭核神经元的自发活动以及身体加速过程中的神经元频率调制，从而减少对晕动病的易感性。

19.3 实用治疗

物理预防和药物治疗的可能性（Bles et al.2000; Shupak and Gordon 2006; Spinks et al. 2011; Huppert et al. 2011; Murdin et al. 2011; Golding 2016; Leung and Hon 2019）列于表 19.1 和表 19.2。东莨菪碱作为一种透皮治疗系统（transdermal therapeutic system, TTS），是首选的预防药物。如果以贴片形式使用，因为活性剂的释放延迟，必须在旅行前 4～8 小时贴在皮肤上（例如，耳后）。低剂量经鼻东莨菪碱也非常有效，没有相关的镇静副作用（Simmons et al. 2010）。东

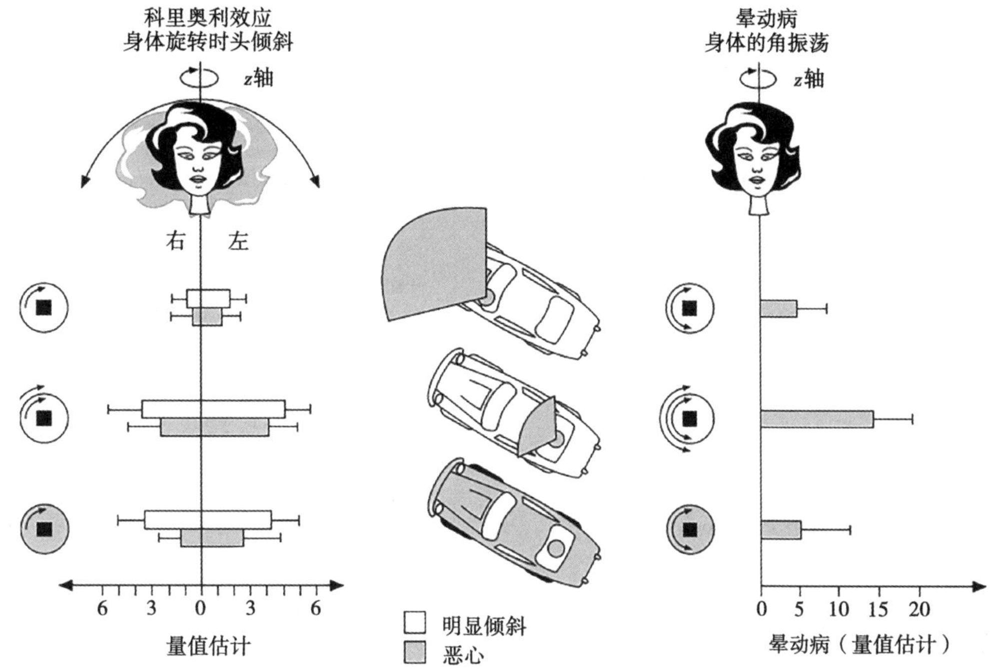

图 19.1　在组合鼓椅系统中身体加速过程中的视觉影响及其对眩晕和晕动病的影响。左图：坐位身体同时旋转时，头部向一侧倾斜引起的明显倾斜和恶心程度的估计。在这个过程中，交叉耦合加速度引起了科里奥利效应（左）。在旋转椅上以 0.02Hz 的频率和 100°/s 的峰值速度进行 15 分钟的人体正弦角振荡所引起的晕动病的量值估计（右）。三种视觉条件分别是眼睛睁开（上），旋转椅和圆筒运动机械耦合（中），眼睛在完全黑暗中睁开（下）。当运动的前庭和视觉运动信息相互矛盾时（椅子和圆筒的联合运动），实验诱导的恶心程度最大。这与移动车辆的体验相对应。当视觉可以同时检查身体加速度时（在驾驶员座位上），晕动病最不明显；相反，当前庭加速明显与视觉信息相矛盾时（在视野中以静止对比为主的后座或阅读时），晕动病最严重（Brandt et al. 1976）

表 19.1　预防晕动病的身体动作

措施	目标
发作前	
“前庭训练”通过反复暴露于刺激和积极的头部运动	特定运动的中枢习惯化
车辆模拟驾驶训练	习惯化的视觉 - 前庭转移的应用
急性发作时	
头部固定	避免与车辆加速度复杂耦合的附加加速度（如科里奥利效应）
头部位置（朝向重力矢量）。船：仰卧位；车：仰卧位，头部朝运动方向；直升机：坐位	利用头轴特定的加速度阻力差异；沿着 z 轴的加速度最有利
车辆加速引起的身体运动可能的反调节（例如，向弯道倾斜）	
车辆运动的视觉控制；如果不可能，那就闭上眼睛	避免视觉 - 前庭感知冲突（不匹配）

表 19.2　预防晕动病的药物

药物	副作用
抗组胺药：茶苯海明（dramamine）50～100mg	镇静、反应和注意力下降、口干舌燥、视力模糊、头晕
颠茄生物碱 0.5mg，东莨菪碱作为透皮治疗系统（transderm scop）在旅行开始前 4～6 小时使用，有效长达 72 小时	

莨菪碱比桂利嗪（Gil et al. 2012）、异丙嗪或茶苯海明更有效。第二代抗组胺药（如西替利嗪）的镇静作用较弱，效果也较差（Leung and Hon 2019）。将通常的单次剂量加倍（苯海拉明 100mg；东莨菪碱 0.6mg）明显增加了中枢镇静的副作用，但对晕动病的抵抗力没有任何实质性的改善（Wood et al. 1966）。东莨菪碱与拟交感神经的药物如麻黄碱或右旋安非他命联合使用可提高疗效，同时减少镇静不良反应（Wood and Graybiel 1970；Golding 2016）。由于右旋安非他命引起的依赖性，通常不建议与该物质结合使用，但保留在特殊情况下，例如在军事飞行任务期间（Leung and Hon 2019）。还测试了苯妥英对晕动病的疗效（Knox et al. 1994）；然而，考虑到其副作用，也不建议使用（Murdin et al. 2011）。

（李洪岩　潘永惠　译）

参考文献

Bertolini G, Straumann D (2016) Moving in a moving world: a review on vestibular motion sickness. Front Neurol 7:14

Bles W, Bos JE, Kruit H (2000) Motion sickness. Curr Opin Neurol 13:19–25

Boldingh MI, Ljostad U, Mygland A, Monstad P (2011) Vestibular sensitivity in vestibular migraine: VEMP's and motion sickness susceptibility. Cephalalgia 31:1211–1219

Brandt T (1976) Optisch-vestibuläre Bewegungs-

krankheit, Höhenschwindel und klinische Schwindelformen. Fortschr Med 94:177–1188
Brandt T, Wenzel D, Dichgans J (1976) Die Entwicklung der visuellen Stabilisation des aufrechten Standes beim Kind: Ein Reifezeichen in der Kinderneurologie. Arch Psychiat Nervenkr 223:1–13
Cuomo-Granston A, Drummond PD (2010) Migraine and motion sickness: what is the link? Prog Neurobiol 91:300–312
Dai M, Raphan T, Cohen B (2007) Labyrinthine lesions and motion sickness susceptibility. Exp Brain Res 1748:477–487
Dichgans J, Brandt T (1973) Optokinetic motion-sickness and pseudo-Coriolis effects induced by moving visual stimuli. Acta Otolaryngol 76: 339–348
Dichgans J, Brandt T (1978) Visual-vestibular interaction: effects of self-motion perception and postural control. In: Held R, Leibowitz HW, Teuber HL (eds) Handbook of Sensory Physiology, Vol VIII Perception. Springer, Berlin Heidelberg New York, pp 755–804
Evans RW, Marcus D, Furman JM (2007) Motion sickness and migraine. Headache 47:607–610
Gil A, Nachum Z, Tal D, Shupak A (2012) A comparison of cinnarizine and transdermal scopolamine for the prevention of seasickness in a naval crew: a double-blind, randomized, crossover study. Clin Neuropharmacol 35:37–39
Golding JF (2016) Motion sickness. Handb Clin Neurol 137:371–390
Golding JF, Patel M (2017) Menières, migraine, and motion sickness. Acta Otolaryngol 137:495–502
Golding JF, Markey HM, Stott IR (1995) The effects of motion direction, body axis, and posture on motion sickness induced by low frequency linear oscillation. Aviat Space Environm Med 66:1046–1051
Huppert D, Strupp M, Mückter H, Brandt T (2011) Which medication do I need to manage dizzy patients? Acta Otolaryngol 131:228–241
Huppert D, Benson J, Brandt T (2017) A historical view of motion sickness – a plague at sea and on land, also with military impact. Front Neurol 8:114
Huppert D, Grill E, Brandt T (2019) Survey of motion sickness susceptibility in children and adolescents aged 3 months to 18 years. J Neurol 266(Suppl 1):65–73
Knox GW, Woodard D, Chelen W, Ferguson R, Johnson L (1994) Phenytoin for motion sickness: clinical evaluation. Laryngoscope 1994:935–939
Koch A, Cascorbi I, Westhofen M, Dafotakis M, Klapa S, Kuhtz-Buschbeck JP (2018) The neurophysiology and treatment of motion sickness. Dtsch Arztebl Int 115:687–696
Leung AKC, Hon KL (2019) Motion sickness: an overview. Drugs Context 8:2019-9-4. https://doi.org/10.7573/dic.2019-9-4
Money KE (1970) Motion sickness. Physiol Rev 50: 1–39
Murdin L, Golding J, Bronstein A (2011) Managing motion sickness. BMJ 343:d7430
Murdin L, Chamberlain F, Cheema S, Ashad Q, Gresty MA, Golding JF, Bronstein A (2015) Motion sickness in migraine and vestibular disorders. J Neurol Neurosurg Psychiatry 86:585–587
Neuhauser H, Lempert T (2004) Vertigo and dizziness related to migraine: a diagnostic challenge. Cephalalgia 24:83–91
Paillard AC, Quarck G, Paolino F, Denise P, Paolino M, Golding JF, Ghulyan-Bedikian V (2013) Motion sickness susceptibility in healthy subjects and vestibular patients: effects of gender, age, and trait-anxiety. J Vestib Res 23:203–209
Probst T, Krafczyk S, Büchele W, Brandt T (1982) Visuelle Prävention der Bewegungskrankheit im Auto. Arch Psychiat Nervenkr 231:409–421
Reason JT (1978) Motion sickness adaptation: a neural mismatch model. J Roy Soc Med 71:819–829
Shupak A, Gordon CR (2006) Motion sickness: advances in pathogenesis, prediction, prevention, and treatment. Aviat Space Environ Med 77: 1213–1223
Simmons RG, Phillips JB, Lojewski RA et al (2010) The efficiency of low-dose transnasal scoloamine for motion sickness. Aviat Space Environ Med 81(4):405–412
Spinks AB, Wasiak J (2011) Scopolamine (hyoscine) for preventing and treating motion sickness. Cochrane Database Syst Rev (6):CD002851
Strupp M, Brandt T, Huppert D, Grill E (2018) Prevalence of motion sickness in various vestibular disorders: a study on 749 patients. J Neurol 265(Suppl 1):S95–S97
Takahashi M, Ogata M, Miura M (1997) The significance of motion sickness in the vestibular system. J Vestib Res 7:179–187
Takov V, Tadi P (2019) Motion sickness. In: StatPearls [internet]. StatPearls Publishing, Trasure Island. PMID: 30969528
Wood CD, Graybiel A (1970) Evaluation of antimotion sickness drugs: a new effective remedy revealed. Aerospace Med 41:932–933
Wood CD, Graybiel A, Kennedy RS (1966) Comparison of effectiveness of some antimotion sickness drugs using recommended and larger than recommended doses as tested in the slow rotation room. Aerospace Med 37:259–262
Zhang LL, Wang JQ, Qi RR, Pan LL, Li M, Cai YL (2016) Motion sickness: current knowledge and recent advantage. CNS Neurosci Ther 22:15–24

第 20 章 登陆病综合征

目录

登陆病综合征(Mal de Débarquement syndrome, MdDS)主要发生在长途海上航行下船后，其特征是在陆地上产生身体或地面似乎持续低频摇晃、上下摆动或摇摆的感觉，主观不稳定等痛苦的感觉(Brown and Baloh 1987; Murphy 1993; Cha 2009)。大多数健康人在经历这种情况后偶尔会出现较弱和短暂形式的 MdDS 样症状，也被称为“海腿病”或“陆地病”(Hain and Cherchi 2016; van Ombergen et al. 2016; Schepermann et al. 2019)。虽然 MdDS 通常在长途海上航行后发生，但据报道也发生在陆地或航空旅行期间长时间暴露于被动运动之后。在极少数情况下，这些症状会持续数月或数年，需要进行药物治疗，但通常没有令人信服的特殊治疗效果(Van Ombergen et al. 2016; Canceri et al. 2018; Saha and Cha 2020)。

巴拉尼学会分类委员会编制了一份具有以下诊断标准的共识文件(Cha et al. 2020)(框 20.1):

框 20.1 登陆病综合征诊断标准(Cha et al. 2020)

1. 非旋转性眩晕，以连续或一天中大部分时间的振荡感觉为特征。
2. 在被动运动结束后 48 小时内发病。
3. 接触被动运动可暂时减轻症状。
4. 症状持续>48 小时。
   (a) 进展性(>48 小时，观察时间<1 个月)。
   (b) 短暂性 MdDS(48 小时～≤1 个月)。
   (c) 持续性 MdDS(>1 个月)。
5. 症状不能被其他疾病或失调更好地解释。

如果 MdDS 持续超过 1 个月，则称为持续性 MdDS。受影响的个体可能会出现相关的症状，如空间定向障碍、运动不耐受、疲劳、头痛或焦虑。鉴别诊断或误诊可能是在没有先前身体运动下的发作性或振荡性头晕，例如，功能性头晕(第 15 章)，或由压力、焦虑或抑郁引起的类似身体症状(Mucci et al. 2018)。从流行病学上看，女性对 MdDS 更加易感，且与偏头痛的共病率较高(Cha et al. 2018)。从历史上看，MdDS 很早就被人所知，其类似症状的描述可以追溯到 Erasmus von Darwin(1796)，甚至可以追溯到古希腊和古罗马作家时期(Huppert et al. 2016)。

20.1 病理生理学

试图解释 MdDS 的病理生理机制是多方面的，因此不是特别令人信服。它们包括眼运动速度储存机制和前庭小脑小结的特定功能障碍(Cohen 2019)，前庭记忆系统的假设“伪幻觉”，以及感觉运动网络异常同步的更一般的方法(Moeller and Lempert 2007; Van Ombergen et al. 2016; Schepermann et al. 2019; Clark et al. 2013)，或者仅仅是功能性(躯体性)障碍。

远洋客轮的自然平均运动曲线主要在 0.1～0.4Hz 的低频范围(Wawrzynski and Krata 2016)，该低频范围与 MdDS 患者体内摇摆感觉和身体振荡的主要频率(0.2～0.3Hz)非常匹配(Dai et al. 2014; Cohen et al. 2018)。在一个能引起健康受试者 MdDS 症状的实验模型中，运动刺激在闭眼站立期间，始终如一地诱发摇摆感和前后维度最明显的姿势改变，其主要特征是在接近刺激频率的低频摇摆谱中有一个明显的峰值(Schepermann et al. 2019)。在正面或矢状俯仰面，通过比较依赖于各种震荡运动刺激的身体摇摆后反应，发现最有效的运动刺激不是围绕单轴的正弦运动，而是由电机驱动的多向运动平台产生的不可预测的低频多向运动刺激(Hexapod，图 20.1，彩图见文末彩插)。这与 Cohen 等人(2018)的假设相矛

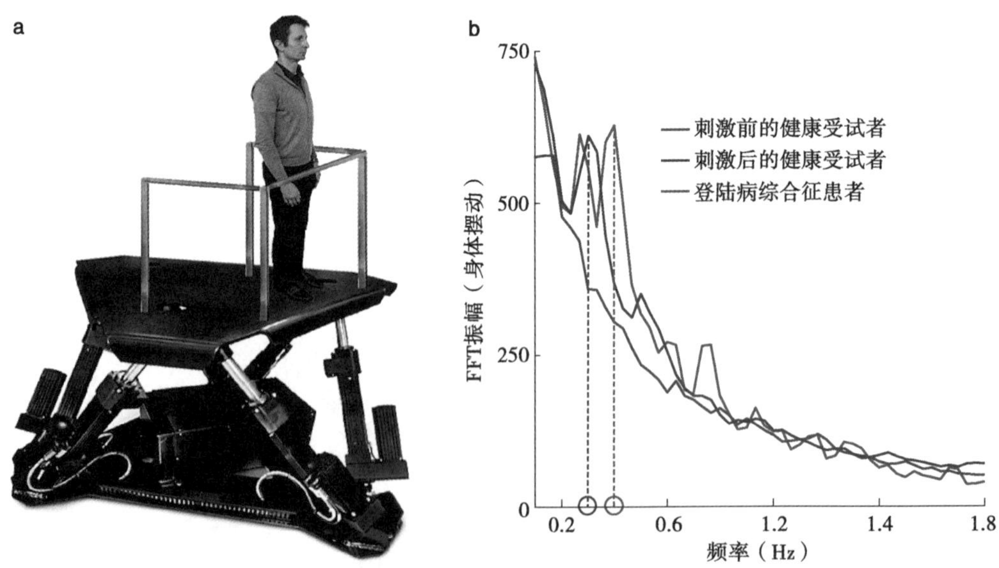

图 20.1 电机驱动的运动平台(Hexapod)可同时进行 6 个自由度的运动刺激，通过该运动平台可以产生沿所有 3 个旋转轴(YAW、PITCH、ROLL)和平行轴的运动(a)。MdDS 患者与健康志愿者在给予 30 分钟的刺激前(HS 前)和刺激后 5 分钟(HS 后)身体前后摇摆的比较(b)。相应的傅里叶变换(FFT)幅度谱显示 HS 刺激后和患者的身体摆动在低频谱中有明显的峰值(蓝圈和红圈)。运动刺激后不久，HS 的摇摆行为与患者的摇摆行为同化，特别是在靠近提供的运动刺激频率的 AP- 摇摆低频谱中表现出明显的峰值。因此，病理和实验诱导的异常身体摇摆在患者和对照组中是一致的(Modified from Scheperman et al. 2019)

盾，该假设认为MdDS代表了前庭神经回路的速度存储激活的滚动平面中前庭小脑系统的一种明显的功能障碍。

脑成像包括结构MRI、静息状态功能MRI和FDG-PET扫描，这与运动引起的视觉前庭皮质网络变化以及前额叶皮质活动增加和前庭小脑活动同时减少（Jeon et al. 2020）的观点是一致的，这与焦虑症（Duval et al. 2015）和（躯体性）功能性恐惧性体位性眩晕的变化非常相似（Popp et al. 2018；Huber et al. 2020）。

MdDS的症状和病程提醒有经验的临床医生注意其他慢性综合征，如功能性头晕（第15章）、耳鸣、紧张性头痛或神经性疼痛，所有这些症状可能有一些共同的机制。

20.2 治疗

根据不同的病理生理学假说，建议采取各种治疗措施。它们包括药物化合物，如抗抑郁药（特别是SSRI）或镇静剂的短暂使用、视觉/前庭运动刺激方案、无创经颅磁刺激，以及前庭眼反射的实验性调整（Nachum et al. 2004；Cha and Baloh 2013；van Ombergen et al. 2016；Canceri et al. 2018；Cha et al. 2019；Cohen 2019）。只要没有令人信服的、可控制的、前瞻性的治疗性研究，旧的临床原则就适用：“提供的治疗越广泛，其疗效就越值得怀疑和不安全。”

我们认为，对MdDS患者的最佳管理是基于仔细的病史和神经耳科检查，以排除其他类似MdDS的疾病。然后，告知患者疾病的非威胁性特点是必要的，同时鼓励患者保持正常的生活方式，定期锻炼以克服回避行为。这类似于继发性功能性头晕的管理，特别是因为这两种情况非常相似。

（李洪岩 潘永惠 译）

参考文献

Brown JJ, Baloh RW (1987) Persistent mal de Débarquement syndrome: a motion-induced subjective disorder of balance. Am J Otolaryngol 8:219–222

Canceri JM, Brown R, Watson SR, Browne CJ (2018) Examination of current treatments and symptom management strategies used by patients with mal de Débarquement syndrome. Front Neurol 9:943

Cha YH (2009) Mal de Débarquement. Semin Neurol 29:520–527

Cha YH, Cui YY, Baloh R (2013) Repetitive transcranial magnetic stimulation for mal de Débarquement-syndrome. Otol Neurootol 34:175–179

Cha YH, Cui YY, Baloh RW (2018) Comprehensive clinical profile of mal de Débarquement syndrome. Front Neurol 9:261

Cha YH, Gleghorn D, Doudican B (2019) Occipital and cerebellar theta burst stimulation for mal de Débarquement syndrome. Otol Neurotol 40:e928–e937

Cha YH, Baloh R, Cho C, Magnusson M, Song JJ, Strupp M, Wuyts F, Staab JP (2020) Mal de Débarquement syndrome: diagnostic criteria consensus document of the classification committee of the Bárány Society. J Vestib Res 30:285–293

Clark BC, LePorte A, Clark S, Hoffman RL, Quick A, Wilson TE, Thomas JS (2013) Effects of persistent mal de Débarquement syndrom on balance, psychological traits, and motor cortex excitability. J Clin Neurosci 20:446–450

Cohen B (2019) Dedication to Mingjia Dai, Ph.D. for discovery of the first successful treatment of the mal de Débarquement syndrome. Front Neurol 10:1196

Cohen B, Yakushin SB, Cho C (2018) Hypothesis: the vestibular and cerebellar basis of the mal de Débarquement syndrome. Front Neurol 9:28

Dai M, Cohen B, Smouha E, Cho C (2014) Readaptation of the mal de Débarquement syndrome: a 1-year follow-up. Front Neurol 5:124

Darwin E (1796) Why after voyage ideas of vibratory motions are perceived on shore. In: Zoonomia or the laws of organic life, vol 1. J. Johnson, London

Duval ER, Javanbakht A, Liberzon I (2015) Neural circuits in anxiety and stress disorders: a focused review. Ther Clin Risk Manag 11:115–126

Hain TC, Cherchi M (2016) Mal de Débarquement-syndrome. Handb Clin Neurol 137:391–395

Huber J, Flanagin VL, Popp P, zu Eulenburg P, Dieterich M (2020) Network changes in phobic postural vertigo. Brain Behav 10(6):e01622

Huppert D, Oldelehr H, Krammling B, Benson J, Brandt T (2016) What the ancient Greeks and Romans knew (and did not know) about seasickness. Neurology 86:560–565

Jeon S-H, Park Y-H, Oh S-Y et al (2020) Neural correlates of Mal de Débarquement syndrome: neuropsychological and imaging data. Front Neurol 11:585

Moeller L, Lempert T (2007) Mal de Débarquement: pseudo-hallucinations from vestibular memory? J Neurol 254:813–815

Mucci V, Canceri JM, Brown R, Dai M, Yakushin S, Watson S, Van Ombergen A, Topsakal V, Van de Heyning PH, Wuyts FL, Browne CJ (2018) Mal de Débarquement syndrome: a survey on subtypes, misdiagnoses, onset and associated psychological features. J Neurol 265:486–499

Murphy TP (1993) Mal de Débarquement syndrome: a forgotten entity? Otolaryngol Head Neck Surg 109:10–13

Nachum Z, Shupak A, Letichevsky V, Ben-David J, Tal D, Tamir A, Talmon Y, Gordon CR, Luntz M (2004) Mal de Débarquement and posture: reduced reliance on vestibular and visual cues. Laryngoscope 114:581–586

Popp P, zu Eulenburg P, Stephan T, Bögle R, Habs M, Henningsen P, Feuerecker R, Dieterich M (2018) Cortical alterations in phobic postural vertigo–a multimodal imaging approach. Ann Clin Translat Neurol 5:717–729

Saha K, Cha YH (2020) Mal de Débarquement-syndrome. Semin Neurol 40(1):160–164

Schepermann A, Bardins S, Penkava J, Brandt T, Huppert D, Wuehr M (2019) Approach to an experimental model of mal de Débarquement syndrome. J Neurol 266(Suppl 1):74–79

Van Ombergen A, Van Rompaey V, Maes LK, Van de Heyning PH, Wuyts FL (2016) Mal de Débarquement syndrome: a systematic review. J Neurol 263:843–854

Wawrzynski W, Krata P (2016) On ship roll resonance frequency. Ocean Eng 126:92–114

第 21 章 视觉高度不耐受和恐高症

目录

生理性高度眩晕是一种视觉诱发的姿势和运动不稳定，伴随着个体不同程度的强烈焦虑和看到塔、梯子、建筑物、悬崖或山脊时的自主神经症状。在英美国家，"高度眩晕"一词并不常见；取而代之的是恐高症（fear of heights 或 acrophobia），根据《精神疾病诊断与统计手册》的标准，这在精神病学术语中被归类为特定恐惧症的一种变体。这些特定语言的术语需要对其易感性和病情的严重程度有明确的定义，以便在医学和科学上使用。

21.1 易感性的定义和分级

从目的上讲，暴露于高处时的视觉高度不耐受和回避行为有利于预防焦虑、恐慌发作和灾难性的跌倒。当视觉上接近悬崖或深渊时，许多动物物种和人类在很大程度上有一种基于基因的恐惧和回避行为（"视觉悬崖"现象；Wal. et al.1957）。因此，视觉高度不耐受是生理性的，必须与病理性恐高症区分开来。主观上的视觉高度不耐受在看一眼深渊后的几秒钟内就会产生，但一旦诱发情况消失，它就会迅速消失。尽管到目前为止高度眩晕主要被认为是一种恐惧症，但在看到独立建筑时，由光学刺激引起的姿势不稳定和眩晕也有生理学上的解释（Bles et al.1980；Brandt et al.1980）（图21.1）。生理性视觉高度不耐受是一种由直立姿势的"视觉不稳定"引起的"距离眩晕"，当观察者的眼睛与视野内最近的可见静止对比之间的距离变得非常大时，头部和身体的摆

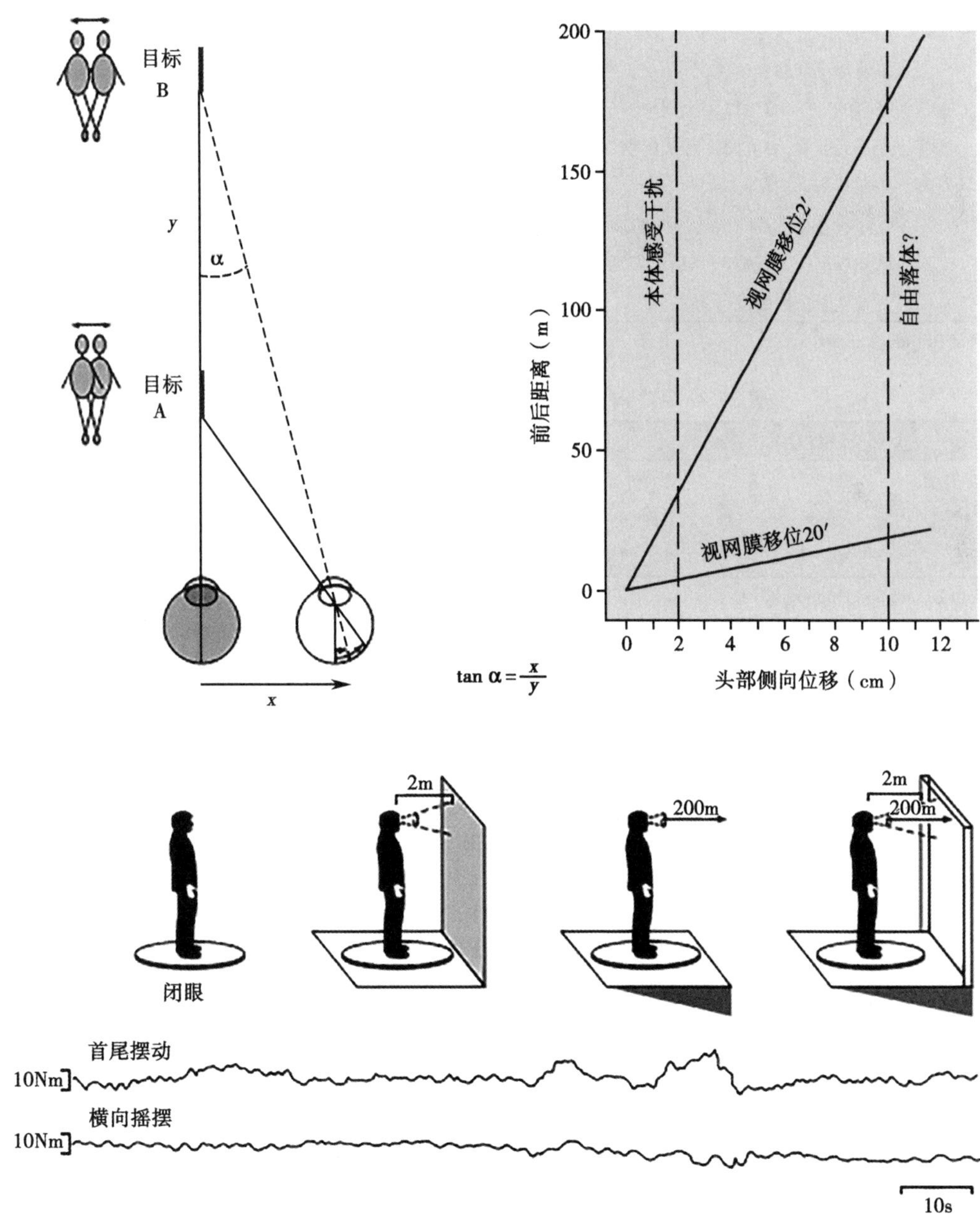

图21.1 生理性高度姿势失衡。几何分析表明，如果眼睛与周围环境之间的距离增加，则在视觉上更难检测到头部相对于周围环境的摇摆。当物体被固定时，同样的几何关系适用于由头部摆动引发的眼球运动的传出和再传入感知。实际上，在这样的视觉条件下，姿势学上可测量的身体摆动会得到加强（下图）。当眼睛在结构墙前2米处睁开时，前后和侧向身体摆动最小，而在没有附近对比的情况下向远处看时，身体摆动最大。当在远处凝视时，只要在视野外围的附近出现静止对比，它们就被用于姿势的视觉稳定（Brandt et al. 1980）

21

动再也不能通过视觉来纠正，因为视网膜移动的亚阈值小，这些运动不能被传感器记录下来。身体重心在站立面上移动的前庭和体感信号与保持身体稳定性的视觉信息相矛盾。在这样的刺激条件下，身体的摇摆会明显地增加，最重要的是，对干扰输入的视觉姿势反射会受到极大的损害，以至于出现了真正的事故或跌倒的危险。从这一生理机制中可以得出触发的关键刺激参数和预防的实用指标（表21.1）。

精神病学家根据ICD-10（国际疾病分类）和DSM-V（精神疾病诊断与统计手册）的分类方案，使用“恐高症”一词来定义需要治疗的特定恐惧症（WHO 1993）。然而，在非医学的英美社区，用同样的术语来指代不符合特定恐惧症标准的不太明显的视觉高度不耐受。

为了克服这种概念上的混淆，并明确区分高度的生理和精神病理机制，我们提出了以下三个术语来解释对高度暴露的不同反应状态（表21.2）（Brandt et al.2012a，b；Brandt and Huppert 2014；Huppert et al.2020）：

表21.1 视觉高度不耐受的行为应对策略建议

视线	固定视界
	看接近静止的对比
	望向深渊时，应在周边视野中靠近视线内的静止物体，以保持对姿态的视觉控制
	避免可能导致视觉诱发的虚幻运动的大范围运动刺激（例如，云）
	不要通过双筒望远镜观察，在没有某种支持/稳定装置下（误导性的视觉运动刺激）
	站着的时候，你可以闭上眼睛一会儿（以减少焦虑）
位置	坐下或躺下（站立时症状最严重，躺下时症状最轻）
	靠在某物上；抓紧某物
运动	暂停或停止行走（在高处移动时症状加重）
认识	认知双重任务（例如，从给定类别中命名物品）可以减少焦虑并改善站立和运动时的平衡
	试着克服任何回避行为

Modified from Brandt et al. 2015。

表21.2 暴露于视觉高度时活跃的生理和精神病理状况形式

术语	流行程度	机制	临床相关性
生理视觉高度失衡	100%	姿势平衡视觉控制受损	无
视觉高度不耐受	28%	暴露在高处时的痛苦和焦虑	50%的受影响者
恐高症（恐高）	3%～6%	特定的恐惧症	100%（需要心理治疗）

Modified from Brandt and Huppert 2014。

1. 当与周围静止环境的距离过大，视觉无法检测和反作用于身体运动时，视觉对站姿和步态的控制能力受损，从而导致生理性高度姿势失衡。（Brandt et al.1980）。

2. 一种或多或少令人痛苦的、依赖刺激的视觉高度不耐受症，它会导致对失去平衡或摔倒的恐惧，但不符合特定恐惧症的标准。

3. 恐高症，这是一种代表了谱系中最严重的特殊恐惧症。

验证恐高易感性的常见问卷，要么比较自我报告和显性行为程序（Cohen 1977），要么测量与高度相关的解释偏差，以评估偏倚解释与恐高症状之间的关系（Steinman and Teachman 2011）。该问卷可以①在各种流行病学的0到13的度量区间尺度内连续量化视觉高度不耐受的严重程度；②通过包含两个附加问题来对恐高症鉴别诊断（Huppert et al.2017）。

21.2 流行病学和终生易感性

历史上对恐高症的第一次描述可以在古罗马和古希腊的文献中找到（第23章）（Bauer et al.2012；Huppert et al. 2013a；Huppert and Brandt 2018；Huppert et al. 2020）。大多数现有的流行病学研究集中在高度恐惧（恐高症）的症状上，主要基于惊恐发作的特征。恐高症的终生患病率为3.1%～6.4%（Agras et al. 1969；Curtis et al. 1998；Becker et al. 2007；Stinson et al. 2007；Depla et al. 2008；Oosterink et al. 2009；LeBeau et al. 2010；Kapfhammer et al. 2015）。在两项具有代表性的德国流行病学研究中（n=3 517，n=2 012），主要结果是（Huppert et al. 2013，Kapfhammer et al. 2016）：

- 广义的视觉高度不耐受在成人中的终生患病率为28%，女性（32%）略高于男性（25%）。
- 具有此类阳性家族史的个体发生视觉高度不耐受的风险更高，这种不耐受还伴有其他疾病，如易患晕动病、梅尼埃病（9%）、焦虑症或偏头痛（21%）。
- 大多数易感个体都会经历一段慢性的不利病程，这与同时存在的重度抑郁、慢性疲劳、惊恐发作、最初的创伤诱因、社交恐惧症、其他特定的恐惧症恐惧以及女性性别等因素尤为相关（Kapfhammer et al. 2016）。
- 视觉高度不耐受可终身发病，但最常见的是（30%）在20岁左右首次发生。易感人群在高度暴露期间的主要症状包括焦虑、反复眩晕、不稳和步态不安全、膝盖无力、内心躁动，还有植物神经紊乱症状，比如心跳加快、出汗、困倦和颤抖。

- 最常见的触发情境是从高塔上往下看，其次是徒步和登山、爬梯子、过桥和从高层窗户往下看。对于大约一半的受影响个体，触发情况在进一步的易感性过程中普遍存在（57%）。
- 超过一半的受影响者的应对策略是避免触发情况，这导致日常活动受到限制，生活质量下降（Huppert et al. 2013; Schäffler et al. 2014）。

精神病学评估显示，在 22.5% 的易感个体的症状可能会不时恶化到恐慌发作的强度。视觉高度不耐受与焦虑症（16.7%）和抑郁综合征（26.1%）的共病率很高，但与其他躯体形式疾病的共病率不高（Kapfhammer et al. 2016）。据报道，几乎一半患有其他几种结构性眩晕 / 头晕综合征的患者也存在相同的精神疾病共病，例如前庭性偏头痛或梅尼埃病（Best et al. 2009 a, b; Lahmann et al. 2015）。另一项研究发现，视觉高度不耐受和恐高易感性的患病率在各种前庭疾病群体中都有所增加，包括功能性恐惧性姿势性头晕（64%）、前庭性偏头痛（61%）、前庭阵发症（56%）、良性阵发性位置性眩晕（54%）、单侧前庭病变（49%）和梅尼埃病（48%）。但与一般人群相比，双侧前庭疾病患者（29%）的恐高患病率是正常的（Brandt et al. 2018）。对后一种观察结果的可能解释是，双侧前庭病变患者由于其固有的姿势不稳定，可能较少暴露在高处（Brandt et al. 2018）。另一种解释是，双侧前庭疾病患者比其他前庭疾病患者有更少的焦虑（这是恐高的主要原因）（Decker et al. 2019; Brandt and Dieterich 2020）。

已知焦虑障碍与饮酒行为之间存在关联（Morris et al. 2005; Blumenthal. et al. 2010; Schneier et al. 2010; Buckner and Matthews 2012）。在美国一项具有代表性的大型流行病学调查中，这种共病现象也在特定恐惧症中得到了证实（Stinson et al. 2007），且在特定恐惧症的不同亚型中出现的频率不同（LeBeau et al. 2010; MacDonal. et al. 2011）：与环境亚型相比，动物亚型、情境亚型和血液 / 损伤亚型的发生率更高（Becker et al. 2007; Depla et al. 2008）。相比之下，没有证据表明视觉高度不耐受和恐高与酒精滥用有显著关联（Huppert et al. 2013a）。关于自我效能感，一项横断面调查显示，易感个体的总体自信水平较低，特别是那些不主动寻求帮助或将自己暴露在高处的人（Grill et al. 2014）。

最后，对 8～10 岁的青春期前儿童进行的一项关于视觉高度不耐受和恐高症的频率和现象的调查显示，患病率为 34%，无性别优势（Huppert and Brandt 2015，见第 16 章）。

21.3 真实高度刺激下的姿态、步态和视觉探索

例如，在实验室中在适度升高的支撑面上行走时，姿势威胁的增加会导致步态的改变，尤其是老年人。这些变化的特征是行走速度降低、步数缩短、节奏下降、双支撑时间延长（Brown et al. 2002; Delbaere et al. 2009; Tersteeg et al. 2012）。类似地，在实验室里站在高平台上会改变静态姿势控制，特别是姿势控制组织的肌肉骨骼僵硬（Carpenter et al. 2001）。这些姿势的改变伴随着前庭脊髓平衡反射的变化，前庭输入和身体摇摆反应之间的耦合更大（Horslen et al. 2014）。这种威胁引起的前庭脊髓反射的调节可能与抗重力肌肉共同收缩引起的姿势僵硬密切相关（参见第 15 章作比较）。当平衡受到支撑面不可预测的倾斜度的威胁时，可以观察到类似感觉运动平衡反射调节的类似调节（Lim et al. 2017）。这一发现表明，高度感觉运动平衡控制的改变主要是由恐惧和焦虑引起的，而不仅仅是通过视觉高度刺激单独引起的。相应地，通过对焦虑和身体冒险意愿问卷所测量的人格特征与站在高架平台边缘时的姿势改变相关（Zaback et al. 2015）。此外，恐高症个体在静态和动态平衡任务中的姿势表现较差（Boffno et al. 2009）。

上述研究最好在实验室中进行，并在健康受试者中测试威胁条件下的平衡功能。在真实的高度暴露过程中，对包括恐高症在内的或多或少严重的视觉高度不耐受个体的感觉运动控制进行了神经生理学研究（图 21.2，彩图见文末彩插）。这些实验是在一个位于地面以上 20 米高度的开放式逃生阳台进行的，其重点是通过使用带有集成惯性传感器的移动红外眼动追踪眼睛来监测头部运动的视觉探索行为（Kugler et al. 2014a, b）或在站立和步态行为期间的运动学和肌肉激活模式（Wühr et al. 2014; Schniepp et al. 2014）。这些实验表明，站在阳台上的易感个体在注视时间较长时表现出较少且幅度有限的头眼扫视。在所有维度，即旋转、俯仰和横滚平面上，都观察到相应的头部角运动减少（图 21.2，上图）。与自由探索包括深渊在内的整个视觉视野的非易感对照组相比，易感个体的总的空间凝视行为被局限在一个较小的区域内（Wuhr et al. 2014）。因此，易感个体的视觉探索局限于地平线或地平线的中心位置。换句话说，恐高症似乎冻结了人们对地平线的凝视。最后，实验揭示了易感个体的视觉探索具有活动依赖的各向异性。与凝视主要停留在水平维度上的安静姿态相反，运动过程中的空间凝视行为主要局限于垂直维度。这种探索模式集中在前进方向的“垂直带”上，可能会增强在不稳定运动环境中对平衡和避开障碍物的视觉控制（Kugler et al. 2014b）。

关于易感个体的静态姿势控制，人们研究了身体摇摆和肌肉活动测量的变化与对高处恐惧程度的主观评估之间的关系。随着主观焦虑的增加，身体摇摆变化以及腿部和颈部肌肉的共同收缩也会增加（Wuhr et al. 2014）（图 21.2，左下图）。根据上述基于实验室中健康对照组的研究结果，该观察结果被解释为一种由恐惧引起的感觉运动平衡反射阈值的降低，同时伴随着整个姿势控制装置的僵硬程度的增加。类似地，易感个体在实际高度暴露时的步态变化与健康受试者在适度升高的支撑面上行走时的步态变化相似，特别是行走速度和步幅的减少以及双支撑阶段的增加。这些都是谨慎步态控制的典型特征，然而，这种情况在快速行走时被推翻（Schniepp et al. 2014）（图 21.2，右下图）。

综上所述，在暴露于真实高度时，易感个体的凝视、平衡和运动控制行为变化的实验证据揭示了一种包括整个抗重力肌肉骨骼装置在内的强化策略，包括眼动系统。这种由威胁引起的僵硬与感觉运动平衡反射的敏感化、自主运

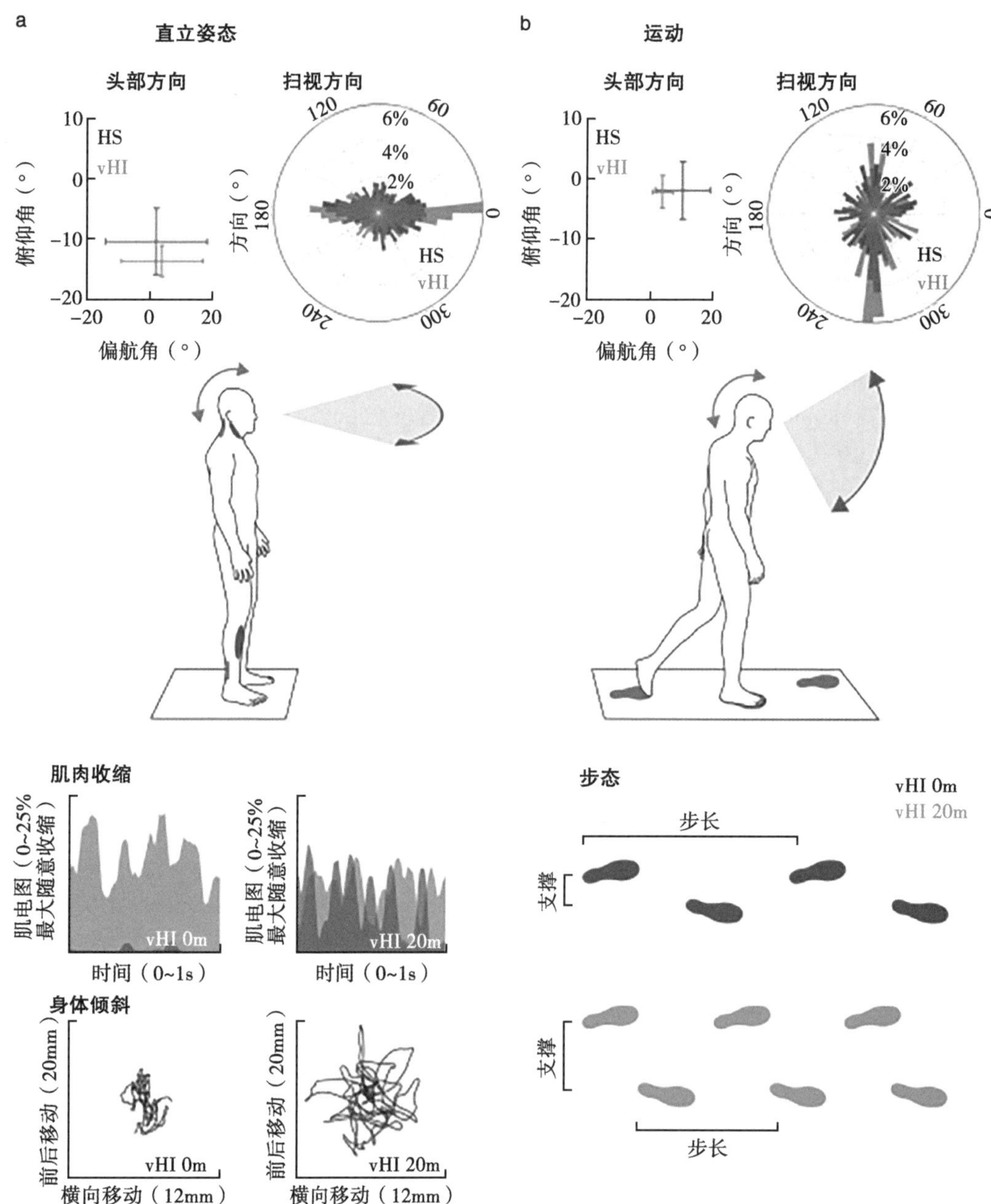

图 21.2 视觉高度不耐受（visual height intolerance，VHI）个体和健康不敏感受试者（HS）暴露于离地 20 米紧急阳台上时，高度引起的视觉探索、姿势和运动控制的变化概述。a. 安静直立时的行为改变。b. 运动过程中的行为改变。上图：头部方向的组均值和四分位数范围，以及相应的眼球扫视运动方向直方图。在站立和行走时，VHI 患者的头部运动明显减少。VHI 患者站姿时的眼球扫视运动更倾向于沿水平面方向。相反，在运动过程中，它们主要沿着垂直平面进行扫视。下图：在高空暴露期间，VHI 患者的姿势控制表现为抗重力肌肉的共同收缩增加和身体摆动幅度增加。运动的特点是缓慢而谨慎的行走方式，步幅缩短，支撑基础扩大（Huppert et al. 2020）

动的谨慎模式和视觉探索的活动依赖限制有关（Brandt et al. 2015）。这些变化可以最好地描述因为恐高而被“吓僵”的常见表达——一种导致强直性不动的行为反应。这种眼睛、头部和身体运动的强直性僵硬的运动反应可能代表了一种类似于假装死亡的返祖运动反应，这是在整个动物世界中都可以观察到的一种原始反射（Brandt et al. 2015）。Kilpatrick（1893）首先在蛇身上描述了假装死亡的行为。因此，焦虑似乎是导致视觉高度不耐受的受试者对高度暴露产生典型但非特定的眼睛和身体运动反应的关键精神病理症状。

21.4 对坠落的非理性焦虑，而不是对高度的感知是致病因素

在高处的行为反应可能由焦虑和/或对深度的视觉感知引发。Tersteeg 等人（2012）在一项健康受试者的实验中直接解决了高度对姿势改变的差异影响的问题，这些受试者在 3.5 米高的狭窄人行道上行走，而落差的视线可以暂时被与地面相当的视觉环境所取代。有趣的是，他们观察到，仅仅是危险知识带来的姿势威胁，而不是对高度的实际感知，

会导致人们转向谨慎的步态模式。这与观察结果一致，即前庭脊髓反射在高度暴露时的敏感化似乎主要是由焦虑和对坠落的恐惧驱动的而不仅仅是对深度的视觉感知（Horslen et al. 2014；Lim et al.2017）。此外，易受视觉高度不耐受影响的个体在平衡控制和运动方面的变化被证明与主观感知焦虑的严重程度成比例（Wühr et al. 2014；Schniepp et al. 2014）。相比之下，通过闭眼或向上凝视而产生的视觉深度知觉的消退只能轻微调节这些个体在高处的行为改变。一项对不同易感程度个体的综合队列研究（根据视觉高度不耐受量表 -VHISS 进行的研究，Huppert et al. 2017）进一步表明，高度感知焦虑的强度与相应行为改变的程度成正比（Wühr et al. 2019）。相应地，姿势反应的大小与暴露期间的主观感受到的焦虑和个体对高度不耐受的易感性的严重程度都成比例。

基于这一证据，有人提出了高度暴露期间出现症状的级联假说（Brandt et al. 2015；Wühr et al. 2019）。因此，①对高处跌落或坠落的焦虑引发了②抗重力肌肉的共同收缩的恶性循环，导致③感觉运动平衡反射的敏感性增加和身体摇摆的严格调节，这④加剧了主观失衡，进而加剧最初的焦虑　因此，①对高处跌落或坠落的焦虑引发了②抗重力肌肉的共同收缩，导致③感觉运动平衡反射的敏感性增加和身体摇摆的严格调节，这④加剧了主观失衡，进而加剧最初的焦虑，从而形成恶性循环（图 21.3）。根据这种提出的症状级联，高度暴露期间的姿势变化与身体摇摆的自我意识的增强有关（Cleworth et al. 2019）。越来越多的证据表明，前庭系统通过多局部焦虑系统内的相互连接，影响动物模型和人类的认知和情绪调节（Hilber et al. 2019）。这就提出了一个问题，即保留的前庭功能是否与令人痛苦的焦虑有关，以及前庭功能的丧失是否会减少焦虑行为的一般倾向（Brandt and Dieterich 2020）。事实上，患有双侧前庭病变的患者与其他前庭疾病不同，与一般人群相比，他们对视觉高度不耐受的易感性没有增加（Brandt et al. 2018）。与此研究相一致的是，尽管双侧前庭病变患者的跌倒风险增加，但未报告跌倒焦虑（Decker et al. 2019；Schlick et al. 2015）。

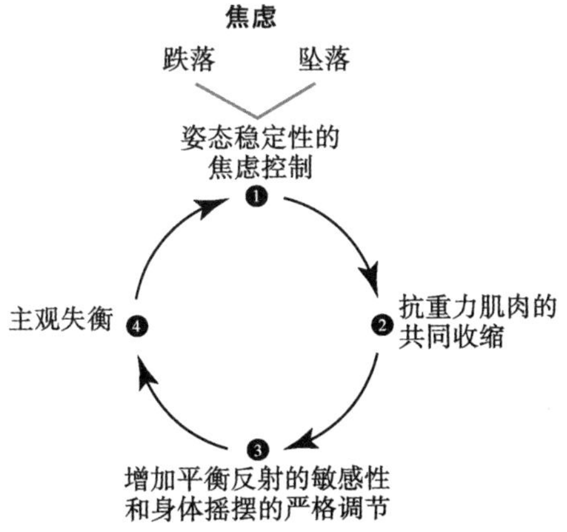

图 21.3　易患恐高症和视觉高度不耐受的人群的症状级联，形成恶性循环。对姿势稳定性控制的焦虑集中会触发抗重力肌肉的共同收缩，从而导致感觉运动平衡反射的敏感性增加和对身体摇摆的严格调节。这会导致主观失衡，进而增强对姿势的焦虑控制（Modified from Brandt et al. 2015；Huppert et al. 2020）

这些发现强烈支持焦虑作为视觉高度不耐受和恐高症的触发因素和病理生理因素的影响。然而，正如一项关于离地绝对高度对各种身体参数影响的研究所发现的那样，焦虑的严重程度并不总是与姿态和步态的神经生理参数的严重程度平行（Wuhr et al. 2019）。

21.5　绝对离地高度对视觉高度不耐受和恐高症程度的影响

在心理物理量级估计中，净高度的影响是在实际条件下对正在建设的高层建筑进行确定的（Brandt et al. 1980）。据报道，对大多数受试者来说，对高度的恐惧在四楼最高，在大约 20 米的高度似乎达到饱和。相应地，在海拔 20 米、50 米或 100 米的高度经历的主观恐惧强度没有显著差异，但也有一些人报告在 20 米的恐惧程度有所增加。随后通过虚拟现实技术在一个具有不同程度易感性（不易感性或易感性）的个体的综合队列中进行了更详细的重新检查，这些易感性由视觉高度不耐受严重程度量表（VHISS）区分（Huppert et al. 2017；whichr et al. 2019）。在 0.5 米至 100 米之间的七个离散海拔水平上的虚拟高度暴露引起了与实际体内刺激（Cleworth et al. 2012）期间观察到的相似的姿势和自主测量变化（Wühr et al. 2019）。身体摇摆和肌肉骨骼僵硬随着距离地面 20 米以上高度的增加而线性增加超过这一高度，姿势反应的强度就会饱和。相比之下，焦虑随着高度的增加而进一步增加，非恐高症患者的焦虑仅在 40 米以上饱和，恐高症患者的焦虑仅在 70 米以上饱和（Wuhr et al. 2019）（图 21.4，彩图见文末彩插）。这一差异高度依赖表明，当面对高度时，感觉运动和情绪反应之间存在分离。

21.6　预防和治疗视觉高度不耐受的行为建议

视觉高度不耐受和恐高症的特征是主观恐惧和客观跌倒危险之间的分离。虽然受影响的个体能够识别到这种差异，但他们通常很难克服不适当的回避行为。以上讨论的实验为在自然刺激高度条件下尽量避免或减少视觉高度不耐受和恐高症的应对策略提供了建议指南（表 21.1）。对视觉和位置行为的建议是基于视觉和体感对姿势平衡的最佳影响所需的刺激特征（Brandt et al. 1980）。认知双重任务的功效已经在高度暴露的易感个体中得到揭示（Schniepp et al. 2014；Wühr et al. 2014）。注意分散也被证明可以改善非易感个体的姿势平衡表现（Johnson et al. 2020）。在心理治疗方面，大多数研究和综述强调行为疗法及其亚型认知行为疗法可以有效治疗特定的恐惧症，如恐高症（Brandt and Huppert 2014）。特别是，针对恐高症的暴露疗法是基于这样一种假设，即对恐惧相关刺激的焦虑和行为反应会在反复暴露的过程中减弱（Abelson and Curtis 1989）。

广场恐惧症和恐高症的心理治疗以行为疗法为主，可分为系统脱敏策略和体内脱敏策略，虚拟现实暴露也被使用（Pull 2005）。系统脱敏（Wolpe 1958）是建立在对引起焦虑的视觉场景进行分级的基础上的。在患者“放松肌肉的训练阶

21

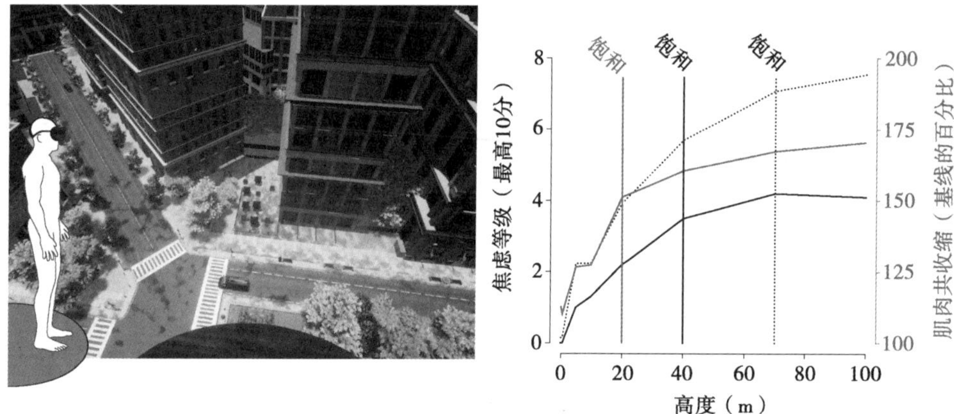

图 21.4 利用虚拟现实技术研究了焦虑和姿态反应对离地绝对高度的依赖关系。左图：距离地面 40 米的虚拟场景的示例视图。受试者通过头戴式显示器暴露在 0 米到 100 米的虚拟高度中。右图：焦虑评分（灰色实线：非恐高症患者；灰色虚线：恐高个体）最初随着离地高度的增加而增加，非恐高个体在 40 米以上达到饱和，恐高个体在 70 米以上达到饱和。相比之下，恐高症和非恐高症患者的身体反应，如肌肉共收缩（粉色实线）在 20 米以上的高度已经饱和（Modified from Wühr et al. 2019）

段”结束后，在一段平静的时间内，将这些场景呈现给患者。然而，体内脱敏程序更有效，在这种程序中，焦虑应该在接近生活而不是想象的刺激性情景中减少。对于引起恐惧的情境，逐步接近的方法（“逐次逼近”）是由指令和强化来支持的。所谓的接触脱敏（Ritter 1969）特别强调治疗师的参与和身体接近的优势，在逐步接近引发高度眩晕的情况时，这可以作为患者的模型（“参与者建模”）。另一种方法是让患者在体内尽可能长时间地与最强烈的刺激情况对抗，即所谓的“冲击疗法”。有初步迹象表明，糖皮质激素可以改善恐高症患者的“消除恐惧”心理治疗（deQuervain et al. 2011）。伴恐惧症的焦虑神经症患者的累积病史表明，即使不进行心理治疗，大多数儿童恐惧症和 40%～60% 的成人恐惧症也会自发改善或在间隔 5～6 年后消退（Agras et al. 1972；Noyes et al. 1980）。

行为治疗方法与 18 世纪 J.W. von Goethe（1771）已经使用的治疗方法是一致的。在“Straßburger Tischgesellschaft, Selbsterziehung”的第九本书中，他描述了他是如何通过每天爬上“Straßburger Münster”的顶部来成功地治疗他的恐高症。他的技术可以定义为一种介于“逐步接近”和“冲击”之间的一种自我控制的体内脱敏。尽管有广泛的证据表明，反复面对真实或虚拟的引起恐惧的高度刺激可以导致受影响个体的焦虑和自主反应的快速缓解，但最近的研究表明，威胁引起的平衡调节变化可能在反复暴露于高度时很大程度上持续存在（Arroll et al. 2017；Wuhr et al. 2019）。最后，虽然广泛的治疗方法已被证明在短期内有效，但大多数病例的治疗效果的改善不会长期持续（Wang 1997；Vervliet et al. 2013）。

（李洪岩　潘永惠　译）

参考文献

Abelson JL, Curtis GC (1989) Cardiac and neuroendocrine responses to exposure therapy in height phobics: desynchrony within the “physiological response system”. Behav Res Ther 27:561–567

Agras WS, Sylvester D, Oliveau DC (1969) The epidemiology of common fears and phobia. Compr Psychiatry 10:151–156

Agras WS, Chapin HN, Oliveau DC (1972) The natural history of phobia. Arch Gen Psychiatry 26:315–317

Arroll B, Wallace HB, Mount V, Humm SP, Kingsford D (2017) A systematic review and meta-analysis of treatment for acrophobia. Med J Aust 206:263–267

Bauer M, Huppert D, Brandt T (2012) Fear of heights in ancient China. J Neurol 259:2223–2225

Becker ES, Rinck M, Türke V, Kause P, Goodwin R, Neumer S, Markgraf J (2007) Epidemiology of specific phobia subtypes: findings from the Dresden mental health study. Eur Psychiatry 22:69–74

Best C, Eckhardt-Henn A, Tschan R, Bense S, Dieterich M (2009a) Psychiatric morbidity and comorbidity in different vestibular vertigo syndrome: results of a prospective longitudinal study over one year. J Neurol 256(1):58–65

Best C, Eckhardt-Henn A, Tschan R, Dieterich M (2009b) Who is a risk for psychiatric distressed after vestibular disorder? – results from a prospective one-year follow-up. Neuroscience 164(4):1579–1587

Bles W, Kapteyn TS, Brandt T, Arnold F (1980) the mechanism of physiological height vertigo: II. Posturography. Acta Otolaryngol (Stockh) 89:534–540

Blumenthal H, Leen-Feldner EW, Frala JL, Badour CL, Ham LS (2010) Social anxiety and motives for alcohol use among adolescents. Psychol Addict Behav 24:529–534

Boffino CC, Cardoso de Sá CS, Gorenstein C, Brown RG, Basile LFH, Ramos RT (2009) Fear of heights: cognitive performance and postural control. Eur Arch Psychiatry Clin Neurosci 259:114–119

Brandt T, Dieterich M (2020) “Excess anxiety” and “less anxiety”: both depend on vestibular function. Curr Opin Neurol 33:136–141

Brandt T, Huppert D (2014) Fear of heights and visual height intolerance. Curr Opin Neurol 27:111–117

Brandt T, Arnold F, Bles W, Kapteyn TS (1980) The mechanism of physiological height vertigo: I theoretical approach and psychophysics. Acta Otolaryngol (Stockh) 89:513–523

Brandt T, Strupp M, Huppert D (2012a) Height intolerance – an underrated threat. J Neuro 259:759–760

Brandt T, Benson J, Huppert D (2012b) What to call "non-phobic" fear of heights? Br J Psychiatry 190:81

Brandt T, Kugler G, Schniepp R, Wuehr M, Huppert D (2015) Acrophobia impairs visual exploration and balance during standing and walking. Ann N Y Acad Sci 1343:37–48

Brandt T, Grill E, Strupp M, Huppert D (2018) Susceptibility of fear of heights in bilateral vestibulopathy and other disorders of vertigo and balance. Front Neurol 9:406

Brown LA, Gage WH, Ploych MA, Sleik RJ, Winder TR (2002) Central set influences on gait. Exp Brain Res 145:286–296

Buckner JD, Matthews RA (2012) Social impressions while drinking account for the relationship between alcohol-related problems and social anxiety. Addict Behav 37:533–536

Carpenter MG, Frank JS, Silcher CP, Peysar GW (2001) The influence of postural threat on the control of upright stance. Exp Brain Res 138:210–218

Cleworth TW, Horslen BC, Carpenter MG (2012) Influence of real and virtual heights on standing balance. Gait Posture 36:172–176

Cleworth TW, Adkin AL, Allum JHJ, Inglis JT, Chua R, Carpenter MG (2019) Postural threat modulates perceptions of balance-related movement during support surface rotations. Neuroscience 404:413–422

Cohen DC (1977) Comparison of self-report and overt-behavioral procedures for assessing acrophobia. Behav Ther 8:17–23

Curtis GC, Magee WJ, Eaton WW, Wittchen HU (1998) Specific fears and phobias. Epidemiology and classification. Br J Psychiatry 173:212–217

De Quervain DJ, Bentz D, Michael T, Bolt OC, Wiederhold BK, Margraf J, Wilhelm FH (2011) Glucocorticoids enhance extinction-based psychotherapy. Proc Natl Acad Sci 108:6621–6625

Decker J, Limburg K, Henningsen P, Lahmann C, Brandt T, Dieterich M (2019) Intact vestibular function is relevant for anxiety related vertigo. J Neurol 266:S89–S92

Delbaere K, Sturnieks DL, Crombez G, Lord SR (2009) Concern about falls elicits changes in gait parameters in conditions of postural threat in older people. J Gerontol A Biol Sci Med Sci 64: 237–242

Depla MF, ten Have ML, van Balkom AJ, de Graaf R (2008) Specific fears and phobias in the general population: results from the Netherlands mental health survey and incidence study (NEMESIS). Soc Psychiatry Psychiatr Epidemiol 43:200–208

Grill E, Schäffler F, Huppert D, Müller M, Kapfhammer HP, Brandt T (2014) Self-efficacy beliefs are associated with visual height intolerance: a cross-sectional survey. PLoS One 9(12):e116220

Hilber P, Cendelin J, Le Gall L, Machado ML, Tuma J, Besnard S (2019) Cooperation of the vestibular and cerebellar networks in anxiety disorders and depression. Prog Neuropsycholpharmacol Biol Psychiatry 89:310–321

Horslen BC, Dakin CJ, Inglis JT, Blouin JS, Carpenter MG (2014) Modulation of human vestibular reflexes with increased postural threat. J Physiol 592:3671–3685

Huppert D, Brandt T (2015) Fear of heights and visual height intolerance in children 8 to 10 years. J Child Adolesc Behav 3:219

Huppert D, Brandt T (2018) Dizziness and vertigo syndromes viewed with a historical eye. J Neurol 265:127–133

Huppert DK, Grill E, Kapfhammer HP, Brandt T (2013a) Fear of heights and mild visual height intolerance independent of alcohol consumption. Brain Behav 3:596–601

Huppert D, Grill E, Brandt T (2013b) Down on heights? One in three has visual height intolerance. J Neurol 260:597–604

Huppert D, Benson J, Krammling B, Brandt T (2013c) Fear of heights in Roman antiquity and mythology. J Neurol 260:2430–2432

Huppert D, Grill E, Brandt T (2017) A new questionnaire for estimating the severity of visual height intolerance and acrophobia by a metric interval scale. Front Neurol 8:211

Huppert D, Wuehr M, Brandt T (2020) Acrophobia and visual height intolerance: advances in epidemiology and mechanisms. J Neurol 267 (Suppl 1): 231–240

Johnson KJ, Watson AM, Tokuno CD, Carpenter MG, Adkin AL (2020) The effects of distraction on threat-related changes in standing balance control. Neurosci Lett 716:134635

Kapfhammer HP, Huppert D, Grill E, Fitz W, Brandt T (2015) Visual height intolerance and acrophobia: clinical characteristics and comorbidity patterns. Eur Arch Psychiatry Clin Neurosci 265:375–385

Kapfhammer HP, Fitz W, Huppert D, Grill E, Brandt T (2016) Visual height intolerance and acrophobia: distressing partners for life. J Neurol 263: 1946–1953

Kilpatrick JW (1893) Feigned death in snakes. Science 22:208–209

Kugler G, Huppert D, Schneider E, Brandt T (2014a) Fear of heights freezes gaze to the horizon. J Vestib Res 24:433–441

Kugler G, Huppert D, Eckl M, Schneider E, Brandt T (2014b) Visual exploration during locomotion limited by fear of heights. PLoS One 9(8):e105906

Lahmann C, Henningsen P, Brandt T, Strupp M, Jahn K, Dieterich M, Eckhardt-Henn A, Feuerecker R, Dinkel A, Schmid G (2015) Psychiatric comorbidity and psychosocial impairment among patients with vertigo and dizziness. J Neurol Neurosurg Psychiatry 86:302–308

LeBeau RT, Glenn D, Liao B, Wittchen HU, Beesdo-Baum K, Ollendick T, Craske MG (2010) Specific phobia: a review of DSM-IV specific phobia and preliminary recommendations for DSM-V. Depress Anxiety 27:148–167

Lim SB, Cleworth TW, Horslen BC, Blouin JS, Inglis JT, Carpenter MG (2017) Postural threat influences vestibular-evoked muscular responses. J Neurophysiol 117:604–611

MacDonald R, Crum RM, Storr CL, Schuster A, Bienvenu OJ (2011) Sub-clinical anxiety and the onset of alcohol use disorders: longitudinal associations from the Baltimore ECA follow-up, 1981–2004. J Addict Dis 30:45–53

Morris EP, Stewart SH, Ham LS (2005) The relationship between social anxiety disorder and alcohol use disorders: a critical review. Clin Psychol Rev 25:734–760

Noyes R, Clancy J, Hoenk PR, Slymen DJ (1980) The

21

prognosis of anxiety neurosis of anxiety neurosis. Arch Gen Psychiatry 37:173–178

Oosterink F, de Jongh A, Hoogstraten J (2009) Prevalence of dental fear and phobia relative to other fear and phobia types. Eur J Oral Sci 117:135–143

Pull CB (2005) Current status of virtual reality exposure therapy in anxiety disorders: editorial review. Curr Opin Psychiatry 18:7–14

Ritter B (1969) Treatment of acrophobia with contact desensibilisation. Behav Res Ther 7:41–45

Schäffler F, Müller M, Huppert D, Brandt T, Tiffe T, Grill E (2014) Consequences of visual height intolerance for quality of life: a qualitative study. Qual Life Res 23:697–705

Schlick C, Schniepp R, Loidl V, Wuehr M, Hesselbarth K, Jahn K (2015) Falls and fear of falling in vertigo and balance disorders: a controlled cross-sectional study. J Vestib Res 25:241–251

Schneier FR, Foose TE, Hasin DS, Heimberg RG, Liu SM, Grant BF, Blanco C (2010) Social anxiety disorder and alcohol use disorder co-morbidity in the National Epidemiologic Survey on alcohol and related conditions. Psychol Med 40:977–988

Schniepp R, Kugler G, Wuehr M, Eckl M, Huppert D, Pradhan C, Huth S, Jahn K, Brandt T (2014) Quantification of gait changes in subjects with visual height intolerance when exposed to heights. Front Hum Neurosci 8:963

Steinman SA, Teachman BA (2011) Cognitive processing and acrophobia: validating the heights interpretation questionnaire. J Anxiety Disord 25: 896–902

Stinson FS, Dawson DA, Patricia Chou S, Smith S, Goldstein RB, June Ruan W, Grant BF (2007) The epidemiology of DSM-IV specific phobia in the USA: result from the National Epidemiology Survey on alcohol and related conditions. Psychol Med 37:1047–1059

Tersteeg MC, Marple-Horvat DE, Loram ID (2012) Cautious gait in relation to knowledge and vision of height: is altered visual information the dominant influence? J Neurophysiol 107:2686–2691

Vervliet B, Craske MG, Hermans D (2013) Fear extinction and relapse: state of the art. Annu Rev Clin Psychol 9:215–248

von Goethe JW (1771) In: Selbstbiographische Schriften, Dichtung und Wahrheit. 9. Buch der Straßburger Tischgesellschaft, Selbsterziehung

Walk RD, Gibson EJ, Tighe TJ (1957) Behaviour of light- and dark-raised rats on a visual cliff. Science 126:80–81

Wang H (ed) (1997) Huangdi neijing yanjiu dacheng (the great compendium of the research on the Huangdi Neijing). Beijing chubanshe, Beijing

Wolpe J (1958) Psychotherapy by reciprocal inhibition. Stanford University Press, Stanford

World Health Organisation (1993) The ICD-10 classification of mental and behavioral disorders, clinical description and diagnostic guidelines. WHO, Geneva

Wühr M, Kugler G, Schniepp R, Eckl M, Pradhan C, Jahn K, Huppert D, Brandt T (2014) Balance control and anti-gravity muscle activity during the experience of fear at heights. Physiol Rep 2(2):e00232

Wühr M, Breitkopf K, Decker J, Ibarra G, Huppert D, Brandt T (2019) Fear of heights in virtual reality saturates 20 to 40 m above ground. J Neurol 266:80–87

Zaback M, Cleworth TW, Carpenter MG, Adkin AL (2015) Personality traits and individual differences predict threat-induced changes in postural control. Hum Mov Sci 40:393–409

第22章 颈源性眩晕

目录

颈源性眩晕（更恰当的说法为头晕，而非旋转性的眩晕）是长期以来跨学科争论的主题，特别是关于其各种形式和病理机制的讨论（Brandt 1996；Brandt and Bronstein 2001；Hain 2015；Li and Peng 2015；Knapstad et al. 2019；Reiley et al. 2017；Seemungal et al. 2022）。对于颈源性眩晕 / 头晕有很多定义，其中一些需要伴随疼痛，而另一些则不需要。

众所周知，来自颈部肌腱受体的躯体感觉信号为头部运动提供了准确的运动反馈。这些信号通过与前庭和视觉输入信号合并，促进主动运动过程对头部运动及自我运动的感知。

临床评估的难度基于以下两点：

- 对颈部传入的感觉信号的功能和多模态相互作用的病理生理学知识不足。
- 对所谓的颈源性眩晕概念的混淆。

颈部感受器和中央前庭系统之间的神经连接——颈眼反射和用于姿势控制的颈部反射——已经在动物实验中进行了研究（Igarashi et al. 1972；de Jong et al. 1977）。然而，到目前为止，还没有令人信服的临床相关性证据（Peng 2018）。手术切除松鼠猴和猫的单侧 C_1 至 C_3 的传入神经，或对恒河猴进行局部枕下麻醉（Cohen 1961）均可导致运动性共济失调。对人类颈部后外侧组织进行局部麻醉能够引起同侧伸肌张力增加和对侧伸肌张力降低；受试者表现出跌倒倾向、步态偏离，并偏向麻醉侧（Barre 1926；Hinoki and Kurosawa 1964；de Jong et al. 1977）。这些发现在单侧治疗后的颈性头痛患者中得到证实，颈部 C_2 段单侧麻醉剂阻滞治疗的过程中，这些患者在姿势图、主观视觉垂直线检测或眼动记录未发现特异性（Dieterich et al. 1993）。对于外周前庭系统功能完整的受试者而言，同侧步态偏离只出现细小而短暂的干扰可能是颈眼反射引发的微小变化（与前庭眼反射的 1.0 相比，其增益为 0.1~0.2）。然而，当前庭敏感度降低时，例如在双侧前庭病变的患者中，颈眼反射变得更加敏感，且对前庭功能障碍的补偿变得更为重要。

这些发现很难应用于那些抱怨姿势和步态失衡的颈枕部 / 头部疼痛患者，因为诊断尚未得到证实。早期推荐的仅进行转颈试验与静态颈眼反射检查或患者向后仰头时的 Romberg 站姿测试是非特异性的，也不够标准化（de Jong and Bles 1986）。例如，研究表明，在固定头部的条件下颈椎病患者与健康对照组一样，在每次转动躯干会引发眼球震颤（Holtmann et al. 1993）。目前文献无法证实捏背疗法对颈源性眩晕的发生频率取得的“奇妙”成功，必须仔细评估。像 BPPV 患者的耳石复位一样，捏背疗法可能代表着颈源性眩晕患者的一种复位方法。

肌肉、关节和皮肤中的躯体感受器也可以诱导自我运动的感觉并引发眼球震颤。视觉成功地代偿了由多发性神经病、双侧前庭功能丧失或脊髓疾病等疾病引起的感觉丧失，从而确保了白天的空间定向和姿势控制；然而，在黑暗或视觉条件较差的情况下，本体感觉受到干扰通常会导致体位性头晕。因此，还有一种躯体感觉性的头晕，可能表现为一种痛苦的摇摆、头晕、姿势和步态失衡和不稳的感觉。

最具争议性的关于颈源性眩晕是真实还是虚构的争论，就像一场“信仰者与怀疑者之间的战争”，缺乏任何相应的现实意义。颈椎综合征能通过药物和物理治疗来进行治疗的，一旦其他原因和双侧前庭病被排除（第 7 章），上述假设的神经生理学解释仍然主要只具有理论意义（Brandt and Bronstein 2001）。

22.1 头部运动诱发的颈椎瞬间眩晕

上述科学论述的重点是缺失的临床或实验相关性的急性颈部疼痛综合征与一个更持久的旋转性眩晕或平衡障碍。然而，在头部和躯干活动受限的急性颈椎综合征的初始阶段，头部快速自主运动往往会引起颈部眩晕 / 头晕或看似身体推动，有时会导致几分之一秒的姿势不稳定（Brandt and Huppert 2016）。它们的临床相关性是中等程度的；而且它们也不需要特别的治疗，因为在几天内就会自行缓解。一些患者会自发地抱怨这种“瞬间颈源性眩晕”，但通常只有在医生明确询问后才会报告。这些症状被描述为明显的不自觉的身体晃动或倾斜，或者明显的周围环境的运动只引起快速的而不是缓慢的头部运动，但许多患者由于不想出现头部旋转时的痛苦，减少了这种运动的发生。

von Holst 和 Mittelstaedt（1950）所描述的在主动运动中感知空间恒常性的感觉运动机制可以作为这类颈源性眩晕 / 头晕的假设机制：引用复制和引用原则。这导致了许多所谓的内部模型理论相关的理论性和实验出版物的出现（Wolpert et al. 1995；Blakemore et al. 2002）。如果将这一原则应用于我们的患者，预期的头部旋转形成的再传入信号可能无法与由早期头部运动经验校准的感觉输入模式相对应（图 22.1）。由于颈部肌肉僵硬疼痛而导致实际运动比预期运动短时，就会发生这种错配（Brandt and Huppert 2016）。当患者从颈部疼痛综合征中恢复过来时，上述发作会自行缓解，或者说，如果该综合征演变成慢性，则实际和预期的头部运动诱导的再传入输入将会逐渐重新调整。

22.2 椎动脉压迫 / 闭塞综合征

有一种罕见但临床上与颈源性眩晕最相关且定义明确的血管形式，即头部旋转会导致症状性椎动脉压迫甚至闭塞：椎动脉压迫 / 闭塞综合征，也称为 Bow Hunter 综合征（Kuether et al. 1997；Vilela et al. 2005；Brandt and Baloh 2005；Kim et al. 2022）。尽管它很少见，但有必要在单独的章节中讨论这种综合征，有以下三个充分的理由：

1. 最初表现为头部在水平向一侧旋转时引起的旋转性眩晕和眼震。
2. 存在即将发生危及生命的椎基底动脉梗死的危险。
3. 大多数病例可以通过手术减压有效治愈（Rastogi et al. 2015；Duan et al. 2016；Strickland et al. 2017）。

大多数患有这种疾病的患者表现出与头部水平旋转同向的椎动脉狭窄或血管畸形（例如，小脑后下动脉发育不全或供血中断）。因此，椎基底动脉的主要血供依赖于“占主导地位”的对侧椎动脉。头部在水平朝向非优势动脉侧旋转时可以压迫优势椎动脉，通常是在寰枢椎的 C_1~C_2 水平压迫优势椎动脉（Rastogi et al. 2015；Duan et al. 2016）。在头部旋

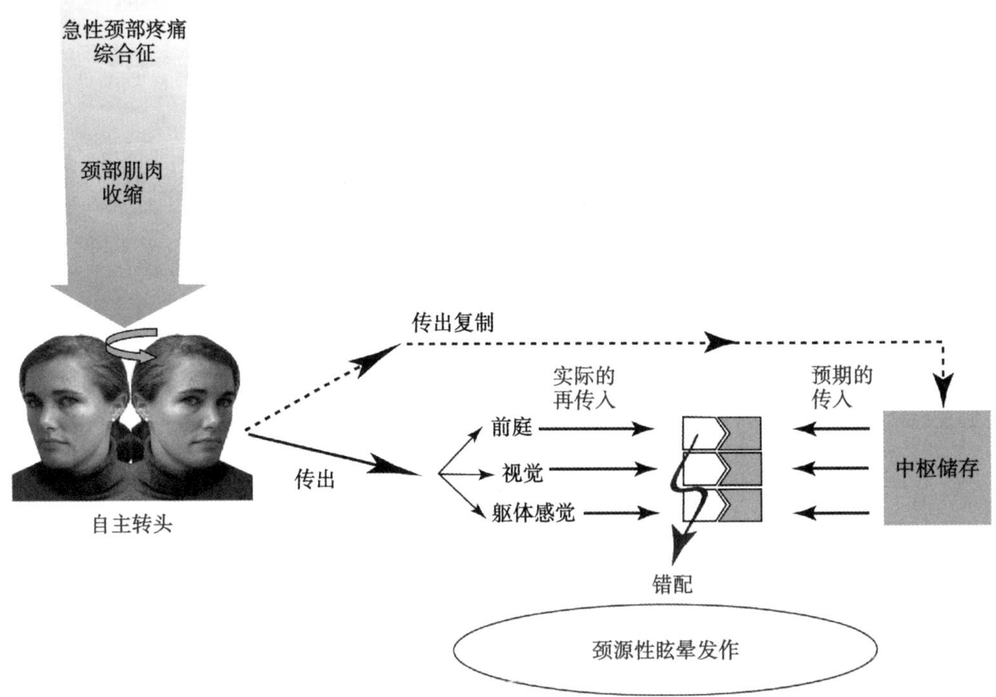

图 22.1 头部运动诱发颈源性眩晕的病理生理模型。示意图显示了颈部肌肉僵硬如何导致感觉运动障碍并伴有明显身体运动和不稳定的眩晕发作(图底部)。在"神经错配概念"中,颈源性眩晕是由于预期的头部旋转的传出复制信号和实际的再传出参考复制信号的不匹配引起的。主动的头部旋转会刺激颈部肌腱感受器,因为早期的头部运动的感觉经历(中枢储存模型),这些感受器的信息与预期的体感视觉和前庭信号的模式相对应。感官期待的模式是由传出复制信号释放出来的。传出复制信号与传出信号同时发射到颈部肌肉,以获得预期的运动冲动。如果由于颈部肌肉僵硬导致头部运动小于预期,则参考信息小于要求,从而导致感觉运动不匹配。那么,头部运动可能会被错误地感知为是外部干扰,导致令人痛苦的姿势不平衡的短暂发生(Brandt and Huppert 2016)

转过程中,椎动脉易受机械压迫的最常见原因是肌肉和肌腱的插入、骨赘以及颈椎病引起的退行性改变,尤其是在寰枢椎关节,而较少见于颈椎的其他节段(Duan et al. 2016),另外还有血管因素,如动脉瘤或动脉夹层(Rastogi et al. 2015; Xue et al. 2020)。主要症状是头部长时间水平旋转引起的严重旋转性眩晕,当头部旋转回到正常位置时,眩晕迅速缓解。在眩晕发作期间,能够反复观察到下跳性眼震,这也是疑似脑干(Rosengart et al. 1993)或小脑中线尾侧(Iida et al. 2018)结构的缺血性功能障碍的原因。更准确的分析表明,发作时的眼球震颤是一种混合旋转-线性下跳性眼震,最初的水平眼震方向指向受压的椎动脉,但随着头部加速旋转的维持,其方向发生了逆转(Strupp et al. 2000; Choi et al. 2005)。最初眼震的方向及其方向逆转最好的解释是受压动脉一侧的迷路,特别是前半规管和外半规管,以及伴耳鸣一侧的耳蜗的短暂缺血。最初的体征和症状反映了去极化引起的兴奋状态(引起伴有异位放电的短暂性高兴奋性)。如果缺血持续时间更长,膜电位进一步去极化,轴突膜将不能再被兴奋(Strupp et al. 2000)。这种事件的病理生理的发展过程十分典型,但不具有特异性即不是该综合征所特有的(Strupp et al. 2000; Choi et al. 2005; Brandt and Baloh 2005)在严重的情况下,脑干缺血还会引起其他的中枢神经性体征和症状。

尽管经颅多普勒超声可以初步诊断椎动脉压迫,但数字动态血管造影仍然是确定诊断的金标准(Rastogi et al. 2015; Duan et al. 2016)。根据疾病病因严重程度,治疗包括保守治疗、手术治疗或血管内干预(Duan et al. 2016)。手术减压是椎动脉骨性压迫患者的主要治疗方法(Rastogi et al. 2015)。不同的手术路径已被详细阐述过,前路和后路减压,伴或不伴椎体融合。但仍缺乏证据来证明哪一种方法更为优越(Strickland et al. 2017);然而,前路减压对椎动脉损伤的风险可能更低(Schunemann et al. 2018)。

(俞玘君 潘永惠 译)

参考文献

Barre JA (1926) Sur une syndrome sympathique cervical posterieur et sa cause frequente: l'arthrte cervicale. Rev Neurol 45:1246–1253

Blakemore SJ, Wolpert DM, Frith CD (2002) Abnormalities in the awareness of action. Trends Cogn Sci 6:237–242

Brandt T (1996) Cervical vertigo – reality or fiction? Audiol Neurootol 1:187–196

Brandt T, Baloh RW (2005) Rotational vertebral artery occlusion. A clinical entity or various syndromes? Neurology 65:1156–1157

Brandt T, Bronstein AM (2001) Cervical vertigo. J Neurol Neurosurg Psychiatry 71:8–12

Brandt T, Huppert D (2016) A new type of cervical vertigo: head motion-induced spells in acute neck

22

pain. Neurology 86:974–975
Choi KD, Shin HY, Kim JS et al (2005) Rotational vertebral artery syndrome: oculographic analysis of nystagmus. Neurology 65:1287–1290
Cohen LA (1961) Role of eye and neck proprioceptive mechanisms in body orientation and motor coordination. J Neurophysiol 24:1–11
De Jong JMBV, Bles W (1986) Cervical dizziness and ataxia. In: Bles W, Brandt T (eds) Disorders of posture and gait. Elsevier, Amsterdam, New York, Oxford, pp 185–206
De Jong PTVM, de Jong JMBV, Cohen B, Jongkees LBW (1977) Ataxia and nystagmus induced by injection of local anesthetics in the neck. Ann Neurol 1:240–246
Dieterich M, Pöllmann W, Pfaffenrath V (1993) Cervicogenic headache: electronystagmography, perception of verticality and posturography in patients before and after C2-blockade. Cephalalgia 13:285–288
Duan G, Xu J, Shi J, Cao Y (2016) Advances in the pathogenesis, diagnosis and treatment of Bow Hunter's syndrome: a comprehensive review of the literature. Intervent Neurol 5:29–38
Hain TC (2015) Cervicogenic causes of vertigo. Curr Opin Neurol 28:69–73
Hinoki M, Kurosawa R (1964) Studies on vertigo provoked by neck and nape muscles. Notes on vertigo of cervical origin Some observations on vertiginous attacks caused by injection of procaine solution into neck and nape muscles in man. Oto Rhino Laryngol Clin (Kyoto) 57:10–20
Holtmann S, Reiman V, Schöps P (1993) Clinical significance of cervico-ocular reactions. Laryngorhinootologie 72:306–310
Igarashi M, Miyata H, Alford BR, Wright WK (1972) Nystagmus after experimental cervical lesions. Laryngoscope 82(9):1609–1621
Iida Y, Murata H, Johkura K, Higashida T, Tanaka T, Tateishi K (2018) Bow Hunter's syndrome by nondominant vertebral artery compression: a case report, literature review, and significance of downbeat nystagmus as the diagnostic clue. World Neurosurg 111:367–372
Kim JS, Newman-Toker DE, Kerber KA, Jahn K, Bertholon P, Waterston J, Lee H, Bisdorff A, Strupp M (2022) Vascular vertigo and dizziness: Diagnostic criteria. J Vestib Res 32:(3)205−222
Knapstad MK, Nordahl SHG, Goplen FK (2019) Clinical characteristics in patients with cervicogenic dizziness: a systematic review. Health Sci Rep 2(9):e134
Kuether T, Nesbit GM, Clark WM, Barnwell SL (1997) Rotational vertebral artery occlusion: a mechanism of vertebrobasilar insufficiency. Neurosurgery 41:427–432
Li Y, Peng B (2015) Pathogenesis, diagnosis, and treatment of cervical vertigo. Pain Physician 18:E583–E595
Peng B (2018) Cervical vertigo: historical reviews and advances. World Neurosurg 109:347–350
Rastogi V, Rawls A, Moore O, Victoria B, Khan S, Saravanapavan P, Midivelli S, Raviraj P, Khanna A, Bidari S, Hedna VS (2015) Rare etiology of Bow Hunter's syndrome and systematic review of literature. J Vasc Interv Neurol 8:7–16
Reiley AS, Vickory FM, Funderburg SE, Cesario RA, Clendanial RA (2017) How to diagnose cervicogenic dizziness. Arch Physiother 7:12. https://doi.org/10.1186/s40945-017-0040-x
Rosengart A, Hedges TR, Teal PA et al (1993) Intermittent downbeat nystagmus due to vertebral artery compression. Neurology 43:216–218
Schunemann V, Kim J, Dornbos D 3rd, Nimjee SM (2018) C2-C3 anterior cervical arthrodesis in the treatment of Bow Hunter's syndrome: case report and review of the literature. World Neurosurg 118:284–289
Seemungal BM, Agrawal Y, Bisdorff A, Bronstein A, Cullen KE, Goadsby PJ, Lempert T, Kothari S, Lim PB, Magnusson M, Marcus HJ, Strupp M, Whitney SL (2022) The Barany Society position on 'Cervical Dizziness'. J Vestib Res 32(6):487−499
Strickland BA, Pham MH, Bakhsheshian J, Russin JJ, Mack WJ, Acosta FL (2017) Bow Hunter's syndrome: surgical management (video) and review of the literature. World Neurosurg 103:953.e7–953.e12. https://doi.org/10.1016/j.wneu.2017.04.101
Strupp M, Planck JH, Arbusow V, Steiger H-J, Brückmann H, Brandt T (2000) Rotational vertebral artery occlusion syndrome with vertigo due to "labyrinthine excitation". Neurology 54:1376–1379
Vilela MD, Goodkin R, Lundin DA, Newll DW (2005) Rotational vertebrobasilar ischemia: hemodynamic assessment and surgical treatment. Neurosurgery 56:36–45
von Holst E, Mittelstaedt H (1950) Das Reafferenzprinzip (Wechselwirkung zwischen Zentralnervensystem und Peripherie). Naturwissenschaften 37:464–476
Wolpert DM, Ghahramani Z, Jordan MI (1995) An internal model for sensorimotor integration. Science 269:1880–1882
Xue S, Shi H, Du X, Ma X (2020) Bow Hunter's syndrome combined with ipsilateral vertebral artery dissection/pseudoaneurysm: case study and literature review. Br J Neurosurg. https://doi.org/10.1080/02688697.2020.1718604

第23章 眩晕、头晕和平衡障碍的历史观点

目录

23

23.1 简介

本章讨论了头晕和眩晕的各种术语和定义在词源学中的渊源，以及一些可能是最初对症状、综合征和功能障碍的描述。历史回顾展示了在语言、文化和医学方面上的细节，这些细节引人入胜，并阐明了我们目前对眩晕、头晕和平衡障碍的理解，而这些是自古以来各大洲的主要的医学症状（Huppert and Brandt 2018）。

从公元前730年到公元600年，在罗马、希腊和中国的文献中，晕船、恐高症和酒精的不良影响是头晕和眩晕的主要描述。一些详细的描述暗示了特定的前庭疾病，如梅尼埃病的发作（《黄帝内经》）或前庭性偏头痛（Aretaeus of Cappadocia）。此外，这些术语的词源和隐喻意义及其症状蕴含着耐人寻味的历史性观点，例如，Vespasian在Nero自杀后成为皇帝（公元69年）时感到头晕目眩般的兴高采烈，或者从18世纪的英语“Swindle”（诈骗）衍生而来的德语“Schwindel”（眩晕）的比喻意义，以表示“金融欺诈”（Huppert and Brandt 2018）。

人们对前庭系统及其功能的认识主要始于19世纪。Erasmus Darwin走在了他那个时代的前列。1794年，他的著作《动物生物学》（*Zoonomia*）中描述了新的头晕综合征和感觉运动控制的概念，包括恐高症的机制，并对酒精性位置性眩晕进行了早期观察。后者由德国诗人兼漫画家Wilhelm Busch（1832—1908）在艺术上进行了优美的演绎，他也记录了“清晨饮酒”的缓解过程（图23.3）。酒精性位置性眩晕的潜在机制，在19世纪后期被发现，即因酒精和内淋巴的比重不同所致。Moritz Romberg的第一本神经学教科书[《当事人的神经疾病》（*Lehrbuch der Nervenkrankheiten des Menschen*），1840]包含了对以眩晕为主要症状的各种疾病的体征和症状的一般描述，但没有前庭疾病的定义。我们目前对前庭功能和前庭疾病的认识可以追溯到19世纪一群科学家的开创性工作，例如Jan Evangelista Purkinje，Ernst Mach，Josef Breuer，Hermann Helmholtz和Alexander Crum-Brown（Henn and Young 1975；Cohen 1984；Brandt 1991；Wade and Tatler 2005）。

在自古以来的历史文献中搜索眩晕和头晕这两个词时，考虑它们的词源意义是必要和有用的。

23.2 词源学

例如，拉丁语至少有两个词源来描述眩晕这种情况。“Vertigo”在拉丁语中指的是翻转、旋转和转动，源自动词“vertere”，意思是转动。另一个单词“caligo”的意思是眼睛黑矇、葬礼上人们脸上的皱纹和头晕。恐高症在古代文献中是以heights（“altitudo”）出现，而不是“vertigo”一词（Georges 2010；Huppert et al. 2013）。“Caligo”这个词也被用来比喻因欣喜若狂，或者不知所措而失去对现实的把握而产生的头晕。例如，Tacitus在他的著作《历史》（*Historiae*）中描述了Vespasian在Nero自杀后如何想自己成为皇帝：据说当士兵们称他为“皇帝”并使用其他高级头衔时，他便感到头晕目眩（Huppert et al. 2013；Brandt and Huppert 2014）。

日耳曼语还为描述头晕症状的单词提供了有趣的词源。据说，“giddy”一词源于古英语单词“gidig”，意思是疯狂的，或者，字面意思是被神附身。《牛津英语词典》（*Oxford Dictionary of English*）（Stevenson 2010）对dizzy一词的定义是：存在或涉及旋转和失衡的感觉。据说它起源于古英语单词“dysig”，意为愚蠢，并被认为与德语低音单词“dusig”有关，意为眩晕，以及古高音德语中的“tusic”，意为愚蠢或虚弱（Stapleton 2007）。“swimen”，作为原始日耳曼语的词根，意即来回移动，自此始，各种印欧语系发展出了表示这些概念的词汇：例如，低地德语的“swajen”意思是来回移动，就像随风而动一样。中古高地德语的“swimen”，意思是左右摇摆。古挪威语的“svimi”，意思是昏厥。挪威语“svime；svima”，意思是摇晃。荷兰语zwaaien意为左右摇摆。

英语的发展发生了意想不到的转变：从古英语“swima”，意为“Schwindel”，或者从古英语的“swäman”，意为“zwerven”，到中世纪英语的“sweigh，sweye”，意为是横扫或摇摆的动作。现代英语则衍生出了“sway”一词。两个印欧语系词根在英语中延伸出两个意思并逐渐发展：摇摆和欺骗。在德语中，最初的意思是医学术语“Schwindel”。显然，Betrug（英语中意为欺诈）的第二个比喻意义是从16世纪开始逐渐产生的，它起源于英语中的“swindler”一词，这最早出现于18世纪，当时在英国的德国犹太人开始使用术语“Schwindel”（英语“swindle”的德语发音）来表达“金融欺诈”的概念。到了19世纪，德国人开始将“Betrug”的意思用于“Schwindel”（Grimm and Grimm 1854；Kluge and Seebold 2002；Janz et al. 2003；Duden 2017；Huppert and Brandt 2018）。

23.3 定义

目前对眩晕、头晕和失衡的医学定义是基于国际巴拉尼神经耳科学会分类委员会的建议。“眩晕是在没有发生的情况下有自我运动的感觉。头晕是没有虚假或扭曲的运动感，且空间定向受到干扰或受损的感觉。而失衡或不稳是指坐着、站着或行走时不稳定的感觉，没有特定的方向偏向”（Bisdorff et al. 2009）。这三种感觉都可以发生在外周性、中枢性和更高级的前庭疾病中（Brandt and Dieterich 2017）。

23.4 晕船/晕动病

看到许多关于晕船的描述，晕船的诱因、症状和预防措施，就知道古罗马人/古希腊人以及中国人对晕船都非常熟悉。波浪引起的身体运动被认为是关键的刺激因素。尤其是在希腊和罗马的文献中，使人们可以联想到大海波涛汹涌和难闻的气味是主要的诱发因素，以及恶心、呕吐、眩晕、厌食、昏厥、冷漠、头痛和其他即将到来的痛苦症状。人们普遍也知道，一些其他的疾病、当前的精神状态和焦虑都可能会导致晕船，但经验丰富的水手对晕船有很强的抵抗力（习惯化的影响）（Huppert et al. 2016，2017）。中国人观察到儿童特别容易晕车（Brandt et al. 2016），中国人还描述了不同类型的晕动病，例如，在手推车上旅行时晕车，或坐轿子时晕车（Brandt et al. 2016）。

许多希腊/罗马和中国的资料都强调了晕船对军事行动的影响，重点讲述了一些著名的海战，如赤壁之战，它标志着中国汉朝的结束，或者在之后的1588年，西班牙无敌舰队被英国人所击败。在1798/1799年的埃及战役中，出现了一种特殊的与战争有关的晕动病，这与拿破仑的骆驼军团有关，这是一种因骑骆驼而引起的疾病（图23.1），骆驼也被称为“沙漠之船”（Huppert et al. 2017）。

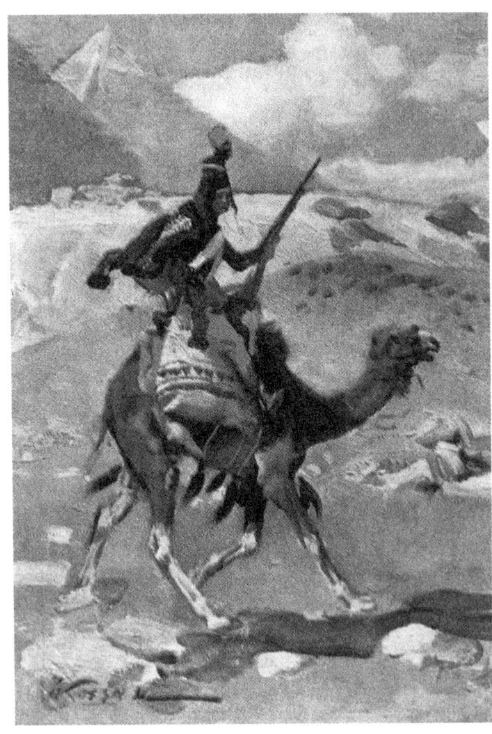

图23.1 拿破仑和骆驼病。1799年，拿破仑组建了一支拿破仑骆驼（单峰）兵团。有趣的是，这些士兵却被认为是步兵，因为他们会在战斗时跳下骆驼。其中，那些不能适应“沙漠之船”运动的人会晕船，同时也证明他们是相当无效的战斗人员（Un soldat du regiment dromedaries, by Wojciech Kossak, 1912）

治疗措施因文化而异（Karenberg 2009）。西方经典的文献中建议人们看看海岸上相对固定的物体，禁食或不吃特定的饮食，闻一些的香气，服用一些药草如白车前草（含有各种生物碱，但不含东莨菪碱），或服用葡萄酒和艾草的混合物。在东方，则提倡采取更不寻常的措施，如喝小男孩的尿液、吞服白色的糖、从竹竿上收集水滴，或将厨房壁炉中的泥土藏在头发下面（Huppert et al. 2016; Brandt et al. 2016; Huppert et al. 2017）。存在这些不同治疗建议的一个原因显然是由于潜在的病理生理学上的不同概念。希腊的观点是建立在Empedocles和Aristotle的体液理论的基础上的，该理论认为病因与四种体液（“χολή”= 黄胆汁，“φλέγηα”= 痰，“μέλαιναχολή”= 黑胆汁，“αἷμα”= 血液）的失衡相关联，而中国的相应医学将失调归因于某些身体物质和生命力量，即“气”（Wang 1997）。

23.5 恐高症

恐高症的症状在古罗马/古希腊和中国的文献中都有描述。来自欧洲的资料为我们提供了这些症状的精准描述，例如当走在桥上时视力下降及感到不适，站在高高的梯子上时发生眼睛被头晕所笼罩，凝视高处的岩石时会感到头晕、脸色发白、膝盖发抖，望向天空时眼前发黑，或从高处的窗户向外看时感到头晕（Huppert et al. 2013）。来自中国的文献强调了视力下降、状态混乱和犹豫不决的影响。黄帝观察到，当他爬上瞭望塔时，他对高度的恐惧和焦虑感通过跪地得到减轻（图23.2）。他发现恐高症的严重程度取决于身体位置，这一观点在今天也得到了很好的认可（Brandt et al. 1980; Bauer et al. 2012）。但当罗马人意识到诱发因素是“视觉高度”时，中国人却认为刺激的诱发因素是高处的温度导致了“寒气”（Brandt and Huppert 2014）。

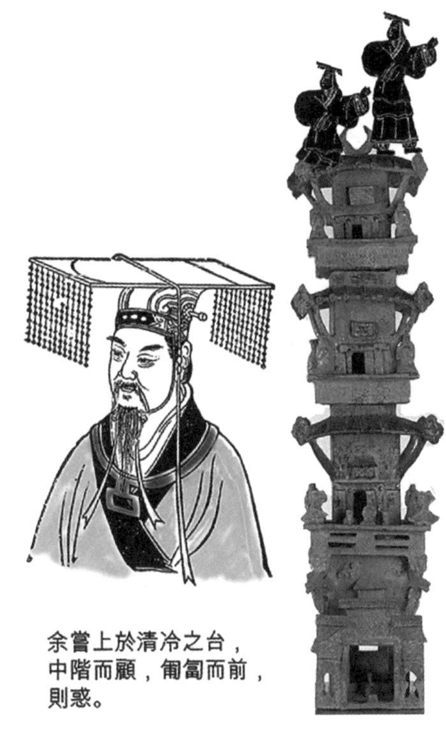

图23.2 这是黄帝和一座典型的中国瞭望塔的照片，引自《黄帝内经》一书，来自河南，出自公元1—2世纪的汉代。每当黄帝登上瞭望塔时，都会出现严重的恐高症。但他发现，他可以通过跪地缓解这些症状（Bauer et al. 2012）。这一发现后来被心理物理学实验证实，该实验估计了相对于身体位置的主观高度恐惧程度（Brandt et al. 1980）。在保持平衡最困难的自由直立姿势中，视觉高度不耐受最强烈。当受试者跪地时则减轻

23.6 眩晕和酒精

在古罗马和古希腊，葡萄酒是一种重要的饮品。大部分酒是与水混合，但与蜂蜜进行混合也很常见。因此，饮酒的影响在各种古代文献中被发现和描述也就不足为奇了。大约在公元前730年，荷马在《伊利亚特》中提到了酒精对身体的影响，在这部史诗中，Hector在战争的屠杀后回到特洛伊的家中，拒绝了他的母亲Hecuba给他带来蜂蜜味道的葡萄酒作为犒劳的提议。Hector说（Homer 2018; Schadewaldt 2016）：

» 请不要为我奉上蜂蜜味的酒，我尊敬的母亲。

它削弱我的四肢，让我忘记了勇气和力量。

Juvenal 在《讽刺诗集》(*Saturae*)(公元 60—127 年)描述了酒精性眩晕对身体的影响(Stocker 1835; Juvenal and Persius 1918):

> ……从馥郁香气的杯中喝着,屋顶旋转得使人头晕目眩,桌子在跳舞,每盏灯都是双影的。

23.7 特定眩晕综合征的典故:前庭性偏头痛和梅尼埃病

在公元 2 世纪,卡帕多西亚(Cappadocia)的 Aretaeus 在《论原因与意义》中描述道急性发作及慢性发作综合征是一种结合了偏头痛和眩晕的综合征,并与眼震和恶心有关(Huppert and Brandt 2017; Hude 1958)。这些特征类似于前庭性偏头痛的症状,但这个术语直到 1999 年才首次被创造出来(Dieterich and Brandt 1999)。诊断标准同时由巴拉尼协会前庭疾病分类委员会和国际头痛协会偏头痛分类小组委员会联合制定(Lempert et al. 2012)。

中国医学经典《黄帝内经》(公元前 2 世纪至公元 2 世纪)中记载了一种伴有眩晕的发作性疾病,涉及眼睛和大脑之间的连接。耳鸣的相关噪声强烈地让人联想到梅尼埃病发作的特征(Huppert and Brandt 2017)。1861 年,Prosper Menière(Meniere 1861)首次描述并命名了该病的全部特征。他强调了眩晕的特征性反复发作,大多持续数小时,并伴有单侧听力损失、耳鸣和单耳的闷胀感。2015 年,包括巴拉尼协会前庭疾病分类委员会(Lopez-Escamez et al. 2015)在内的几个耳鼻喉科学会重新制定了梅尼埃病的诊断标准。

23.8 从 18 世纪到 20 世纪对眩晕和运动知觉的见解

尽管 Erasmus Darwin 在他有生之年还没有发现前庭器官的功能,但他的祖父 Charles Darwin(公元 1731—1802 年)已为后人提供了丰富的信息,包括头晕综合征的发现,以及关于眼球运动和多感觉性动作的感觉运动控制的早期概念。1794 年,在他的著作《动物学》(*Zoonomia*)或《有机生命法则》(*The Laws of Organic Life*)(Darwin 1794)中,他描述了大量的生理性头晕综合征:在观察移动的物体时,从我们自己的动作,在雪地或宽阔的溪流上骑行时,从塔上向外看时,当单脚转动时,在黑暗中行走时,或由于船只的运动(晕船)出现的头晕。此外,还提到伴随眩晕或头晕的其他疾病,例如,类似于 Mal de Debarquement syndrome(登陆病综合征),卒中伴头晕,头部外伤、醉酒时的眩晕,内环境因素引起的胃部不适并伴有眩晕,以及伴有耳鸣的眩晕(可能是梅尼埃病)。他还写了关于视觉性眩晕的内容:

> 许多人在 50 岁或 60 岁时会受到轻度眩晕的影响。但通常错误地将其归因于消化不良,但实际上是由于他们的视力开始出现缺陷……这些人不像以前看到物体时那样的清楚,通过比平时更频繁地使用他们的眼睛,他们能够察觉到物体的表面运动,并将物体本身真实的运动相混淆。因此,他们不能准确地平衡自己,以便很容易地保持垂直。

另一个例子是他对视觉高度不耐受(恐高症)的理解:

> 任何一个独自站在高塔顶端的人,如果他不习惯于通过放置在这样的距离和如此倾斜的物体来平衡自己的状态,他就会开始摇晃,并努力通过他肌肉的本体觉来恢复自己的平衡状态。在这段时间里,他脚下远处物体的表观运动是非常大的,这种印象在他看到之后还会继续持续一段时间。然后他就会被迫倒向相反的方向,来抵消它们的影响。他要么立刻摔倒,要么把手放在建筑物上,利用肌肉的本体觉来保持他直立的状态,这与眼睛感知的错误方向相反。

Erasmus Darwin 还描述了过度饮酒导致的旋转性眩晕:

> ……这就是人们喝醉酒时的眩晕,这种眩晕感在他们闭上眼睛时,自己躺着的时候还在继续,当他们以直立的姿势睁开眼睛时便也是如此。

在这里,Darwin 观察到了仰卧位酒精性眼震的典型症状。很久以后,诺贝尔奖获得者 Robert Bárány(1911 年)定义了人们位置性酒精性眼震在摆出不同的头部姿势时的方向变化特征(眼震朝向耳部最下方跳动)(Bárány 1911)。位置性酒精性眼震Ⅰ期和Ⅱ期的发生机制是由于内淋巴和酒精的比重不同所致。酒精比内淋巴轻,当其在血液中浓度接近 40mg/dL 时,酒精便会扩散到壶腹嵴,从而将半规管转变为对重力敏感的受体(Money and Myles 1974)。晨起饮酒可以使酒精和前庭内淋巴的比重重新恢复平衡,从而减轻不适的症状(Brandt and Daroff 1980)。

德国幽默作家、漫画家和诗人 Wilhelm Busch(1832—1908)虽然没有意识到前庭和半规管的作用,但他风趣地描绘了过度饮酒的影响:《除夕探险》(*Ein Abenteuer in der Neujahrsnacht*)、《新年的宿醉》(*Der Katzenjammer am Neujahrsmorgen*)(Busch 1950)。在第一幅漫画中,旋转性的眩晕被描绘成一个旋转的床和房间,而受影响的人是躺着的(图 23.3)。第二幅漫画显示,Busch 已经知道了"晨起饮酒引起平衡的恢复"(见图 23.3)。

Moritz Heinrich Romberg(1795—1873),是德国柏林一位富有创新精神的内科医生,被认为是临床神经科医生之父,也是德国神经学派的联合创始人(Romberg 1840)。通过出版第一本系统的神经病学教科书,即《人类神经疾病教材》(*Lehrbuch der Nervenkrankheiten des Menschen*),他的著作使欧洲神经病学发生了革命性的变化。第一本教科书中有一章是"眩晕(Schwindel)"(Huppert and Brandt 2018)。在这一章中,他描述了眩晕的症状、频率、特征、原因和治疗措施。他强调,明显的运动会导致跌倒和旋转,无论是自己的身体还是周围的环境,均会导致一种失衡感觉。这种感觉通常伴随着视觉或听觉过敏(眼前的闪烁,耳鸣——前庭性偏头痛和梅尼埃病的可能提示)、复视、头痛、恶心和呕吐、焦虑并伴有冷汗发作、肌肉颤动、脉搏加快、脸红或苍白和脚冷。此外,他表示,眩晕发作一般会持续几分钟,很少持续更长时间。眩晕发作可能是短暂的,也可能是长期的。原因可能是一种普遍的虚弱状态,如疾病恢复期,外伤,大脑,特别是小脑和脑桥的损伤和疾病,酒精、麻醉剂或尼古丁的摄入,或其他有毒物质,如洋地黄或山羊草。此外,眩晕可能

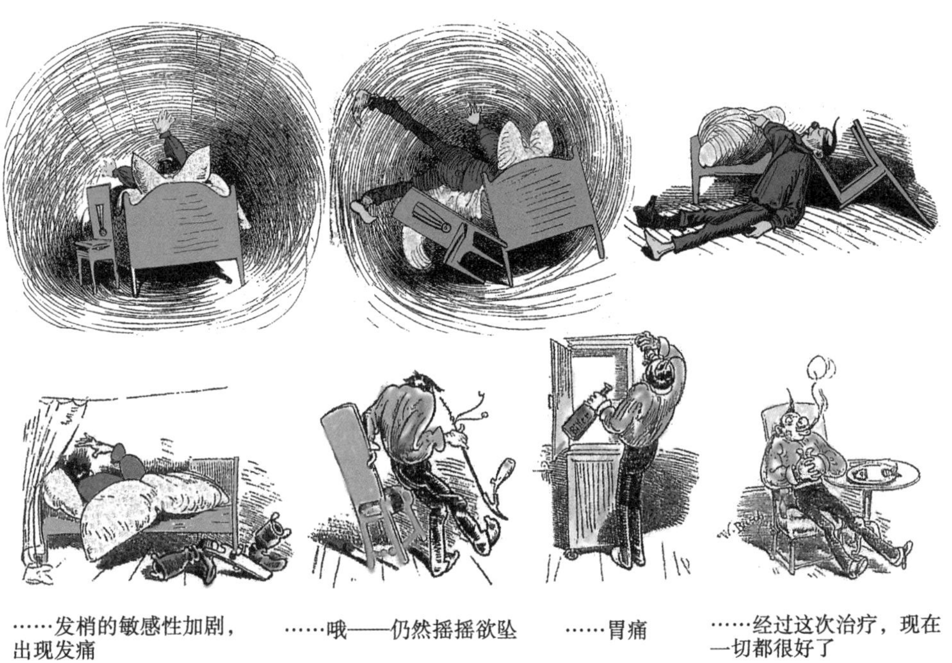

图 23.3　上图：《除夕探险》（*Ein Abenteuer in der Neujahrsnacht*）由 Wilhem Busch 创作（Busch 1950）。这个有趣的漫画阐述了位置性酒精性眩晕的过程。下图《新年的宿醉》（*Der Katzenjammer am Neujahrsmorgen*）（Busch 1950）。Wilhelm Busch 阐述了过量饮酒后第二天早上出现的眩晕和不稳，以及"晨起饮酒"如何具有恢复平衡的效果

是其他疾病的前驱症状，特别是那些与发热有关的疾病，或当患者在较长时间内保持某种头部位置时（如弯腰），或在进行不熟悉的动作中发生，如海上航行中的动作。其中一些原因是可以治愈的，例如，疲劳或体液流失引起的眩晕（出血后），但另一些原因，如小脑损伤，则无法治愈。他提出的一般建议是，患有眩晕和头晕的人应该避免剧烈而持续的身体旋转，避免热食和难以消化的食物，避免洗澡，以及避免在柔软的羽毛床上长时间的睡眠。

尽管 Romberg 的神经病学教科书提供了详细的描述和一些原因，但缺少目前已知的大多数特定的眩晕综合征（Huppert and Brandt 2018）。我们目前对前庭功能和前庭疾病的认识可以追溯到一群出生在 19 世纪的科学家们的发现，其中包括 Jan Evangelista Purkinje、Ernst Mach、Josef Breuer、Hermann Helmholtz 和 Alexander Crum-Brown。他们的开创性工作不仅揭示了感知运动的方法，还为现代前庭系统和眼球运动的研究奠定了基础（Henn and Young 1975；Cohen 1984；Wade and Tatler 2005）。20 世纪见证了奠定现代眼球运动研究的另一个宝贵的来源。《眼睛的移动碑》（*The Moving Tablet of the Eye*）一书（Wade and Tatler 2005）包含了大量的光学、眼科学和眼部运动的历史。在迷路功能障碍研究方面知识最丰富和最有影响力的当代医生是耳鼻喉科医生 Harold Schuknecht（1917—1992）。他提出了有争议的假说和实验证据来解释迷路性眩晕的三种最常见形式：良性阵发性位置性眩晕（由 Bárány 于 1921 年首次描述）、前庭神经炎（由 Ruttin 于 1909 年描述）和梅尼埃病（由 Menière 于 1861 年描述）（Brandt 1991；Schuknecht 1993；Huppert and Brandt 2018）。

（俞玘君　潘永惠　译）

参考文献

Bárány R (1911) Experimentelle Alkoholintoxikation. Monatsschr Ohrenheilkd 45:959–962

Bauer M, Huppert D, Brandt T (2012) Fear of heights in ancient China. J Neurol 259:2223–2225

Bisdorff A, von Brevern M, Lempert T, Newman-Toker DE (2009) Classification of vestibular symptoms: towards an international classification of vestibular disorders. J Vestib Res 19:1–13

Brandt T, Daroff RB (1980) The multisensory physiological and pathological vertigo syndromes. J Neurol Sci 95:3–28

Brandt T, Dieterich M (2017) The dizzy patient: don't forget disorders of the central vestibular system. Nat Rev Neurol 13:352–362

Brandt T, Huppert D (2014) Fear of heights and visual height intolerance. Curr Opin Neurol 27:111–117

Brandt T (1991) Man in motion: Historical and clinical aspects of vestibular function. A review. Brain 114:2159–2174

Brandt T, Arnold F, Bles W, Kapteyn TS (1980) The mechanism of physiological height vertigo. I. Theoretical approach and psychophysics. Acta Otolaryngol 89(5–6):513–523

Brandt T, Bauer M, Bensom J, Huppert D (2016) Motion sickness in ancient China: seasickness and cart-sickness. Neurology 87:331–335

Busch W (1950) Neues Wilhelm Busch Album. In: Klemm VH, Braunschweig VC (eds) Sammlung lustiger Bildergeschichten mit 1500 Bildern. Bertelsmann Verlag, Gütersloh

Cohen B (1984) The roots of vestibular and oculomotor research. Introduction. Hum Neurobiol 3:121

Darwin E (1794) Zoonomia, or the Laws of organic life. In: Vol 1, of Vertigo. J Johnson, London,

23

pp 227–239

Dieterich M, Brandt T (1999) Episodic vertigo related to migraine (90 cases): vestibular migraine? J Neurol 246:883–892

Duden – Die deutsche Rechtschreibung (2017) 27th edn. Dudenverlag, Mannheim

Georges KE (2010) Ausführliches Lateinisch-Deutsches Handwörterbuch. Hahnsche Buchhandlung, Hannover, reprint

Grimm J, Grimm W (1854) Deutsches Wörterbuch. S. Hirzel Verlag, Leipzig. Neudruck und Neubearbeitung abgeschlossen 2016, S. Hirzel Verlag, Leipzig

Henn V, Young LR (1975) Ernst Mach on the vestibular organ 100 years ago. ORL J Otorhinolaryngol Relat Spec 37:138–148

Homer, Ilias 6. Gesang, 264–265. http://www.gottwein.de/Grie/hom/il106.php. Last accessed 15 Jan 2018

Hude C (ed). Areteaus (1958) Corpus Medicorum Graecorum II. Akademie-Verlag, Berlin

Huppert D, Brandt T (2017) Descriptions of vestibular migraine and Menière's disease in Greek and Chinese antiquity. Cephalalgia 37:385–390

Huppert D, Brandt T (2018) Dizziness and vertigo syndromes viewed with a historical eye. J Neurol 265(Suppl 1):127–133

Huppert D, Benson J, Krammling B, Brandt T (2013) Fear of heights in Roman antiquity and mythology. J Neurol 260:2430–2432

Huppert D, Oldelehr H, Krammling B, Benson J, Brandt T (2016) What the ancient Greeks and Romans knew (and did not know) about seasickness. Neurology 86:560–565

Huppert D, Benson J, Brandt T (2017) A historical view of motion sickness – a plague at sea and on land, also with military impact. Front Neurol 8:114

Janz RP, Stoermer F, Hiepko A (eds) (2003) Schwindelerfahrungen: Zur kulturhistorischen Diagnose eines vieldeutigen Symptoms. Editions Rodopi, Amsterdam, New York

Juvenal and Persius (1918) Satire 6. Ramsay GG (transl). Heinemann, London, Putnam's Son, New York. http://www.tertullian.org/fathers/juvenal_satires_06.htm. Last accessed 15 Jan 2018

Karenberg A (2009) Retrospective diagnosis: use and abuse in medical historiography. Prague Med Rep 110:140–145

Kluge F, Seebold E (2002) Kluge. Etymologisches Wörterbuch der deutschen Sprache, 24th edn. Walter de Gruyter, Berlin/New York

Lempert T, Olesen J, Furman J, Waterston J, Seemungal B, Carey J, Bisdorff A, Versino M, Evers S, Newman-Toker D (2012) Vestibular migraine: diagnostic criteria. J Vest Res 22: 167–172

Lopez-Escamez JA, Carey J, Chung WH, Magnusson M, Mandalà M, Newman-Toker DE, Strupp M, Suzuki M, Trabalzini F, Bisdorff A (2015) Diagnostic criteria for Menière's disease. J Vest Res 25:1–7

Menière P (1861) Mémoire sur les lesions de l'oreille interne donnant lieu à des symptômes de congestion cérébrale apoplectiforme. Gaz Méd Paris, Sér 3(16):597–601

Money KE, Myles WS (1974) Heavy water nystagmus and the effects of alcohol. Nature 247: 404–405

Romberg MH (1840) Lehrbuch der Nervenkrankheiten. Duncker, Berlin, pp 88–100

Schadewaldt W (transl.) 18th ed. (2016) Homer, Ilias. 6. Gesang, 264–265. Insel Verlag, Berlin

Schöner E (1964) Das Viererschema in der antiken Humoralpathologie. Steiner, Wiesbaden

Schuknecht H (1993) Pathology of the ear, 2nd edn. Lea and Febiger, Philadelphia

Stapleton E (2007) The dizzy clinic and the dictionary (etymology and otology). BMJ 334:361

Stevenson A (2010) The New Oxford Dictionary of English, 3rd edn. Oxford University Press, Oxford

Stocker CW (1835) The satires of Juvenal and Persius, from the texts of Ruperti and Orellius. Juvenal, Sat VI:304–305. Longman & Co, London

Wade NJ, Tatler BW (2005) The moving tablet of the eye. The origins of modern eye movement research. Oxford University Press, Oxford

Wang H (ed) (1997) Huangdi neijing yanjiu dacheng (The great compendium of the research on the Huangdi Neijing). Beijing chubanshe, Beijing

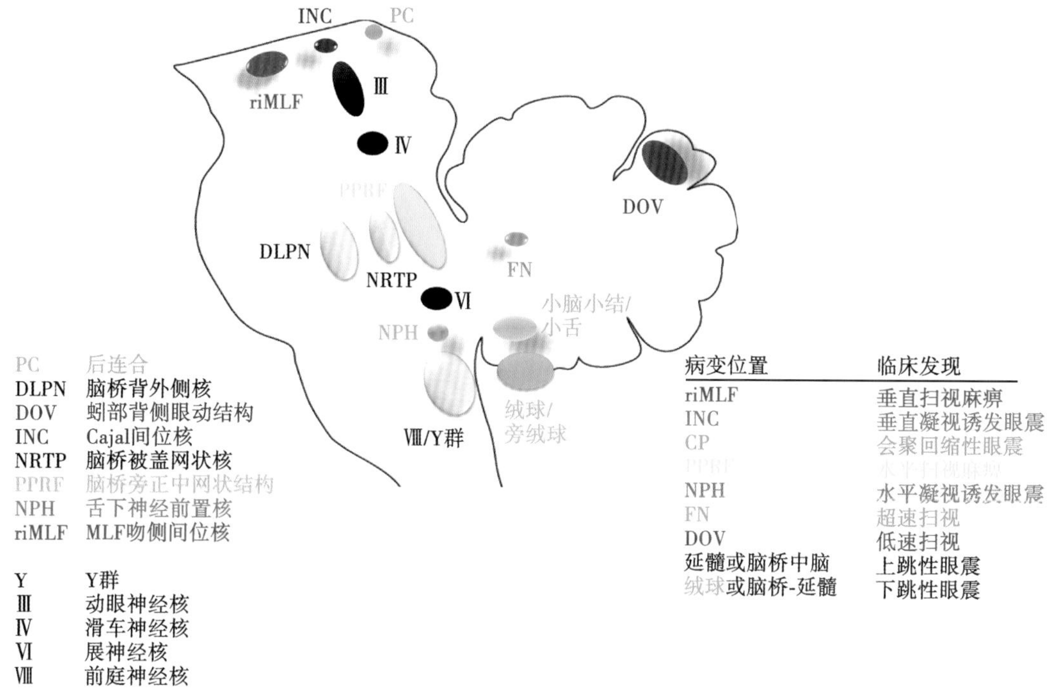

彩图 3.80　小脑相关眼动结构概述

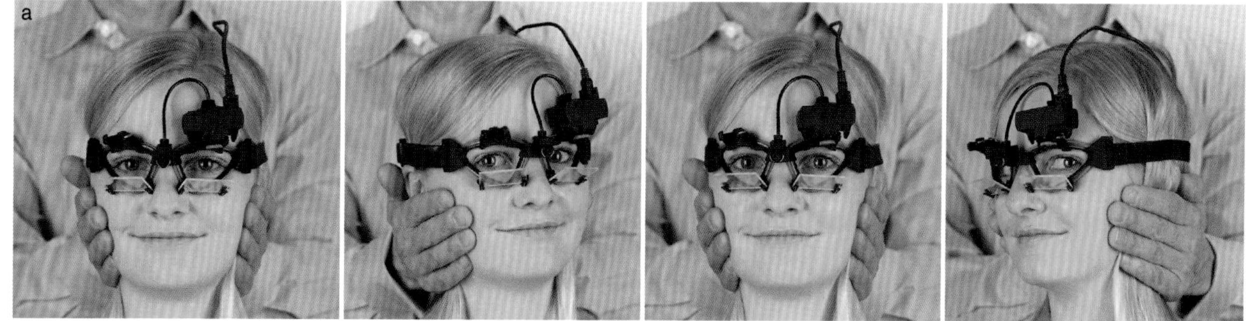

彩图 4.1　a～c. 使用视频摄影技术（v-HIT）进行头脉冲试验，来量化角 VOR 的功能。a. 在头部快速向右和向左转时，高分辨率红外摄像机同时记录眼球运动和口罩中的传感器同时记录头部运动。这样就可以测量校准后的角速度

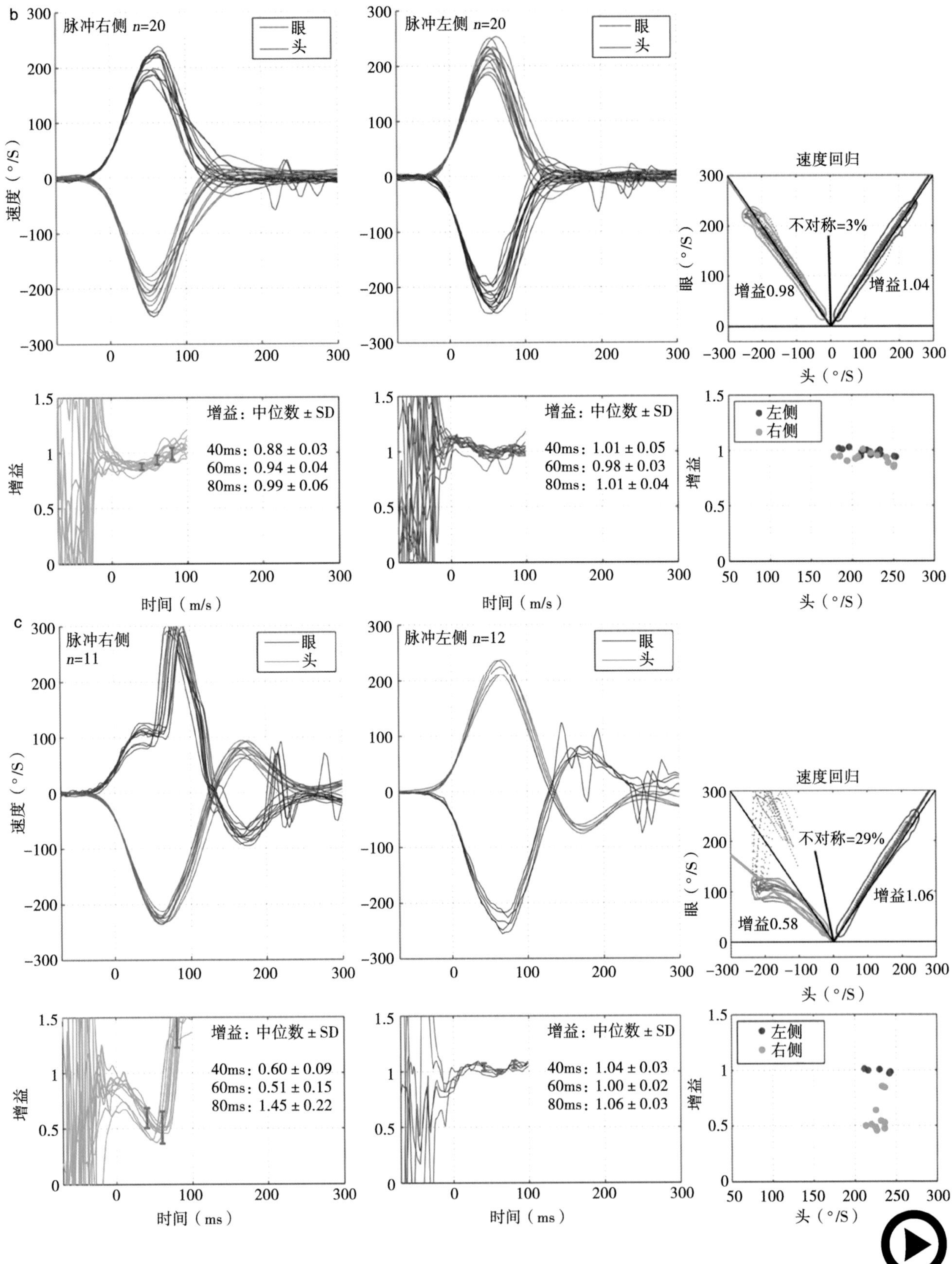

彩图 4.1（续） b. 在所描述的系统中，60ms 时的眼球角速度与头部角速度的比值即 VOR 增益。该记录显示了一个正常的 VOR 增益。c. 在头部快速转向左侧时，发现一个正常的 VOR 增益为 1.0。在头部快速向右转时，增益减少到 0.51。在头部开始向右转 70ms 后，患者进行了所谓的“再固定扫视”，这是临床检查人员无法识别的，因此称为隐性扫视。在临床实践中，这意味着：如果仅对这些患者进行床旁头脉冲试验，结果可能为假阴性（见二维码中的视频）

左均值：0.17，σ:0.02
右均值：0.13，σ:0.03

◆ 左侧
◆ 右侧
增益
峰值速度（°/s）
头和眼速度
左侧（ms）
右侧（ms）

彩图 7.5　视频头脉冲试验。双侧 VOR 增益显著降低（左：0.17；右：0.13；正常＞0.8）表明双侧前庭病变伴高频范围 VOR 缺损

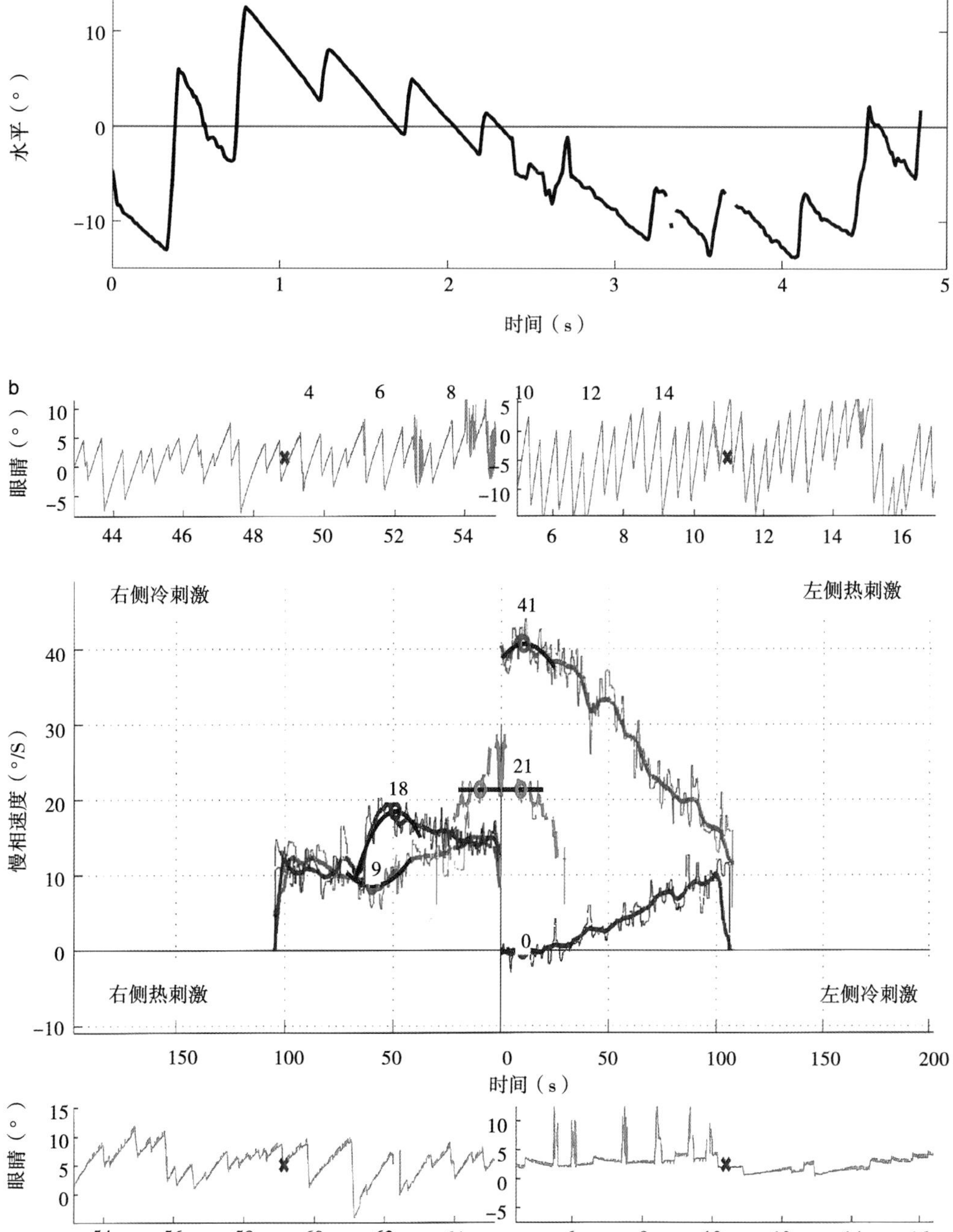

彩图 8.5　a，b. 急性右侧前庭神经病变患者的冷热试验。a. 自发性眼震平均慢相速度约为 21°/s（解释了图 b 中基线的移位），快相朝向更活跃的迷路侧。b. 根据前庭神经麻痹的 Jongkees 公式，冷热试验诱导的眼震在右侧表现出明显的功能减退：45% 的左右差异（Jongkees et al. 1962）

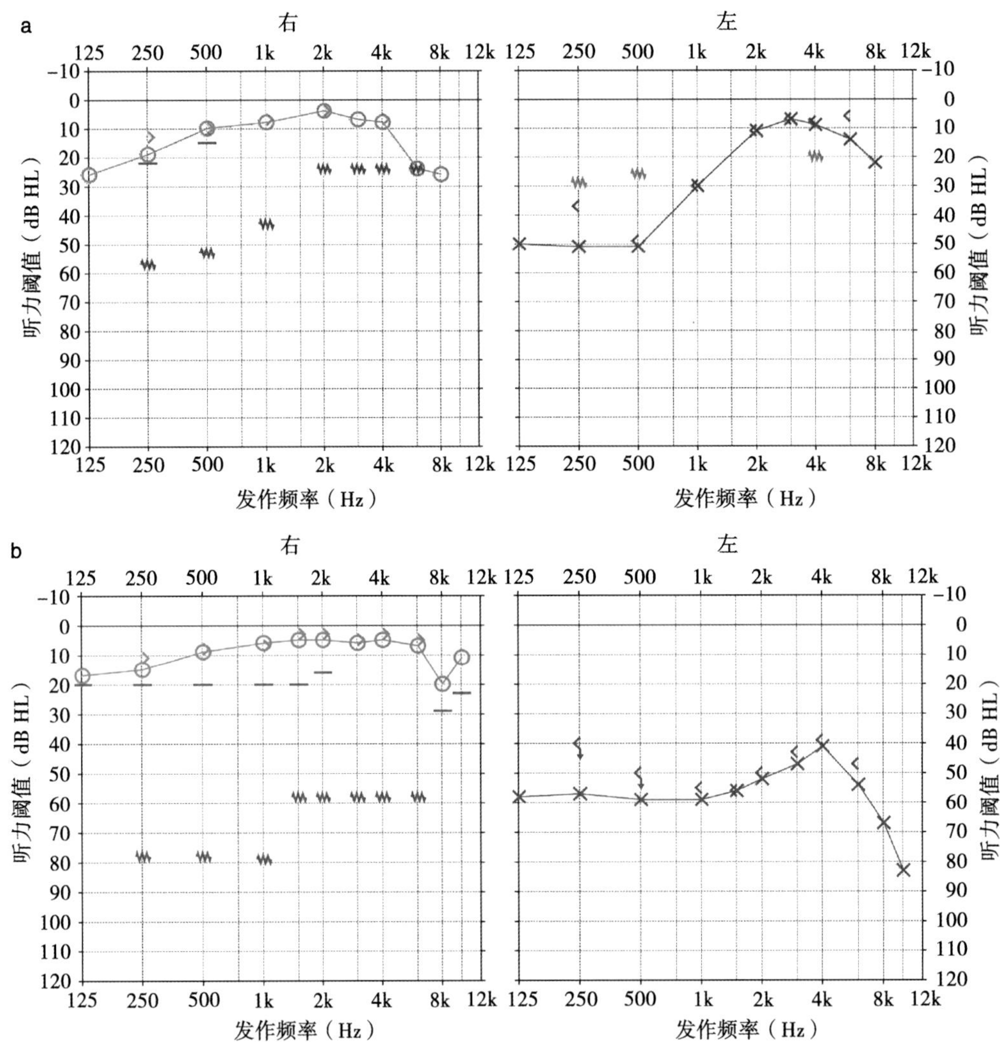

彩图 10.5 a，b. 两例左侧 MD 患者的纯音听力图（红色 o：右侧空气传导；蓝色 x：左侧空气传导；红色>：右侧骨传导；蓝色<：左侧骨传导）。a. 左侧感音神经性听力损失在低频范围内。在 2 000Hz 以下的两个相邻频率中，听力必须至少降低 30dB（Lopez-Escamez et al. 2015）。b. 左侧感音神经泛听力损失

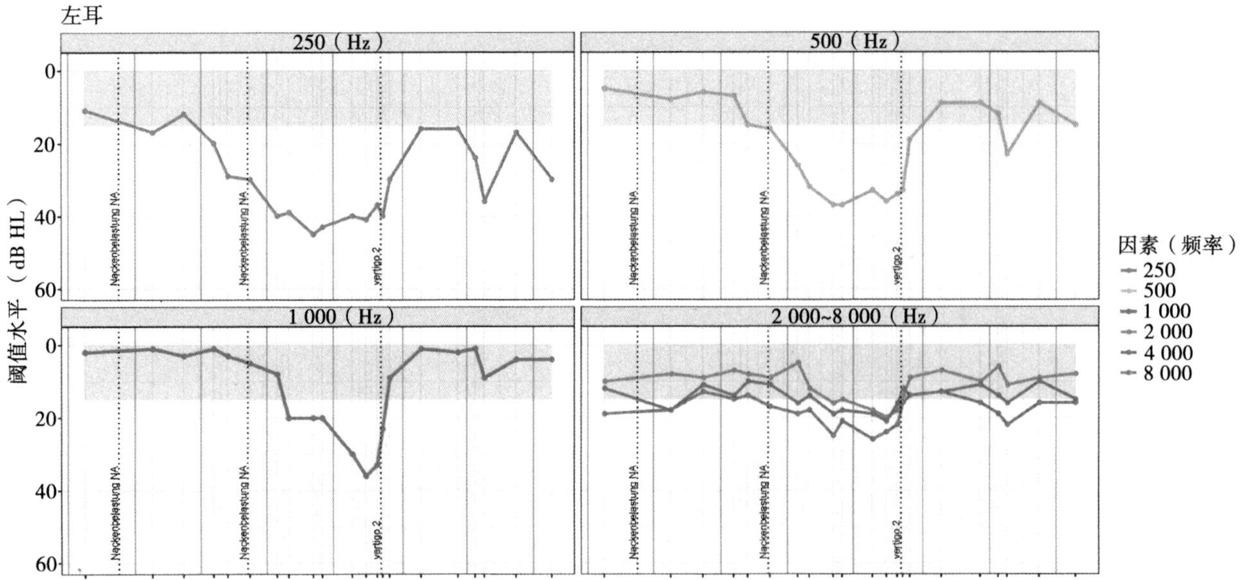

彩图 10.6 患者在发作前、发作中、发作后使用音频应用程序记录四种不同频谱的听力图。在发作前和发作中，低频范围的听力均有下降，发作后则有所改善

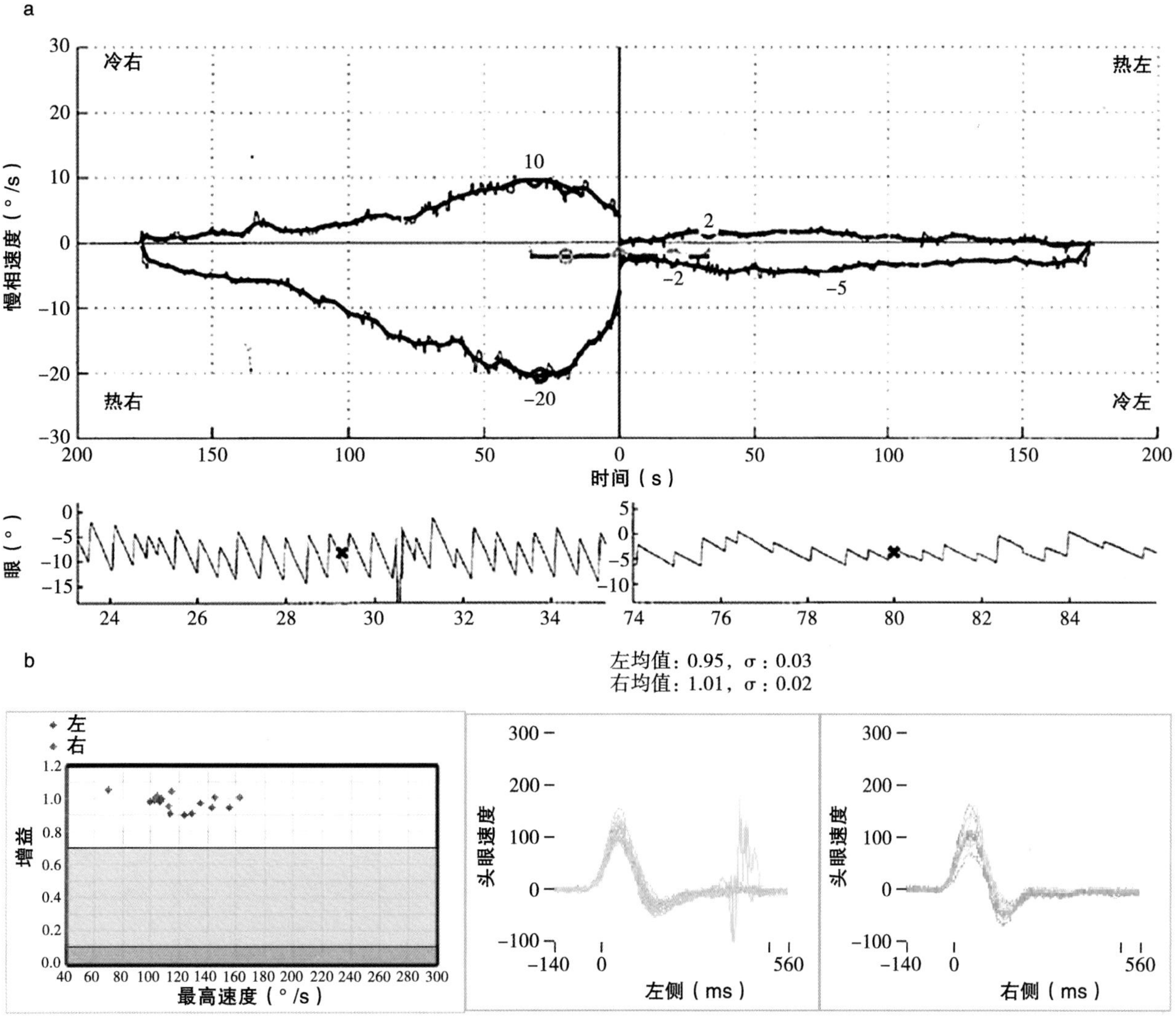

彩图 10.7　a，b. 左侧 MD 患者的前庭检测。a. 冷热试验：左侧低频范围内部分缺陷。b. 视频 HIT：高频范围正常（或假阴性）VOR 增益。这种分裂是 MD 的典型特征，可能是由于内淋巴管直径的增加，导致假阴性的视频 HIT

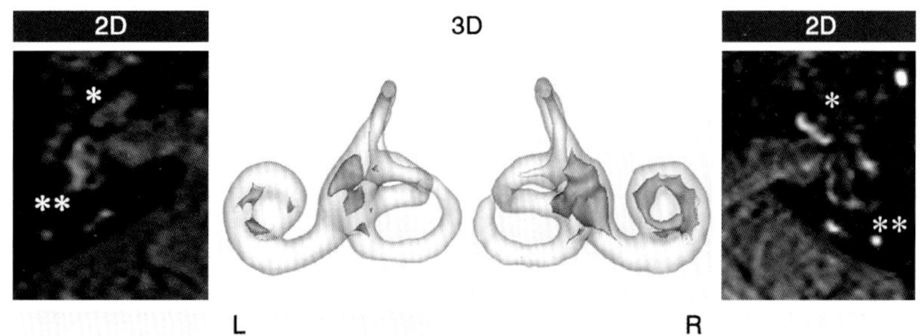

彩图 10.8　双侧 MD 患者静脉注射钆后的高分辨率内耳 MRI 显示双侧迷路，右耳症状较明显，右侧 ELH 不对称（R），左侧（L）正常。钆仅扩散到淋巴管周围间隙（白色，* 耳蜗，** 迷宫），这就解释了为什么 ELH 只能通过对比保留间接可视化。在二维成像中，ELH 只能在特定的层面上显示，这取决于 ELH 的大小和方向。三维重建（中）可以显示 ELH 的整个范围（蓝色）（由 V. Kirsch 提供）

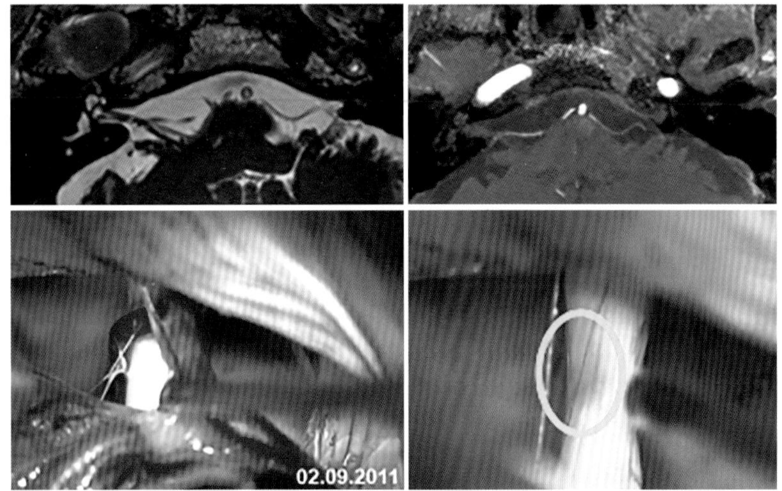

彩图 11.5 右侧前庭阵发症患者伴有眩晕发作和右耳嗡嗡声。颅脑 MRI（左上角：稳态序列中的构造性干扰，右上角：TOF）显示右侧第八脑神经与小脑下前动脉之间的接触。术中显微照片显示血管接触（左下角），动脉切除后第八脑神经受到相当大的压迫（右下角，圆圈）。该患者自 2011 年手术以来一直没有任何症状（Strupp et al. 2013）

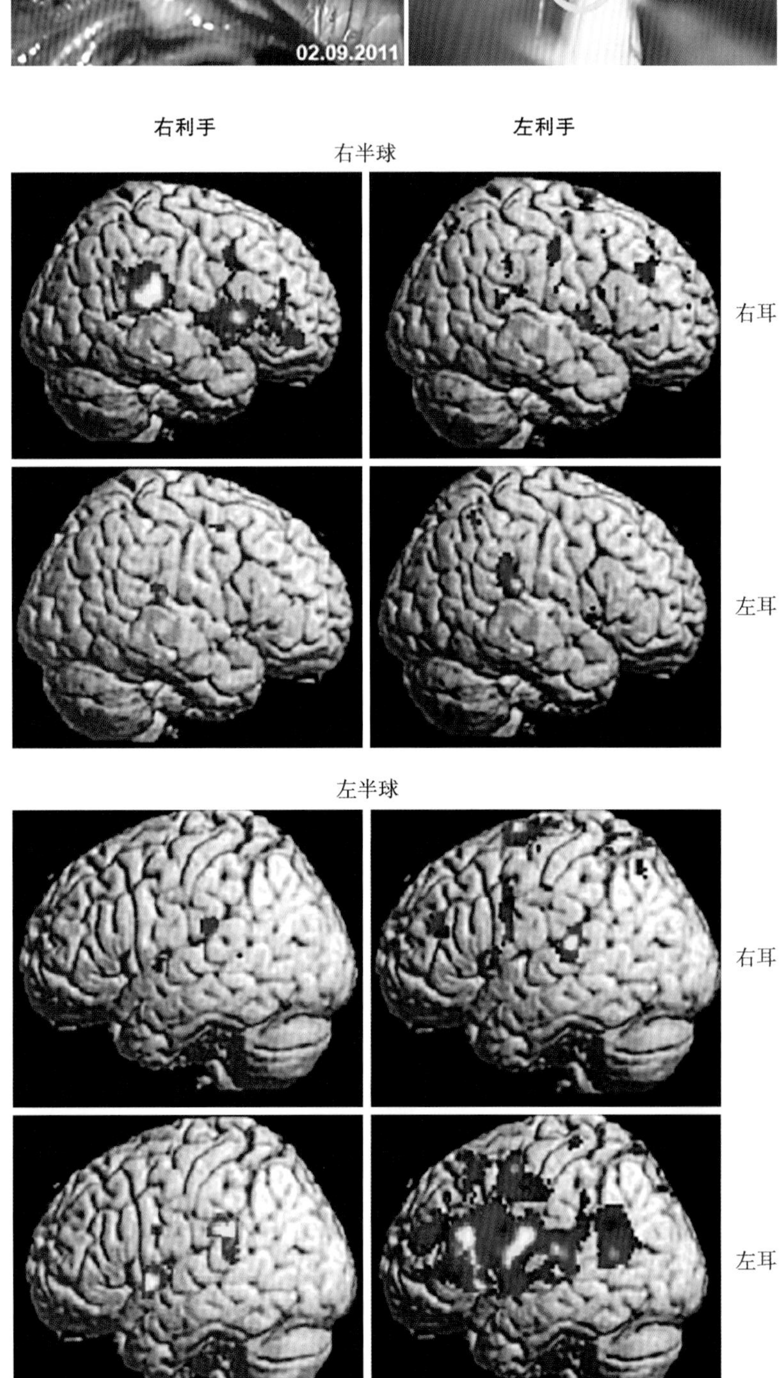

彩图 13.6 12 名健康右利手志愿者和 12 名健康左利手志愿者在对右耳或左耳进行前庭冷热刺激时的 PET 激活模式（$H_2^{15}O$-PET）。两个半球的颞顶岛区都发现了激活，右利手者以右半球激活为主，左利手者以左半球激活为主。激活区域网络包括岛盖后区、颞上回、额下回、岛前叶、顶下小叶、海马和扣带回（Modifed from Dieterich et al. 2003）

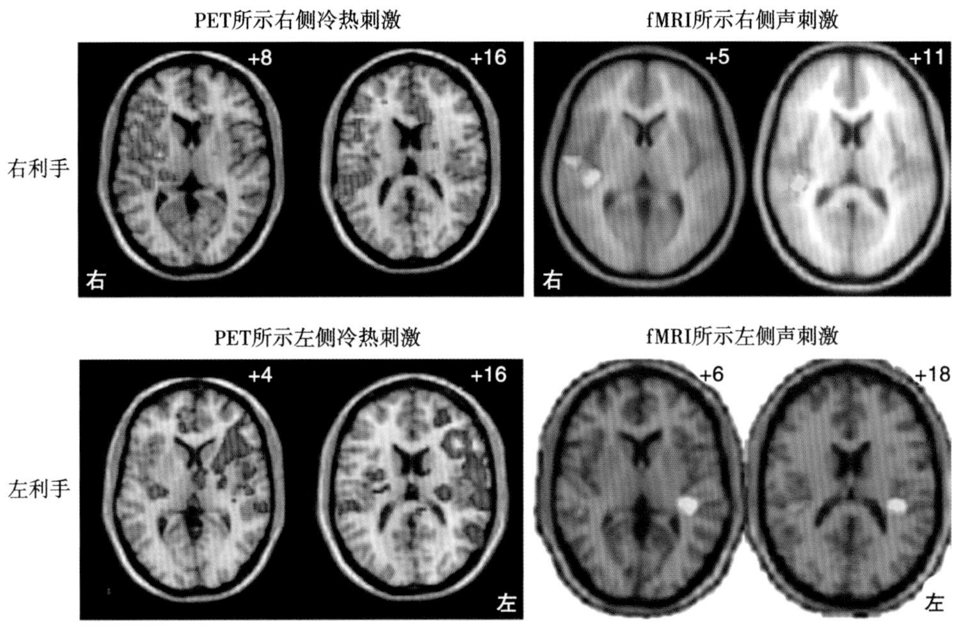

彩图 13.7　健康的右利手和左利手者在前庭刺激时不同 PET 和 fMRI 研究的激活模式。在 PET 中，对外半规管进行了前庭冷热刺激。在 fMRI 中，对球囊进行了短声刺激诱发颈肌前庭诱发肌源性电位（cVEMP）。分别对右利手和左利手进行演示。激活区域位于岛叶和后岛叶皮质、颞上回和顶下小叶，右利手在右半球和左利手在左半球的激活区域显著增强（Dieterich and Brandt 2018b）

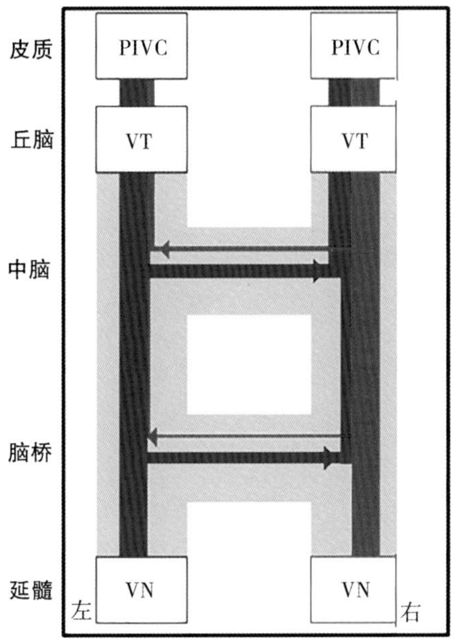

彩图 13.9　自延髓脑干的前庭神经核经旁正中和后外侧丘脑至后岛叶中的顶岛前庭皮质的前庭通路的磁共振弥散加权纤维束成像图。通过线条的宽度可视化纤维的数量，从丘脑旁正中和后外侧的两个感兴趣区域（ROI）分析了同侧（垂直）和对侧（水平交叉）通路的定量示意图。由于脑桥和中脑水平的交叉纤维数量不同（从左到右较多），导致了中脑上部、丘脑和皮质的神经纤维的不对称，右侧占优势。箭头方向表示从起点到目标点的纤维方向，但无法区分是传入/上升还是传出/下降通路。起自右侧前庭核的通路用红色表示，起自左侧的通路用蓝色表示。VN，前庭神经核；VT，后外侧丘脑；PIVC，顶岛前庭皮质（Dieterich et al. 2017）

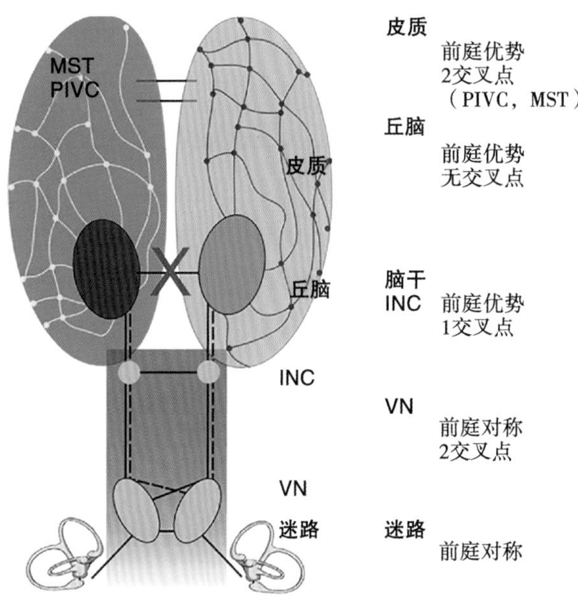

彩图 13.10　从迷路到丘脑的双侧中枢前庭通路及其左右对称或不对称示意图。发现了前庭通路有 3 处脑干交叉点：①前庭神经核（VN）之间；②脑桥的前庭神经核上方；③在中脑 Cajal 间位核（INC）水平。大脑皮质中，两处经胼胝体的交叉[在脑岛的顶岛前庭皮质（PIVC）之间，以及在视觉皮质的内侧颞上区（MST）之间]。最重要的一个发现是，两侧丘脑之间没有直接联系（红 ×）。双侧大脑半球广泛分布的两个网络的分离，允许不同的复杂的感觉运动和认知功能同时进行工作。两侧半球丘脑-皮质网络的这种分离是儿童时期大脑发育的先决条件，不同的大脑功能会形成不同的网络，比如，一边形成惯用手，另一边是空间中的多感觉定向。VN，前庭神经核；INC，Cajal 间位核；PIVC，顶岛前庭皮质；MST，内侧颞上区（Brandt and Dieterich 2018，2019）

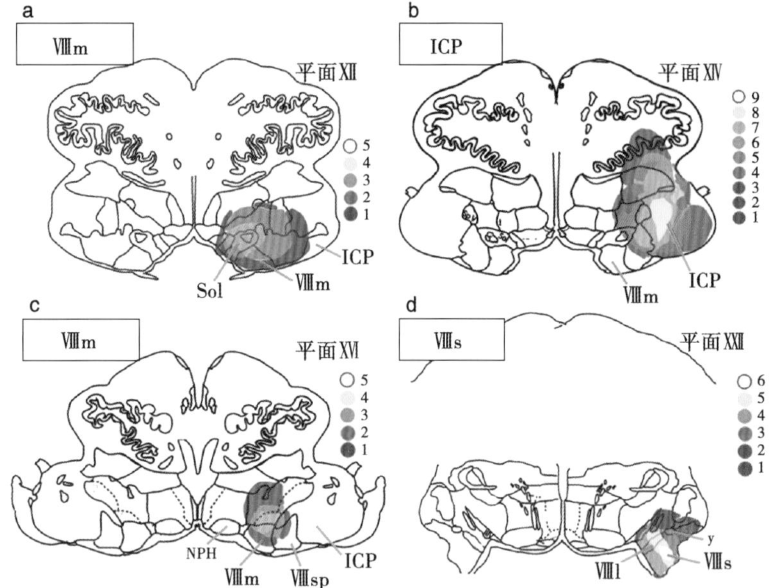

彩图 13.12 引起急性中枢性前庭综合征（以前称为假性前庭神经炎）的脑干病变定位。来自 5 篇出版物的 23 个梗死灶的重叠区域显示病变部位重叠在 Olszewski 和 Baxter（1982）的脑干图谱的四个截面 a～d 上：a. 前庭内侧核。b. 小脑下脚。c. 前庭内侧核；d. 前庭上核和前庭外侧核。ICP，小脑下脚；Sol，孤束核；NPH，舌下神经前置核；Ⅷm，前庭内侧核；Ⅷs，前庭上核；Ⅷsp，脊髓或下前庭核；Ⅷl，前庭外侧核；y，脑桥背外侧被盖中的一小群细胞，称为 y 群（Modifed after Brandt and Dieterich 2017）

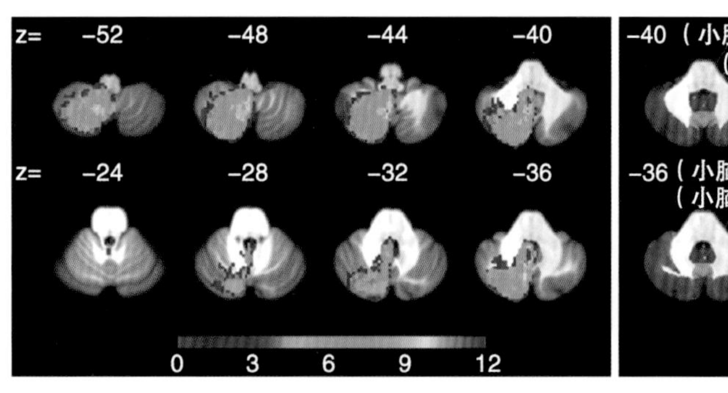

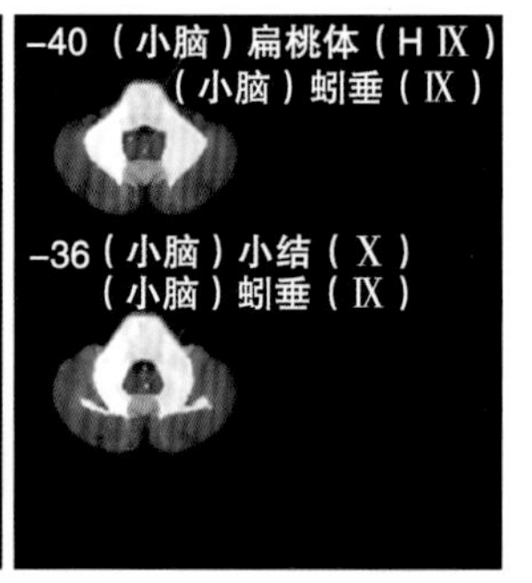

彩图 13.14 急性中枢性前庭综合征患者小脑梗死的重叠区域，在急性期出现自发性眼震和中枢性位置性眼震。病灶主要位于小脑小结、蚓垂和扁桃体。重叠的数量用不同的颜色表示，从紫色（n=1）到红色（n=12）（Choi and Kim 2019）

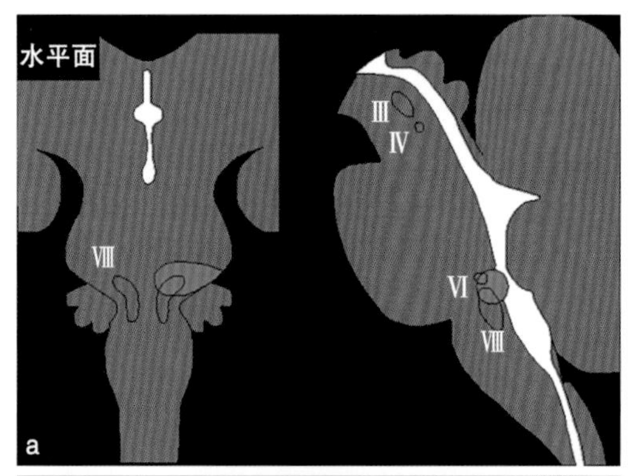

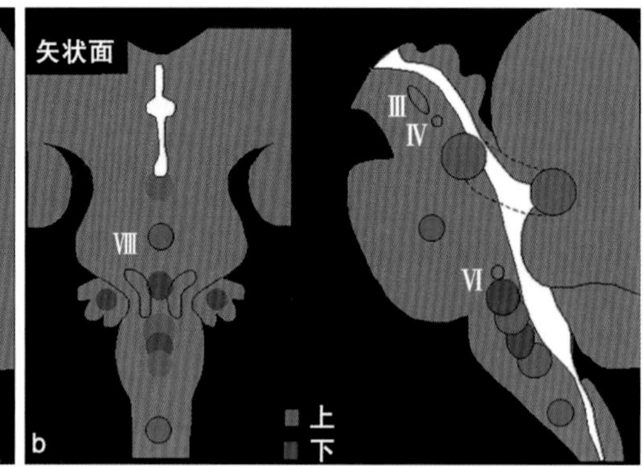

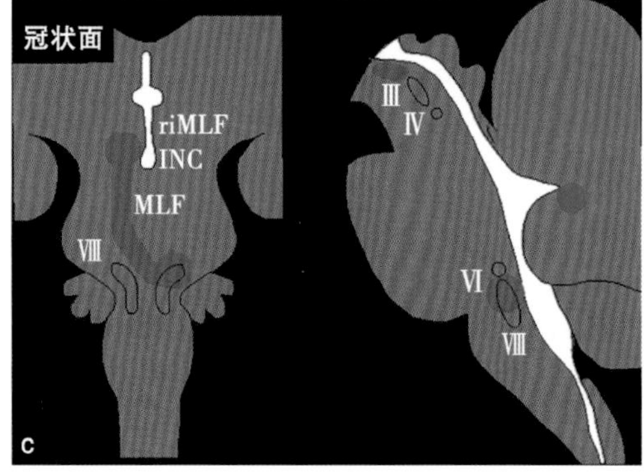

彩图 13.16 脑干和小脑的示意图以及在 VOR 的三个平面中诱发前庭综合征的典型病变部位：水平面（a）、矢状面（b）和冠状面（c）。Ⅲ，Ⅳ，Ⅵ，Ⅷ，脑神经核；MLF，内侧纵束；riMLF，内侧纵束的吻侧间位核；INC，Cajal 间位核

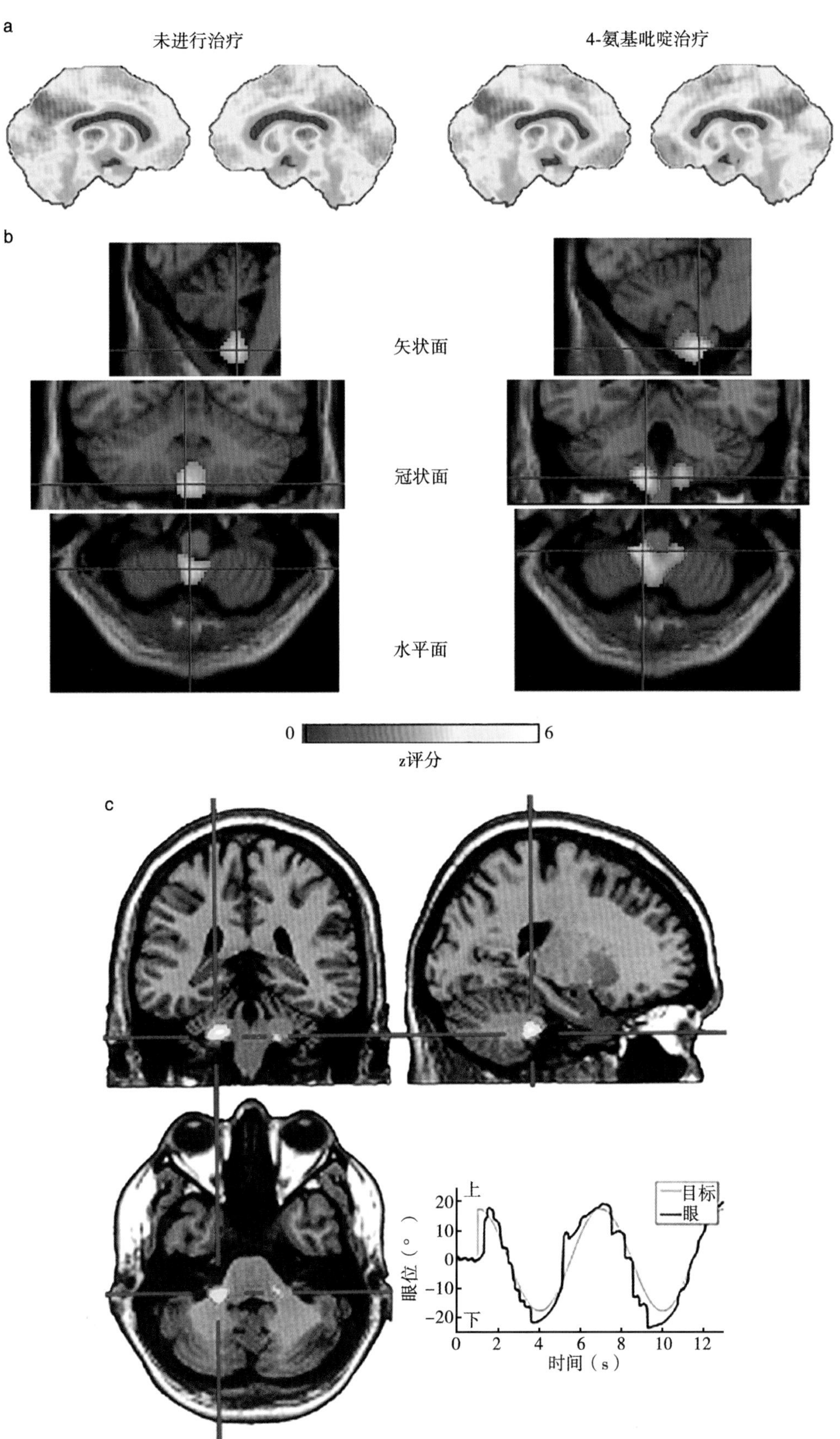

彩图 13.20 下跳性眼震患者的 PET 和 fMRI 成像。a，b. 1 例特发性下跳性眼震患者的小脑绒球/小结（左）葡萄糖代谢（FDG-PET）显著降低，在应用 4- 氨基吡啶后，临床症状改善（右）（Bense et al. 2006）。c. 在 4 例下跳性眼震患者中进行垂直方向的平滑追踪时，也可观察到小脑绒球激活（fMRI）的减少（Kalla et al. 2006）

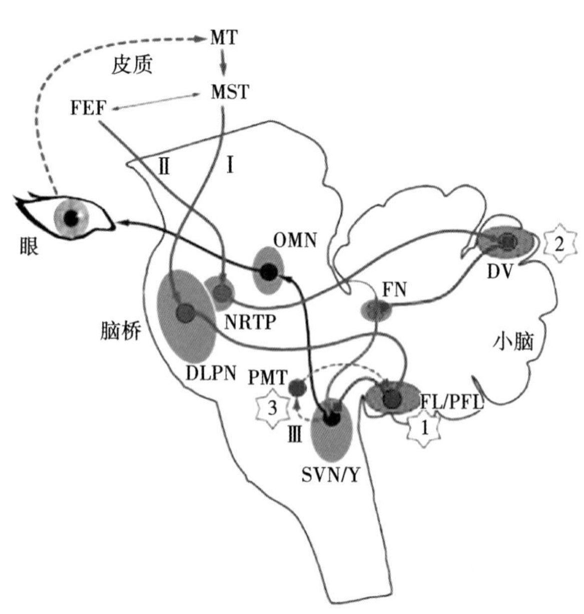

彩图 13.21 下跳性眼震的病理机制模型示意图。该模型假设导致前庭上核和 y 组神经元去抑制的通路有一个共同的最终延伸。凝视追踪系统（Ⅰ，Ⅱ）和垂直凝视稳定系统（Ⅲ）的眼部运动连接受到影响。各病变部位（星 1～3）均可引起下跳性眼震。FEF，额前部视野；DLPN，脑桥背外侧核；DV，眼球运动背侧核；FN，顶核；MT，颞中区；MST，内侧颞上区；NRTP，脑桥网状被盖核；OMN，眼球运动核；PMT，旁正中束核；SVN，前庭上核；Y，y 组的 Y 神经元；FL/PFL，绒球/小结（Hüfner et al. 2007b）

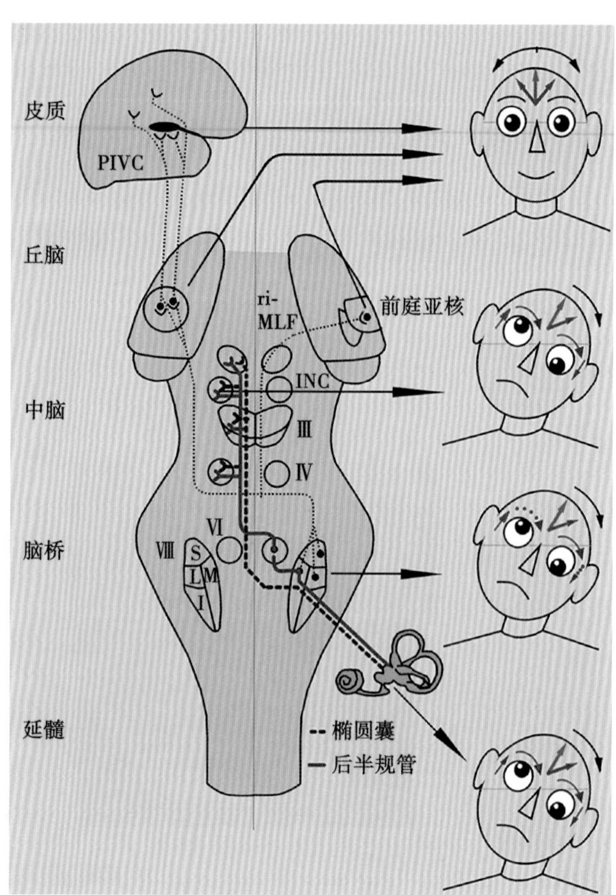

彩图 13.25 主观视觉垂直线（SVV，额头上的箭头）和完全性眼倾斜反应（OTR）的示意图，包括同向的头倾斜、眼偏斜（眼球的垂直偏斜）和同一方向的眼扭转。这是由于从迷路的单侧前庭病变经前庭神经核（Ⅷ）、中脑（眼球运动核Ⅲ和Ⅳ、INC 和 riMLF）、丘脑（前庭亚核）至顶岛前庭皮质。来自耳石器（椭圆囊）和后半规管的重力感受通路的单侧损伤导致 VOR 的前 ROLL 平面（冠状面）中的张力失衡。完整的综合征是指伴有 SVV 偏斜、眼偏斜、眼扭转和头向同一方向倾斜的眼头联动型 OTR。倾斜的方向取决于病变部位，即在外周和脑桥延髓病变中为病变同侧，在前庭通路脑桥交叉上方的脑桥中脑病变中为病变对侧。丘脑和皮质的单侧病变仅表现为 SVV 的偏离，无其他眼球运动征象。这些偏离可以是同侧或对侧的。INC，Cajal 间位核；PIVC，顶岛前庭皮质；riMLF，内侧纵束的吻侧间位核（Brandt and Dieterich 1994；Dieterich and Brandt 2019）

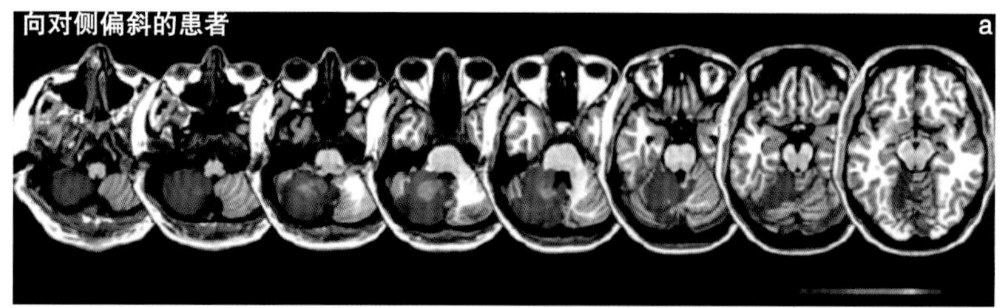

彩图 13.26 以主观视觉垂直线（SVV）偏离为表现的急性单侧小脑梗死患者的病灶定位。a. 对侧 SVV 偏斜患者的病变重叠图（n=23）

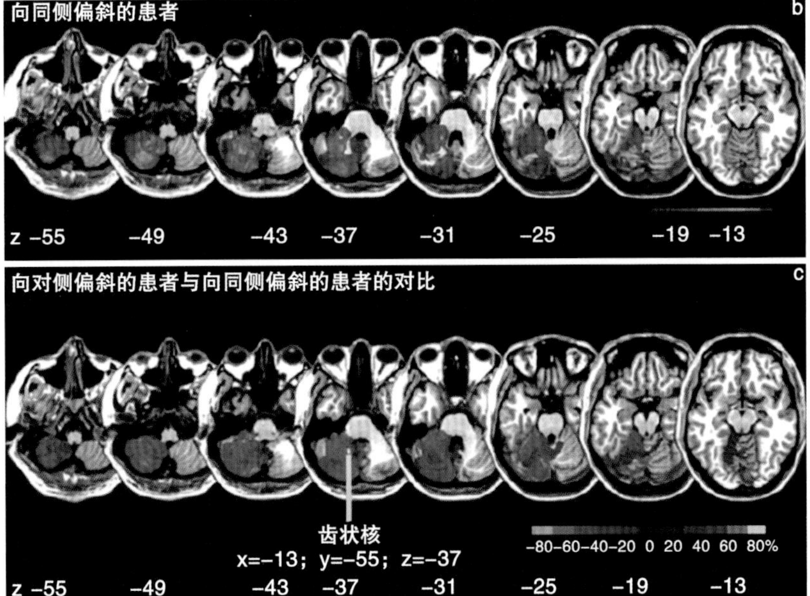

彩图 13.26（续） b. 作为对照组的同侧 SVV 偏斜患者的病变重叠图（n=8）。病变重叠的数量用不同颜色编码表示：从紫色（n=1）到红色（n=8）逐渐增加。c. 对侧 SVV 偏斜组减去对照组后叠加病变的重叠图，反之亦然。减影后对侧偏斜组的重叠病变用五种不同的颜色编码表示，频率从暗红色（差异 1%～20%）到白-黄色（差异 81%～100%）递增。每种颜色代表 20% 的增量。从深蓝色（差异 -1% 到 -20%）到浅蓝色（差异 -81% 到 -100%）的颜色表示对照组中损伤更频繁的区域。每个层面的 Talairachz 坐标已给出。与 SVV 对侧偏斜相关的解剖区域是齿状核（Baier et al. 2008）

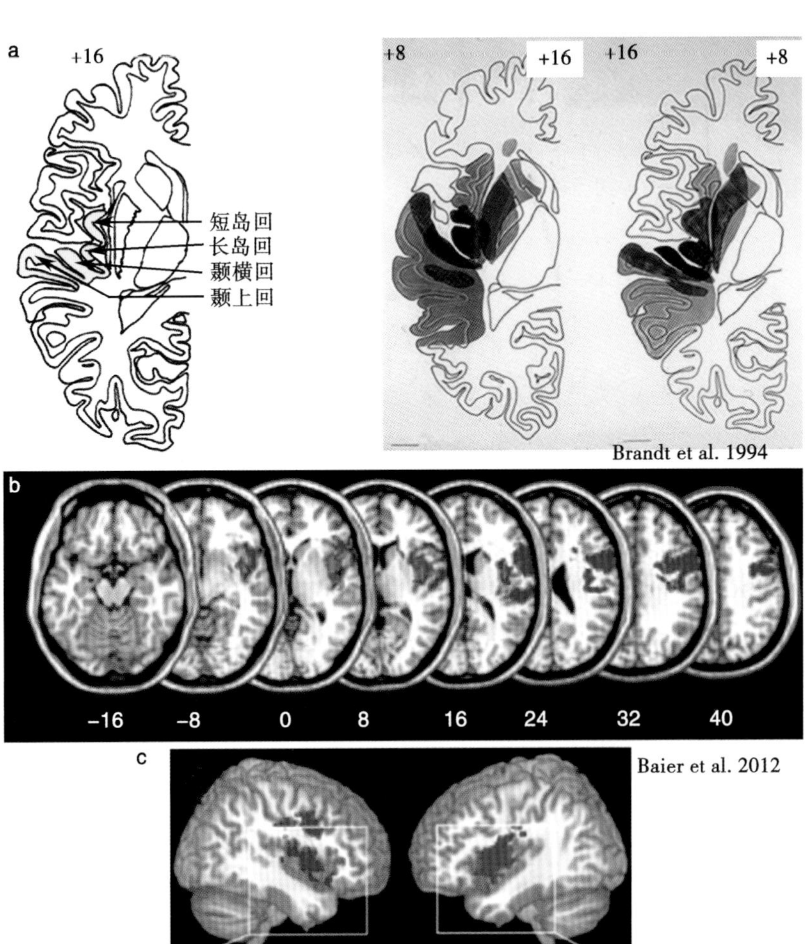

彩图 13.28 急性大脑中动脉（MCA）梗死患者的 MRI 病变重叠区域和 SVV 偏斜在 Duvernoy 图谱对应层面上的投影。a. 7 个梗死灶的重叠区域位于短岛回和长岛回以及颞横回和颞上回（Brandtetal.1994）。b. 对 32 例右侧 MCA 梗死患者和 22 例急性左侧 MCA 梗死患者的 SVV 偏差进行基于体素的病变-行为映射（VLBM）统计。左侧病灶的重叠部分（蓝色）翻转到右半球。右半球的病变以红色表示，两侧大脑半球的重叠以紫色表示。两侧半球所有病灶的核心区域（紫色）位于岛叶环状沟、岛叶中央沟、短岛回和长岛回。c. 更详细的岛叶病变位置（Baier et al. 2012b）

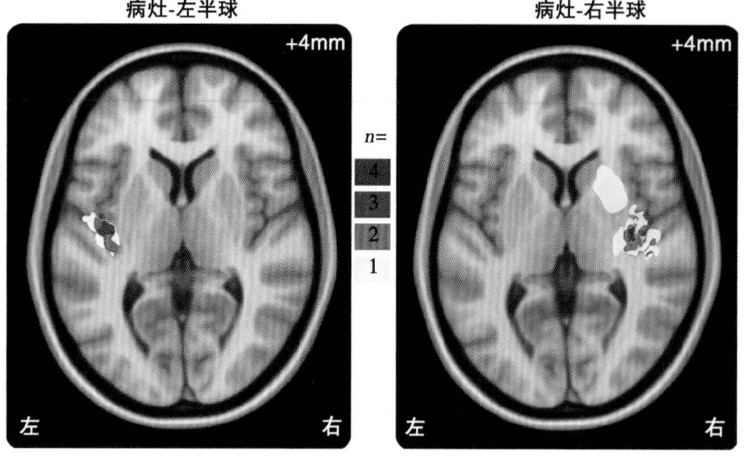

彩图 13.33 从不同病例报道中收集的 8 例颞岛叶皮质急性单侧大脑中动脉梗死患者的病灶叠加图，梗死位于右半球（n=5）和左半球（n=3），表现为急性前庭综合征和短暂性旋转性眩晕。右侧大脑半球内部的重叠集中在岛叶后部（长岛回Ⅳ），与颞横回相邻的岛后的区域，以及部分颞上回和壳核后部。2 例顶叶梗死患者的病变部位此处未描述（Dieterich and Brandt 2015b）

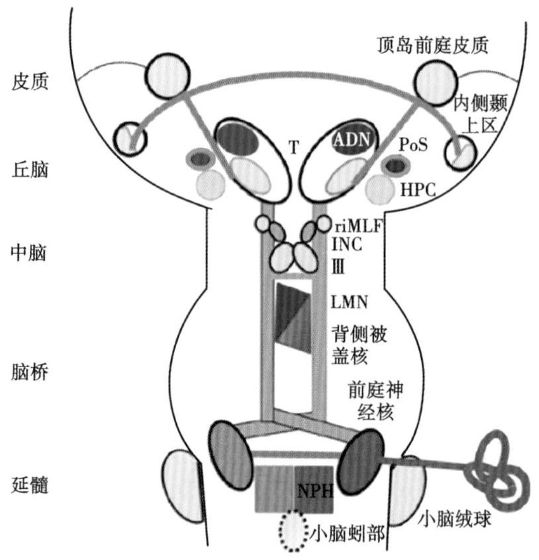

彩图 13.34 双侧前庭解剖结构示意图，从迷路通过前庭神经核（MVN）到多感觉前庭皮质（顶岛前庭皮质，PIVC）和内侧颞上区（MST）的视觉皮质，有三个脑干交叉点和两个经胼胝体的交叉点（与图 13.5 相比较）。对啮齿动物的研究确定了具有不同功能的前庭神经元，此处用不同颜色绘制。（红色）是编码半规管信号的头部角速度细胞，位于前庭外周系统和下部脑干（前庭核、舌下神经前置核）。（蓝色）是感知头部方向的细胞，位于脑干上部、丘脑前部背侧和皮质区域（压后皮质，后海马下托，PoS）。海马区的位置细胞（浅蓝色）编码个体在 3D 空间中的定位。网格细胞（绿色）位于 PoS 中，负责检测距离和运动速度。Ⅲ，第三脑神经；HPC，海马区；INC，Cajal 间位核；LMN，外侧核；NPH，舌下神经前置核；PoS，后海马下托；riMLF，内侧纵束的吻侧间位核（Dieterich et al. 2018；Glasauer et al. 2018）

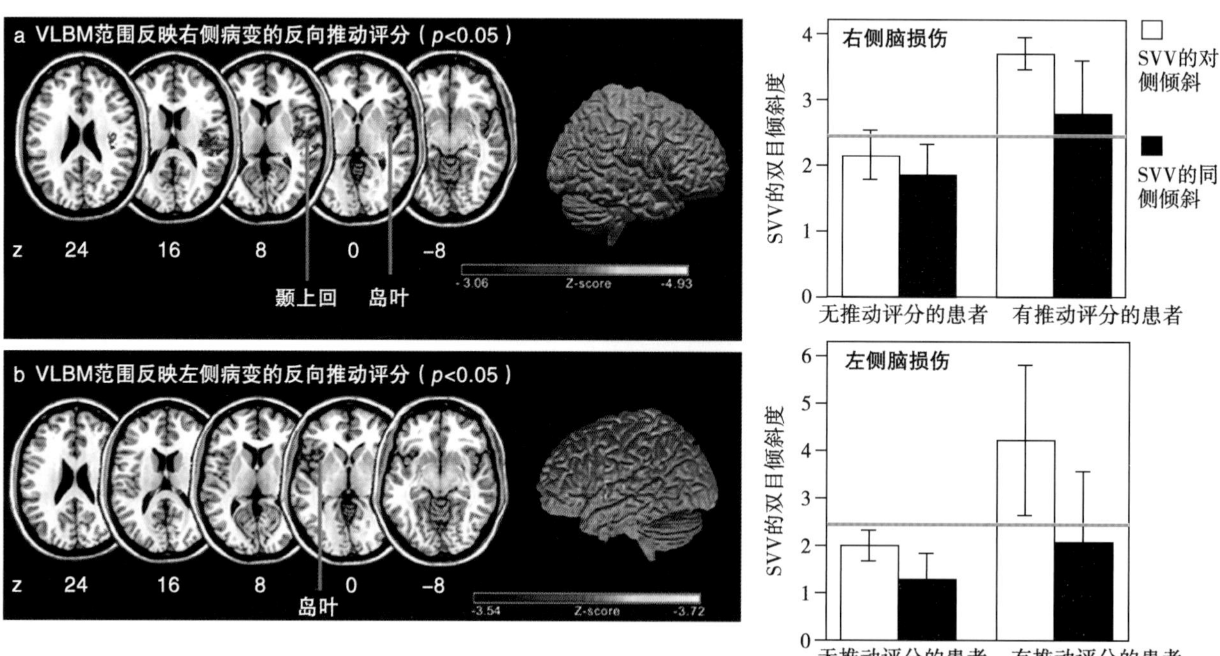

彩图 13.36 采用基于体素水平的损伤-行为映射（VLBM）比较急性期右侧脑损伤（RBD；a）和左侧脑损伤（LBD；b）（FDR 校正 α 阈值 P<0.05）（左侧部分）的损伤部位与推动量。病变区位于岛叶后部、颞上回、白质。这些 RBD 和 LBD 患者的知觉缺陷，如主观视觉垂直（SVV；度数）在同侧和对侧（右侧）方向的倾斜。黄线表示 SVV（2.5°）的正常范围（+2SD）。SVV，主观视觉垂直；VLBM，基于体素水平的损伤-行为映射（Modified from Baier et al. 2012a）

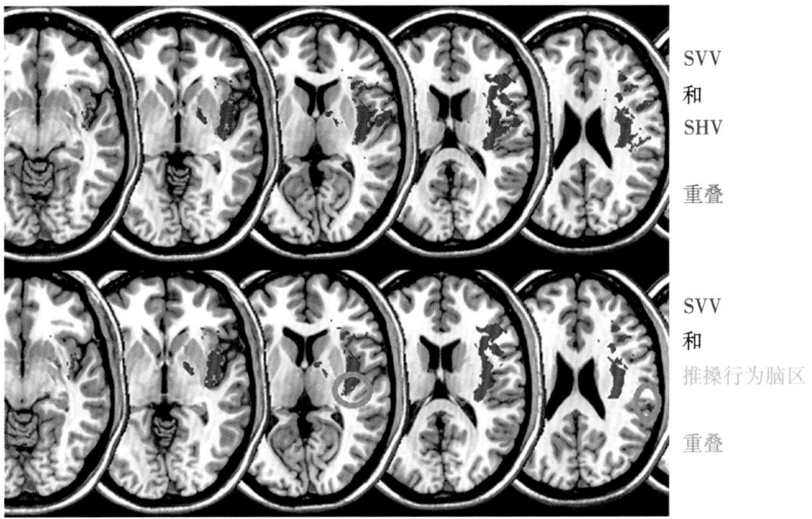

彩图 13.37　基于体素水平的损伤-行为映射（VLBM）比较 82 例右侧半球急性单侧卒中患者病灶部位与主观视觉垂直线（SVV；蓝色）偏斜、主观触觉垂直线（SHV；红色）偏斜，以及推搡行为的数量（绿色）（t 检验；置换率 5%）。SVV 与 SHV 重叠区域为粉红色，SVV 与瘫痪侧倾倒综合征重叠区域为浅蓝色。主要重叠区域在岛叶（长岛回Ⅲ和Ⅳ，短岛回Ⅱ）、顶盖、额下回、颞上回、颞横回 Heschl 和基底节区（苍白球）

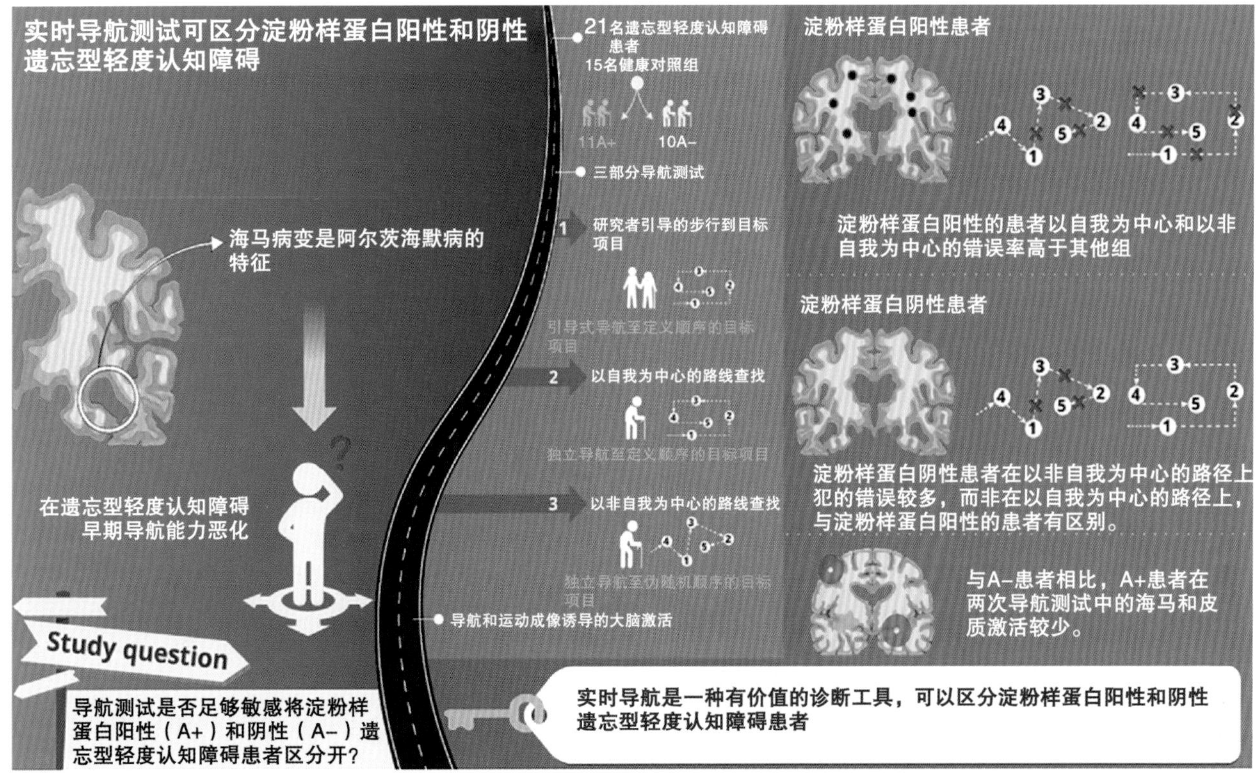

彩图 13.38　与淀粉样蛋白阴性的遗忘型轻度认知障碍（aMCI）患者相比，淀粉样蛋白阳性的 aMCI 患者在空间定向和导航（以自我为中心和以非自我为中心的路径规划）方面的表现更差。真实空间中的临床导航测试可以帮助识别早期潜在的阿尔茨海默病性痴呆患者的认知功能缺陷（Schöberl et al. 2020）

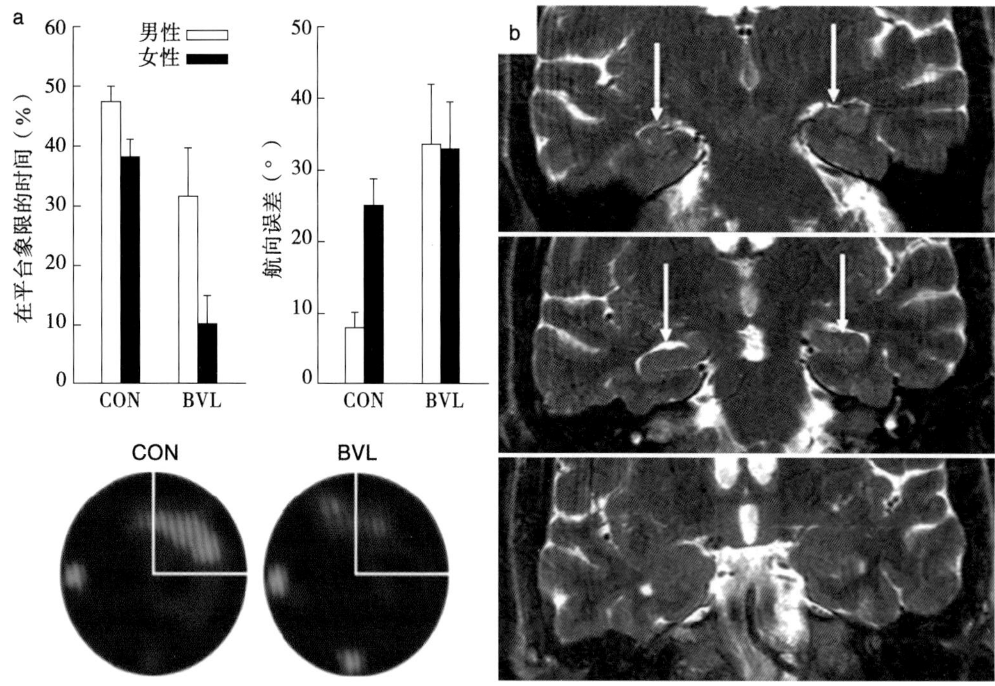

彩图 13.39　与健康对照组（CON）相比，神经纤维瘤病Ⅱ型（NF2）致获得性慢性双侧前庭功能丧失（BVL）患者行双侧前庭神经切除术。a. 当在虚拟变量（在 PC 上）（左）进行 Morris 水迷宫任务测试时，这些患者表现出明显的空间记忆和导航障碍，与海马萎缩的模式（右）非常匹配。（左上）在第二阶段的无平台探测实验期间，各组（女性和男性对照组以及 NF2 患者）在平台象限的平均搜索时间百分比。第二阶段的无平台探测试验中，各组的平均初始航向误差。误差线为 ±1SEM。（左下）停留时间用于 BVL 患者和对照组的无平台探测试验。浅黄色区域表示花费时间相对较多的区域。深色区域表示花费时间相对较少的区域。平台象限由白线划定。b. 在 BVL 患者中，与年龄和性别匹配的对照组相比，海马体积减小（箭头）16.91%。左右海马体积损失相似。方差分析（ANOVA）显示有显著差异。右图是一例 40 岁 BVL 患者的冠状位 3mm MRI T_2 加权图像示例，扫描间隔 6mm（Brandt et al. 2005）

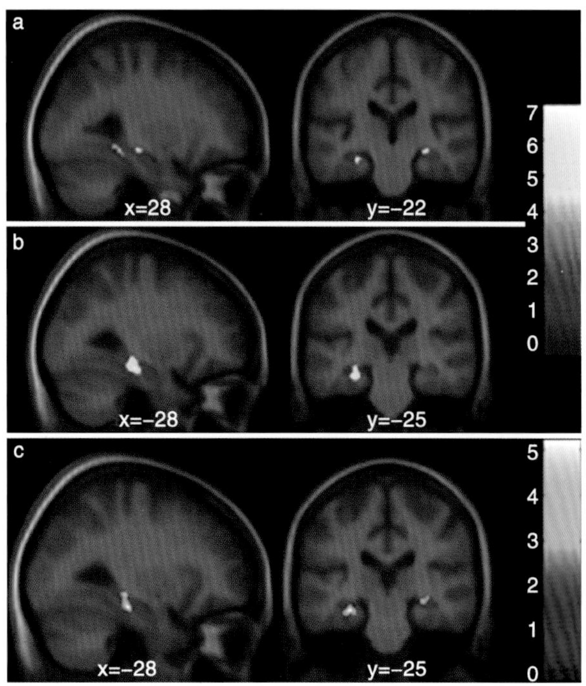

彩图 13.40　对 15 例有前庭功能残存的双侧前庭病变患者和一组年龄性别匹配的健康对照者进行了导航能力和海马萎缩检查。灰质体积（GM）较高的区域：a. 两组之间的 GM 差异的聚类显示在矢状面和冠状面最大值簇位于右半球。b. 位于左半球。聚类和显著性值均来自感兴趣区域分析，阈值为 3.69。c. 路径分析量表路径策略得分与双侧海马 GM 体积呈负相关。结果显示在矢状面和冠状面中（Kremmyda et al. 2016）

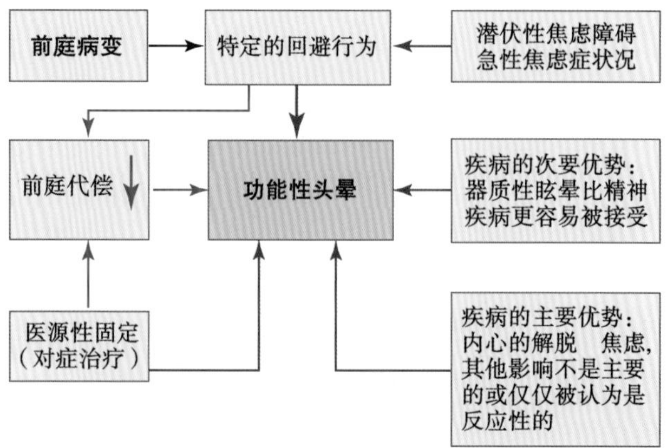

彩图 15.2　由结构性器质性眩晕引发的继发性功能性头晕/眩晕的发病模型（Modified from Dieterich and Eckhardt-Henn 2006）。红色箭头表示促进作用，蓝色箭头表示抑制作用

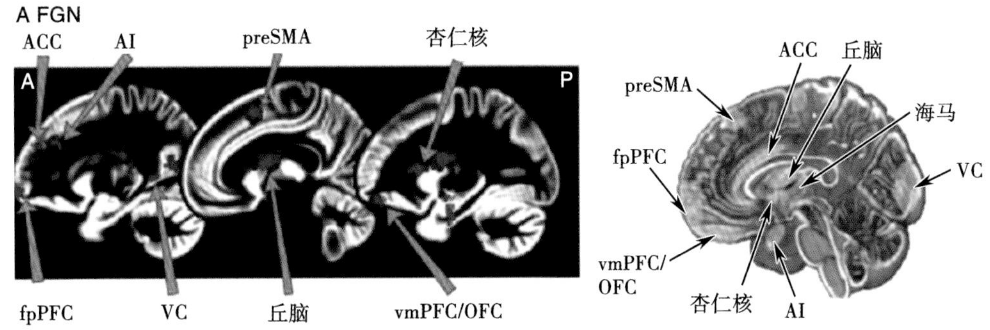

彩图 15.12　功能性恐惧性姿势性眩晕患者与健康受试组相比功能连接网络的改变，该图为恐惧产生网络。FDR 校正后 $P<0.05$，临界值大小为 50。与健康对照组相比，患者的额极前额叶皮质、丘脑、前岛叶、海马旁回、前扣带皮质、杏仁核和后内侧额回功能连接较高。ACC，前扣带皮质；AI，前岛叶；FGN，恐惧生成网络；fpPFC，额极前额叶皮质；OFC，眶额皮质；preSMA，前额叶辅助运动区；vmPFC，腹内侧前额叶皮质；VC，视觉皮质（Popp et al. 2018）

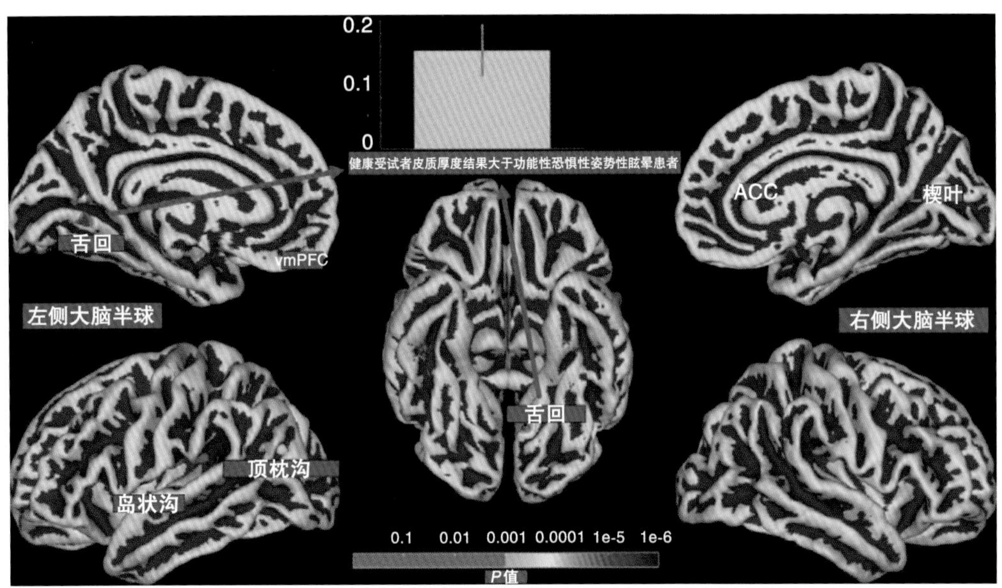

彩图 15.13　功能性恐惧性姿势性眩晕患者与健康受试者的皮质厚度差异：所有结果都反映了患者皮质厚度较小的区域：腹内侧前额叶皮质、岛状沟、顶枕沟、前扣带皮质、舌回和楔叶。左侧大脑半球舌回中发现的示范性效应大小说明。ACC，前扣带皮质；vmPFC，腹内侧前额叶皮质（Popp et al. 2018）

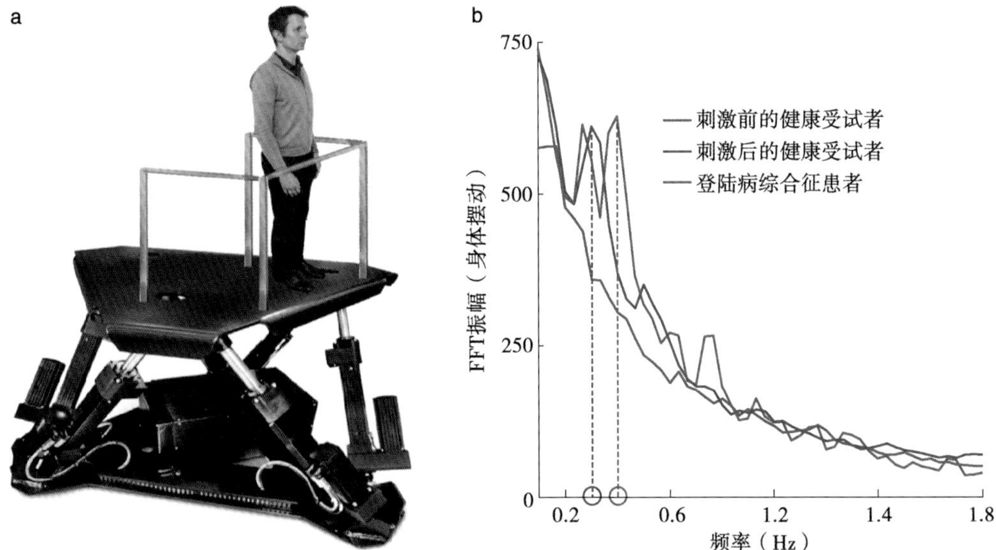

彩图 20.1　电机驱动的运动平台（Hexapod）可同时进行 6 个自由度的运动刺激，通过该运动平台可以产生沿所有 3 个旋转轴（YAW、PITCH、ROLL）和平行轴的运动（a）。MdDS 患者与健康志愿者在给予 30 分钟的刺激前（HS 前）和刺激后 5 分钟（HS 后）身体前后摇摆的比较（b）。相应的傅里叶变换（FFT）幅度谱显示 HS 刺激后和患者的身体摆动在低频谱中有明显的峰值（蓝圈和红圈）。运动刺激后不久，HS 的摇摆行为与患者的摇摆行为同化，特别是在靠近提供的运动刺激频率的 AP- 摇摆低频谱中表现出明显的峰值。因此，病理和实验诱导的异常身体摇摆在患者和对照组中是一致的（Modified from Scheperman et al. 2019）

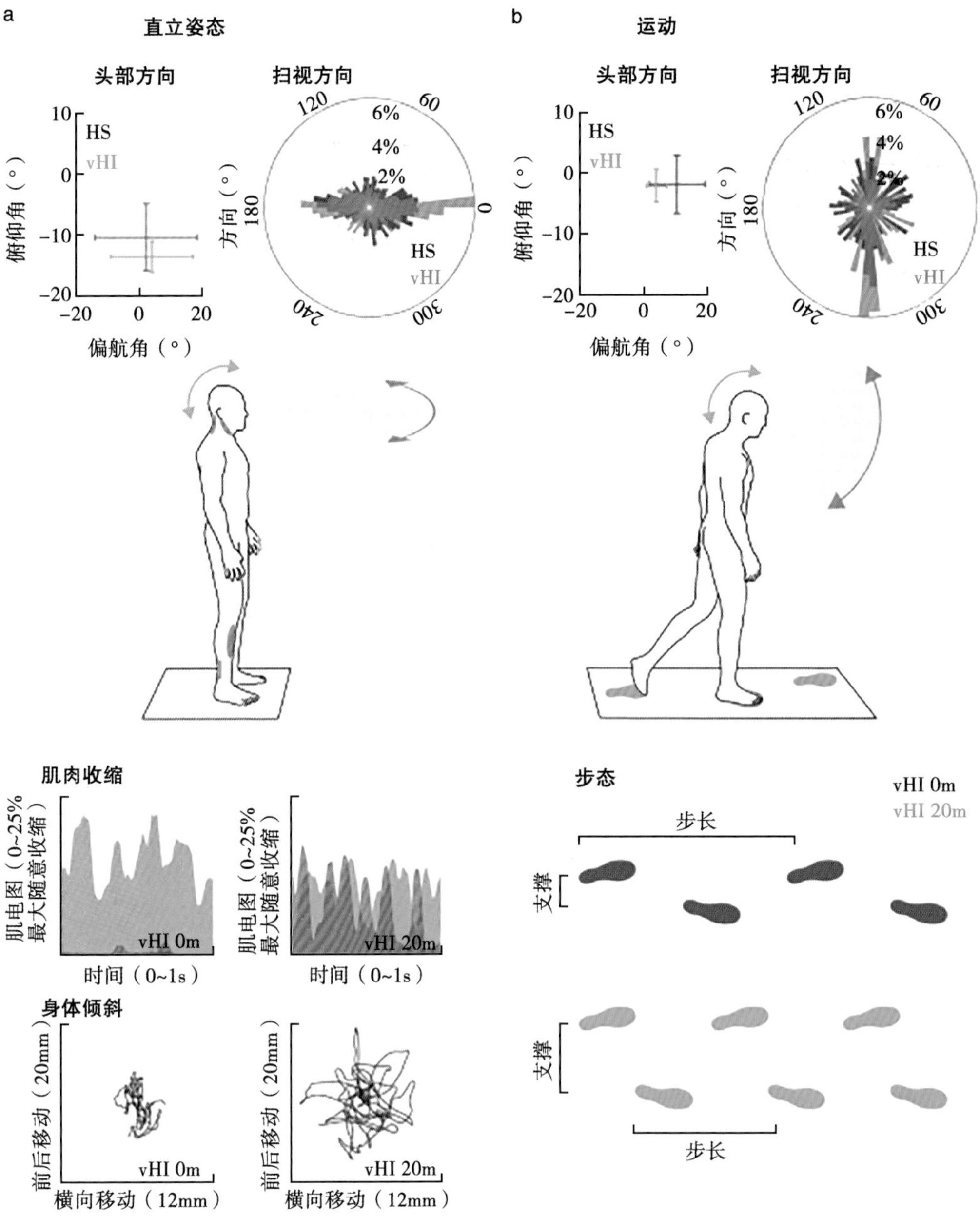

彩图 21.2　视觉高度不耐受（visual height intolerance，VHI）个体和健康不敏感受试者（HS）暴露于离地 20 米紧急阳台上时，高度引起的视觉探索、姿势和运动控制的变化概述。a. 安静直立时的行为改变。b. 运动过程中的行为改变。上图：头部方向的组均值和四分位数范围，以及相应的眼球扫视运动方向直方图。在站立和行走时，VHI 患者的头部运动明显减少。VHI 患者站姿时的眼球扫视运动更倾向于沿水平面方向。相反，在运动过程中，它们主要沿着垂直平面进行扫视。下图：在高空暴露期间，VHI 患者的姿势控制表现为抗重力肌肉的共同收缩增加和身体摆动幅度增加。运动的特点是缓慢而谨慎的行走方式，步幅缩短，支撑基础扩大（Huppert et al. 2020）

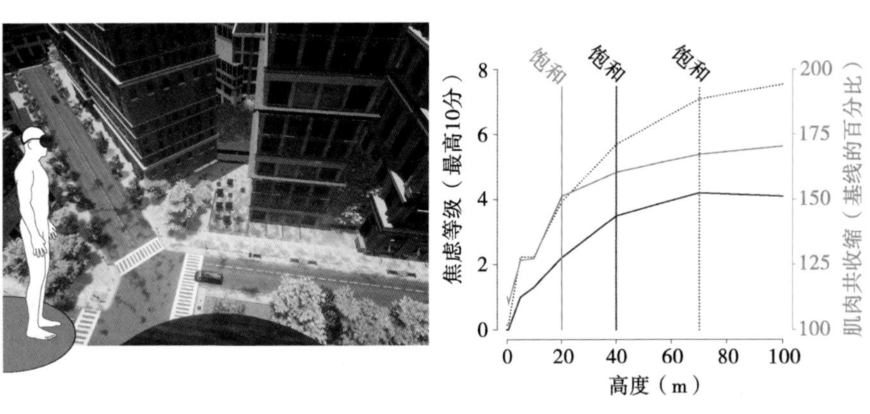

彩图 21.4　利用虚拟现实技术研究了焦虑和姿态反应对离地绝对高度的依赖关系。左图：距离地面 40 米的虚拟场景的示例视图。受试者通过头戴式显示器暴露在 0 米到 100 米的虚拟高度中。右图：焦虑评分（灰色实线：非恐高症患者；灰色虚线：恐高个体）最初随着离地高度的增加而增加，非恐高个体在 40 米以上达到饱和，恐高个体在 70 米以上达到饱和。相比之下，恐高症和非恐高症患者的身体反应，如肌肉共收缩（粉色实线）在 20 米以上的高度已经饱和（Modified from Wühr et al. 2019）